運動器スペシャリストのための
整形外科外来診療の実際

Practical Guide to Clinical Orthopaedics

日本臨床整形外科学会 編

中山書店

【読者の方々へ】

本書に記載されている診断法・治療法については，出版時の最新の情報に基づいて正確を期するよう最善の努力が払われていますが，医学・医療の進歩からみて，その内容が全て正確かつ完全であることを保証するものではありません．したがって読者ご自身の診療にそれらを応用される場合には，医薬品添付文書や機器の説明書など，常に最新の情報に当たり，十分な注意を払われることを要望いたします．

中山書店

序

　整形外科関連の本には，教科書的なものから脊椎，手外科，関節外科など専門領域のもの，あるいは画像診断，手術書，リハビリテーションなど実践的なものまで，整形外科の守備範囲が広いため，多種多様の形式のものがある．ところが勤務医としてばりばり働いていた先生が開業したとたん，物理療法機器の使用方法や使いわけ，牽引療法における牽引力の強さ，リハビリテーションの方法，あるいは保存療法の限界，様々な書類の作成など勤務医時代にはあまり考えたことがなかった問題に日々直面するが，従来の本にはこれらを実践的に示した書がない．またベテランの開業医にとっても永年習慣的に行ってきた治療法に対し，時としてもっとよい治療を行っているところがあるのではないか？と不安に思うこともある．さらにはいつ降りかかってくるかもしれない訴訟リスク，あるいは自賠責保険に係る患者や保険会社とのトラブル等，一国の長となって日々診療にあたる開業医は常に大きなリスクと向き合っているが，これらについて開業医の立場から対策を記した本も少ない．

　本書は，すべての項目の筆者が日本臨床整形外科学会（JCOA）会員であり，特にそれぞれの分野に精通したベテランの先生方に，日常診療の中で遭遇する様々な問題に対し，分担執筆していただいた．表題に『運動器スペシャリストのための整形外科外来診療の実際』とあるように，外来診療においてすぐに応用できる実践的な技術，方法を中心に記載されている．したがって各疾患についての教科書的説明などは一切省き，図を中心に一疾患2〜4ページで具体的に説明という形式をとっている．

　第1章の「診察の極意」から第10章の「診断・患者説明に役立つ画像集」まで，診察，治療のノウハウ，テクニックなど，なるほど，こんな診察技術・治療方法があるのかと驚かされる．また本書の特色として第8章に「患者説明，クレーマー対策」の項が設けられている．説明不足が患者の治療への不信感をまねき，時に長期にわたる訴訟問題に発展し，精神的，時間的，金銭的に大きな負担になることがある．長く開業していれば誰でも経験する可能性がある．JCOAでは長年医療安全委員会で様々なトラブル症例を集め，対策を検討してきた．本章にはそのノウハウが詰まっている．

　本書はJCOA会員はもとより，将来開業を志す勤務医の先生にも是非一読して頂きたい．最後になりましたが，日々の多忙な診療の中で御執筆いただいた筆者の皆様に心より感謝申し上げます．

2014年5月吉日

日本臨床整形外科学会理事長／藤野整形外科医院院長

藤野圭司

CONTENTS

運動器スペシャリストのための
整形外科 外来診療の実際

1章 診察の極意

1. 脊椎の診察法 ……………………………………………………………………… 新井貞男 2
2. 肩関節の診察法 ………………………………… 横田淳司，南　昌宏，池田大輔，飯田　剛 5
3. 手・肘の診察法 …………………………………………………………………… 麻生邦一 8
4. 股関節の診察法―乳児股関節検診のコツ ……………………………………… 原田　昭 11
5. 膝の診察法 ………………………………………………………………………… 杉田健彦 14
6. 足部の診察法 ……………………………………………………………………… 寺本　司 18
7. 成長期に特有な疼痛性疾患の鑑別 ……………………………… 平良勝章，柴田輝明 20
8. 小児の運動器検診 ………………………………………………………………… 柴田輝明 22

2章 運動器の評価法

1. 成長期のメディカルチェック …………………………………… 平良勝章，柴田輝明 28
2. 高齢者の運動機能評価 ………………………………… 北　潔，小川　愛，糟谷明彦 30
3. ADL/QOL の評価方法 ……………………………… 北　潔，小川　愛，糟谷明彦 33
4. ロコチェックの実際 ……………………………………………………………… 藤野圭司 36
5. スポーツ肘のチェック …………………………………………… 鶴田敏幸，峯　博子 40
6. 関節リウマチの評価方法―DAS28, SDAI, CDAI ……………………………… 近藤正一 43

3章 検査・診断のコツ

検査・診断の進め方と鑑別のポイント

1. 肩関節部の超音波診断 …………………………………………………………… 杉本勝正 48
2. 肘関節の超音波診断―特に小児肘外傷の超音波診断について ……………… 大島正義 52
3. 手部の X 線検査 ………………………………………………… 木島秀人，石井宏之 54
4. 肩の関節鏡検査 ………………………………… 横田淳司，南　昌宏，池田大輔，飯田　剛 57
5. 膝の関節鏡検査 …………………………………………………………………… 吉田研二郎 60
6. 血行障害の検査・診断 …………………………………………………………… 吉村光生 62

主な疾患における検査・診断の実際とコツ

7. 頚椎症性脊髄症における上肢の反射について ………………………………… 菅　尚義 65
8. anterior knee pain syndrome の診断と治療 ………………………………… 王寺享弘 68
9. タナ障害の診断と治療 …………………………………………………………… 王寺享弘 71
10. 小児足関節の X 線検査 ………………………………………………………… 徳久銀一郎 74
11. 皮下埋入異物に対する超音波画像診断装置の利用 …………………………… 赤松俊浩 76
12. 関節リウマチに対する超音波画像診断装置の利用 …………………………… 松原三郎 78
13. 関節リウマチ, 骨粗鬆症, 痛風の診断と評価 …………………………………… 松原三郎 80
14. 骨腫瘍の鑑別 ……………………………………………………………………… 森下　忍 83

4章　保存療法の実際と成功の秘訣

保存療法の進め方と治療のポイント

1. 運動療法の進め方 ………………………………………………… 北　潔，小川　愛，糟谷明彦　86
2. アスレチックリハビリテーション ………………………………………… 立入克敏，若林俊輔　90
3. 物理療法の種類とその効果 …………………………………………………………… 中川浩彰　93
4. 作業療法 …………………………………………………………………… 中山幸保，吉村光生　96
5. 牽引療法―頚椎・腰椎 ………………………………………………………………… 藤野圭司　100
6. ギプス固定・装具固定に伴う合併症の予防 ………………………………………… 山中　芳　102
7. 装具療法の適応と工夫 ………………………………………………………………… 戸田佳孝　105
8. 神経ブロック（ペインクリニック）の実際 ………………………………………… 佐々木信之　107
9. 整形外科疾患と漢方薬 ………………………………………………………………… 松村崇史　109
10. 整形外科領域の新薬の使い方と注意点 ……………………………………………… 三宅信昌　111
11. 鎮痛薬の使い方―非ステロイド抗炎症薬からオピオイドまで ……………………… 田辺秀樹　117
12. 慢性疼痛の治療指針―心因性疼痛も含める ………………………………………… 田辺秀樹　119

主な疾患における保存療法の実際とコツ

13. 頚椎捻挫の初期治療のコツ―治療遷延化を防ぐために …………………………… 松﨑信夫　122
14. 腰痛体操指導の実際 …………………………………………………………………… 太田邦昭　124
15. 急性腰痛症に対するダブルコルセット療法 ………………………………………… 宮田重樹　127
16. 骨粗鬆症性脊椎椎体圧迫骨折の外来保存的療法
　　　―着脱式プラスチックギプス固定法 …………………………………………… 吉良貞伸　129
17. 外傷性肩関節前方脱臼整復のコツ ………… 横田淳司，南　昌宏，池田大輔，飯田　剛　131
18. 肩前方不安定症を伴うインターナルインピンジメントの治療
　　　…………………………………………………… 横田淳司，近藤義剛，熊田　仁　133
19. 小児肘内障整復のコツ ………………………………………………………………… 原田　昭　136
20. 野球肘内側靱帯損傷，内側靱帯起始部損傷の治療
　　　―投球開始時期とそのプログラム ……………………………… 鶴田敏幸，峯　博子　138
21. コーレス骨折の保存療法―私はこうしている ……………………………………… 貞廣哲郎　141
22. 腱鞘炎に対する保存治療 ……………………………………………………………… 麻生邦一　144
23. 足関節捻挫の治療 ……………………………………………………………………… 福原宏平　146
24. 踵骨骨折の治療―徒手整復法のポイント …………………………………………… 大本秀行　148
25. 第5中足骨基部骨折の治療 …………………………………………………………… 福原宏平　151
26. 関節リウマチの薬物療法―MTXと葉酸の使い方 …………………………………… 三宅信昌　153
27. 創傷治療のコツ―湿潤療法 …………………………………………………………… 堀口泰輔　157
28. 褥瘡治療の実際 ………………………………………………………………………… 岡部勝行　159

CONTENTS

5章 保存療法の限界と手術適応を考えるポイント

1. 頚髄症 …………………………………………………………………… 植山和正 164
2. 腰部脊柱管狭窄症 ……………………………………………………… 西村行政 166
3. 腰椎椎間板ヘルニア …………………………………………………… 西村行政 168
4. 肩関節腱板損傷 ………………………………………………………… 杉本勝正 171
5. 橈骨遠位端骨折 ………………………………………………………… 貞廣哲郎 173
6. 舟状骨骨折 ……………………………………………………………… 今村宏太郎 175
7. 手根管症候群・肘部管症候群 ………………………………………… 貞廣哲郎 177
8. 変形性関節症 …………………………………………………………… 吉田研二郎 179
9. 半月板損傷 ……………………………………………………………… 吉田研二郎 182
10. 足関節果部骨折 ………………………………………………………… 寺本　司 185
11. アキレス腱断裂 ………………………………………………………… 寺本　司 188

6章 外来処置・外来小手術の工夫とコツ

1. 局所麻酔の実際―四肢末梢の手術に対する麻酔法 ………………… 吉村光生 192
2. 外来で行う経皮的ピンニングのコツ―指関節内骨折，脱臼骨折に対して ……… 麻生邦一 195
3. 関節穿刺法―肩関節 …………………………………………………… 杉本勝正 197
4. 関節穿刺法―膝 ………………………………………………………… 吉村光生 201
5. 骨性槌指 ………………………………………………………………… 石黒　隆 204
6. 爪の管理と治療―陥入爪の治療，マチワイヤー法など …………… 米澤幸平 206

7章 予防的介入の知と技

1. ウォーミングアップとクーリングダウン …………………………… 古谷正博 210
2. ストレッチ ……………………………………………………………… 古谷正博 212
3. テーピング ……………………………………………………………… 古谷正博 214
4. ロコモティブシンドロームの予防 …………………………………… 藤野圭司 216
5. ロコトレの実際 ………………………………………………………… 藤野圭司 217
6. 職場における腰痛に対する予防的介入 ……………………………… 川上俊文 219
7. 骨粗鬆症性骨折の予防 ………………………………………………… 鶴上　浩 221
8. 下肢静脈血栓塞栓症に対する予防的介入 …………………………… 王寺享弘 225
9. 外傷に伴う感染予防：破傷風 ………………………………………… 川嶌眞人 231
10. 外傷に伴う感染予防：ガス壊疽 ……………………………………… 川嶌眞人 232
11. CRPS（複合性局所疼痛症候群）の予防 …………………………… 古瀬洋一 234

CONTENTS

8章 患者指導・患者対応の心得

1. 整形外科とサプリメント，栄養指導 ……………………………… 戸田佳孝 238
2. クレーマー患者への対応のコツ …………………………………… 諫山哲郎 240
3. 患者説明の工夫 ……………………………………………………… 木島秀人 243
4. 外来患者急変時の対応―アナフィラキシーショック，AED など …… 木島秀人，肥田野伸子 245

9章 各種必要書類作成のポイント

1. 主治医意見書の記入のポイント …………………………………… 長谷川利雄 248
2. 交通事故診療における書類 ………………………………………… 山下仁司 251
3. 診療報酬：返戻と査定，再審査と対応 …………………………… 子田純夫 253
4. 介護保険意見書記入：調査員と主治医の観点の違い …………… 長谷川利雄 256
5. 運動器リハビリテーション総合実施計画書書式の新様式 ……… 三宅信昌 259

10章 診断・患者説明に役立つ画像集　　鶴上　浩，堀口泰輔，中村克巳

1. 脊椎の主な疾患の画像所見 ………………………………………………………… 264
2. 肩の主な疾患の画像所見 …………………………………………………………… 268
3. 肘の主な疾患の画像所見 …………………………………………………………… 271
4. 手の主な疾患の画像所見 …………………………………………………………… 273
5. 股関節の主な疾患の画像所見 ……………………………………………………… 276
6. 大腿の主な疾患の画像所見 ………………………………………………………… 278
7. 膝の主な疾患の画像所見 …………………………………………………………… 279
8. 下腿の主な疾患の画像所見 ………………………………………………………… 284
9. 足の主な疾患の画像所見 …………………………………………………………… 286
10. 腫瘍，その他の画像所見 …………………………………………………………… 289

索引 …………………………………………………………………………………………… 291

◆編集委員・編集協力一覧

編集委員

藤野　圭司	藤野整形外科医院（JCOA 理事長）
田辺　秀樹	田辺整形外科医院（JCOA 副理事長）
原田　　昭	医療法人昭和原田整形外科病院（JCOA 副理事長）
三宅　信昌	三宅整形外科医院（JCOA 副理事長）
木島　秀人	木島整形外科（JCOA 学術研修委員会担当理事）
長谷川利雄	長谷川整形外科医院（JCOA 学術研修委員会担当理事）
吉村　光生	吉村整形外科医院（JCOA 学術研修委員会担当理事）
鶴上　　浩	鶴上整形外科リウマチ科（JCOA 学術研修委員会委員長）

編集協力（五十音順）

中村　克己	中村整形外科
堀口　泰輔	堀口整形外科医院

◆ 執筆者一覧 (五十音順)

麻生　邦一	麻生整形外科クリニック	
赤松　俊浩	赤松クリニック	
新井　貞男	緑生会あらい整形外科	
飯田　　剛	藍野病院整形外科	
池田　大輔	藍野病院整形外科	
諫山　哲郎	諫山整形外科医院	
石井　宏之	木島整形外科（放射線技師）	
石黒　　隆	いしぐろ整形外科	
今村宏太郎	いまむら整形外科	
植山　和正	弘前記念病院	
王寺　享弘	福岡整形外科病院	
大島　正義	大島整形外科	
太田　邦昭	大岩の森太田整形外科	
大本　秀行	大本整形外科	
岡部　勝行	おかべ形成・整形外科クリニック	
小川　　愛	北整形外科	
糟谷　明彦	北整形外科	
川上　俊文	かわかみ整形リハビリテーションクリニック	
川嶌　眞人	川嶌整形外科病院	
木島　秀人	木島整形外科	
北　　　潔	北整形外科	
吉良　貞伸	吉良整形外科医院	
熊田　　仁	藍野大学	
古瀬　洋一	サトウ病院整形外科	
子田　純夫	子田整形外科	
近藤　正一	近藤リウマチ・整形外科クリニック	
近藤　義剛	藍野病院リハビリテーション科	
佐々木信之	佐々木整形外科麻酔科クリニック	
貞廣　哲郎	ハンズ高知フレッククリニック	
柴田　輝明	北本整形外科	
菅　　尚義	菅整形外科病院	
杉田　健彦	本間記念東北整形外科	
杉本　勝正	名古屋スポーツクリニック	
平良　勝章	埼玉県小児医療センター整形外科	

立入　克敏	たちいり整形外科
田辺　秀樹	田辺整形外科医院
鶴上　　浩	鶴上整形外科リウマチ科
鶴田　敏幸	鶴田整形外科
寺本　　司	大洗海岸病院
徳久銀一郎	徳和会徳久整形外科
戸田　佳孝	戸田リウマチ科クリニック
中川　浩彰	中川整形外科クリニック
中村　克巳	中村整形外科
中山　幸保	吉村整形外科医院
西村　行政	島原整形外科西村クリニック
長谷川利雄	長谷川整形外科医院
原田　　昭	医療法人昭和原田整形外科病院
肥田野伸子	木島整形外科（看護師長・救急救命士）
福原　宏平	福原整形外科
藤野　圭司	藤野整形外科医院
古谷　正博	古谷整形外科
堀口　泰輔	堀口整形外科医院
松﨑　信夫	取手整形外科医院
松原　三郎	松原リウマチ科整形外科
松村　崇史	松村外科整形外科
南　　昌宏	藍野病院整形外科
峯　　博子	鶴田整形外科
三宅　信昌	三宅整形外科医院
宮田　重樹	宮田医院
森下　　忍	森下整形外科・リウマチ科
山下　仁司	慶仁会やました整形外科
山中　　芳	山中整形外科
横田　淳司	藍野病院整形外科
吉田研二郎	整形外科吉田クリニック
吉村　光生	吉村整形外科医院
米澤　幸平	整形外科米澤病院
若林　俊輔	たちいり整形外科

1章

診察の極意

1章 診察の極意

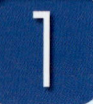

脊椎の診察法

新井貞男（緑生会 あらい整形外科）

POINT

- 問診で愁訴（痛み，しびれ，こり感など）の内容・部位・期間・要因（きっかけ等）を聞く．
- 次に神経学的所見を検査する．上下肢の深部腱反射・病的反射のチェック，感覚障害の有無，徒手筋力の検査等を行う．
- 問診から得た情報をもとに，頚椎由来，胸椎由来，腰椎由来，あるいは複数部位なのかなど，ある程度の病巣部位の見当をつける．
- 想定した部位のX線撮影を行う．その結果をもとにMRIやCTを追加する．
- 脊椎由来以外でも同様な症状が出現するため，脳由来，末梢神経由来，内臓由来，心因性や神経内科的疾患の可能性も常に頭の片隅においておく必要がある．

脊椎といった場合，大きく頚椎，胸椎，腰椎に分かれる．各部位ごとに特徴的な訴えがあるが，その訴えは当該部位だけでなく，上肢や下肢に症状が及ぶこともある．訴えは，痛み・しびれだけでなく，こり感・筋力低下・冷感・異和感，運動時の重だるさなど多彩である．また頚部や脊柱の変形にも注意が必要である．

頚椎を診る

頚部痛を主訴として来院する患者が多いが，痛みも激痛から鈍痛・こり感までさまざまであり，しびれを伴うこともある．後頭部，肩甲骨周囲や上肢に放散するものもある．激痛の場合は帯状疱疹の初期症状であることがあり注意が必要である．当初は発疹がないためその気で見ていてもわからない．

神経根症状なのか，脊髄症状なのかの鑑別も大切である．小さな段差でつまづきやすい，スリッパが脱げやすいなども参考になる．入室時の歩容状態から痙性歩行でないことを確認後，深部腱反射，病的反射（Hoffmann反射，Wartenberg徴候等）の有無をチェックし，同時に肩・肘関節の動きに注意する．

10秒テスト（10秒間に手指のグーパー動作を何回行えるか）をチェックする．通常は25回以上可能，20回以下は異常とされる．

巧緻運動障害のチェックは，ご飯を食べるときにお茶碗を持ってお箸がうまく使えない，字がうまく書けなくなった，お札が数えられなくなったなども参考になる．

筋萎縮の有無は，上半身裸にしてチェックできれば理想であるが，忙しい外来では難しいことが多い．最低限両手の筋萎縮の有無を見る必要がある．

脊柱の可動性（前後屈，側屈，左右回旋），Jacksonテスト（❶），Spurlingテスト（❷）を行い神経根症状の有無を確認する．これらの検査は，X線撮影後，感染性疾患や腫瘍性疾患等がないことを確認してからのほうが安全である．

頚部周囲の痛みを主訴として来院する人は，頚椎疾患だけでなく肩疾患，内臓疾患，脳神経外科的疾患のこともあり，常に念頭におく必要がある．

胸椎を診る

背部痛を主訴として来院してきた場合，まずは呼吸器疾患，循環器疾患，内臓疾患など内科的疾患を念頭におく必要がある．それらの鑑別をしながら診察を行う．

肩甲骨周囲の痛みを訴える場合，頚椎由来のことが比較的多い．痛みの部位，圧痛，叩打痛の有無は骨粗鬆症による椎体圧迫骨折の診断に役に立つ．

下肢症状（痛み，しびれ）や膀胱直腸障害の有無，発熱の有無を聞く．これらは転移性脊椎腫瘍や化膿性脊椎炎の診断に役に立つ．下肢の深部腱反射や病的反射は確認しておく必要がある．反射異常から脊髄腫瘍を見つけたこともある．

X線撮影は必須である．骨折の有無，椎弓根の

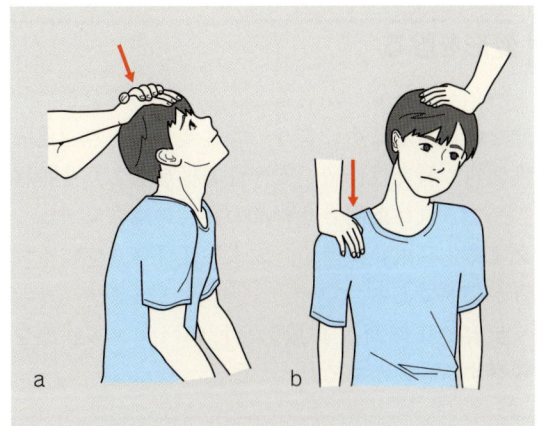

❶ Jackson テスト
a：頭部圧迫テスト．検者は座位の患者の後方から両手で頸部を後屈させ，頭頂部から体軸方向に圧迫を加える．肩甲帯や上肢への放散痛の出現をみる．
b：肩押し下げテスト．検者は座位の患者の後方から片手で頸を一側に側屈させる．反対側の肩をもう一方の手で下方に圧迫する．肩や上腕への疼痛の出現をみる．

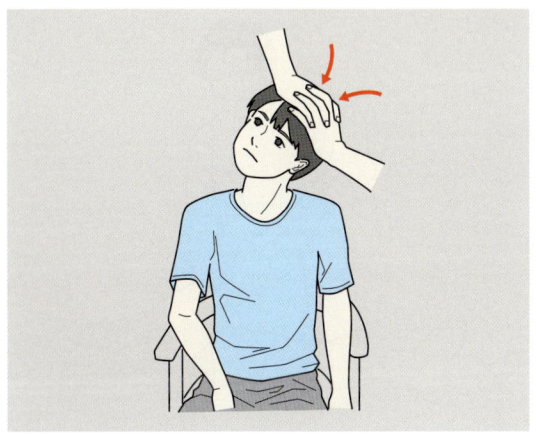

❷ Spurling テスト
検者は座位の患者の後方から頸椎を患側へ側屈させ，やや後屈位で頭頂部に両手で下方へ圧迫を加える．上肢への疼痛の出現をみる．

欠損（転移性脊椎腫瘍），椎間板終板の不整像（化膿性脊椎炎，椎間板炎）などをチェックする．

長引く痛みや NSAIDs の効かない痛みの場合は MRI 撮影が必要である．また内科的疾患だけでなく心因性が原因のこともある．

腰椎を診る

整形外科診療において腰痛を主訴とする患者数はきわめて多い．『腰痛診療ガイドライン 2012』によれば「重要な点は，原因の明らかな腰痛と明らかではない腰痛（非特異的腰痛：non-specific low back pain）の分類である．原因の明らかな腰痛の代表としては，腫瘍（原発性・転移性脊椎腫瘍），感染（化膿性脊椎炎，脊椎カリエスなど），外傷（椎体骨折など）の3つが特に重要である．その他，腰椎椎間板ヘルニア，腰部脊柱管狭窄症，脊椎すべり症など，神経症状を伴う腰椎疾患もこれに含まれる．非特異的腰痛は，前述した明らかな原因のない腰痛を総称する言葉である．画像上の脊椎変性所見は症状と必ずしも一致しないため，一般的には非特異的腰痛の範疇に入れる場合が多い．下肢症状を伴わない腰痛の場合，その85％では病理解剖学な診断を正確に行うことは困難である．腫瘍，感染，外傷による脊椎疾患および神経症状を伴う脊椎疾患を鑑別することが重要である」とある[1]．

しかしながら，日常の外来診療において，腰痛を主訴とする初診の患者さんを，問診と診察で短時間に上記鑑別を行うことは困難である．非特異的腰痛が85％であるとしても，原因の明らかな15％を見逃すことは，現代の訴訟社会のなかでは致命的なダメージを受けることもある．外来診察の重要性が増したともいえる．

問診では，腰痛の部位・程度，要因や発症状況，症状の経時的変化，下肢痛やしびれ，感覚障害の有無，下肢筋力低下の有無，間欠跛行等について聞く．

診察では，身体所見（脊柱側弯，背筋の緊張状態，棘突起の圧痛，階段現象の有無など）をチェックして，深部腱反射，病的反射，下肢進展挙上テスト（straight leg raising test：SLR テスト，❸）を行う．下肢の知覚障害，第1趾や足関節の底背屈筋力の低下の有無を左右で比較する．また両下肢の皮膚温や足背動脈や後脛骨動脈の触知を行い左右差を確認する．下肢筋力の低下を診断する場合，爪先立ち歩行，踵足歩行をしてもらうと容易である．

X 線撮影に関しては，議論のあるところであるが，不安を抱えて時間をつくって受診してきた患者さんに，X線も撮らずに85％は非特異的腰痛

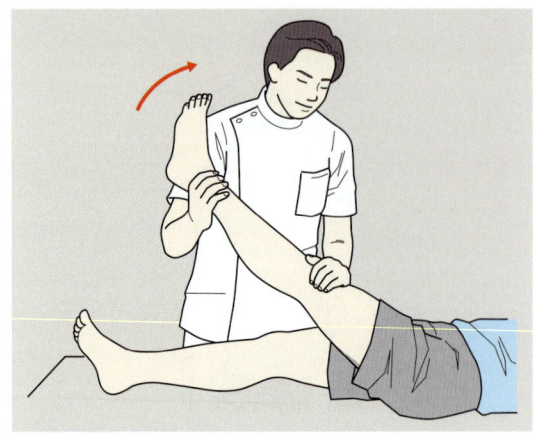

❸ SLRテスト
患者は仰臥位とし，検者が患者の膝を伸展させたままで下肢をゆっくり挙上させる．腰部，殿部や下肢への疼痛の出現をみて，疼痛が出現した場合はその角度も記録する．

だといっても納得してもらうのは困難である．適宜撮影は必要である．

転倒や尻餅をついて下位腰痛を主訴として受診してきた場合，下位腰椎に目が行きがちだが，下位胸椎・上位腰椎に圧迫骨折を起こしていることが多い．特に初期ではMRIでなければ診断できないこともあるので注意が必要である．

腰痛は脊椎疾患だけでなく，内臓疾患，婦人科疾患，泌尿器科疾患など骨盤内のあらゆる器官が腰痛の原因となるため，これらの疾患との鑑別診断が重要である．

変形を診る

斜頸や脊柱変形が対象となる．視診で立位の状態を観察することにより，脊柱変形の有無（疼痛性側弯や特発性側弯，変形性脊椎症など）を把握し，できれば前屈させ背部の左右の高さをチェックする．高齢化に伴い，成人の変性側弯症にも注意が必要である．

歩容や正側面X線撮影を行いバランス状態を観察する必要がある．

まとめ

脊椎の疾患は，脊椎だけでなく，脊髄，神経根に原因のあるものなど多くの要因がある．腫瘍（原発性・転移性脊椎腫瘍），感染（化膿性脊椎炎，カリエスなど），外傷（椎体骨折など）の3つが特に重要である．その他，後縦靱帯骨化症，椎間板ヘルニア，脊柱管狭窄症，脊椎すべり症など，神経症状を伴う脊椎疾患も含まれ多彩な症状を示す．また，内科的疾患，脳神経外科的疾患，心因的要因が関与することもあり，その診断には慎重な問診，神経症状の検査，画像診断などを駆使し疾患を多方面から絞り込む必要がある．

文献
1) 日本整形外科学会, 日本腰痛学会監. 腰痛診療ガイドライン2012. 南江堂；2012. p.12-13.

1章 診察の極意

2 肩関節の診察法

横田淳司, 南　昌宏, 池田大輔, 飯田　剛（藍野病院整形外科）

POINT

- 問診では外傷歴とその詳細を聴取する.
- 肩甲骨まで露出させた状態で左右を比較し視診, 触診を行う.
- 頚椎疾患との鑑別をルーチンで行う.
- 五十肩と腱板断裂の鑑別には, 下垂位での内外旋可動域の評価が有用である.
- 腱板断裂では肩甲骨の運動リズムが乱れていることが多い.

　肩関節疾患の鑑別診断は, 頚椎疾患でも肩甲帯・上肢に痛みを生じるため, また疾患特異的な圧痛点や誘発テストが乏しいため, 容易ではない. そのため肩専門医は詳細な問診, 視診, 触診, 可動域計測, 筋力評価に加えて各種誘発テストを駆使し, それらの所見を総合して鑑別診断を絞り込み, 画像所見を加味して最終診断に至る.

　しかし, 多忙な実地医家が同様の診察を行うことは困難であろう. そこで本稿では, 肩診察における鑑別診断のポイントを列記する. 詳細な診察法については他の成書を参照されたい.

問診では外傷歴とその詳細を聴取する

　若年者では, たとえば転倒などの外傷や, ある1球の投球を契機に肩の痛みが出現した野球選手なら, 肩関節唇損傷や腱板疎部損傷を疑う. また肩挙上位で転倒後, 痛みが持続している場合には痛みを主訴とした前方不安定症も念頭におく.

誘因なく痛みが出現した場合には, 後述する肩後方のタイトネスなどオーバーユースに起因する場合が多い.

　中高齢者では外傷を契機に痛みが出現した場合は腱板断裂を, 外傷がなければ五十肩をまず疑う.

肩甲骨まで露出させた状態で左右を比較し観察する

　男性なら上半身裸で, 女性なら羞恥心を和らげるため診察衣を着用してもらい(❶), 両上肢, 両肩甲骨下角まで露出した状態で視診, 触診を行う. 必ず健患側を比較する. 帯状疱疹で整形外科を受診するケースもあり, 脱衣の手間を惜しんではいけない.

痛みの局在から鑑別する

　腱板断裂では, 肩関節よりむしろ上腕近位外側の三角筋周囲の広い範囲に痛みを感じていることが多い(❷).

　肩鎖関節障害では, 痛みの局在はより明瞭で肩鎖関節直上部に痛みを訴える[1].

　肩前方部に比較的限局した痛みは, 上腕二頭筋長頭腱の障害や肩甲下筋腱の断裂が疑われる.

　五十肩では肩後方部にも痛みを訴えることがある.

　両頚部から肩周囲に対称性の痛みがある場合はリウマチ性多発筋痛症など, 膠原病も疑う.

肩甲骨の位置・棘下筋の萎縮をみる

　肩甲骨は肩関節の土台であり, 肩疾患があると肩甲骨の位置がしばしば非対称となる. 投球障害肩では患側肩甲骨はしばしば下垂している. 反対に五十肩・腱板断裂などでは, 患側肩甲骨が上方回旋・内転していることが多い.

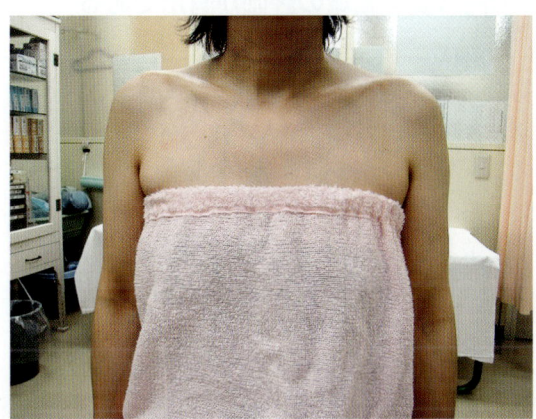

❶女性用診察衣

1章　診察の極意

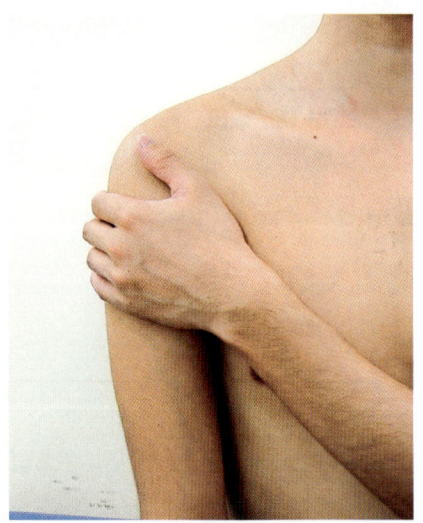

❷ 腱板断裂で痛みを訴える部位

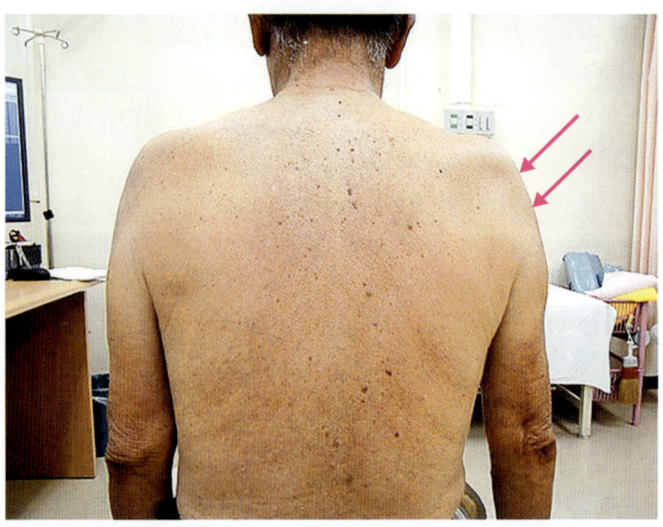

❸ 右肩腱板広範囲断裂例，棘下窩の筋委縮（矢印）を認める．

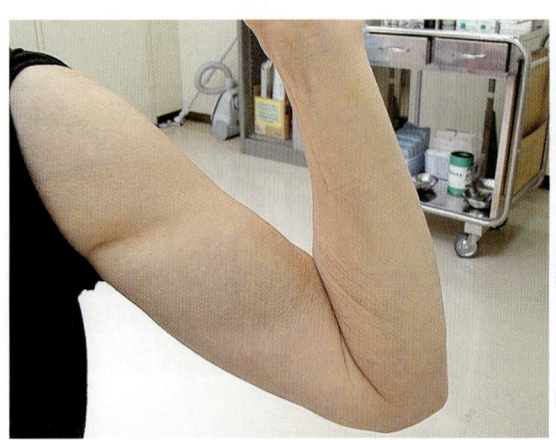

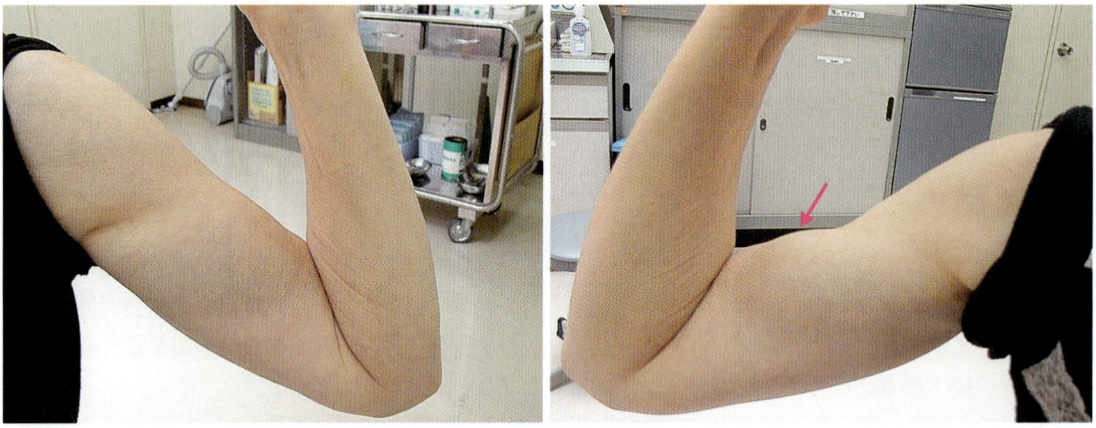

❹ ポパイサイン
写真左は健側，写真右が患側，上腕二頭筋筋腹の下垂を認める．

棘下筋萎縮（❸）があれば腱板広範囲断裂や肩甲切痕ガングリオンを疑う．

患側上肢全体を観察する

五十肩が遷延すると，患側手指の色調が変化し皮膚温は暖かく，手のしびれ感，手指の拘縮を合併する（肩手症候群）こともあるため，初診時には肩のみならず上肢も一通り観察しておく．また，上腕二頭筋長頭腱断裂例では，筋のレリーフが左右非対称になる（ポパイサイン，❹）．

頸椎疾患との鑑別をルーチンに行う

前述のごとく頸椎疾患でも肩甲帯・上肢に痛みを生じることがあるため，頸椎の可動域，スパーリングテストなど一通り評価しておく．

五十肩と腱板断裂の鑑別には，下垂位での内外旋可動域の評価が有用である

可動域の評価は屈曲・外転・下垂位での内外旋可動域を自多動とも評価し，加えて若年者のスポーツ選手では外転位での内外旋可動域も評価する．

中高齢者の肩痛で五十肩か腱板断裂か迷う場合，筆者は両者の鑑別に下垂位回旋制限の有無を重視している．拘縮が顕在化していない初期を除き，五十肩では，肩屈曲，外転，内外旋すべての方向に可動域制限を認めることが特徴である．これに対して腱板断裂では屈曲，外転の可動域制限が明らかでも，下垂位での内外旋制限が軽度であ

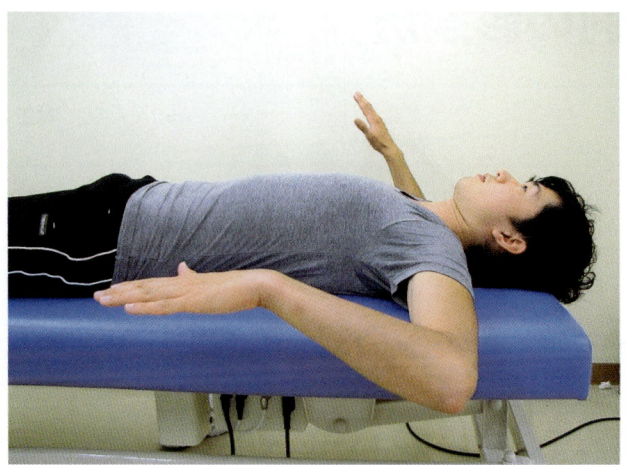
❺ 投球障害でみられる外転位での内旋制限（右が投球側）

ることが多い[2]．

　オーバーユースによる投球障害患者では，しばしば肩後方要素（棘下筋，後方関節包など）のタイトネスが誘発される．この評価には仰臥位で外転90°とし，内外旋可動域を左右で比較する（❺）．

腱板断裂では肩甲骨の運動リズムが乱れていることが多い

　自動外転可動域を評価する際は，肩甲骨の動きも観察する．腱板断裂では患側の肩甲骨運動リズム（肩甲上腕リズム）が乱れていることが多いが，特に最大外転より内転する際に，より明瞭に観察され，内転90°前後から50〜40°で，肩甲骨がいったん過剰に下方回旋し元に戻る"winging"がみられることがしばしばある．内転時に肩甲上腕関節を"ロック"させ十分下垂してから大結節が肩峰下を通過するようにして痛みを回避するための代償運動と考えられる[3]．

文献

1) Gerber C, et al. The pattern of pain produced by irritation of the acromioclavicular joint and the subacromial bursa. J Shoulder Elbow Surg 1998；7：352-355.
2) 横田淳司．五十肩の整形外科的診断と治療．医道の日本 2007；66：20-24.
3) 横田淳司, 米田稔．腱板断裂の病態―kinesiology の観点から―．理学療法 1998；15：347-351.

1章 診察の極意

3 手・肘の診察法

麻生邦一（麻生整形外科クリニック）

POINT
- 解剖を熟知しておくこと．そして診察では頭の中で解剖学的構造をイメージして，圧痛点を探ることが重要である．

手の診察法

病歴聴取のポイント

的確な病歴聴取が正確な診断の第1歩であり，ここで重要な情報を聴き落とすと誤診につながりかねない．外傷であれば，その受傷機序，特に患肢がどうなってけがをしたかは大事な情報である．

たとえば転倒して手関節の伸展を強制された場合，前に突いた場合には橈骨遠位端骨折の可能性が高く，後に手を突いて90°近くの強い過伸展を強制された場合には，舟状骨骨折の可能性が高くなる．指の突き指では，ボールがどの方向から飛んで来てけがをしたのかでおよそ損傷部位と病態が推測される．

すなわち側方向からの外力による損傷では同側の側副靱帯の損傷の可能性が高く，一方掌側方向からの外力では掌側板損傷の可能性が高い．非外傷性の発症であれば，どのようにして発症したのか，どのように動かすと痛いか，どのような動作が支障があるか，などが大事な情報である．

手の診察のポイント

視診では変形，腫脹，色調，皮下出血などに注意する．外傷の場合，痛みを強く訴えても腫脹や

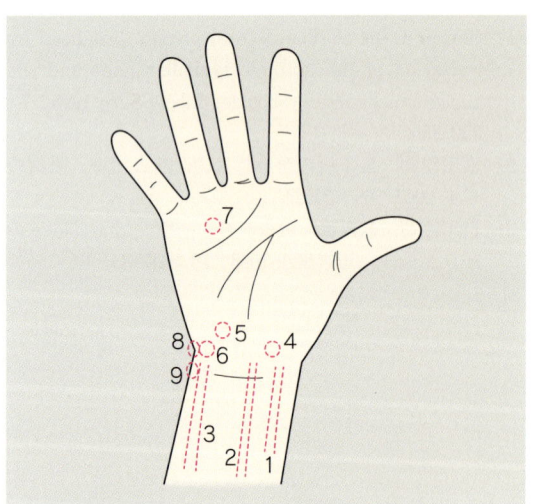

❶ 手の掌側のランドマーク（右）と代表的疾患
1. 橈側手根屈筋（FCR）……… 腱鞘炎
2. 長掌筋腱（PL）
3. 尺側手根屈筋（FCU）……… 腱炎
4. 舟状骨結節 ……………… 骨折
5. 有鉤骨鉤 ………………… 骨折
6. 豆状骨 …………………… 腱炎
7. 屈筋腱鞘 A1 ……………… 腱鞘炎
8. 豆状三角骨関節 …………… 変形性関節症（OA）
9. 尺骨茎状突起 …………… TFCC 損傷，偽関節

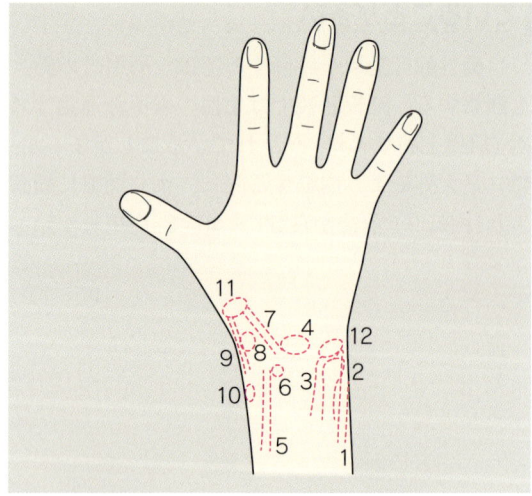

❷ 手の背側のランドマーク（右）と代表的疾患
1. 尺側手根伸筋（ECU）……… 腱鞘炎，脱臼
2. 尺骨頭 …………………… 脱臼，骨折
3. 遠位橈尺関節（DRUJ）…… 変形性関節症（OA）
4. 月状骨 …………………… キーンベック病
5. 橈側手根伸筋（ECR）……… 腱鞘炎，carpal boss
6. Lister 結節 ……………… 長母指伸筋（EPL）腱迂回部
7. 長母指伸筋（EPL）………… 腱鞘炎
8. snuff box（嗅ぎタバコ窩）… 舟状骨骨折
9. 短母指伸筋（EPB）………… ドケルバン病
10. 橈骨茎状突起 …………… 母指 CM 関節
11. 母指 CM 関節 …………… 変形性関節症（OA）
12. 尺側関節裂隙 … TFCC 損傷，尺骨突き上げ症候群

皮下出血がさほどでなければ重症ではないし，逆にあまり痛がらなくても腫脹や皮下出血があれば，重症と考えられる．疼痛の診察では，どの部位がどのように動かすと痛いかを知るが，特に圧痛がどこにあるかがポイントである．解剖を頭に描き，一つ一つの組織の圧痛部位を探る．ときに患者に指で押さえてもらうことも有効である．

① 手関節

圧痛部位と代表的疾患を挙げると，手関節背側では，橈側から橈骨茎状突起（ドケルバン病），母指CM関節（OA），snuff box（嗅ぎ煙草入れ）（舟状骨骨折），ECR（腱鞘炎，カルパールボス〈carpal boss〉），リスター結節（EPL腱迂回部），月状骨（キーンベック病），尺側関節裂隙（TFCC損傷，尺骨突き上げ症候群），DRUJ（OA），ECU（腱鞘炎，脱臼）などを鑑別しながら触診する．

手関節掌側では，橈側から舟状骨（骨折），FCR（腱鞘炎），有鉤骨鉤（骨折），豆状骨，FCU（腱炎），豆状三角骨関節（OA），尺骨茎状突起（TFCC損傷，偽関節）などを鑑別しながら触診する（❶，❷）．

次に動かしてみるが，どの動きで疼痛が誘発され，制限されるかが大事である．そのためには，疾患に特有の誘発テストを駆使する．腱炎・腱鞘炎が疑われれば，自動的にその腱を使うと痛いかどうか，また他動的にその腱を伸張すると痛いかどうかのテストをする．代表的なテストとして，ドケルバン病におけるEichhoffテスト，選択的EPBテスト，ECU腱鞘炎における合掌回外テスト，二見テスト，母指CM関節症におけるgrindテストと母指内転伸展テストなどである．

② 指

指関節では，外傷であれば，橈側側副靱帯，尺側側副靱帯，掌側板の圧痛の有無，程度が大事となる．さらに不安定性のテストは必須で，end pointがなければ完全断裂であるし，やや不安定

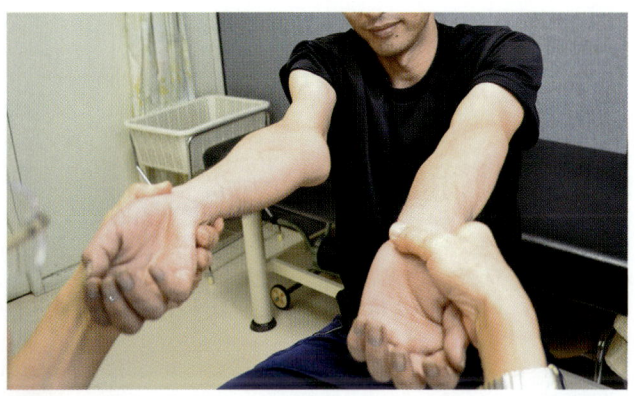

❸ 肘の視診
40歳，男性．右上腕骨外顆偽関節，内反肘に伴う肘部管症候群：右肘に内反肘と伸展制限が分かる．

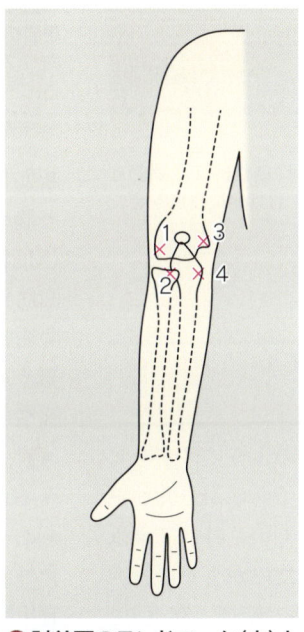

❹ 肘前面のランドマーク（右）と代表的疾患
1. 上腕骨小頭 ── 離断性骨軟骨炎
2. 上腕二頭筋 ── 腱炎
3. 上腕内側上顆 ── 腱炎，リトルリーグ肘
4. 尺骨鉤状突起 ── 野球肘

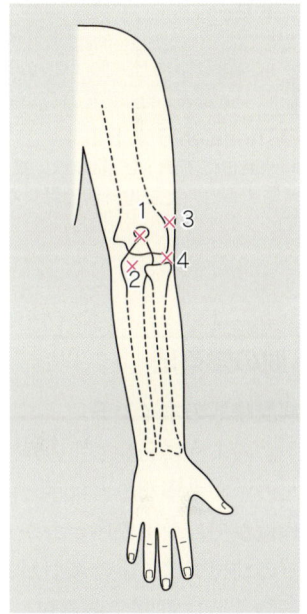

❺ 肘後面のランドマーク（右）と代表的疾患
1. 上腕骨肘頭窩 ── 遊離体，関節炎，関節症
2. 肘頭 ── 上腕三頭筋腱付着部炎，野球肘，滑液包炎
3. 上腕外側上顆 ── テニス肘
4. 肘関節外側裂隙 ── 関節炎，関節症

性をみとめ，end pointがあれば部分断裂と考えられる．これはただちにストレスX線検査にて確認する必要がある．

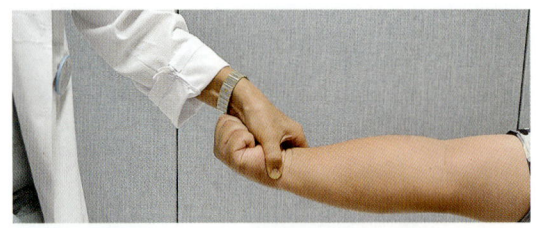

❻ Thomsen テストⅡ
肘伸展位にて肩90°前挙し,抵抗下に自動的に手関節を掌屈すると,上腕骨内側上顆炎では,肘内側に疼痛をきたす.

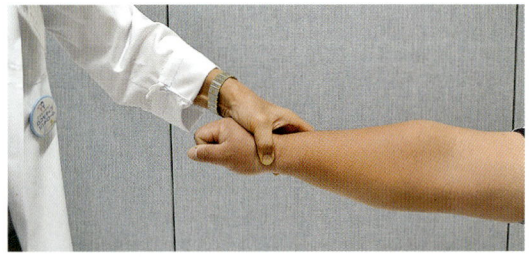

❽ Thomsen テストⅠ
肘伸展位にて肩90°前挙し,抵抗下に自動的に手関節を背屈すると,上腕骨外側上顆炎では,肘外側に疼痛をきたす.

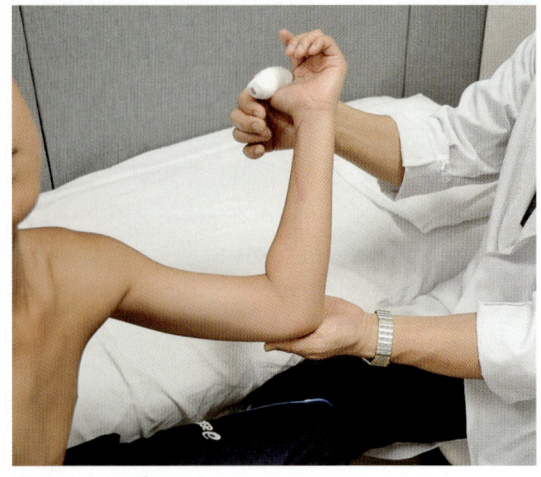

❼ ミルキングテスト
14歳,男児.左リトルリーグ肘:
患者の母指を持ち,最大屈曲位からして伸展しつつ外側方向へストレスをかけるとMCLに障害があれば疼痛を訴える.

肘の診察法

病歴聴取のポイント

どのように発症したのか,どのようにけがをしたのかが大事なことは手と同じであるが,乳幼児のけがでは受傷機序がわかりにくい.特に7歳以下の幼児では,手の牽引があったのか否かは肘内障の診断に重要であるが,転落,転倒,寝返り,遊びのなかで発症することが多くあり,注意深い診察で他の外傷が否定的であれば,「整復してみて成功するか否か,成功すれば肘内障である」という治療的診断に頼らざるをえない場合もある.

肘の診察のポイント

視診では両手を持ち上げて長軸方向に診ると,伸展障害,変形がわかりやすい(❸).年齢,発症状況,受傷機転などから疾患を想定しながら診察するが,ランドマークとしてわかりやすい圧痛部位と代表的疾患を挙げると,上腕骨外側上顆(腱付着部炎),外側関節裂隙(関節炎),上腕骨小頭(離断性骨軟骨炎),上腕2頭筋腱(腱炎,腱皮下断裂),上腕骨内側上顆(腱付着部炎),内側側副靱帯(MCL)(靱帯損傷),尺骨鉤状突起,肘頭(上腕3頭筋腱炎,野球肘後方型),上腕骨肘頭窩(遊離体,関節炎)での圧痛点を探る(❹,❺).また疼痛誘発テストとしては,肘内側を痛がる場合には,上腕骨内側上顆炎におけるThomsenテストⅡ(❻),内側型野球肘におけるMCLの不安定性をみるミルキングテスト(moving valgus stress test)があり(❼),外側を痛がる場合には,上腕骨外側上顆炎におけるThomsenテストⅠ(❽)が有用なテストである.

文献

1) 麻生邦一. de Quervain病における新しい徒手診断法. 日手会誌 2003;20:450-452.
2) 麻生邦一ほか. 尺側手根伸筋腱鞘炎の診断法についての考察. 日手会誌 2000;17:280-282.
3) Futami T, et al:Extensor carpi ulnaris syndrome:A proposal of a new clinical entity. J Jpn Soc Surg Hand 1989;6:499-504.
4) O'Driscoll SWM, et al. The moving valgus stress test for medial collateral ligament tears of the elbow. Am J Sports Med 2005;33:231-239.

4 股関節の診察法―乳児股関節検診のコツ

原田　昭（医療法人昭和 原田整形外科病院）

POINT
- 先天性股関節脱臼の見逃し例が増えている．
- 検診で早期発見する体制整備が必要である．

　昭和 50 年，京都大学の石田勝正は京都市伏見区で積極的な予防活動を推進した結果，先天性股関節脱臼の発生率が 1/10 に減少したことを報告している．以後，日本臨床整形外科学会（JCOA）は石田らの予防活動に積極的に協力し全国区で啓発活動を行った結果，先天性股関節脱臼の発生率は 0.1〜0.3％程度で推移している．しかし一方で，医師や保健師の検診技術の習熟向上に伴う過信や，予防活動のマンネリ化，母親の予防意識の低下や育児法への無理解などが重なり，最近では見逃し例を含めて先天性股関節脱臼が増えていることも指摘されている．

　日本小児整形外科学会（日本小児股関節研究会）では，乳児股関節健診の再構築にむけて，乳児股関節健診推奨項目，先天性股関節脱臼予防パンフレットを作成し学会のホームページで公開している．

　先天性股関節脱臼の至適治療開始時期である 3 か月での乳児健診が，小児科の要請や行政システムの都合で 4 か月健診に移行する地域が多くなっている．いわば最後の砦となっている 4 か月健診のポイントについて述べる．

検診前の問診が重要である

出生時情報の聴取が重要である．特に以下のリスク項目に注意する

① 出生時月齢，体重，アプガー・スコア（早期産・低体重）
② 骨盤位分娩（帝王切開時の胎位を含む），妊娠中の胎位（骨盤位の有無）
③ 家族歴：近親者の脱臼歴，股関節疾患の有無
④ 女児（第 1 子）
⑤ 秋冬出生児（10 月〜2 月生まれ）

運動器の検診として股関節以外の診察も必要である

① 筋性斜頸の乳幼児は患側の股関節脱臼を伴うことが少ないことは古来から知られている．
② 斜頭の有無：斜頭に伴う斜頸姿勢では，斜頸同様に後頭側の開排制限を伴うことが多い（左向きか右向きか寝癖のチェックをする）
③ その他，ばね指，内反足，内転足，外反偏平足の有無を調べる．腹臥位として殿部の dimple や異常発毛の有無（潜在性二分脊椎の診断）についても視診を行う．

股関節検診の実際

　乳児を裸にして診察台の上に寝かせる．

①肢位の異常

　脱臼股では骨頭が寛骨臼（臼蓋）の後方にはずれているため股関節は内転し，膝立ちした格好をとり，顔は脱臼股と反対側を向いている（❶）．

　脚短縮：脱臼股では患肢は短縮して見える．乳児の場合，股，膝ともに伸展した肢位では正確に判定することが困難であるため，両膝を立てた状

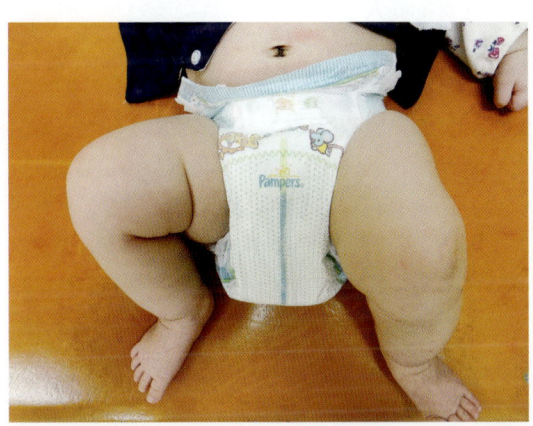

❶ 肢位の異常

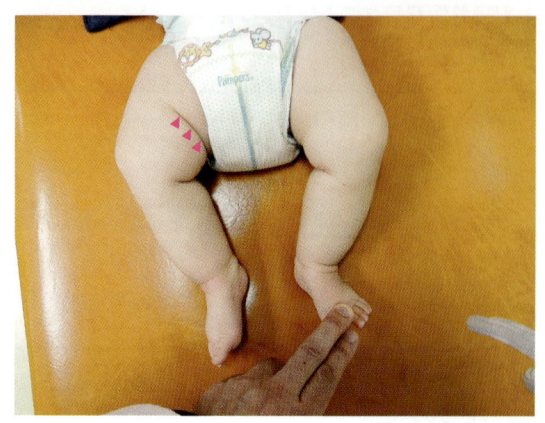
❷ 大腿皮溝の非対称

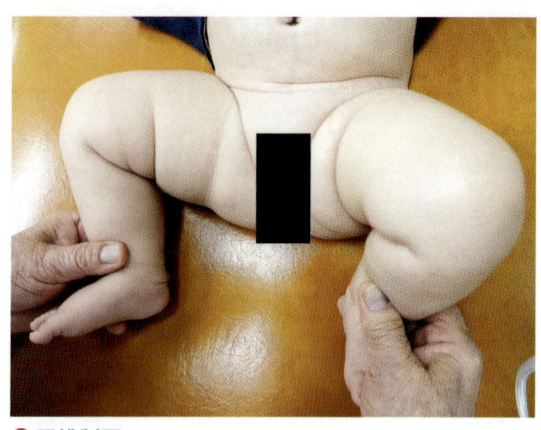
❸ 開排制限

> **開排制限チェックのコツ**
>
> 　乳児を仰臥位として，両側の膝を屈曲させて，手で大腿と下腿を包むようにする．検者は母指を小転子に，中環指を大転子に当てる．股関節を90°に屈曲させて静かに外転を加えていく．抵抗のあったところで外転を停止させ開排角度の左右差を観察する．このときに大転子に置いた中環指を坐骨側に移動させて大転子と坐骨との位置関係を触診する．脱臼の場合に大転子が坐骨より後方に位置する．どの程度の開きを開排制限とするかというはっきりとした定義はないが，一般的に60～70°以上開かない場合を開排制限陽性とする意見が多い．

態で膝の高さが異なることをもって判定する（Allis sign）

②大腿皮膚溝の非対称

　脱臼側股関節前面の皮膚の皺が増加する（❷）．しかし，両側の脱臼例には通用しないことに注意する．脱臼側の臀部が膨らんでいることにも注目する．また鼠径部の皮膚のタダレにも注目しておく．タダレの大きい側の脱臼例が多い．

③開排制限

　股関節と膝関節を90°屈曲した状態で外方に開いていく際，脱臼股では骨頭が臼縁に当たって開くことができない（❸）．関節弛緩性が高度の場合には脱臼股であっても開排制限がみられないことや，一方，内転筋の緊張があるときには正常股であっても開排制限がみられる点で注意が必要である（特に男児の両側例ではしばしばみられる）．女児の左右差（顔の向き癖の反対側の開排制限）を見逃さないことが重要である．

④クリックサイン

　新生児ですでに脱臼している場合には，脱臼股をゆっくり開排していくと，ある角度で骨頭が臼蓋の中に入り込む整復感（Ortolani's click sign）を触知することがある．脱臼はしていなくても股関節が不安定で脱臼しやすい場合には，開排位から外転を減じていくと，ある角度で骨頭が臼蓋から脱臼するのを触知することがある（Barlow's click sign）．しかし，乳児期ではクリックサインが触知できるケースは少ない．

確定診断のための検査

　前述した①②③の所見が陽性であれば，股関節脱臼，亜脱臼が存在する可能性が高い．股関節過開排例にも注意が必要である．また問診上で骨盤位分娩，家族歴がある場合や，女児（特に第1子），秋冬出生児の場合は，開排制限が軽度でも確定診断を行ったほうがよい．確定診断としてはX線診断が最も信頼性が高く，奇形を伴った脱臼

の診断や年長児の診断には欠かせない方法である．一方，近年超音波断層法による診断法が確立されており，非侵襲であり被曝がないこと，軟骨成分の情報が多く得られること，三次元的に骨頭の位置が確認できること，繰り返し行えること，などが長所である．筆者には超音波検査の経験はないが，今後超音波検査による検診，診断，重症度分類が普及することが予想される．

今後の課題

3～4か月での乳児健診は，股関節脱臼の治療を開始するうえで最も良い時期である．たとえ脱臼が成立してしまっても，この時期にもれなく診断するようにしなければならない．検診時に開排制限のみでチェックしていると診断漏れが生じる危険がある．整形外科医のみならず保健師，看護師，助産師，小児科医が脱臼を予防，早期診断する意識を今一度高め，検診技術の向上と見直しを行う必要がある．

また母親への指導も大切である．最近抱っこひもやベビースリングなどの誤った使用法が再流行しており脱臼の頻度が増加するおそれがある．かつて製造業者に自粛を申し入れた経緯がある．母親の股関節の脱臼予防や形成におむつや抱き方などの育児方法が重要であるという認識がまだ不十分であることから，4か月以後の育児方法についても十分な教育を行う必要がある

文献

1) 石田勝正．先天股脱成立の予防．整形外科 1975；26：467-474．
2) 原田雅弘．リーメンビューゲルによる先天股脱整復のコツ　整形外科診療「私のコツ・工夫」廣畑和志ほか編．メジカルビュー；1985．p.114-115．
3) 藤井敏男．先天性股関節脱臼，臼蓋形成不全．藤井敏夫編．小児整形外科の実際．南山堂；2008．p.63-72．

1章 診察の極意

5 膝の診察法

杉田健彦（本間記念東北整形外科）

POINT

- 痛みの性状（徐々に発症したものか急激に発症したものか，どのような動作で，あるいは安静時に，どの部位が）を問診することで，ある程度疾患を絞り込むことができる．
- 膝の構成体の多くは皮膚表面から触知できるので，圧痛部位を正確に知ることも大切である．
- 腫脹や痛みあるいは靱帯弛緩性や圧痛の有無などについては，片側だけの診察で判断せずに左右を比較することも重要である．

　膝の診察法全体を網羅することは紙数の関係で難しいので，筆者のこれまでの経験から診察上のコツや注意点について述べることとする．目新しいことは少ないかもしれないが，日常の診察で見逃されていることが多いのも事実である．

痛みの局在からわかること

痛みの局在からある程度の診断は可能

　まず痛みの局在を知ることが大切であり，患者自身に指差してもらうことも有用である．前面痛の場合はジャンパー膝，膝蓋大腿関節障害を，内側痛の場合は変形性膝関節症，内側半月板損傷，鵞足炎，大腿骨内側顆部特発性骨壊死，一過性骨萎縮症を，外側痛の場合は外側半月板損傷，外側側副靱帯炎，腸脛靱帯炎を，膝窩部痛の場合はベイカー嚢腫，内側半月板後角部損傷[1]などを考える．

膝が悪いから脚が痛くなる？

　腰部神経根由来の下肢痛も膝が原因だと思っている患者は意外に多い．膝が原因の痛みと腰部神経根由来の下肢痛は別物だということを理解してもらうことが重要である．これらを明確に区別しないと膝の手術適応を誤ることにもなるし，腰部神経根由来の下肢痛を人工膝関節置換術後の痛みと思い込んでいる患者も時にみかける．

圧痛点からわかること

スポーツ選手で最も多い膝の疾患はオーバーユース症候群である

　スポーツ選手の膝痛の原因としては，オーバーユース症候群が半月板や靱帯損傷に比べてはるかに頻度が高いということを再度認識すべきであろう．スポーツ選手が両側の膝痛を訴えた場合には，まず第一にオーバーユース症候群を考えるべきである．さらに最近のスポーツ熱の高まりによって，中高齢者にもみられるということにも注意すべきである．参考までにオーバーユース症候群の病期分類[2]を❶に示す．できれば2期のうちに運動量を調節するなどの対策が必要であると考える．

オーバーユース症候群のなかで最も多いのはジャンパー膝である（❷）

　ジャンパー膝は膝伸展機構のオーバーユースによるもので，圧痛点は膝蓋骨下縁（81％）に圧倒的に多くみられ，ほかに膝蓋骨上縁（6％），脛骨粗面（13％）にもみられる．

オーバーユース症候群のほかの圧痛点としては，鵞足と外側側副靱帯が多い

　鵞足は脛骨粗面のやや内下方に付着しており，圧痛のほかにしばしば腫脹も伴う．外側側副靱帯の触知はあぐらの肢位で行う（❸）．靱帯実質が硬い索状物として触れ，上方にたどれば大腿骨付着部（大腿骨外側上顆），下方にたどれば腓骨付着部（腓骨近位外側）である．外側側副靱帯前方の陥凹した部位が外側関節裂隙であり，大腿骨付着部のやや前方には膝窩筋腱が付着している．

❶ オーバーユース症候群の病期分類

1期	スポーツ活動後にのみ疼痛がある．機能障害はない．
2期	スポーツ活動中・後に疼痛があるが，満足なスポーツ活動はできる．
3期	スポーツ活動中・後に疼痛があり，かつ疼痛が持続する．満足なスポーツ活動が困難．日常生活でも疼痛がある．

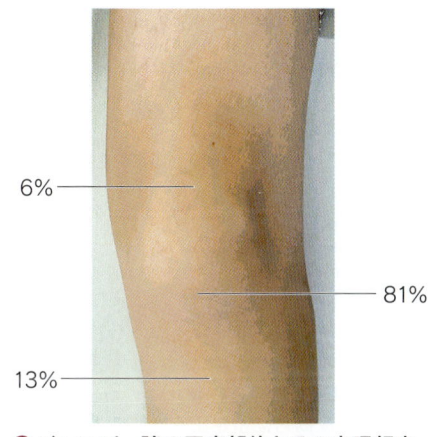

❷ ジャンパー膝の圧痛部位とその出現頻度

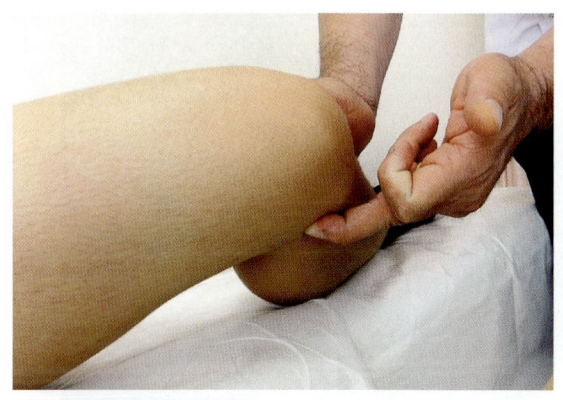

❸ 外側側副靱帯の触診法
あぐらの肢位にすると靱帯実質が硬い索状物として触れる.

オーバーユース症候群の診断は難しくない

上記の部位に圧痛があり，かつ圧痛点がいつも痛い場所と一致（再現性あり）すれば，オーバーユース症候群の診断は可能であると考える．

相対的なオーバーユース症候群もあり得る

軽微な外傷後に明らかな異常所見がみられないにもかかわらず，長期に疼痛を訴える患者のなかには相対的なオーバーユース症候群がみられることを念頭におくべきである．すなわち，医療サイドの過度の安静指示や，患者サイドのかばい過ぎによって大腿四頭筋の筋萎縮が生じ，通常の日常動作さえもオーバーユースの原因になっていることがある．

大腿骨内側上顆部に圧痛がみられた場合

まず内側側副靱帯損傷を考えるが，膝蓋骨脱臼で内側膝蓋大腿靱帯の大腿骨付着部に損傷が及んだ場合には，大腿骨内側上顆部付近に圧痛がみられる．この場合には膝蓋骨内縁にも圧痛がみられることが多い．

半月板損傷の診断には関節裂隙の圧痛の有無は欠かせない

関節裂隙の前方，すなわち大腿骨顆部前縁，脛骨顆部上縁，膝蓋靱帯によって囲まれた三角形をまず触知し，そこから後方に向かって触っていくと裂隙の正確な触知が可能である．筆者の経験では，外側半月板損傷においては過伸展強制や外反ストレス時に痛みや不安感（アプリヘンション）を訴えることが多いような印象がある．また中高齢者で明らかな誘因がなく急激に内側痛が発症した場合には，まず内側半月板損傷を疑うべきであり，この際にも関節裂隙の圧痛の有無は診断に欠かせない．

神経腫の診断にも圧痛点が有用である

膝内側あるいは前面を打撲した後に痛みが続くが，いろいろな病院で「レントゲンに異常はみられない」と言われたとのことで受診する患者を時に見かける．指尖部でのタッピングで，膝の内側から前面の狭い範囲に限局した圧痛がみられる場合には神経腫を考えるべきである．このような患者は正座や立ち膝での痛みを訴えることが多い．

内側型変形性膝関節症に特徴的な圧痛点（私見）

内側型変形性膝関節症では，脛骨内側顆部上縁（正確には上縁の骨棘の直下）に圧痛がみられることが多い．この部位は半月脛骨靱帯の付着部に当たり，進行してくると外反ストレスでこの部の痛みを誘発できることが多い[3]．

叩打痛も重要

骨内病変の診断には叩打痛が有用

外傷性骨挫傷，特発性骨壊死（特に大腿骨内側顆部に多い），一過性骨萎縮症（これも大腿骨内側顆部に多い[4]），疲労骨折❹，脆弱性骨折などの骨内病変の診断には叩打痛が簡便かつ有用である．

後十字靱帯損傷急性期の診断にも叩打痛が有用

後十字靱帯損傷の急性期には後方引き出しテストで陽性所見を得にくいこともある．この場合でも，仰臥位膝屈曲で脛骨前面を叩打することによって膝窩部の疼痛が誘発されれば後十字靱帯損傷を疑うべきである．

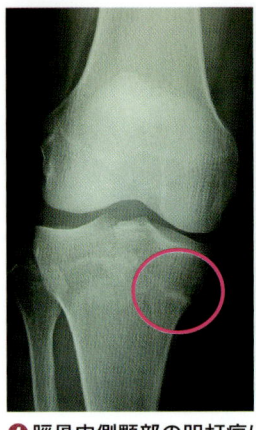
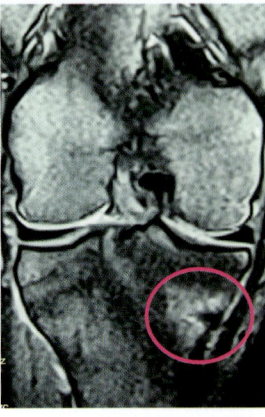

❹脛骨内側顆部の叩打痛により疲労骨折を疑いX線像とMRIにより診断できた症例

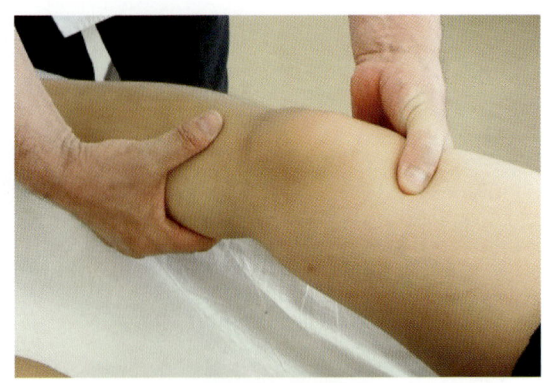

❺ラックマンテストのコツ（右膝）
右示─小指で脛骨を前方に引き出す．このとき同時に左母指で大腿骨を後方に押し込む．また左示─小指で膝屈筋群が緊張していないことを確認することが大切である．右母指で脛骨を数回後方に押し込んでから急に前方引き出しを加えると，膝屈筋群の緊張がとれてテストが行いやすい．前方移動量やエンドポイントの有無は必ず左右を比較する．

関節水症，血症からわかること

穿刺液の観察が重要

　関節水症または血症が疑われたときは，一度は穿刺をして貯留液の性状を確かめるべきである．水症ならば透明なのか混濁しているのか（シリンジの目盛がはっきり見えるかどうか）を確認し，混濁していれば関節リウマチ，痛風，偽痛風，感染などを疑う．血症ならば脂肪滴を含むのか否かの観察が重要である．脂肪滴がみられれば関節内骨折を疑うべきであり，実際レントゲンではっきりしない骨折線がMRIで明らかになることもある．血症の原因としては，関節内骨折を除けば約7割は前十字靱帯損傷と考えてよいだろう．また，60〜70 mL以上の多量の血症がみられたときは，靱帯損傷よりは関節内骨折を考えるべきだろう．

「水を抜くと癖にならないですか？」に対して

　「原因があるから溜まるのであって，癖になって溜まるのではないんです」「溜まって苦しかったら抜くしかないです」「診断のためにもどういうものが溜まっているのかみることは必要です」と言うことにしている．

その他のアドバイス

ラックマンテストは決して簡単な手技ではない

　ラックマンテストは決して簡単な手技ではな

い．明らかな外傷後に関節血症がみられ，前十字靱帯損傷を疑ったにもかかわらずその判断に迷った場合は，関節捻挫などの診断で安静指示や外固定をする前にMRI検査を行うか専門医に紹介すべきであると考える．❺にラックマンテストのコツを述べる．

陳旧性の後十字靱帯損傷の診断には posterior sagging が大切（❻）

　仰臥位，膝関節90°屈曲位で側方から posterior sagging をまず確認すべきである．これをせずに前方引き出しテストを行うと，後方に落ち込んだ脛骨を正常位置まで戻しただけなのに前方引き出しテスト陽性と判断し，後十字靱帯損傷を前十字靱帯損傷と誤診する．

側方動揺性は伸展位と30°屈曲位で

　伸展位でも内・外反動揺性がみられた場合は，側副靱帯損傷ばかりでなく十字靱帯損傷の合併など，より重篤な状態と判断すべきである．

変形性膝関節症でも過伸展がみられることがある

　変形性膝関節症に対する人工関節置換術の直前に過伸展があることに気づいた症例があった（過伸展がある場合は，大腿骨遠位の骨切りを少なめに，後顆の骨切りを多めにするなどの注意が必要である）．仰臥位で可動域をみる際に屈曲角度にばかり注目しがちであるが，踵部をベッドから持ち上げてみて過伸展がないかを確認しておくこと

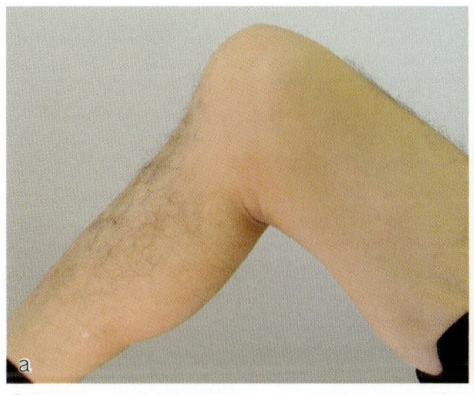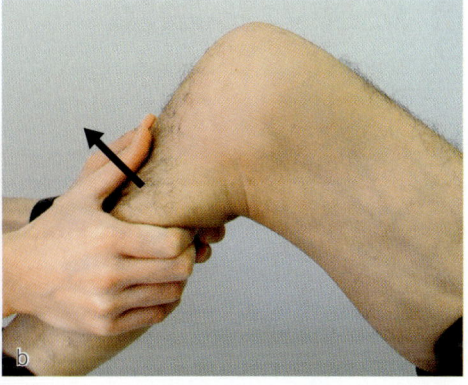

❻ 陳旧性の後十字靱帯損傷では，脛骨は自重で後方に落ち込んでいる (posterior sagging) (a)．この状態から前方引き出しテストを行うと，後方に落ち込んだ脛骨を正常位置まで戻しただけなのに前方引き出しテスト陽性と判断してしまうことがある (b)．

も必要である．

反復性膝蓋骨脱臼に対するマクマレー手技

反復性膝蓋骨脱臼に対する診察では，膝蓋骨の外方への異常移動性とその際のアプリヘンションの有無の確認を行うが，マクマレー手技も有用であると感じている（ぜひお試しください）．すなわち，膝屈曲位から下腿を内旋しながら伸展する際にはアプリヘンションは訴えないが，外旋しながら伸展するとアプリヘンションを訴え，かつ軽度屈曲位で膝蓋骨が外方へスライドする現象を観察できることが多い．

熱感，発赤がみられたときに考えること

蜂窩織炎などの感染性疾患をまず考える．まれではあるが分裂膝蓋骨の分離部に痛風発作が生ずることもある[5]．

文献

1) 梅原寿太郎ほか．内側型変形性膝関節症に伴う内側半月板断裂形態とその"半月板症状"．膝 2007；32：57-61．
2) Blazina ME, et al. Jumper's knee. Orthop Clin North Am 1973；4：655-678.
3) 杉田健彦ほか．内側型変形性膝関節症における痛みの発現部位と発現機序．膝 1995；21：21-25．
4) 前田郁雄ほか．膝関節の一過性骨萎縮症例の検討．日整会誌 2009；83：S148．
5) Tashiro S, et al. Gout tophus in bipartite patella. Orthopedics 2002；25：1295-1296.

1章 診察の極意

6 足部の診察法

寺本　司（大洗海岸病院）

POINT
- 診断の確定のためには圧痛の部位が最も重要である．
- 特に距骨下関節周囲の圧痛については，解剖とあわせてより慎重に圧痛の部位の確定を行うことが重要である．

　日常診療において足部の疾患は取っ付きづらく診断も難しいということを聞くことが多い．その理由は足部は多くの骨と関節から成り，歩行時に荷重が加わることでその病態を複雑にしているからであるように思う．そのなかでも特に癒合症や足関節外側側副靱帯損傷の後遺症などレントゲンではっきりしないものや，症状や理学所見から確定診断がしづらい疾患が多いことも理由に挙げられる．今回は足部の疾患のなかでも診断に迷うことの多い疾患や，部位が近接し鑑別が難しい疾患の診断のコツとピットフォールについて述べる．

解剖を知る

　足関節は脛骨，腓骨，距骨から成る関節で，内側には三角靱帯，外側には足関節外側靱帯があり，足関節の安定性に関与している．
　足関節・足部の運動に関与する下腿外在筋のうち筋肉として重要なものには腓腹筋，後脛骨筋，腓骨筋，長母趾屈筋，長趾屈筋などがある．
それぞれの筋肉の主な起始・停止および走行が重要である
　腓腹筋は大腿骨顆部から踵骨，後脛骨筋は脛骨・腓骨から脛骨後面を通過し，脛骨内果後方を通り，舟状骨に付着する．
　腓骨筋は長腓骨筋と短腓骨筋があり，両者とも起始は腓骨からで長腓骨筋は足部外側を通り，楔状骨，第一中足骨に停止，短腓骨筋は第5中足骨底の外側結節に停止する．
　長母趾屈筋は腓骨から脛骨後面を通り，距骨後突起の内側結節と外側結節の間，載距突起の下を通り母趾末節骨に停止する．
　長趾屈筋は脛骨後面内側部から脛骨後面を通り，下腿遠位で後脛骨筋と下腿で交叉し，内果後方で後脛骨筋後方を通り，長母趾屈筋と足底で交叉し，足趾の末節骨に停止する．
　足部のアーチ構造には内側・外側の縦アーチと横アーチがあり，アーチは舟状骨を頂点とした骨構造，後脛骨筋などのアーチ挙上筋，足底腱膜・底側踵舟靱帯などの靱帯構造により支持されている．

バイオメカニクスを知る

　腓腹筋作用は膝の屈曲，足の底屈のある多関節筋である．後脛骨筋は足部の底屈と内返し作用があり，歩行時縦アーチを挙上する．腓骨筋は足部の底屈と外返し作用があり，当てアーチを低下させる．
　足関節の底屈・背屈の運動軸は脛骨内果下端と腓骨外果先端とを結んだ線であり，膝の軸に対して外旋し，脛骨軸に対して内側がやや高い．足関節軸の後方にある腓腹筋，後脛骨筋，腓骨筋，長母趾屈筋，長趾屈筋は足関節底屈筋であり，距骨関節の軸の内側にある腓腹筋，後脛骨筋，長母趾屈筋，長趾屈筋は足部内返し筋である．
　歩行時縦アーチは踵接地後荷重により低下し，離床直前足底腱膜のwindlass actionにより，急激に挙上する．
　足部の回旋は主に距骨下関節で行われ，下腿の内旋で足部は外反し，アーチは低下する．下腿外旋で足部は内反し，アーチは挙上する．

詳細な理学所見が決め手

　足部の圧痛点の違いと代表的疾患との関係を❶❷に示す．
　距踵骨癒合症では内果後方に骨性の膨隆および圧痛があり，足部のうち返しが著明に制限されるのが特徴である．
　peroneal spastic flatfoot（PSFF）の場合，足部

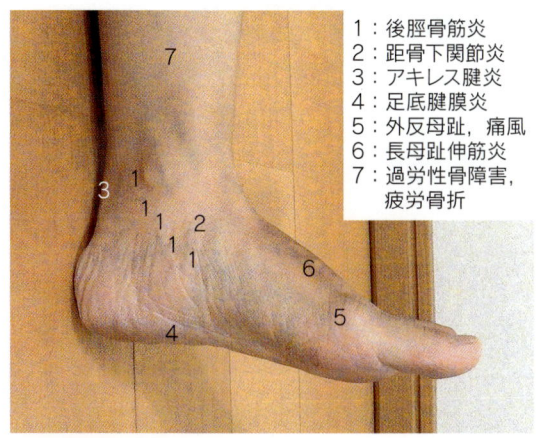

1：後脛骨筋炎
2：距骨下関節炎
3：アキレス腱炎
4：足底腱膜炎
5：外反母趾, 痛風
6：長母趾伸筋炎
7：過労性骨障害, 疲労骨折

❶ 足部内側の圧痛点

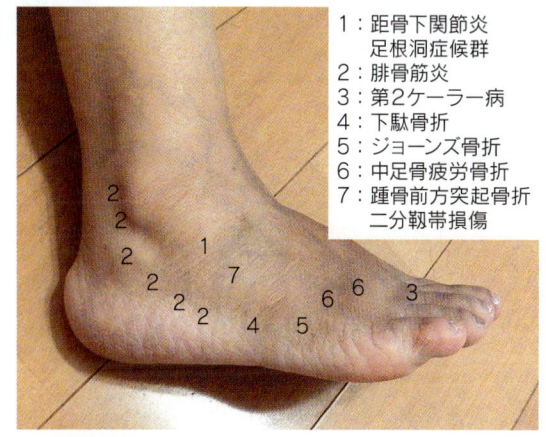

1：距骨下関節炎 足根洞症候群
2：腓骨筋炎
3：第2ケーラー病
4：下駄骨折
5：ジョーンズ骨折
6：中足骨疲労骨折
7：踵骨前方突起骨折 二分靱帯損傷

❷ 足部外側の圧痛点

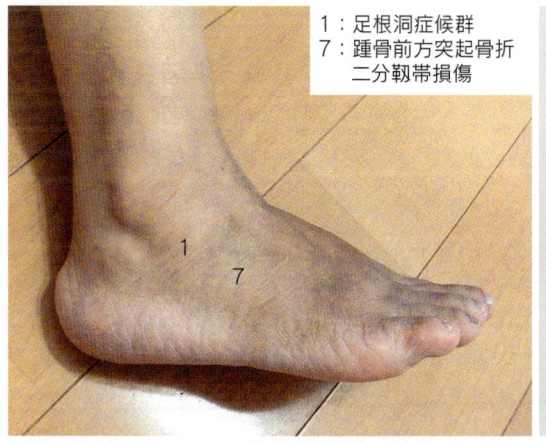

1：足根洞症候群
7：踵骨前方突起骨折 二分靱帯損傷

❸ 足関節の靱帯損傷と足根洞症候群の圧痛点の違い

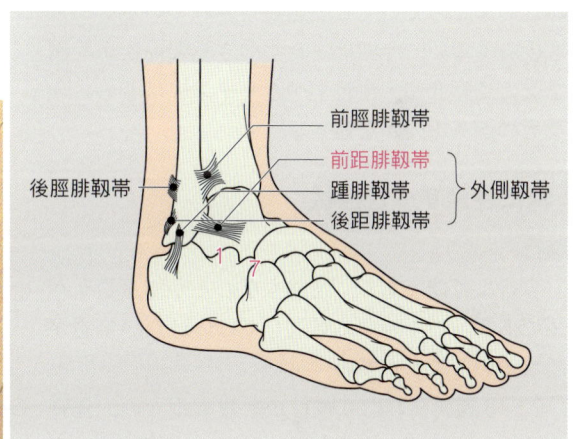

は外反し, 腓骨筋にそって圧痛があり, 内返しをすることができない. 後脛骨筋炎の場合は逆に足部は内反し, 後脛骨筋にそって圧痛があり, 外返しすることができない (❶).

扁平足では後脛骨筋にそった圧痛があり, 後脛骨筋腱鞘炎を併発している場合が多い. この場合MRIで後脛骨筋の断裂や腱鞘内の水腫の所見がある.

足部の内反捻挫の場合, 新鮮例では最も多いのが足関節外側側副靱帯損傷で, 前距腓靱帯と踵腓靱帯に圧痛がある. しかしまれに踵骨前方突起骨折, 二分靱帯損傷, 立方骨骨折などがあり, 鑑別にはCTやMRIを必要とする場合がある. 新鮮外傷では骨挫傷の部位が受傷機転の確定に役立つ場合がある (❷).

足関節周囲の疼痛を訴えて来院される靱帯損傷の慢性疾患の急性増悪 (acute on chronic) 例の場合, 足関節に不安定性があると靱帯損傷によるものと判断される場合が多い. しかし多くの場合は足根洞 (sinus tarsi) の圧痛が主体で足根洞症候群との鑑別が難しい. 距骨下関節全体に炎症がある場合は外側では足根洞の圧痛があり, 内側では舟状骨後方の距骨下関節に圧痛を確認できる (❷, ❸).

距骨後方に圧痛があり, FHLテスト陽性であれば長母趾屈筋炎を疑うが, 距骨後突起の内側結節と外側結節の間の障害のことが多く, 尖足を強制されるバレエダンサーなどに多い.

足背の長母趾伸筋にそって圧痛および雑音がある場合は長距離ランナーの長母趾伸筋炎のことが多い (❶).

1章 診察の極意

7 成長期に特有な疼痛性疾患の鑑別

平良勝章(埼玉県立小児医療センター整形外科), 柴田輝明(北本整形外科)

POINT

- 運動休止でも改善しない跛行には注意.
- 子どもの膝関節痛には股関節診察を忘れずに.

 小児専門病院では，適切な初期診察がなされず，診断の遅れにより機能障害を残してしまう子どもにも遭遇する．股関節疾患にそのようなケースが多い．特にスポーツを活発に行っている小学校高学年から高校生までは，スポーツを行っているため疼痛を認めていても経過観察されているケースも少なくない．今回は注意すべき股関節疾患症例を交えて紹介し，注目すべきサインにはどのようなものがあるのかを述べる．

特に注意すべき症状

跛行

 歩行は可能であり，運動もなんとかできるレベルである．この時期に見逃してはいけない疾患が隠れていることが多い．
 2～3週間にわたり跛行が継続するもの，運動を休んでも跛行，疼痛が軽快しない症例は注意すべきである．ペルテス病や大腿骨頭すべり症の初期症状は跛行が多い．

Drehman 徴候

 患肢を屈曲していくと股関節は次第に外転，外旋する（大腿骨頭すべり症，ペルテス病などに特徴的である）．

Patrick テスト

 仰臥位で胡坐を組むようにし，検側の足関節外果を反対の膝に乗せ，股関節を開排させる．股関節の炎症があると股関節前面の疼痛を誘発する．単純性股関節炎でも陽性になる．

成長期によく用いられる診断名

 診断の遅れる股関節疾患のなかで初診時に用いられることの多い診断名は，最多はやはり成長痛である．他に単純性股関節炎，筋肉痛，肉離れ，オスグット病，半月板損傷と膝関節疾患が多いのが特徴である．

小児期，成長期診察のコツ

 歩けなくなる前にいかにつかまえるかが大切であるが，症状が持続するか，安静で改善するかを見極めてあげることが重要である．
 当たり前のことであるが，子どもの運動休止を説得するのは意外と困難で，診察時間を要する．診察室を出ると隠れて運動しているケースも多い．スポーツによる負担で疼痛が出ているのか，

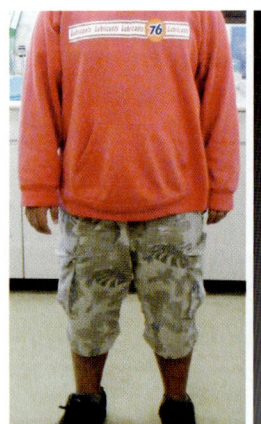
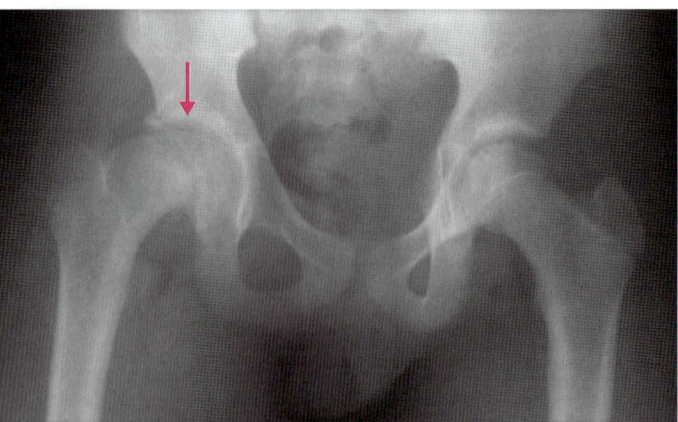

❶ 大腿骨頭すべり症：症例1

病気が隠れているのかどうかの判断が，家族や医療サイドも迷うことになる．まず思い切って3〜5日でも体育を含めたスポーツを休むことも大切である．

大腿骨頭すべり症：症例1

11歳5か月男児（152 cm，60.6 kg）．
スポーツ：野球．3回/週．
病歴：8月に右股関節痛が出現し接骨院，近医で肉離れといわれ経過観察を指示された．その後も跛行，痛みは残存していたがなんとか野球を続けていた．

翌年3月にスライディングで「バキッ」と音がなり歩行不能となり緊急入院となり手術となった．
診断：右大腿骨頭すべり症．

当院受診時にはすでに高度大腿骨頭すべり症であり，矯正骨切り術となった．

入院期間3か月，運動ができなかった期間は約1年に及んだ．成人になってからの股関節痛が出現しないか今後も注意深く経過観察が必要である．

この症例でのポイント

- **肥満があること**
  大腿骨頭すべり症は肥満がリスクファクターであるといわれている．骨の脆弱な時期に体重負荷がかかると発症する．
- **運動の負荷がかかっていたこと**
  小学高学年から中学前半に急激に運動量が増加することも一つの原因と報告されている．
- **家庭で適切な食事摂取ができていたか**
  3か月の入院期間中に病院での適切な食事管理が行われた結果，5 kgの減量に成功した．
  （特に意識的にダイエットしたわけではないがこのような症例にたびたび遭遇する）．

最近の子どもは肥満傾向も進んできており，家庭での食事指導，栄養指導も大切であることを痛感させられる．

大腿骨頭すべり症：症例2

11歳男児．
病歴：7月にシャトルランをしてから右膝痛が出現した．A病院受診し，経過観察を指示され，接骨院通院し，痛みは軽減傾向であったが，走ることは不可能であった．

9月に左膝にも痛みが出現し，10月には登校時に少し走っても痛みが増強したがその後も自力で通学していた．

翌年1月に痛みが増強し，A病院再診，MRI検査で膝半月板損傷が疑われ，内視鏡手術が予定された．

しかし3月に家族がセカンドオピニオン目的に当院受診した．
診断：両側大腿骨頭すべり症．

この症例でのポイント

- 子どもは股関節疾患でも初期症状で膝関節痛を訴えることが多い．
- スポーツによる負担で疼痛が出ているのか，病気が隠れているのか判断が難しい．
- 両親，監督・コーチだけでなく，医師でさえも，「成長痛」と判断してしまいがちである．

また，当院で調べた興味深いデータがある．「成長期スポーツ活動を行っている子どもをもつ両親は，膝関節痛，股関節痛（歩行は可能である）を自分の子どもが訴えたとき，はじめにどのような対応をしたか？」について調査した（40例）．

ちなみに40例全例は後に手術を行った症例である．

- ○ 16.7% → 経過観察
- ○ 23.3% → 病院クリニック受診
- ○ 60% → 整骨院，接骨院受診

注目すべきは，整骨院，接骨院を受診する症例が6割も存在したことである．跛行が継続する場合は，整形外科を受診することを啓発している．

おわりに

小児の専門病院では，適切な時期に適切な診察，診断を受けられなかった子どもたちが大勢受診してくる．少子化で医療サイドが子どもを診察する機会も減少してきている．整形外科専門医取得前に小児病院等での研修機会が増えることを期待している．

最後に股関節疾患の初期症状で膝関節の疼痛を訴える子どもがとても多く，診断遅延の原因になっていることを強調したい．

1章 診察の極意

8 小児の運動器検診

柴田輝明（北本整形外科）

POINT
- 小児の健康問題で過度な運動・スポーツによる運動器疾患・障害や運動器機能不全を抱える小児が多くみられる．
- 小児の成長していく過程で脳や心や身体の発育・発達に応じた健康教育を医療者として指導していくことは，今後の大きな課題である．

　成長期における身体づくりを含め，知能，心，運動能力の健全な発育・発達で大切なことは，食育・体育・睡眠と運動能力・勉学能力などのバランスであり，小児から成人に成長する時期に非常に大切である．

　小児期，特に学童期の児童・生徒に対する運動器検診は有用な検証である．運動器検診で判明したことは，運動器疾患・障害のみならず運動器機能不全である．

運動器機能不全とは

　運動器機能不全（locomotive organ dysfunction）とは，社会環境の急激な変化，情報化社会，外食産業を含めた食育の問題，睡眠の夜型化，外遊び環境のない状況などを背景として，運動不足等が原因となり体幹・四肢の硬さや筋力低下，バランスの低下（不安定性），関節可動域制限など，運動器の機能性が低下した状態を表現したものである．

　小児の運動器疾患・障害，運動器機能不全は，放置しておくと高齢者のロコモティブシンドロームとなり得るその予備軍（子どものロコモ）として，近年注目されている．小児の時期に適切な運動習慣，食生活，睡眠，勉学のバランスがとれた日常生活習慣を指導することが大きな課題であり，小児の運動器検診は，小児の発育・発達状態をある程度把握でき，今後の運動器疾患・障害の予防対策に重要な基本的検診となるだろう．

　学校保健への運動器検診の導入は，非常に重要である．

学校保健における運動器検診

運動器検診の概用
①問診，アンケート調査と運動器検診（一次検診）
②専門医医療機関の受診後学校への報告（二次検診）
③事後措置
の流れとなる．

　「運動器の10年」日本委員会埼玉支部での「1分間運動器検診」のイラスト❶を紹介するが，小学校運動器検診の手順は運動器の基本的動作のチェックは❷のとおりである．そのチェックポイントは，両上肢の挙上，片脚立ち，しゃがみ込み，体幹と前屈，両肘手指の動き等である．

埼玉県運動器検診の特徴

　学校における運動器検診を，平成19年度より全国に先駆け就学時定期健診で実施した．就学時検診は今後学校健診の基本としたい．

　教育委員会・学校関係者および県医師会・郡市医師会との相互連携を密にし，運動器検診のインフラ整備のためのモデル事業とした．

　児童の運動器疾患だけでなく運動器機能不全にも注目し，ケガや障害の予防対策を行った．

　小児の運動器機能疾患・障害と運動器機能不全（小児のロコモ）の3大要因は，①バランス能力の低下，筋力の低下と身体の硬さ等による運動器機能不全，②四肢・関節疾患による外傷や傷害，③胸部異常を含めた背椎脊髄障害等である．

子どものロコモ

　高齢者のロコモの啓発・予防は子どもの頃からのロコモ対策が大事と考える．

　そのためには学校運動器検診が重要であり，運動，食育，睡眠，勉学のバランスなど生活習慣の

8 小児の運動器検診

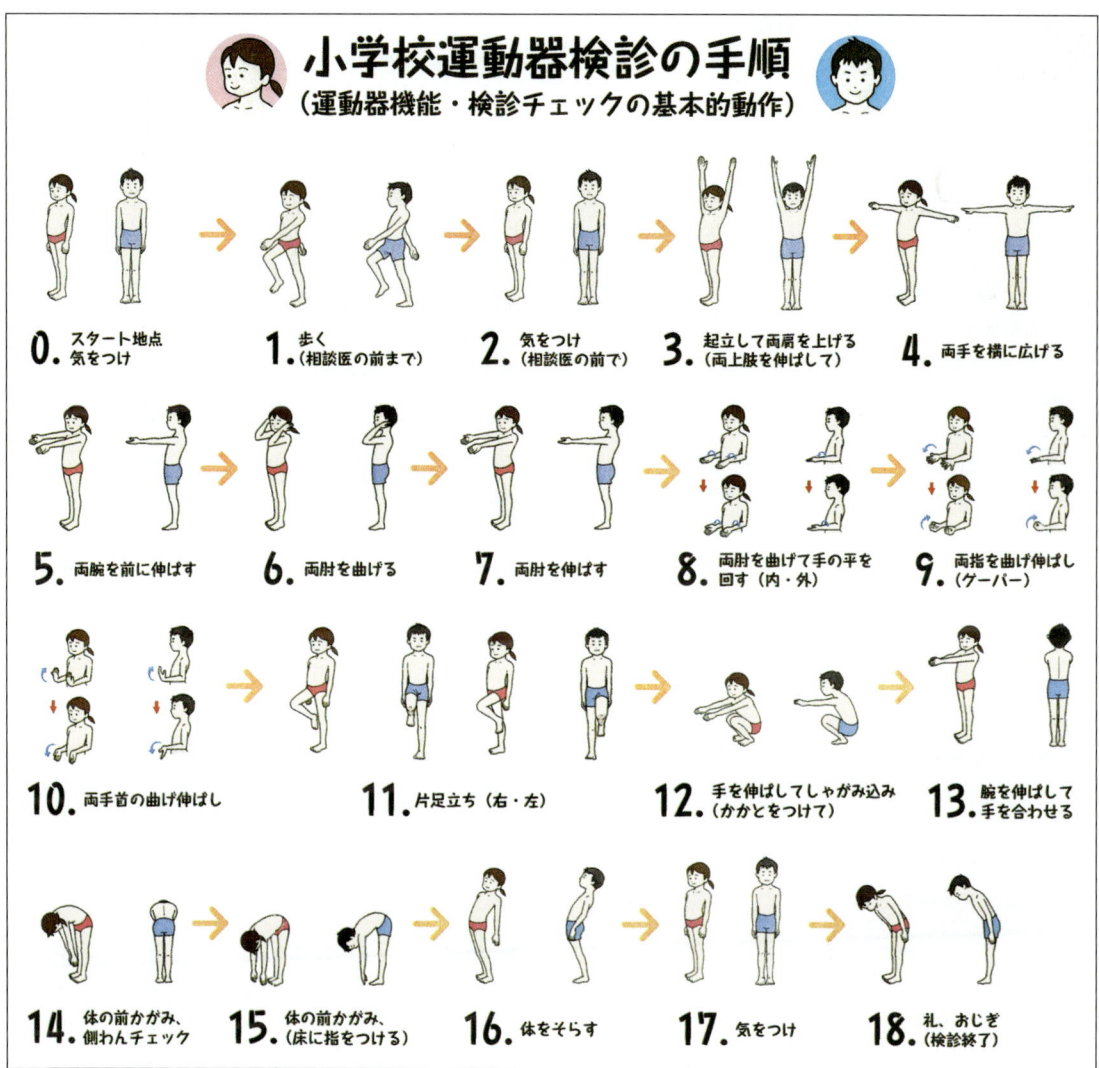

❶ 小学校運動器検診の手順（子どものロコモ・ロコチェック　1分間検診）
児童生徒は原則として短パン，半ズボン，裸足で検診をチェックする．
⓪気をつけの姿勢から①歩容状態を観察し②検診医の前で起立させ全部把握③〜④両上肢の挙上から下げる調査のチェック⑤両上肢をまっすぐ挙上⑥〜⑦両肘の屈伸⑧両肘を伸ばして…内外のチェック⑨〜⑩両手指，両手首のチェック⑪片脚立ち⑫しゃがみ込み⑬直立させ背骨全体のチェック⑭脊柱側弯のチェック⑮身体の前屈（指―床テスト）⑯身体の後ろ反らし⑰再び正面でチェック⑱礼（あいさつ）おじぎ（あいさつ）おじぎ動作チェック
以上18項目で運動器検診を約1分でチェックする．
（平成21年8月作成，監修：運動器検診委員会　委員：林　承弘，運動器検診委員会　委員：柴田輝明，イラスト：高橋奈美枝）

❷ 運動器検診のチェックポイント

運動器不全チェック・4項目		
①片脚立ち	左右ともにバランスよく，5秒ふらつかずに立てる	→身体のバランスをみる
②しゃがみ込み	途中で止まらず，最後までできる．踵が上がらない・後方転倒しない	→下肢のかたさをチェックする
③肩挙上	左右ともバランスよく，180°まで挙がる	→上肢のかたさをチェックする
④体前屈	膝を曲げずに，指先が楽に床につく	→体幹のかたさをチェックする
＊握力		→全身の筋力を把握する

1章 診察の極意

❸-A 平成24年度アンケート調査

平成24年度アンケート結果　幼稚園児 vs 就学時児童 vs 小学校5年生 vs 中学生				
	幼稚園(91名)	就学時(47名)	小学校5年(85名)	中学生(147名)
1) 現在スポーツしている スポーツ種類・頻度順	47.3%	52.2%	60.0%	72.8%
1位 　　　　　2位 　　　　　3位	水泳(53.5%) サッカー(32.6%) 体操(9.3%)	水泳(54.2%) サッカー(29.2%) 体操(16.7%)	水泳(43.1%) サッカー(37.2%) 空手(13.7%)	卓球(25.2%) バスケ(13.1%) ソフトテニス(11.2%)
2) 過去・現在で運動器疾患 で治療を受けたもの	9.9%	10.9%	30.6%	39.5%
3) 何らかの運動器の痛みの あるもの	0%	0%	15.3%	21.1%
4) 問診票の食育について 朝食を毎日とる 主食＋おかず＋汁物バランスよくとっている	98.9% 37.4%	97.8% 39.1%	100% 55.3%	97.3% 32.0%

❸-B 平成24年度運動器検診結果

平成24年度運動器検診結果　幼稚園児 vs 就学時児童 vs 小学校5年生 vs 中学生				
	幼稚園(91名)	就学時(47名)	小学校5年(85名)	中学校1年(147名)
1) 血圧 Ave.	98.5/60.5	95.7/58.3	103.0/61.9	116.1/61.5
身長/体重 Ave.	112.0cm/19.0kg	112.8cm/18.2kg	143.9cm/36.6kg	153.7cm/43.6kg
2) 運動器機能不全例 (4項目中1つでもあるもの)	36.0%	42.6%	40.0%	35.4%
3) 運動器疾患治療経験	9.9%	10.9%	30.6%	39.5%
4) 運動器疾患保有率 形態異常, スポーツ障害等 (側弯症疑い	27.9% 15.1% 18.6%	17.0% 10.6% 6.4%	29.4% 16.5% 18.8%	26.5% 25.2% 5.4%)
5) 二次検診 いずれも側弯症疑い	該当者なし	該当者なし	18名中12名 4名異常なし 8名経過観察	2名中2名 1名異常なし 1名経過観察

改善が重要であろうし，子どものメタボなどの予防にもつながる．

平成24年度アンケート結果(❸-A)

平成24年度のアンケート結果ではスポーツ頻度は，幼稚園児47.3％から小学校高学年60.0％，中学校72.8％と，高学年になるにつれて運動，スポーツ活動がさかんになる．種目としては水泳，サッカー，体操の順であるが，地域差もあると考える．運動器の障害や痛みは，幼稚園児から小学校5年生，中学生の高学年になるにつれて増加してくる．食育は，朝食は比較的多く摂取しているが，その内容でバランスよく摂取しているが40％前後と，思ったより悪い．朝食は牛乳だけ，果物だけ，などもみられる．

平成24年度運動器検診結果(❸-B)

平成24年度運動器検診結果では，血圧，身長，体重も調査した．運動器機能不全は約40％前後と高率に認められ，運動器疾患，治療経験が幼稚園児の9.9％から小学校5年生30.6％，中学生39.5％と増加している．運動器疾患保有率も徐々に増加傾向にある．二次検診では幼稚園児，就学時児童ではなし，小学校5年生，中学生では脊柱側弯を中心に二次検診を行っている．

平成24年度運動器検診・運動器機能不全具体例(❸-C)

平成24年度運動器検診，運動器機能不全例は，①片脚立ちは幼稚園，就学時児童ではうまくできないが，小学校高学年，中学生になるにつれてうまくできてきているが，7～8％前後片

❸-C 平成24年度運動器検診・運動器機能不全具体例

平成24年度運動器検・診運動器機能不全具体例				
	幼稚園(91名)	就学時(47名)	小学校5年(85名)	中学校1年(147名)
1) 片脚立ち5秒以上できない	37.2%	25.5%	7.1%	8.2%
2) しゃがみ込みに問題あり	7.0%	10.6%	9.4%	15.0%
途中で止まってしまう	4.7%	2.1%	1.2%	5.4%
踵を上げてしまう	2.3%	8.5%	4.7%	4.8%
後ろへ倒れてしまう	0%	0%	3.5%	4.8%
3) 肩が180°まで挙がらない	11.6%	4.3%	3.5%	0.7%
4) 腰椎前屈で指先が楽に床につかず	5.9%	8.5%	30.6%	27.2%
＊運動器不全を有するもの (4項目中一つでも当てはまるもの)	36.0%	42.6%	40.0%	28.6%

脚立ちバランスが低下してきている．
② しゃがみ込みは，低学年より高学年になるにつれて基本的動作に問題がある傾向である．
③ 肩の挙上も幼稚園児から小学校高学年，中学生になるにつれて機能不全は低い．
④ 腰椎前屈動作では，指先が床につかない幼稚園児で5.9％，就学時児童の8.5％から小学校5年生，中学生になると30％近くと身体の硬い運動器機能不全を認める．

全体でも何らかの運動器機能不全が30～40％と高率に認められた．

平成24年度運動器検診結果のまとめ
- 身体の硬い子が多い
- 雑巾がけができない
- 倒立ができない，倒立する子を支えられない
- スナップで瞬間的な力を入れられない
- ボール投げができない
- 転んだとき，手をつけずに顔面を打ってしまう
- 朝礼で立っていられない，足がすぐつってしまう

＊身体の硬さは，ケガや故障を誘発しやすい

何らかの運動器機能不全を有する児童・生徒は全体の4割前後にみられた．

運動器不全の具体例では，成長につれ片脚立ちや肩挙げはやや改善するものの，しゃがみ込み，体前屈では中学生になっても2～3割の子どもができないままである．

運動器疾患率は側弯症疑いを除くと2割前後で，成長につれやや増加する傾向にあった．

食育では98％以上の子どもが毎日朝食をとっていたが，内容については主食，おかず，汁物をバランスよくとれているのは3～4割であった．

睡眠については年長になるにつれ，就寝がやや遅く起床がやや早くなる傾向であったが，全体的に睡眠時間は比較的良く確保されていた．幼稚園，就学時では10時までに寝るが97％，94％，小学校5年生では11時までに寝るが89％，中学生では12時までに寝るが98％であった．

身体が硬いorバランスが悪い，何らかの運動器機能不全を有する子どもは成長に伴い減少するのではなく，各年代を通じ4割前後と高頻度にみられた．

運動器機能不全を抱えた子どもらのケガやスポーツ障害の多発が予想され，その予防策が急がれる．

運動器機能調整力を高めるストレッチ体操は子どもたちにとってとっつきやすいので，簡便で長続きするものをつくって実践してもらう．

将来の高齢者のロコモティブシンドロームの予防・治療に関連する運動器機能の検診を基本として，小児(子ども)のロコモ，ロコチェック，ロコトレの必要性ある啓発活動は大きな課題となる．

2章

運動器の評価法

2章　運動器の評価法

1 成長期のメディカルチェック

平良勝章(埼玉県立小児医療センター整形外科)，柴田輝明(北本整形外科)

POINT
- 身体柔軟性が低下している子どもが多い．
- 野球肘のチェックには下肢柔軟性評価も必要である．
- 肘関節可動域制限がみられているとすでに病変があると判断する．

少年野球の現場では疼痛をかかえながらプレーを続けている選手も多い．疼痛の要因の一つに選手の柔軟性の低下も指摘されている．今回，ポニーリーグ（中学校硬式野球）選手の柔軟性評価と超音波エコーによるメディカルチェックを紹介する．

メディカルチェックスタッフ

医師1名，理学療法士4名，メディカルスタッフ2名．全国大会期間中に球場内で実施した．

メディカルチェック

身体評価
対象：
ポニーリーグ（中学校硬式野球）に所属する投手36例を調査した．試合終了後のクールダウン時に行った（❶）．
- 平均身長170.8 cm，平均体重60.0 kg
- 1試合平均投球回数4イニング

調査項目：
- 関節可動域（ROM）：肩関節，肘関節，股関節
- 下肢柔軟性評価（下肢伸展挙上テスト〈straight leg raising：SLR〉，指床間距離，踵殿距離，長座位の可否，蹲踞の可否）
- 疼痛部位

結果：
肩関節ROMの水平内転（❷），2nd内旋（❸）で有意差をもって投球側と非投球側の差を認めた（❹）．肘関節伸展制限が4例にみられた．股関節ROMは屈曲，内旋で軸足，非軸足ともに制限を認めた．SLRは平均70.3°（45〜100°），指床間距離平均3.13 cmで，26例（63.9％）で不良であった．踵殿距離平均4.7 cm，長座位可能7例（19.4％），蹲踞可能11例（31.6％）であった．疼痛部位については肩関節4例，肘関節4例が疼痛をかかえてプレーしていた．

超音波エコーによる肘，肩メディカルチェック
対象：
ポニーリーグ（中学校硬式野球）に所属する投手

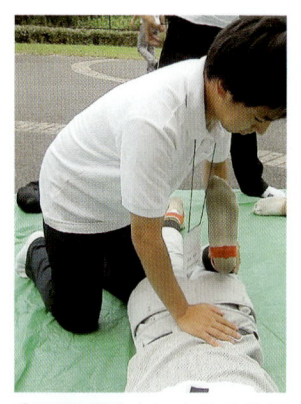

❶理学療法士による身体評価とストレッチング

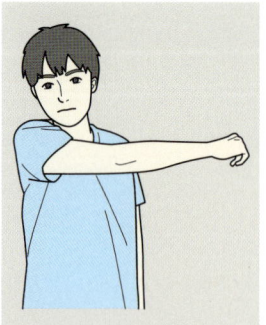

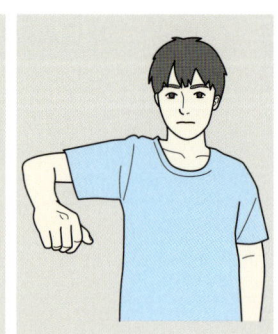

❷水平内転（水平屈曲）
肩関節90°屈曲位から上肢を前方（腹側）にもってくる運動．

❸2nd内旋
肩関節90°外転位での内旋運動．

❹肩関節可動域投球側の制限を認めた

肩関節（ROM）	投球側	非投球側
水平内転	108°	119°
2nd内旋	48°	62°

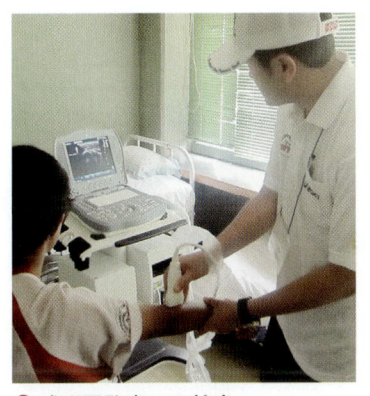

❺ 球場医務室での検査

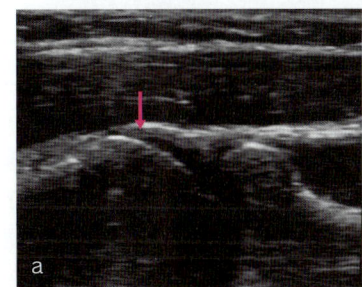

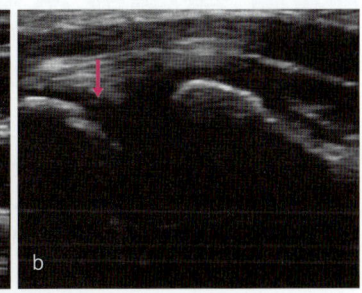

❻ 上腕骨小頭離断性骨軟骨炎（肘関節超音波エコー所見）
a：健常　上腕骨小頭．
b：中学 1 年生，野手．➡に骨輪郭不整像と途絶像がみられた．

❼ 下肢の柔軟性も低下していた

肘	肩 水平内転	肩 2nd 内旋	SLR	FFD	HHD	長座	蹲踞
ROM 15〜100° 外側痛み	100° 違和感あり	45°	R 65° L 65°	10 cm	5 cm	不可	不可

と疼痛を訴えた野手の計 20 例（❺）．

結果：

肩関節に異常を認めた症例はなかった．

肘関節は 2 例に上腕骨小頭に離断性骨軟骨炎を認めた．その 2 例（投手 1，野手 1）は投球時の肘関節痛と可動域制限を自覚していたがプレーを継続していた．

症例提示：
- 中学 1 年生，内野手．右投げ．治療歴なし．
- 投球時の肘関節痛を自覚していたが，プレー可能であった．
- メディカルチェック時の超音波エコー長軸像で右上腕骨小頭の骨輪郭不整像と途絶像がみられた（❻）．上肢，下肢の柔軟性も失われており，肘，肩に負担がかかり，障害につながった可能性もある（❼）．

野球肘の診察のポイント

小児の場合，疼痛の訴えがはっきりしない．そのなかで肘関節については，可動域制限が出現している症例は，すでに軟骨損傷を含めた病変がある可能性が高い．特に外側型野球肘（離断性骨軟骨炎）は顕著である．初期であれば保存療法で十分治癒するので早期の発見が大切である．肘関節だけでなく，下肢柔軟性評価も大切である．ま た，超音波エコーは X 線での被曝もなく早期の発見には有用である．

今後の課題

人的問題，費用の問題があり，現在は大会期間中のメディカルチェックに限定されている．今後は協会，チーム，指導者，地域，メディカルスタッフを含めた総合的で大規模なメディカルチェックが必要である．

おわりに

筆者は小児の専門病院に勤務しているため，適切な時期に適切な診察・診断を受けられなかった子どもたちが大勢受診してくる．将来の日常生活まで支障が出ると予想されるケースもありたいへん心を痛めている．子どもたちは試合，練習に出たい気持ちで一杯である．そんな子どもたちの危険をいち早く察知してあげるのが現場の責任である．そのためにも 2011 年から始まったポニーリーグの指導者講習会（研修制度）は素晴らしい試みであり，今後も継続し，また他のリーグへの発展にも繋げていきたいと思っている．最後に私たちスポーツドクターも可能な限り現場に出て，現場への啓発活動に努めるべきである．

29

2章 運動器の評価法

2 高齢者の運動機能評価

北　潔，小川　愛，糟谷明彦（北整形外科）

POINT
- 年齢に伴って低下するバランス能力をいかに抽出するかが大切である．
- 外来では，開眼片脚起立時間やtimed up & go testなどの簡便な検査で運動器不安定症を早期に評価する必要がある．

　虚弱高齢者とは厚生労働省の定義によると「心身の障害，疾病等により移動，入浴等の基本的な日常生活についてかならずしも介助を要しないが一人では困難を伴って相当な時間が掛かるもの」である．香北町健康長寿研究では，75歳と85歳を境にADLの自立度は段階的に低下することが示された[1]．ここでは高齢者に対する体力の指標について述べてみたい．

　検診時あるいは診察時に如何に運動器が虚弱化した高齢者を抽出するかが，まず第1の課題となる．高齢者の体力の指標の代表的なものは，①10m最速歩行，②開眼片脚起立時間，③握力，④長座位前屈，⑤タイムド・アップ＆ゴー・テスト（timed up & go test：TUG），⑥健脚度3）（10m最大歩行速度，最大1歩幅，40cm踏台昇降テスト）などがある．以下代表的なものを述べる．

開眼片脚起立時間の測定法

　運動器不安定症の運動機能評価の一つに挙げられた開眼片脚起立時間はすでに多くのデータが集積されており，診療所で安全に測定可能で実用性の高い指標である．もともとは片脚起立しやすいほうの脚で測定は行われていた[2]が，海外の報告の測定脚はボールを蹴るほうの脚で行われる場合や，蹴るとき支えるほうの脚あるいは左右両脚で行われる場合がある．また，片脚起立時の手の位置は胸の前で組むもの，体の後ろで組むものや手を組まず下垂したままで測定するものなどがある．右利き手の場合軸足は左のことが多く階段昇降時は右脚から上る人が多い．

　年齢と共に開眼片脚起立時間は著明に低下し（❶），患者の機能低下を捉えやすい指標といえる．日常生活の自立度が大きく低下するのは75～85歳とされており，開眼片脚起立時間もこの年齢になると15秒未満まで大きく低下している．開眼片脚起立時間の低下は，バランス能力の低下を意味し，転倒リスクが増大することとなる．このような対象患者に対して積極的な医療の介入が求められる．

タイムド・アップアンドゴー・テスト

　TUGは，椅子にゆっくり腰をかけて掛け声に合わせて立ち上がり3m直進し，Uターンし元の椅子に腰かけるまでの時間を測定する．原本[2]では肘掛けの付いた椅子が使用されるが院内では使用が限られる．移動中のバランスと歩行速度を総合的に評価するものである．欧米の報告では標準的に用いられている．

　Shumway-Cook[3]の研究では，転倒経験者と非

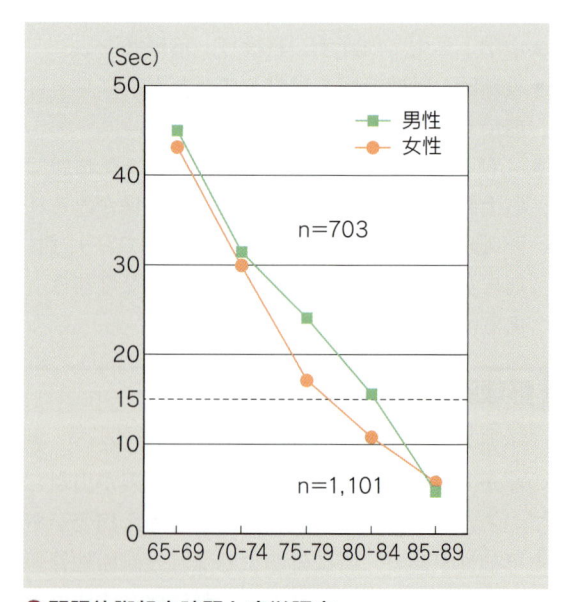

❶開眼片脚起立時間と疫学調査
（北　潔ほか．運動器虚弱高齢者に対する転倒介護予防．整形・災害外科 2005；48：697-704[1]より）

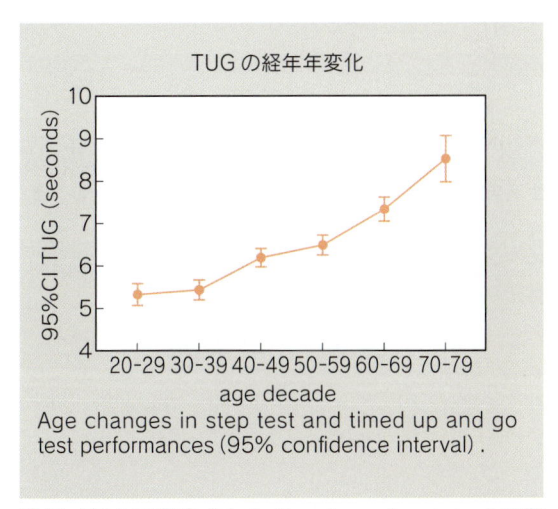

❷ アメリカで報告された timed up & go test の経年的変化

(Isles RC, et al. Normal values of balance tests in women aged 20-80. J Am Geriatr Soc 2004；52：1367-1372[5]より)

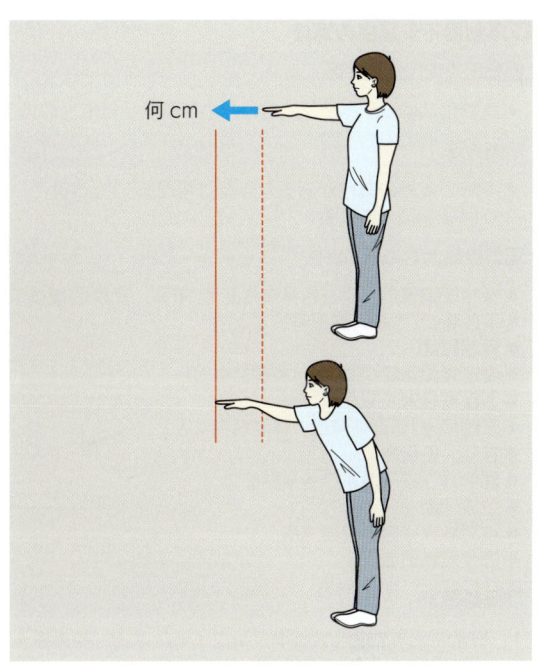

❸ ファンクショナルリーチ測定法

経験者の対比から cut off 値は 13.5 秒とされている．2005 年わが国で行われた介護予防事業では要支援高齢者の平均値が 12.2 秒であった．また，障害のない地域在住高齢者は 10 秒未満であったとの報告もある[4]．

以上をもとに，介護予防の観点から運動器不安定症の cut off 値は 11 秒と設定されている．

アメリカで報告された timed up & go test の経年的変化を示す（❷）．

ファンクショナルリーチ

ファンクショナルリーチは，バランス能力の指標として用いられる．起立位で片手を肩関節の高さまで前方に挙げ，そこからさらに指先が何センチ前方へ伸ばせるかを測定する（❸）．

しかし，日本人の基準値が確立しておらず，円背や身長の影響を受けやすいという欠点がある．さらに在宅では適当な測定場所がないという不便さもある．

10 m 最大歩行速度

一定の距離（10 m が一般的）を普通の速さ（好みまたは自由速度），またはできる限り速く（最大速度）歩いたときの所要時間を測定し，速度を計算する．日常生活の活動性と歩行速度との間には関連性が認められている．

健常成人の好みの歩行速度は 70～80 m/分とされ，一般に横断歩道横断時の歩行速度は 1 秒間に 1 m と設定されている．測定距離が長く一般の診察には適さない．

運動器不安定症

高齢者の生活機能低下は骨折の既往あるいは骨関節疾患を背景に経年変化が顕著であることが分かっている．これらの虚弱高齢者は転倒リスクが高く，転倒により一挙に要介護状態に陥ることが多い．そのため，介護予防を念頭に運動器不安定症という新しい疾患概念が提唱された．

運動器不安定症とは高齢化によりバランス能力および移動歩行能力の低下が生じ，閉じこもりあるいは転倒リスクが高まった状態と定義された（❹）．患者は運動機能低下をきたす疾患を有し，運動機能が評価基準を満たすものである．運動機能評価としてはバランス能力の指標である開眼片脚起立時間と移動歩行能力の指標である TUG が採用された．基準値は開眼片脚起立時間が 15 秒未満とされ，TUG が 11 秒以上とされた．

❹ 運動器不安定症の定義

運動器不安定症の定義
- 高齢化により，バランス能力および移動歩行能力の低下が生じ，閉じこもり，転倒リスクが高まった状態

診断方法
- 下記の疾患の既往があるかまたは罹患している者で，日常生活自立度あるいは運動機能が以下に示す評価基準1または2に該当する者

運動機能低下を来す疾患
- 脊椎圧迫骨折および各種脊柱変形（亀背，高度腰椎後弯・側弯など）
- 下肢骨折（大腿骨頚部骨折など）
- 骨粗鬆症
- 変形性関節症（股関節，膝関節など）
- 腰部脊柱管狭窄症
- 脊髄障害（頚部脊髄症，脊髄損傷など）
- 神経・筋疾患
- 関節リウマチおよび各種関節炎
- 下肢切断
- 長期臥床後の運動器廃用
- 高頻度転倒者

評価基準
1. 日常生活自立度判定基準ランクJまたはA（要支援＋要介護1，2）
2. 運動機能評価1）または2）
    1）バランス能力：開眼片脚起立時間 15秒未満
    2）移動歩行能力：3m timed up & go test 11秒以上

（日本臨床整形外科学会HP．http://www.jcoa.gr.jp/gozonzi/content/undokihu.html より）

文献

1) Shimada K, et al. Dependency of the aged in the community. Lancet 1993；342：1241.
2) Bohannon RW, et al：Decreased in timed balance test scores with aging. Phys Ther 1984；64：1067-1070.
3) Shumway-Cook A, et al. Predicting the probability for falls in community-dwelling older adults using the Timed Up & Go Test. Phys Ther 2000 Sep；80（9）：896-903.
4) Bischoff HA1, et al. Identifying a cut-off point for normal mobility：a comparison of the timed 'up and go' test in community-dwelling and institutionalised elderly women. Age Ageing. 2003 May；32（3）：315-20.
5) Isles RC, et al. Normal values of balance tests in women aged 20-80. J Am Geriatr Soc 2004；52：1367-1372.
6) 北　潔ほか．運動器虚弱高齢者に対する転倒介護予防．整形・災害外科 2005；48：697-704.
7) 北　潔ほか．開眼片脚起立時間からみた運動器不安定症．臨整科 2006；41：757-763.
8) Seichi A, et al. Development of a screening tool for risk of locomotive syndrome in the elderly：the 25-question Geriatric Locomotive Function Scale. J Orthop Sci 2012；17：163-172.
9) 北　潔．運動・生活機能の評価．日本運動器科学会・日本臨床整形外科学会監．運動器リハビリテーションシラバス—セラピストのための実践マニュアル 改訂第2版．南江堂；2007. p. 57-69.

2章 運動器の評価法

3 ADL/QOLの評価方法

北 潔, 小川 愛, 糟谷明彦(北整形外科)

POINT

- 高齢者の運動障害やリハビリテーション, 要介護度などの評価を行う場合, 運動機能を評価するだけではなく, 日常活動動作(activity of daily living：ADL)や生活の質(quality of life：QOL)も評価する必要がある.

生活活動の評価

ADLには, 基本的日常生活動作(basic ADL)と交通機関の利用や買い物, 食事の支度といった応用的な動作をさす手段的日常生活動作(instrumental ADL)の2種類がある.

基本的日常生活活動(basic ADL)

● Barthel index (バーセルインデックス, ❶)

食事, 移乗, 整容, トイレ, 入浴, 平地歩行, 階段昇降, 更衣, 排便自制, 排尿自制など, 日常生活で行っている10項目の動作について1人で行えるか, 介助が必要かを基準として, 生活活動の自立度を測定する尺度である. 10項目と簡単で比較的用いやすい指標である.

● 機能的自立度評価法 (FIM：functional independence measure)

食事や移動などの"運動ADL"13項目と"認知ADL"5項目から構成され, 介護負担度の評価が可能である. 1点が介護時間1.6分と設定され110点で介護時間0分となる. 再発などにより機能が悪化し1週間以内にFIM得点が10以上低下するような状態を急性増悪といい, 再び急性期リハビリテーションの適応となる. 治療前, 途中経過, 治療終了後に繰り返し測定することで, 活動性の回復過程を知ることができる.

評価には習熟が必要で, 講習を受ける必要があり日常の外来診療で行うには時間がかかる.

手段的日常生活活動(instrumental ADL)

● 老研式活動能力指標 ❷

基本的ADLが自立している人の活動性を評価する尺度であり, 高齢者の活動性評価に用いられる. 外出, 日常品の買い物, 食事の支度, 金銭管理などの13項目からなり, それぞれについて「できるか」または「しているか」をたずねる. すべての行為をしている場合には13点となる. 社交性や認知活動の項目など健常高齢者には聞きづらい項目も含まれる.

❶ BI (Barthel Index)

注意：患者が基準を満たせない場合, 得点は0とする	介助	自立
1. 食事をすること(食物を刻んであげるとき＝介助)	5	10
2. 車椅子・ベッド間の移乗を行うこと(ベッド上の起き上がりを含む)	5〜10	15
3. 洗面・整容を行うこと(洗顔, 髪の櫛入れ, 髭剃り, 歯磨き)	0	5
4. トイレへ出入りすること(衣服の着脱, 拭く, 水を流す)	5	10
5. 自分で入浴すること	0	5
6. 平坦地を歩くこと(あるいは歩行不能であれば, 車椅子を駆動する)	10	15
*歩行不能の場合にはこちらの得点	0*	5*
7. 階段を昇降すること	5	10
8. 更衣(靴紐の結び, ファスナー操作を含む)	5	10
9. 便禁制	5	10
10. 尿禁制	5	10

Barthel Index：評価上の教示
(Mahoney Fi, Barthel DW. Functional evaluation：The Barthel Index. Md State Med J 1965；14：61-65 より)

❷ 老研式活動能力指標

毎日の生活についてうかがいます．以下の質問のそれぞれについて，「はい」「いいえ」のいずれかに○をつけて，お答えください．
質問が多くなっていますが，ごめんどうでも全部の質問にお答えください

（1）バスや電車を使って一人で外出ができますか	1．はい 2．いいえ
（2）日用品の買い物ができますか	1．はい 2．いいえ
（3）自分で食事の用意ができますか	1．はい 2．いいえ
（4）請求書の支払いができますか	1．はい 2．いいえ
（5）銀行預金，郵便貯金の出し入れが自分でできますか	1．はい 2．いいえ
（6）年金などの書類が書けますか	1．はい 2．いいえ
（7）新聞を読んでいますか	1．はい 2．いいえ
（8）本や雑誌を読んでいますか	1．はい 2．いいえ
（9）健康についての記事や番組に関心がありますか	1．はい 2．いいえ
（10）友達の家を訪ねることがありますか	1．はい 2．いいえ
（11）家族や友だちの相談にのることがありますか	1．はい 2．いいえ
（12）病人を見舞うことができますか	1．はい 2．いいえ
（13）若い人に自分から話しかけることがありますか	1．はい 2．いいえ

（古谷野 亘ほか：地域老人における活動能力の測定．日公衛誌 1987；34：109-114 より）

要介護度判定基準

要介護度判定基準は医療と介護の連携に必須であり，運動器障害を抱えた患者に対する十分な治療を継続するうえで欠かせない．

● 障害老人の日常生活自立度判定基準と認知症老人の日常生活自立度判定基準

日常生活における障害高齢者の支援，介護の必要性を判定する基準として，介護保険制度で作成された．

寝たきり度，認知症度が判定基準として用いられているが，医療においても，身体障害や認知症がある高齢者の活動性を評価する尺度として使われる．

生活の質の測定

QOL は，運動機能や活動の可否だけではなく，満足感，幸福感といった主観的な評価を含めたものである．

QOL を宗教，経済的状態，信条，所属する社会など，健康とは関連が薄い領域も含めて広くとらえる場合もあるので，医療に関連して影響を受ける領域を「健康関連 QOL（health-related QOL：HRQOL）として分け，臨床医学で利用されている．

QOL を測定する尺度には，すべての患者に使用できる「包括的 QOL 尺度」と，ある疾患患者を対象とした「疾患特異的 QOL 尺度」とがある．両方の QOL 尺度とも，疾患が生活にどのような影響を与えているかを表したものであり，治療の効果や成果を明らかにするための評価尺度の1つとして用いられる．

包括的 QOL 尺度としては，SF-36®，疾患特異的 QOL 尺度としては，AIMS2（arthritis impact measuring scale），WOMAC（western Ontario and McMaster universities osteoarthritis index），JKOM（Japanese knee osteoarthritis measure：日本版変形性膝関節症患者機能評価尺度）などが用いられる．

SF-36®

SF-36® は，①身体機能，②日常役割機能（身体），③日常役割機能（精神），④全体的健康感，⑤社会生活機能，⑥身体の痛み，⑦活力，⑧心の健康，の8つの下位尺度に関する36の設問から構成されている．

日本語版 SF-36® は福原らによって標準化され，日本人の国民標準値が求められている（福原ほか編 2001）．

検査は16歳以上が対象である．回答は自己記入式であったが，高齢者や視覚障害者のために面接式，電話聞き取り式などでも実施可能である．

回答の点数は，スコアリング法に従って下位尺度の素点が求められる．その素点を0〜100の範囲の下位尺度得点に変換して評価する．

SF-36® は，骨関節疾患，循環器疾患，精神疾患，呼吸器関連疾患など，広い範囲の臨床試験で利用されている．

AIMS2

AIMS2 日本語版は，関節リウマチ疾患の疾患特異的 QOL 尺度である．

検査は自己記入式の質問票である．質問項目は，①移動能力，②歩行能力，③手指機能，④上肢機能，⑤身の回り，⑥家事，⑦社交，⑧支援，⑨痛み，⑩仕事，⑪精神的緊張，⑫気分の主要 12 項目と，その他の項目として健康満足度，疾患関連度，自覚的健康度，病気（リウマチ）による障害度など，合計 66 項目，それ以外に病状，学歴，収入などに関する 13 項目からなる．

主要 12 項目のスコアは，①〜⑥の平均値は身体機能面 QOL，⑦，⑧の平均値は社会生活面 QOL，⑨は痛みの QOL，⑩は仕事の QOL，⑪，⑫の平均値は精神・気分の QOL として計算される．

WOMAC®，JKOM

WOMAC® は，変形性股関節症，変形性膝関節症に対する疾患特異的 QOL 尺度であり，自己記入式である．

日本語版は過去 48 時間以内に経験した膝の痛み（5 問），こわばり（2 問），日常行動の困難度（17 問）の 3 領域 24 項目からなる．変形性股関節症，変形性膝関節症の治療成績評価に繁用されている．

JKOM は，日本で開発されたもので，変形性膝関節症の疾患特異的 QOL 尺度であり，自己記入式である．患者が日常生活で経験している①膝の痛みやこわばり，②日常生活の状態，③普段の活動，④健康状態の 4 領域についての 25 の設問と，痛みの程度を尋ねる VAS により構成される．

ロコモ指数

運動器症候群（ロコモテイブシンドローム）の評価に用いられるもので 25 項目からなり，要介護度を反映した指標である．詳しくは「ロコチェックの実際(p.36)」を参照いただきたい．

文献

1) 北 潔ほか．運動器虚弱高齢者に対する転倒介護予防．整形・災害外科 2005；48：697-704.
2) 北 潔ほか．開眼片脚起立時間からみた運動器不安定症．臨整科 2006；41：757-763.
3) Seichi A, et al. Development of a screening tool for risk of locomotive syndrome in the elderly: the 25-question Geriatric Locomotive Function Scale. J Orthop Sci 2012；17：163-172.
4) 北 潔．運動・生活機能の評価．運動器リハビリテーションシラバス—セラピストのための実践マニュアル 改訂第 2 版（日本運動器科学会・日本臨床整形外科学会監），南江堂；2007．pp. 57-69.
5) Isles RC, et al. Normal values of balance tests in women aged 20-80. J Am Geriatr Soc 2004；52：1367-1372.

2章　運動器の評価法

4 ロコチェックの実際

藤野圭司（藤野整形外科医院）

POINT
- ロコチェックには「7つのロコチェック」と「ロコモ度テスト」がある．

　「7つのロコチェック」は誰でも簡単に自己チェックができ，1つでも該当すればロコモの危険性あり，としてロコトレを開始することを推奨している．「ロコモ度テスト」は数値化されており，年代別の平均値と比べ，現在の自分の移動能力を確認できる．

7つのロコチェック

　7つの項目はすべて，骨や関節，筋肉等運動器の衰えをチェックするものであり，1つでも当てはまれば「ロコモの可能性あり」とする．ロコチェックはロコモの重症度を知るためのものではなく，複数該当すれば重度であるわけではない．早期に運動器の衰えに気づき，ロコトレを開始してもらうためのツールである（❶）．

ロコモ度テスト

　ロコチェックは誰でも簡単にチェックでき，ロコモのスクリーニングにはたいへん有効であるが，年代層が若くなってくると，ほとんどの人が該当しない．

　ロコモ度テストは，「明らかな運動器疾患をもたない人」の年代平均値と比べ，現在の自分の移動能力を確認できる．①立ち上がりテスト，②2ステップテスト，③ロコモ25，の3種類があり，それぞれのテストの結果が年代平均値に達してい

ロコチェックで思いあたることはありますか？

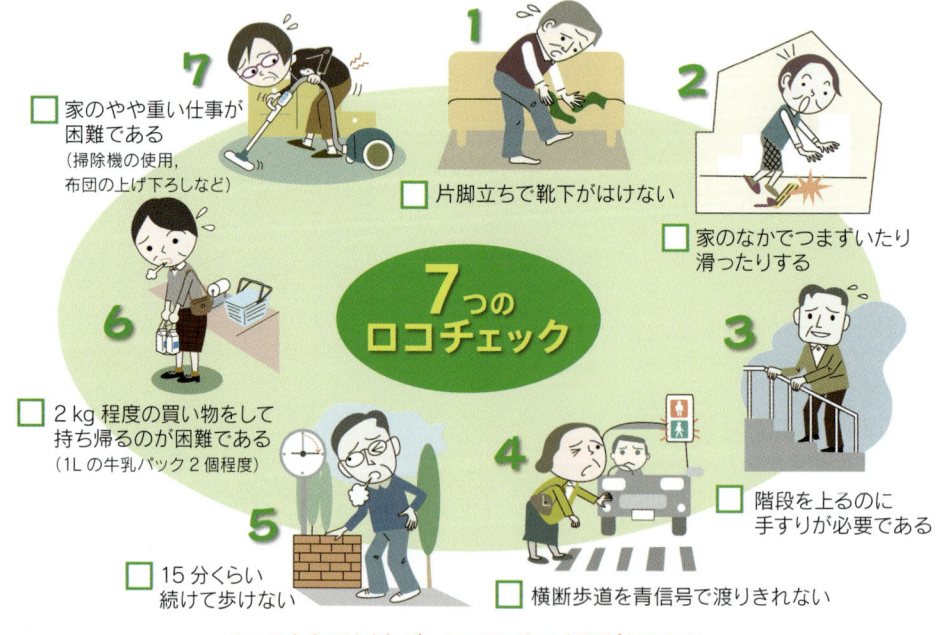

1. 片脚立ちで靴下がはけない
2. 家のなかでつまずいたり滑ったりする
3. 階段を上るのに手すりが必要である
4. 横断歩道を青信号で渡りきれない
5. 15分くらい続けて歩けない
6. 2kg程度の買い物をして持ち帰るのが困難である（1Lの牛乳パック2個程度）
7. 家のやや重い仕事が困難である（掃除機の使用，布団の上げ下ろしなど）

1つでもあてはまれば，ロコモである心配があります．
今日からロコモーショントレーニング（ロコトレ）を始めましょう！

❶ 7つのロコチェック

（日本整形外科学会：ロコモパンフレット2010年度版より）

〈両脚の場合〉

反動をつけずに立ち上がる

10cm 20cm 30cm 40cm

1. 10・20・30・40cmの台を用意します．まず40cmの台に両腕を組んで腰かけます．このとき両脚は肩幅くらいに広げ，床に対して脛（すね）がおよそ70°（40cmの台の場合）になるようにして，反動をつけずに立ち上がり，そのまま3秒間保持します．

3. 2の片脚での立ち上がりに成功
左右ともに片脚で立ち上がることができれば成功です．10cmずつ低い台に移り，同様にテストを繰り返します．

〈片脚の場合〉

反動をつけずに立ち上がる　立ち上がって3秒間保持

膝は軽く曲げてもOK

2. 40cmの台から両脚で立ち上がれたら，片脚でテストをします．1の姿勢に戻り，左右どちらかの脚を上げます．このとき上げたほうの脚の膝は軽く曲げます．反動をつけずに立ち上がり，そのまま3秒保持してください．

2の片脚での立ち上がりに失敗
左右どちらかの脚で立ち上がることができなければ失敗となります．10cmずつ低い台に移り，両脚で立ち上がれるかを測ります．

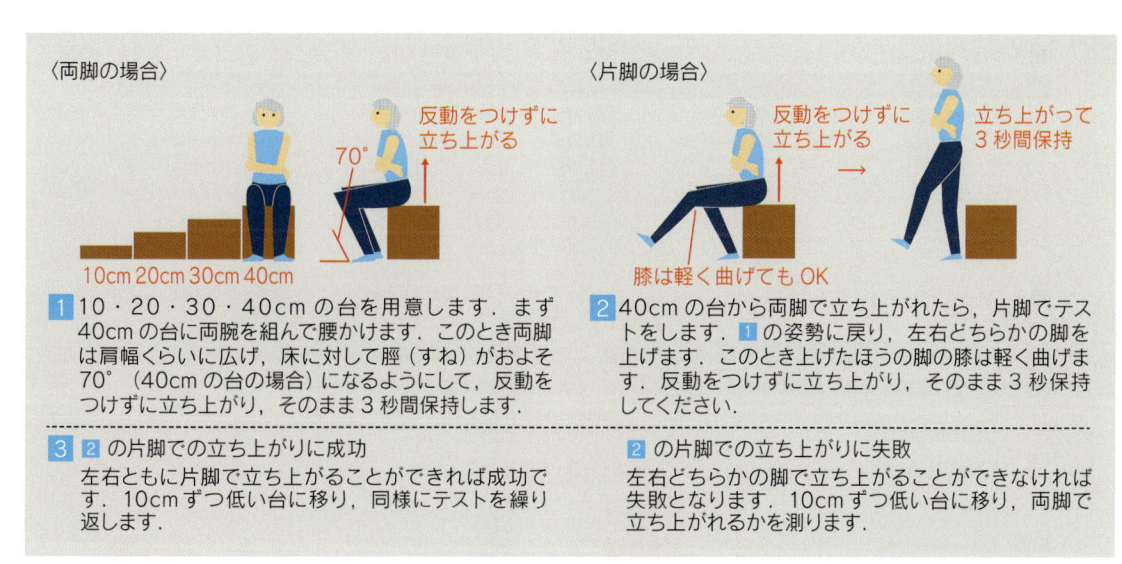

❷ 立ち上がりテスト
（ロコモチャレンジ！推進協議会 HP．https://locomo-joa.jp/check/test/stand-up.html より）

ない場合，現在の状況が改善されないと，将来ロコモになる可能性が高いと考えられる．

立ち上がりテスト
方法
　片脚または両脚で，決まった高さ（10，20，30，40 cm）から立ち上がり，脚力を測る（❷）．反動をつけて立ち上がると後方に転倒する危険性があるので注意を要する．

測定結果
　左右とも片脚で立ち上がれた一番低い台の高さを測定結果とする．40 cm 台で，片脚で立ち上がれなかった場合は，両脚で立ち上がれたいちばん低い台の高さを測定結果とする．各年代での立ち上がれる台の高さの目安を（❸）に示す．

2ステップテスト
　2歩の最大歩幅を測定し，下肢の筋力・バランス能力・柔軟性など総合的な歩行能力を評価する．

方法
　①できる限り大股で2歩歩き，最初に立ったラインから着地点のつま先までの距離を測定する．②2回行って，良いほうの記録を採用する．③2歩幅（cm）÷身長（cm）＝2ステップ値とする（❹）．

測定結果
　2ステップ値が（❺）のグラフの肌色部分に入っていれば，年代相応の歩幅を維持していると判定．

ロコモ25
方法
　ロコモ25は25項目の自記式質問表（無症状0点〜最重症100点）からなり，高齢者の運動機能を評価するために開発された[1]．「ロコモチャレンジ！ 推進協議会」のHPよりダウンロード可能である．

測定結果
　年代が高くなるとともに「ロコモ25」の点数は上がっていき，運動器に関する身体状況と生活状態に不自由なことが生じる可能性があることを示している．ちなみにロコモを特定高齢者相当の者と設定するとそのcut-off値は16点となる（❻）．

まとめ

「7つのロコチェック」は誰でも，どこでも簡単にロコモであるかどうかをチェックするためのツールであるが，重症度を表すものではない．また年齢が若くなると感知されにくい．「ロコモ度テスト」は年齢別平均値を示しているので，自分の運動能力をチェックすることができる．ただし医療機関，あるいは特定の施設での実施が必要となる．

文献
1) 星野雄一，星地亜都司．ロコモ診断ツールの開発—運動器健診に向けて．日整会誌 2011；85：12-20．

■各年代での立ち上がれる台の高さの目安（各年代の50%の方が実施可能であった高さを示しています）

	男　性		女　性	
20～29歳	片　脚	20cm	片　脚	30cm
30～39歳	片　脚	30cm	片　脚	40cm
40～49歳	片　脚	40cm	片　脚	40cm
50～59歳	片　脚	40cm	片　脚	40cm
60～69歳	片　脚	40cm	片　脚	40cm
70歳以上	両　脚	10cm	両　脚	10cm

■立ち上がれた台の高さの割合

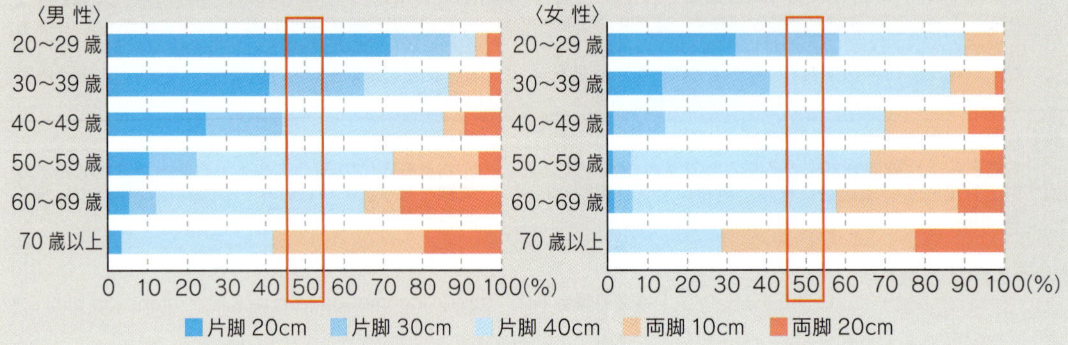

凡例：片脚20cm／片脚30cm／片脚40cm／両脚10cm／両脚20cm

❸ 立ち上がりテストで各年代での立ち上がれた台の高さ
（ロコモチャレンジ！推進協議会ロコモ度テストワーキンググループ調査資料. https://locomo-joa.jp/check/test/stand-up.html より）

1. スタートラインを決め，両足のつま先を合わせます．
2. できる限り大股で2歩歩き，両足を揃えます．（バランスをくずした場合は失敗とみなします）．
3. 2歩分の歩幅（最初に立ったラインから，着地点のつま先まで）を測ります．
4. 2回行って，良かったほうの記録を採用します．
5. 次の計算式で2ステップ値を算出します．

2歩幅（cm）÷身長（cm）＝2ステップ値

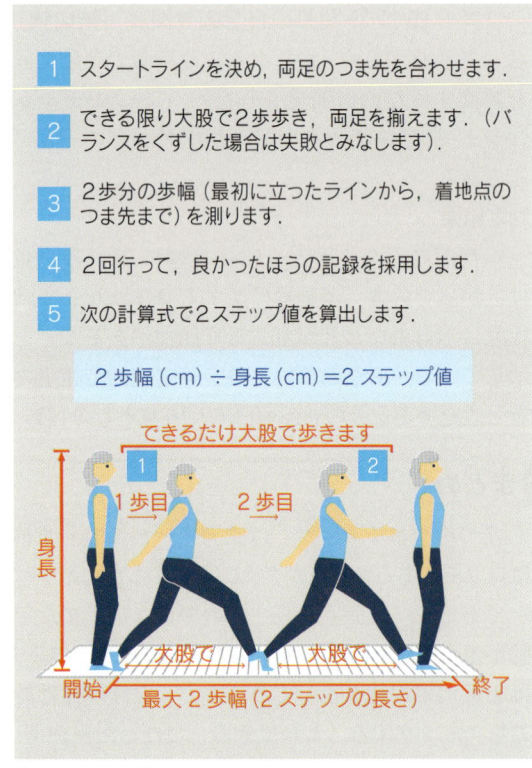

❹ 2ステップテストの方法
（ロコモチャレンジ！推進協議会資料. https://locomo-joa.jp/check/test/two-step.html より）

年代別2ステップ値※

〈男性〉
- 20～29: 1.73, 1.64
- 30～39: 1.68, 1.61
- 40～49: 1.62, 1.54
- 50～59: 1.61, 1.56
- 60～69: 1.58, 1.53
- 70～79: 1.52, 1.42

〈女性〉
- 20～29: 1.68, 1.56
- 30～39: 1.58, 1.51
- 40～49: 1.57, 1.49
- 50～59: 1.55, 1.48
- 60～69: 1.52, 1.45
- 70～79: 1.48, 1.36

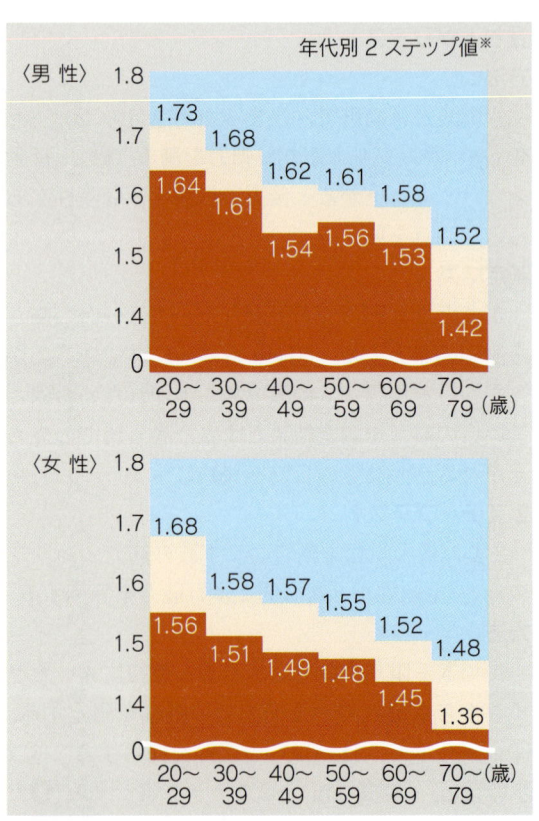

❺ 2ステップテストの各年代の平均値
※「明らかな運動器疾患をもたない方」の年代平均値です．
（ロコモチャレンジ！推進協議会ロコモ度テストワーキンググループ調査資料. https://locomo-joa.jp/check/test/two-step.html より））

この 1 か月，身体の痛みや日常生活で困難なことはありませんでしたか？
次の 25 の質問に答えて，あなたのロコモ度を調べましょう．

	この 1 か月の身体の痛みなどについてお聞きします．					
Q1	頸・肩・腕・手のどこかに痛み（しびれも含む）がありますか．	痛くない	少し痛い	中程度痛い	かなり痛い	ひどく痛い
Q2	背中・腰・お尻のどこかに痛みがありますか．	痛くない	少し痛い	中程度痛い	かなり痛い	ひどく痛い
Q3	下肢（脚のつけね，太もも，膝，ふくらはぎ，すね，足首，足）のどこかに痛み（しびれも含む）がありますか．	痛くない	少し痛い	中程度痛い	かなり痛い	ひどく痛い
Q4	普段の生活で身体を動かすのはどの程度つらいと感じますか．	つらくない	少しつらい	中程度つらい	かなりつらい	ひどくつらい
	この 1 か月の普段の生活についてお聞きします．					
Q5	ベッドや寝床から起きたり，横になったりするのはどの程度困難ですか．	困難でない	少し困難	中程度困難	かなり困難	ひどく困難
Q6	腰かけから立ち上がるのはどの程度困難ですか．	困難でない	少し困難	中程度困難	かなり困難	ひどく困難
Q7	家の中を歩くのはどの程度困難ですか．	困難でない	少し困難	中程度困難	かなり困難	ひどく困難
Q8	シャツを着たり脱いだりするのはどの程度困難ですか．	困難でない	少し困難	中程度困難	かなり困難	ひどく困難
Q9	ズボンやパンツを着たり脱いだりするのはどの程度困難ですか．	困難でない	少し困難	中程度困難	かなり困難	ひどく困難
Q10	トイレで用足しをするのはどの程度困難ですか．	困難でない	少し困難	中程度困難	かなり困難	ひどく困難
Q11	お風呂で身体を洗うのはどの程度困難ですか．	困難でない	少し困難	中程度困難	かなり困難	ひどく困難
Q12	階段の昇り降りはどの程度困難ですか．	困難でない	少し困難	中程度困難	かなり困難	ひどく困難
Q13	急ぎ足で歩くのはどの程度困難ですか．	困難でない	少し困難	中程度困難	かなり困難	ひどく困難
Q14	外に出かけるとき，身だしなみを整えるのはどの程度困難ですか．	困難でない	少し困難	中程度困難	かなり困難	ひどく困難
Q15	休まずにどれくらい歩き続けることができますか（最も近いものを選んでください）．	2〜3km 以上	1km 程度	300m 程度	100m 程度	10m 程度
Q16	隣近所に外出するのはどの程度困難ですか．	困難でない	少し困難	中程度困難	かなり困難	ひどく困難
Q17	2kg 程度の買い物（1L の牛乳パック 2 個程度）をして持ち帰ることはどの程度困難ですか．	困難でない	少し困難	中程度困難	かなり困難	ひどく困難
Q18	電車やバスを利用して外出するのはどの程度困難ですか．	困難でない	少し困難	中程度困難	かなり困難	ひどく困難
Q19	家の軽い仕事（食事の準備や後始末，簡単なかたづけなど）は，どの程度困難ですか．	困難でない	少し困難	中程度困難	かなり困難	ひどく困難
Q20	家のやや重い仕事（掃除機の使用，ふとんの上げ下ろしなど）は，どの程度困難ですか．	困難でない	少し困難	中程度困難	かなり困難	ひどく困難
Q21	スポーツや踊り（ジョギング，水泳，ゲートボール，ダンスなど）は，どの程度困難ですか．	困難でない	少し困難	中程度困難	かなり困難	ひどく困難
Q22	親しい人や友人とのおつき合いを控えていますか．	控えていない	少し控えている	中程度控えている	かなり控えている	全く控えている
Q23	地域での活動やイベント，行事への参加を控えていますか．	控えていない	少し控えている	中程度控えている	かなり控えている	全く控えている
Q24	家の中で転ぶのではないかと不安ですか．	不安はない	少し不安	中程度不安	かなり不安	ひどく不安
Q25	先行き歩けなくなるのではないかと不安ですか．	不安はない	少し不安	中程度不安	かなり不安	ひどく不安
	解答数を記入してください →	0 点 =	1 点 =	2 点 =	3 点 =	4 点 =
	回答結果を加算してください →		合計	点		

ロコモ 25©2009 自治医大整形外科学教室 All rights reserved: 複写 可．改変 禁．学術的な使用，公的な使用以外の無断使用 禁

判定方法　「ロコモ 25」の合計点数が各年代の平均の値（下記グラフの　　部分）に入っている場合，および，それより良い場合，年代相応の身体の状態・生活状況であると判定します．

■ **年代別「ロコモ 25」点数**※
年代が高くなるとともに「ロコモ 25」の点数は上がっていきます．
年齢が上がると運動器に関する身体状況と生活状態に不自由なことが生じる可能性があることを示しています．
※「明らかな運動器疾患をもたない方」の各年代の平均値です

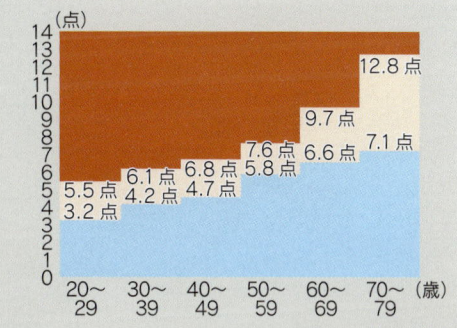

20〜29: 3.2 点 / 5.5 点
30〜39: 4.2 点 / 6.1 点
40〜49: 4.7 点 / 6.8 点
50〜59: 5.8 点 / 7.6 点
60〜69: 6.6 点 / 9.7 点
70〜79: 7.1 点 / 12.8 点

ロコモ チャレンジ！推進協議会ロコモ度テストワーキンググループ調査資料

❻ ロコモ 25

（ロコモ度テスト「ロコモ 25」．https://locomo-joa.jp/check/test/pdf/locomo25.pdf より）

2章 運動器の評価法

5 スポーツ肘のチェック

鶴田敏幸,峯 博子（鶴田整形外科）

POINT

- 障害発生には肩関節や体幹, 股関節などの柔軟性の低下が関与していることもあるため, 診察時には肘関節だけではなく全身に着目することが大切である.

　野球などの投球スポーツによって生じる肘関節の外傷や障害は多岐にわたる. 内側では内上顆下端の裂離や内上顆の骨端線離開, 内側側副靱帯損傷, 尺骨神経障害, 外側では上腕骨小頭離断性骨軟骨炎や滑膜ひだ障害, 後方では肘頭の骨端離開や疲労骨折などがある. 本項では代表的な野球肘のチェックについて述べる.

肘関節内側に痛みを訴える野球肘

内側上顆下端障害

　内側上顆下端裂離は成長期の野球選手に多く, 少年野球選手の約20%にみられる[1]. 投球時に肘関節内側に牽引力が加わり, 骨化未熟な内上顆の靱帯付着部に裂離が生じる. 急性, 亜急性, 不顕性の発症タイプがある.
　内上顆下端の圧痛やmilkingテスト（❶）による誘発テストは特異性が高い. 内上顆下端の裂離骨片を見逃さないために, 45°屈曲位正面X線像は必須である（❷）.
　また, 内側側副靱帯損傷例では, 肘関節30°屈曲位で外反ストレス下に肘関節の正面X線撮影を行う. 内側関節裂隙の開大が健側との差2mm以上で有意と考えられるが, 靱帯再建を要する症例でも明らかな靱帯の弛みを認めない場合がある.
　超音波検査でも内上顆下端の骨片を確認することは可能であり, その転位状況や靱帯の弛みの評価も可能である.

尺骨神経障害

　投球のために尺骨神経障害が生じる原因として, 肘関節の屈曲, 伸展と同時に外反力が加わる力学的要因, 回内・屈筋群（flexor-pronator-aponeurosis）や上腕三頭筋などの筋肉性要因, 靱帯の機能不全による靱帯性要因などが合わさった複合的要因と考えられる. 時に反復性脱臼を来しているケースもある.
　主訴は運動時の肘関節内側痛で, 強い持続的なしびれを訴える例は少なく, 麻痺の程度も軽微である. 肘関節を深屈曲位にして1分間保つ肘屈曲テストにより肘関節尺側部の疼痛と固有領域のしびれが誘発される.
　また, 肋鎖間隙は投球などの肩関節挙上90°以上の動作（頭上の動作）を伴うスポーツ（overheadスポーツ）では狭窄と開大の繰り返しが起き, 胸

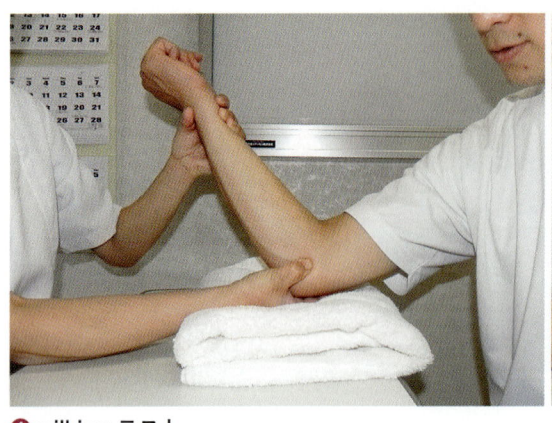

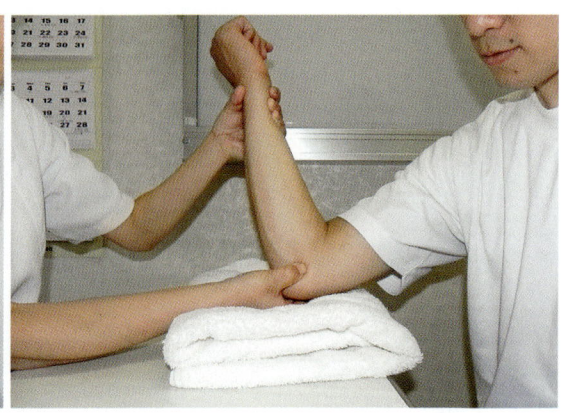

❶ milkingテスト
検者を座位とし, 肩関節外転・外旋位で肘関節に外反を加えながら屈伸を行い, 肘関節の痛みを誘発する.

5 スポーツ肘のチェック

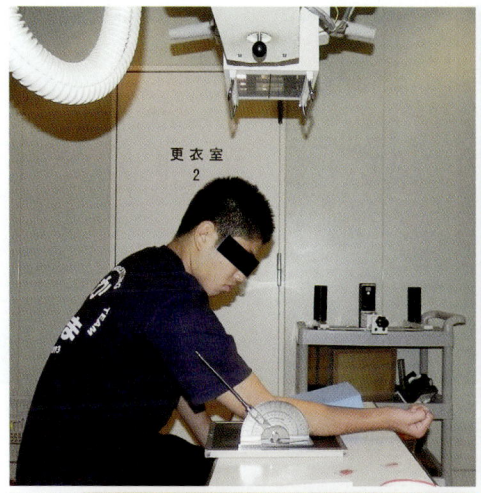

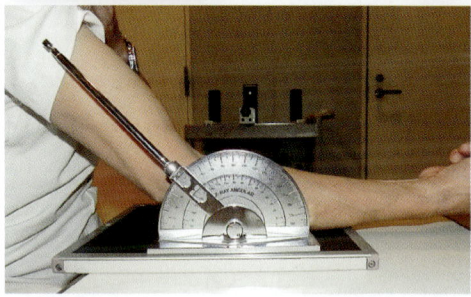

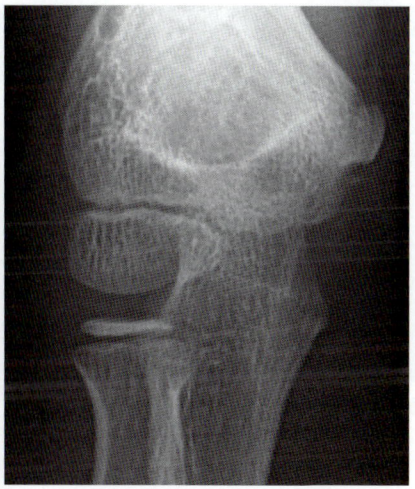

11歳，男児　tangential像

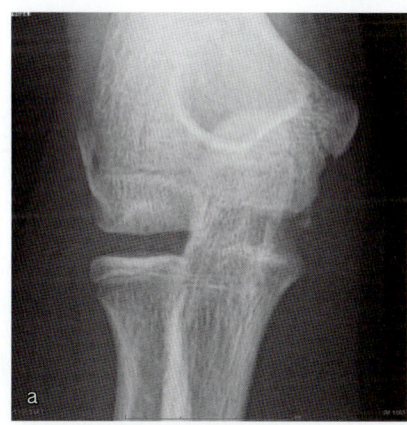

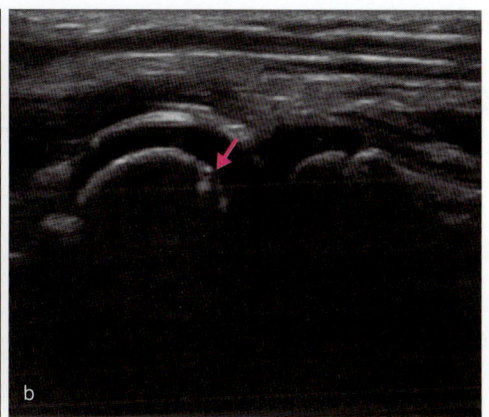

❷ 45°屈曲位正面X線像（tangential像）の撮影方法

❸ 上腕骨小頭離断性骨軟骨炎
12歳，女児，a：肘関節45°屈曲位正面X線像，b：超音波画像．
超音波画像にはX線に描出されない軟骨の膨隆変化や軟骨下骨の陥凹変形が確認できる（➡）．

郭出口症候群を引き起こす場合もある．このときも手指尺側のしびれを訴えることがあり，鑑別が必要である．

肘関節外側に痛みを訴える野球肘

上腕骨小頭離断性骨軟骨炎

この発症要因には，まず遺伝的要因，血行障害，内分泌異常，受動喫煙などの内的要因，環境要因といったベースになる素因がある．これに投球などの外反ストレスが小頭に加わることにより発症するものと考えられている．問診時には症状以外に家族歴や両親の喫煙歴の有無などを確認する必要がある．

離断性骨軟骨炎の病巣は，上腕骨小頭関節面の

41

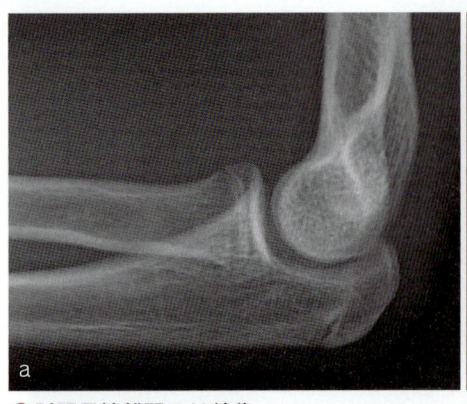

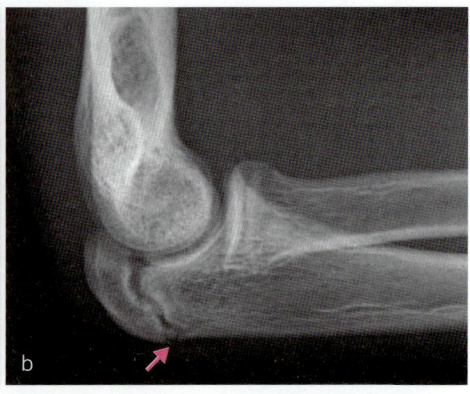

❹ 肘頭骨端離開の X 線像
12 歳，男児，a：左肘関節側面像（健側），b：右肘関節側面像（患側）．
骨端離解では骨端線の開大と骨端線に仮骨の形成を認める（→）．

前方外側にあるため，肘関節 45°屈曲位正面 X 線撮像が必須であり，斜位撮影も有用である．単純 X 線像では経時的な変化をとらえることができ，その病期決定や予後予測に有用である．岩瀬ら[2]は単純 X 線像の経時的な変化や関節鏡所見から，透亮期を外側型と中央型，分離期を前期型と後期型，遊離期を巣内型と巣外型に分類して治療法選択上の指標としている．

しかし X 線像だけでは病巣の存在，部位，病期を正確に評価することは困難な場合も少なくなく，特に X 線に変化が現れる前の時期には MRI 検査と超音波検査が有用である（❸）．

肘関節後方に痛みを訴える野球肘

肘頭骨端離開（骨端線閉鎖不全）・肘頭疲労骨折

両者とも投球加速期から follow through 期にかけて肘関節後方あるいは局在部位不明の肘関節痛を生じる．骨端離開（骨端線閉鎖不全）は骨端が未熟な小学校高学年に，閉鎖後には疲労骨折となる．原因は加速期の外反ストレス，follow through 期の過伸展ストレスによると考えられている[3]．

成長期の骨端離開は両側 X 線側面像の比較をすることで診断は容易である（❹）．疲労骨折は単純 X 線にて見逃されることがあり，症状や圧痛，叩打痛から疲労骨折が疑われた場合には CT，MRI 検査などによる精査を行ったほうがよい．

文献

1) Harada M, et al. Using sonography for the early detection of elbow injuries among young baseball players. AJR Am J Roentgenol 2006；187：1436-1441.
2) 岩瀬毅信ほか．上腕骨小頭骨軟骨障害．柏木大治編．整形外科 MOOK No.54 肘関節の外傷と疾患．金原出版；1988. p.26-44.
3) 伊藤恵康．肘関節のスポーツ障害．日整会誌 2008；82：45-58.

2章 運動器の評価法

6 関節リウマチの評価方法
─DAS28, SDAI, CDAI

近藤正一（近藤リウマチ・整形外科クリニック）

POINT
- RA薬物治療はDAS, SDAI, CDAIなどの総合的疾患活動性指標でRA活動性を評価しながら，寛解・低疾患活動性をめざして治療していくことが求められている．
- 上肢では手指の拇指CM関節と各DIP関節，下肢では股関節と足部すべての関節はDAS28, SDAI, CDAIの評価関節となっていない．

RA疾患活動性の評価方法

　関節リウマチ（RA）は慢性炎症性疾患であることから，疾患活動性評価は関節炎の評価が基本となる．評価では視診，触診による関節腫脹と，問診・触診による関節疼痛を正しく診察することが必要である．RA疾患活動性を正確に知るためにはこれら関節炎所見に加えて，患者による健康度に対する全般的評価や医師による疾患活動性の全般的評価をvisual analog scale（VAS）により数値化し，さらに炎症マーカーの赤沈（ESR），CRPの結果を加えて総合的に指標化して評価する．

　これらRAの総合的活動性指標としてはアメリカリウマチ学会（American college of rheumatology：ACR）のコアセット[1]，ヨーロッパリウマチ学会（European league against rheumatism：EULAR）が推奨したdisease activity score（DAS）[2]がある．

　ACRコアセットは，セットとして疾患活動性を評価するために，個々の数値から全体の疾患活動性がわからない欠点がある．そのためACRコアセットは薬効検定の評価法として多用されている．

　一方，DASの値はRAの疾患活動性そのものを表現し，寛解のみならず，時系列で比較して改善度も表現することが可能である．

　さらに最近は生物学的製剤の登場で，RAの寛解が可能になったため，より厳しい寛解基準が用いられるようになった．2011年にACR/EULARよりSDAI（simplified disease activity index），CDAI（clinical disease activity index），Boolean基準が提唱された[3]．

DAS

　DASは1990年にDAS44として提唱された[2]．しかし，評価関節が44関節と多く，圧痛評価もRitchie articular indexで痛みの程度を4段階で評価する煩雑なものであった．

　1995年にDAS28とより簡便な方法が提唱された[4]．これは❶の28関節で評価し，かつ疼痛は有無のみの2段階となった．DAS28は足関節，距骨下関節，足趾MTP関節などを省略しているのは問題だが，足部罹患については患者VASに反映されるので良しとする説もある．いずれにしろこの28関節がその後のSDAI, CDAI, Boolean基準の評価関節として採用されているので各

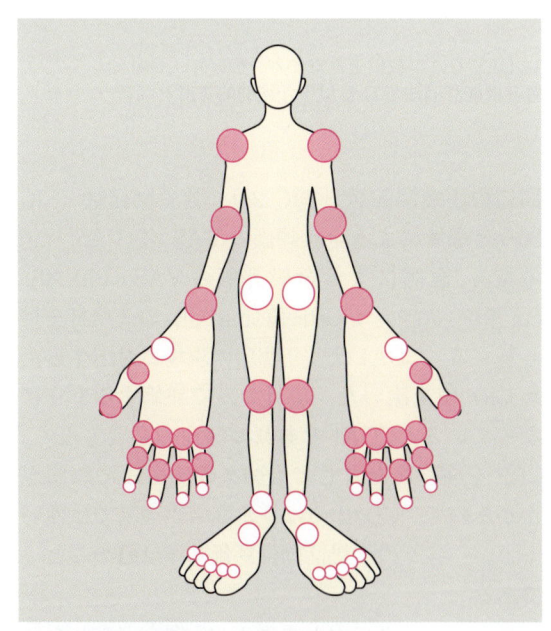

❶ DAS28の評価 28関節（● 関節）
上肢では手指の拇指CM関節と各DIP関節，下肢では股関節と足部のすべての関節は評価関節となっていない（○）．

❷ RA 疾患活動性指数

疾患活動性指標	計算式	寛解	低疾患活動性	中等度疾患活動性	高疾患活動性
DAS28-ESR	$0.56\sqrt{TJC28} + 0.28\sqrt{SJC28} + 0.70 \ln(ESR) + 0.014(PtVAS)$	< 2.6	< 3.2	≦ 5.1	> 5.1
DAS28-CRP	$0.56\sqrt{TJC28} + 0.28\sqrt{SJC28} + 0.36 \ln(CRP+1) + 0.014(PtVAS) + 0.96$	< 2.3	< 2.7	≦ 4.1	> 4.1
SDAI	TJC28 + SJC28 + PtVAS + PhVAS + CRP	≦ 3.3	≦ 11	≦ 26	< 26
CDAI	TJC28 + SJC28 + PtVAS + PhVAS	≦ 2.8	≦ 10	≦ 22	< 22
Boolean 基準	SJC, TJC, PtVAS, CRP or SJC, TJC, PtVAS	all ≦ 1			

TJC28：28 関節における圧痛関節数，SCJ28：28 関節における腫脹関節数，ln：自然対数，PtVAS：患者の全般評価，PhVAS：医師の全般評価．なお VAS は DAS では mm 単位で，SDAI，CDAI，Boolean では cm 単位となる．

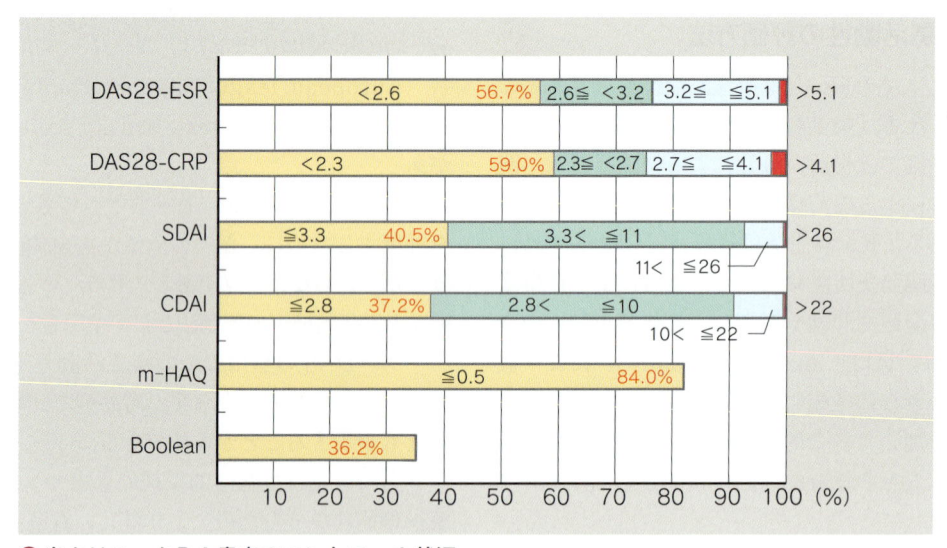

❸ 当クリニックＲＡ患者のコントロール状況
2013 年 6 月に 1,147 例調査．オレンジ色の寛解率は DAS では半数以上となるが，SDAI，CDAI では半数以下で，Boolean 基準が最も低い．m-HAQ は患者機能評価法で 0.5 以下が機能的寛解となる．

種評価法の基本関節となる．

DAS28 には ESR を採用する DAS28-ESR と CRP を採用する DAS28-CRP がある．いずれも ❷のごとく圧痛関節数，腫脹関節数，患者 VAS に ESR か CRP いずれかを加えて算出する．複雑な計算式なので専用の計算機が必要となる．計算結果で，各々寛解，低疾患活動性，中等度，高度に分けられる．また，治療前後の数値の変動で，no response, moderate response, good response に分けられ，治療による改善度評価が可能である．

SDAI，CDAI

SDAI，CDAI は単純な足し算でできるため臨床の現場では使い勝手がよい．SDAI は DAS28 関節の圧痛関節数（TJC 28），腫脹関節数（SJC 28）と患者による全般評価の VAS（PtVAS, cm 単位），医師による全般評価の VAS（PhVAS, cm 単位）に加えて CRP 値（mg/dL）の 5 項目を足し算する．CDAI はより臨床の現場に対応するため CRP 値を除いた 4 項目のみで評価するようになっている．CDAI であれば採血の必要もなく，CRP を検査したとしても結果が出るまで時間がかかるので，CDAI のほうが臨床の現場では使いやすい．各々の疾患活動性評価基準は❷のごとくである．

当クリニックの RA 患者 1,147 例を調査した結果では❸のごとく，DAS28-ESR と DAS28-CRP はほぼ同様の評価結果となり，SDAI と CDAI も

ほぼ同様であった．

ただし，SDAI，CDAIでは疾患活動性の評価は確定されているが，疾患活動性の改善度評価はまだ決められていない．したがって，DAS28を用いたEULAR改善度評価に匹敵するSDAI，CDAIによる改善度評価の確立が待たれる．なお，最近の報告でSDAI，CDAIの50％，70％，85％の改善はACRコアセットの20％，50％，70％の改善に匹敵するとの報告がある[5]．

RAの寛解基準

総合的活動性指標の寛解基準はDAS28-ESR 2.6未満，DAS28-CRP 2.3未満，SDAI 3.3以下，CDAI 2.8以下である．これとは別にBoolean基準では圧痛関節数，腫脹関節数，患者VAS（cm単位），CRPがすべて1以下が寛解となる(❷)．

❸で示すごとく，寛解については，DASはやや甘く，SDAI，CDAI，そしてBoolean基準が最も寛解率が低く厳しい基準となる．今後もこれら総合活動性指標はさらに検討され，より正確にRA活動性を示す評価法が提唱される可能性はあるが，しばらくはこれらの総合活動性指標を用いてRAの寛解をめざして治療していくことになる．

文献

1) Felson DT, et al. The American College of Rheumatology preliminary core set of disease activity measures for rheumatoid arthritis clinical trials. Arthritis Rheum 1993；36：729-740.
2) van der Heijde DM, et al. Judging disease activity in clinical practice in rheumatoid arthritis: first step in the development of a disease activity score. Ann Rheum Dis 1990；49：916-920.
3) Felson DT, et al. American College of Rheumatology/European League Against Rheumatism provisional definition of remission in rheumatoid arthritis for clinical traials. Arthritis Rheum 2011；63：573-586.
4) Prevoo, ML, et al. Modified disease activity scores that include twenty-eight-joint counts. Development and validation in a prospective longitudinal study of patients with rheumatoid arthritis. Arthritis Rheum 1995；38：44-48.
5) Aletaha D, et al. Definition of treatment response in rheumatoid arthritis based on the simplified and clinical disease activity index. Ann Rheum Dis 2012；71：1190-1196.

3章

検査・診断のコツ

3章 検査・診断のコツ／検査・診断の進め方と鑑別のポイント

1 肩関節部の超音波診断

杉本勝正（名古屋スポーツクリニック）

POINT
- 上腕骨骨頭表面のエコーを鮮明にとらえることにより超音波診断の信頼性が高くなる．

1985年頃よりわれわれは肩関節疾患の診断において超音波検査を応用してきた．21世紀に入り超音波断層装置そのものの性能が向上したため，検者の技量に左右されない綺麗で鮮明な画像が得られるようになり，近年ますますその有用性が見直されてきている．本項ではわれわれが行っている肩関節，特に腱板の超音波診断の手技と評価について述べる．

超音波診断に必要な肩関節の解剖

画像診断にはその部位の解剖を熟知する必要がある．二次元三次元で頭の中に解剖図が描けるようにする必要がある．

上腕骨骨頭（大結節，小結節，結節間溝，骨端線）（❶a）

前方の小結節，その内側の結節間溝，上方の大結節は superior, middle, inferior facet の3つに分かれる．小児では上腕骨近位骨端線が存在する．

腱板（肩甲下筋，棘上筋，棘下筋，小円筋）（❶b）

肩甲下筋は小結節に停止する．棘上筋は大結節前方に，棘下筋は大結節中央から後方に停止する．小円筋は大結節後方に停止し，肩甲下筋と棘上筋間の膜状部位を腱板疎部という．

上腕二頭筋長頭腱（❶b）

結節間溝内に存在し，頭側は腱板疎部から関節内に入り上方関節唇後方に付着する．

超音波装置および検査法

超音波装置およびプローブ

超音波断層装置はある程度の上級機種であれば大差ない．プローブは10 MHz以上のリニアプローブを用いるのが一般的である．

プローブの方向は長軸，短軸と表現され，腱組織のような場合には腱線維と同じ方向を長軸，これに直行する方向を短軸とよぶ．また超音波画像は原則的に左を近位として記録していく．

肩関節超音波診断手技および正常像

肩関節に対して，まず上腕二頭筋長頭腱および結節間溝を中心に検索する．特に炎症の存在を示唆する長頭腱周囲の effusion に注意して検索する．肩甲下筋腱は検者の上腕を内外旋して小結節付着部を中心に検索する（❷）．次にプローブを頭側へ移動させ，棘上筋腱前縁を描出する（❸a）．そこから後方へ長軸像のまま棘上筋腱全体を検索する．短軸像でも棘上筋全体を調べた後（❸b），棘下筋を長軸像で付着部を中心に検索する（❹）．

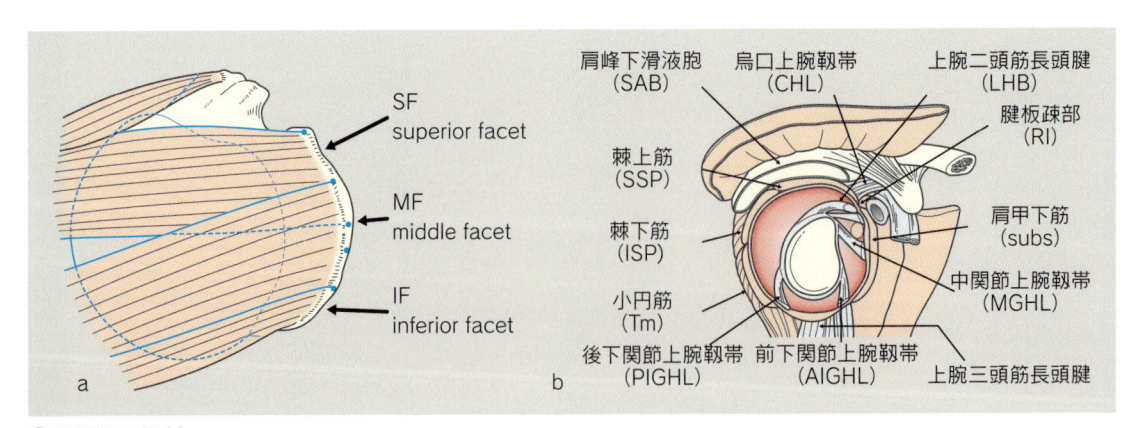

❶ 肩関節の解剖
a：大結節部の解剖，b：関節窩の解剖

48

❷ 前方正常像

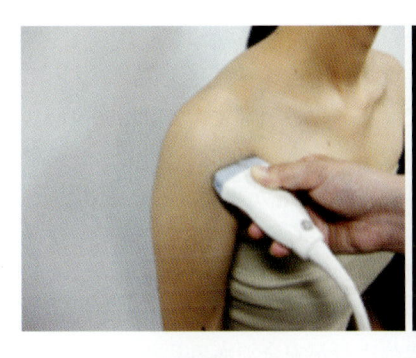

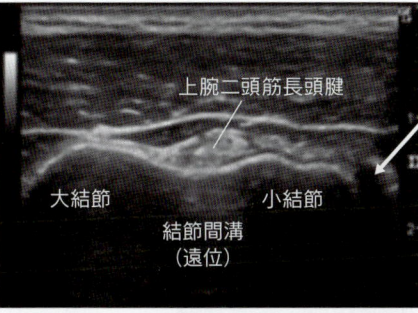

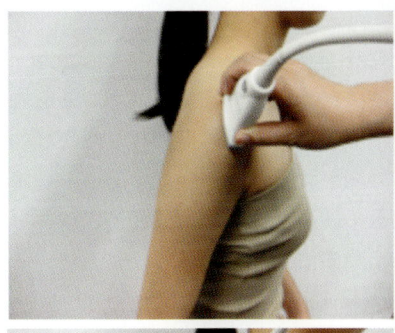

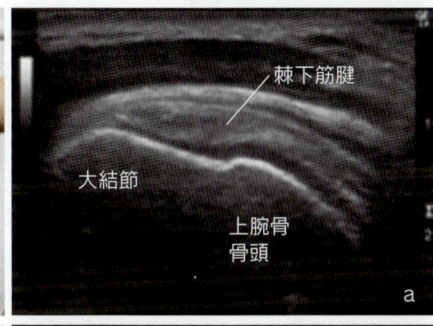

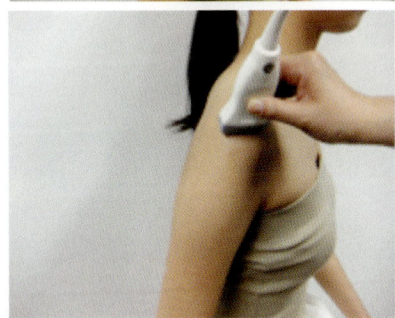

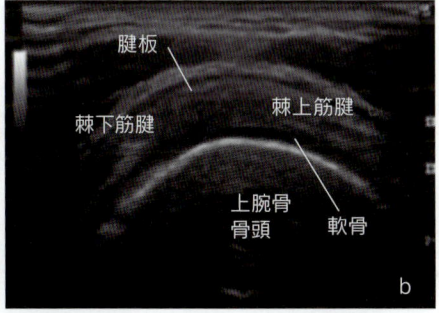

❸ 上方正常像
a：長軸像，b：短軸像

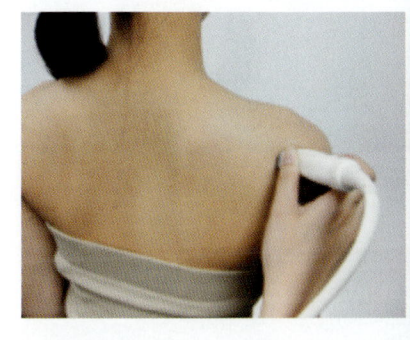

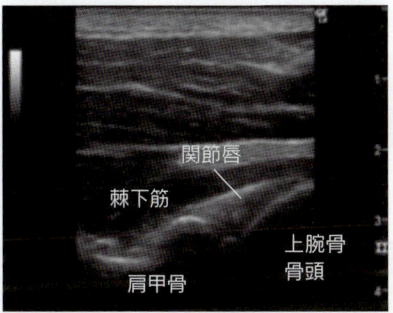

❹ 後方正常像

　肩関節の腱板は均一な中等度エコー輝度で描出されるが，正常でも頭側の肩甲下筋腱，前方後方の棘上筋腱の関節包面に低エコーを呈する場合がある．

肩関節外傷，障害の超音波像

前方
● 肩甲下筋断裂，損傷（❺）

　上腕骨を外旋させて健側と厚み，形態を比較する．大きく断裂している症例では健側と比べ腱が菲薄化する．しかし投球障害では頭側関節包面に

49

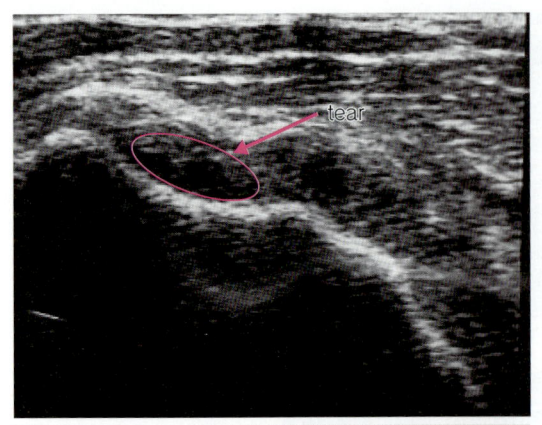

低エコーを呈し肥厚している症例が多い.

- 上腕二頭筋長頭腱炎(❻), 脱臼, 断裂

　長頭腱炎では主に短軸超音波像で腱周囲の低エコー領域を, 脱臼では上腕を伸展外旋させて動態検査を行い, 腱の結節間溝からの逸脱をとらえる. 断裂は長軸像を注意深く観察して腱の連続性を確認する. 長頭腱や結節間溝に注射する際には前回旋動脈の分枝が結節間溝に沿って上行するので超音波下での穿刺注射が安全である.

上方

- インピンジメント症候群, swimmer's shoulder

　肩峰と烏口肩峰靱帯により構成されている肩峰下面と肩峰下滑液包, 腱板との間に生じる機械的ストレスにより発生する同部の炎症である. 肩峰下滑液包, 腱板の腫脹を認め, 肩外転時に腱板や滑液包の肩峰下への滑動状況を診る.

- 棘上筋腱断裂(❼a, b)

　腱板の表面エコーと内部エコーの変化に注意し

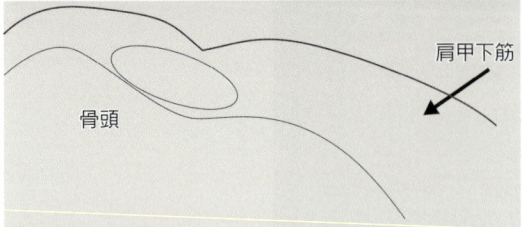

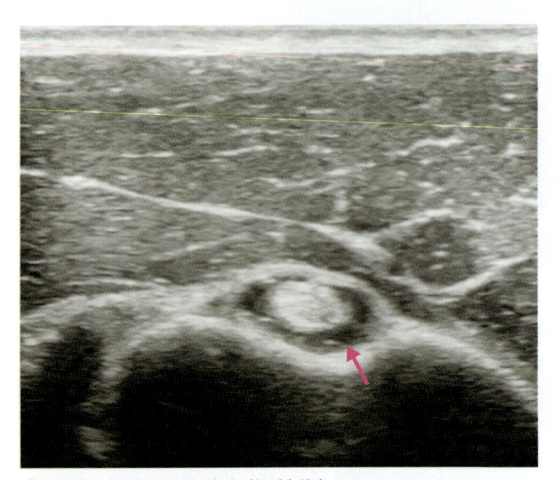

❺ 肩甲下筋腱断裂
腱の表面エコーが下方凸で低エコー領域が存在する.

❻ 上腕二頭筋長頭腱炎(短軸像)
腱周囲に低エコーを認める.

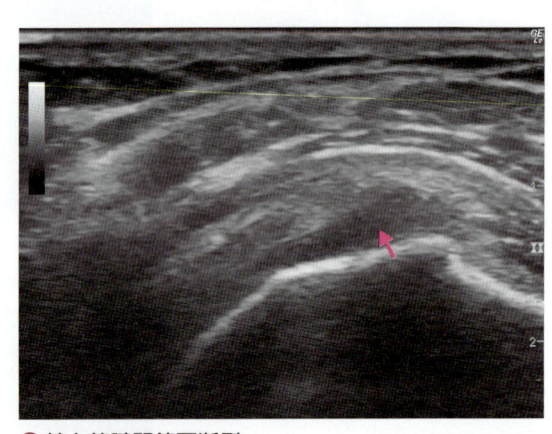

❽ 棘上筋腱関節面断裂
腱板下層に低エコーを認める.

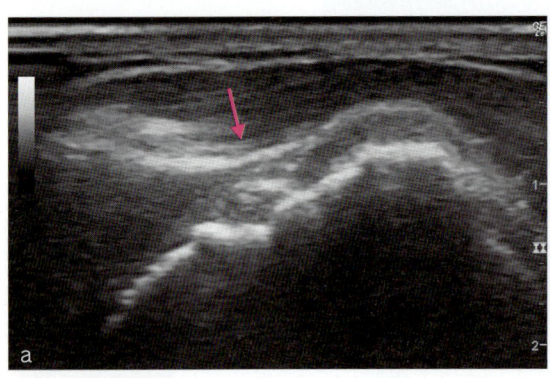

❼ 棘上筋腱断裂
a：腱板完全断裂長軸像, b：腱板完全断裂短軸像.

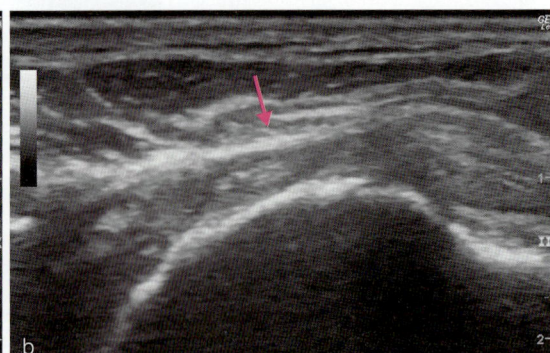

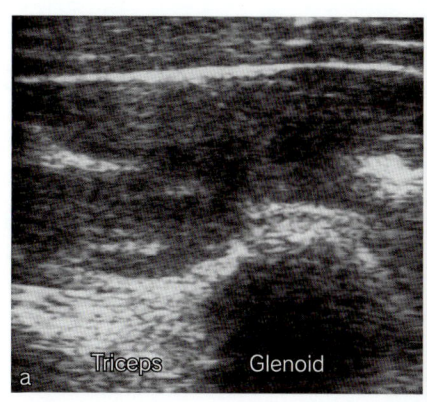

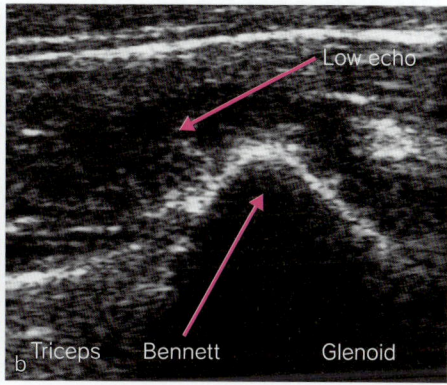

❾有痛性ベネット病変
ベネット骨棘直上の棘下筋や小円筋が刺激されて低エコーを呈している症例が多い．
a：正常．
b：ベネット病変．

ながら検査する．表面エコーが下方凸か平坦になっている場合は完全断裂の存在を，内部エコーにおいて関節包面に限局した低エコーが存在する部位は関節面断裂の存在を，境界エコーが不整で直下の内部エコーが低エコーになっていない症例は滑液包面断裂を示唆する．

また超音波像で異常が存在した部位をプローブで圧迫し，限局した圧痛を認めたら（PC test），臨床的に同部が疼痛の主因になっていることが多い[4]．投球障害肩などでは関節面断裂がほとんどである（❽）．このような症例では関節包面の低エコーと腱板炎に伴う腫脹を認める．

● 棘上筋腱断裂の診断基準

表面エコーが下方凸か平坦になっている場合は小断裂の存在を，内部エコーにおいて関節包面に限局した低エコーが存在する部位は関節包面断裂の存在を，境界エコーが不整で直下の内部エコーが低エコーになっていない症例は滑液包面断裂を示唆する．

また超音波像で異常が存在した部位に限局した圧痛を認めたら（PC test）臨床的に同部が疼痛の主因になっていることが多い[1]．最近の4年間における手術症例101例の検討では診断基準を境界エコー（表層エコーライン），内部エコー，実質の厚み，骨頭表面の不整像とした場合，sensitivity100%，specificity 93.4%，accuracy 93.1%となった．

● 肩峰下滑液包炎

肩峰下滑液包炎が生じた場合，超音波像では腱板の上方に低エコー領域が出現し，反対側に比べ厚くなる．圧痛は肩上方全体に広がっている症例が多い． buckle signは，上腕骨を外転させ腱板や滑液包が肩峰下縁で膨隆した後に入り込む現象．インピンジメント症候群症例などの滑液包炎や腱板滑液包面断裂でみられることがあるが頻度は高くない．

後方

● 棘下筋断裂

棘下筋は薄いので左右を比較検討する．頭側に低エコーを呈する症例が多い．

● ベネット病変[2]

後方関節包の付着部と三頭筋付着部に出現する骨性隆起だが，超音波では後方関節包の骨性隆起を観察できる．有痛性ベネット病変は直上の棘下筋や小円筋が刺激されて低エコーを呈している症例が多い（❾）[3]（後方 tightness の一要因）．

● 棘下筋萎縮

投球障害で出現しやすい．棘下筋筋腹の厚みを左右比較すると同時に，経時的に観察する．

おわりに

肩関節の病態診断には軟部組織の正確な把握が必要不可欠である．超音波検査はその一助となる検査であるが，ある程度の経験が必要である．手術所見や他の画像診断との対比により，より正確な超音波診断を確立していく努力が必要である．

文献

1) 杉本勝正ほか．腱板の超音波断層診断における probe compression test の有用性．肩関節 1995；19：506-509.
2) Bennett GE. Shoulder and elbow lesion of the professional baseball pitcher. JAMA 1941；117：510-514.
3) 杉本勝正ほか．Bennett 病変の超音波像．肩関節 2006；30：211-214.

3章　検査・診断のコツ／検査・診断の進め方と鑑別のポイント

2 肘関節の超音波診断
―特に小児肘外傷の超音波診断について

大島正義（大島整形外科）

POINT

- X線異常のない小児肘外傷例には超音波診断を！

小児肘外傷例では受傷機転が明らかでなく単純X線所見に異常のない例もあり，その診断に困るのはわれわれ整形外科医が時に経験するところである．このような例には超音波診断がたいへん有用でありここに紹介する．

肘の超音波検査の方法

肘後方長軸走査"肘頭窩"（❶），肘前方長軸走査"腕橈関節"（❷）を症例により使い分け検査する．

肘後方走査は関節の腫脹を診るもので，この部位に腫脹があると何らかの関節外傷があることを確証できる（❸）．肘前方走査は肘内障を診断するために行う（❹）．

肘後方超音波検査は上腕骨下端の後方長軸走査で肘頭窩を観察する．従来肘外傷において単純X線では fat pad sign が診断には重要視されていたが，fat pad sign は正確なX線側面像の撮影を要し，撮影条件によって診断困難な場合がある．そ

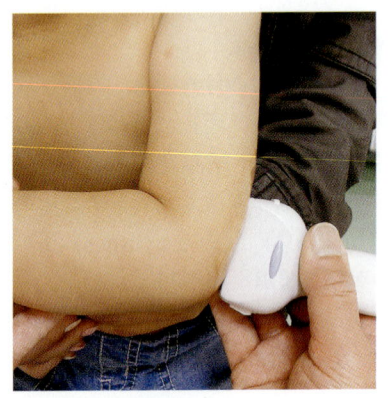

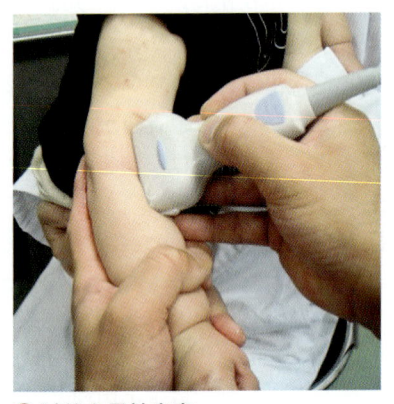

❶ 肘後方長軸走査
上腕骨下端で肘頭窩の関節腫脹を検査する．

❷ 肘前方長軸走査
肘内障（pulled elbow sign）を診断する．

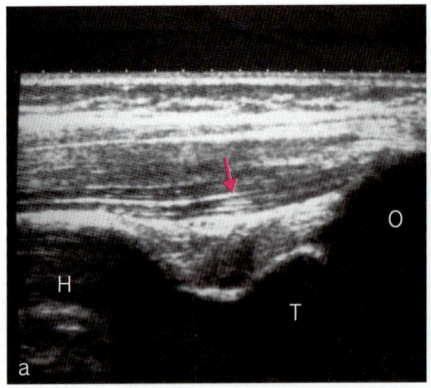

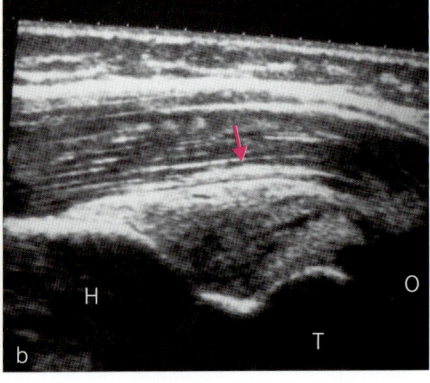

❸ 肘後方走査
a：健側，上腕骨下端後方縦走査．⬇：関節包は弛緩している．H：上腕骨，T：滑車，O：肘頭．
b：患側，関節包は膨張し肘頭窩の腫脹がみられる（軽度の肘頭窩の腫脹は健側と比較することで確認できる）．

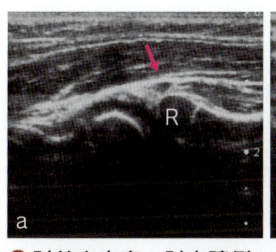

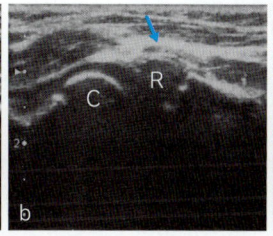

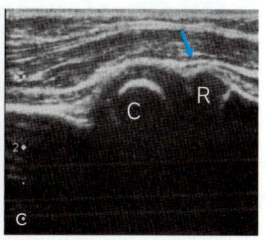

❹ 肘前方走査：肘内障例
a：整復前．pulled elbow sign（↑）．腕橈関節前方の塊状の低エコー像（輪状靱帯が折り重なり低エコー域としてみられる）．
b：整復後．輪状靱帯は腫脹はみられるがほぼ元の位置に戻っている．
c：健側．C：上腕骨小頭，R：橈骨．

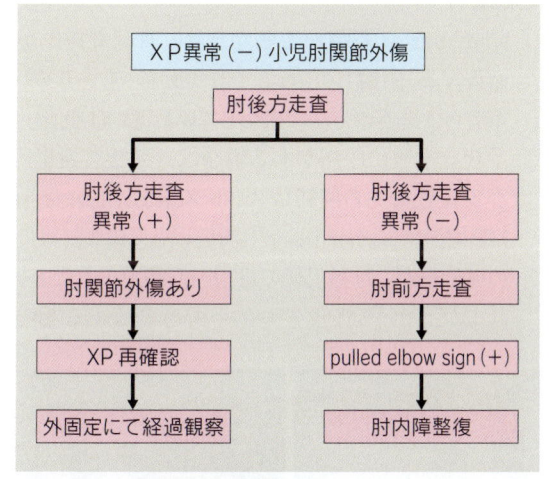

❺ 小児肘外傷の超音波診断
X線異常がなく診断に困った場合は，まず後方より超音波検査を行う．肘頭窩の腫れがあれば肘外傷がある（通常肘内障の新鮮例ではほとんど腫脹はない）．肘頭窩の腫脹がなければ前方より検査を行う．pulled elbow sign があれば肘内障と診断でき徒手整復を行う．

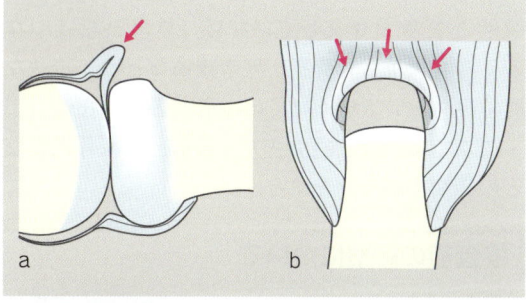

❻ 肘内障の病態について
肘内障の超音波所見（pulled elbow sign）と整復時の動画から輪状靱帯の末梢部が関節内に impinge されていることが確認できた．
a：側面の病態．
b：前方よりの病態．輪状靱帯の前方一部が二重に折れ曲がっている．

れに対し，肘後方走査の超音波診断では微妙な変化でも正確に関節腫脹を判断できる．肘頭窩の超音波像は小児から成人までほぼ形状が一定で，画像が単純で理解しやすく，肘関節の角度にとらわれず検査可能で，疼痛のある外傷例にも負担を少なく検査できる利点がある[1]．

肘前方走査は，肘関節をほぼ伸展位にして腕橈関節を長軸走査で行う．pulled elbow sign（腕橈関節前方に低エコー域の異常像）を認めれば肘内障と診断できる．整復音が明らかでない例も超音波検査にて整復できたか確認可能である．診断の手順を❺に示す．

肘内障の病態について

超音波検査の利点は動画が得られることである．われわれは数例で肘内障での整復時の現象をとらえることができた．これらから輪状靱帯の末梢部分が腕橈関節より飛び出し整復されるという所見を得られ，肘内障の真の病態を知ることができた[2]（❻）．

日常整形外科外来でX線検査に異常がなく診断に行き詰まった場合に，超音波検査でさらなる情報を得られ診断に役立つことが多くある．特に小児肘外傷の超音波診断は簡単で患児の負担も少なくたいへん重宝な検査であり，今後多くの整形外科外来で用いられ診断法のスタンダードとなることを期待している．

文献
1) 大島正義．小児肘外傷における超音波診断の有用性．日整超研誌 2004；16：16-23．
2) 大島正義．肘内障の超音波所見 PULLED ELBOW SIGN について．日整超研誌 2009；21：51-55．

3 手部のX線検査

木島秀人，石井宏之（木島整形外科）

POINT

- X線検査は補助診断である．
- 診察で確認したい部位を明確にして，焦点を絞って撮影する．
- スポンジや発泡スチロールを利用して適切な肢位で撮影する．

（上記はすべての部位のX線検査に共通する）

手部の症状を訴えて来院する患者さんは多い．漠然とX線検査をしていては，見落としにつながる．特に舟状骨骨折，靱帯損傷などは，特殊な肢位やストレスをかけての撮影が必要になる．

ここでは，一般的な2方向撮影と舟状骨撮影などの撮影方法を紹介する．

検査前の診察について

外傷の場合は圧痛点の確認，関節の不安定性の確認を行う．

① snuff boxに圧痛がある場合は，舟状骨撮影が必要である（❶）．Russe 4方向撮影[1]もあるが，筆者らは後述の方法で撮影している（❺，❻参照）．
② 手根骨掌側に圧痛がある場合は，手根管撮影．
③ 不安定性のある関節はストレス撮影．特に母指MP関節はStener lesion[2]（断裂した尺側側副靱帯の遠位端が，母指尺側の母指内転筋膜の上にまくれ上がっている状態．絶対的手術適応）がある（❷）．

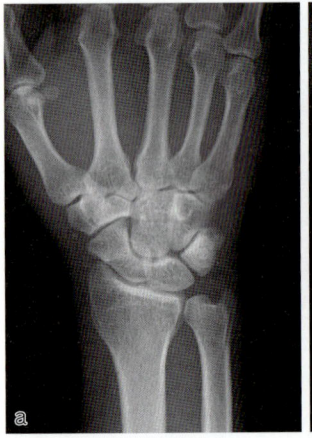

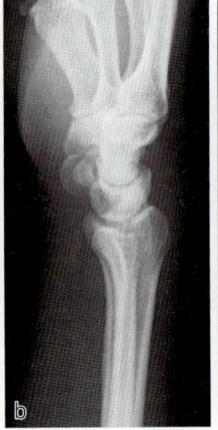

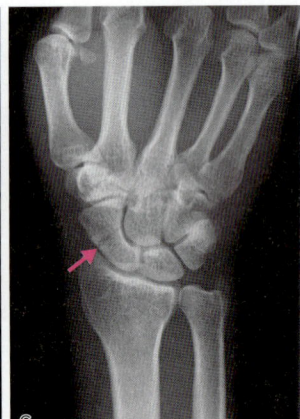

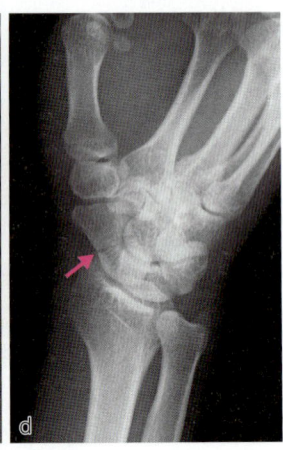

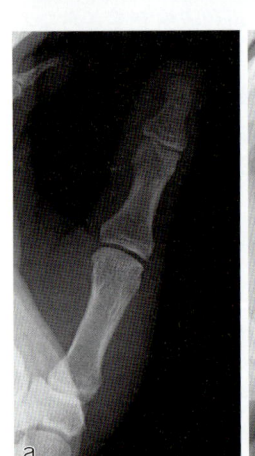

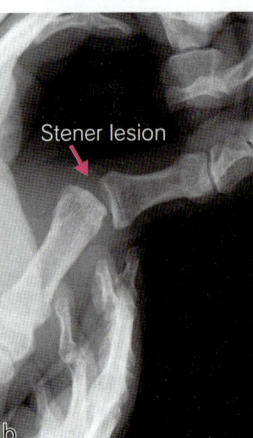

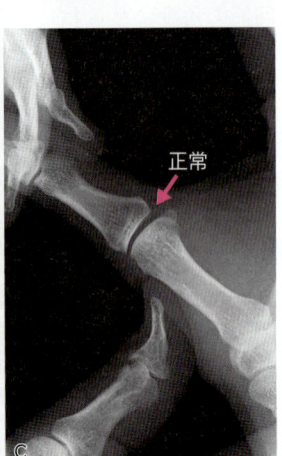

❶ 手関節2方向撮影では舟状骨骨折は見えない
a：手関節正面，b：手関節側面，
c：舟状骨撮影（第1，❺），
d：舟状骨撮影（第2，❺）．
➡：骨折部位．

❷ Stener lesion
a：母指（患側）MP正面，
b：母指（患側）MP関節橈屈ストレス，
c：母指（健側）MP関節橈屈ストレス．

手部のレントゲン撮影方法（❸〜⓯）

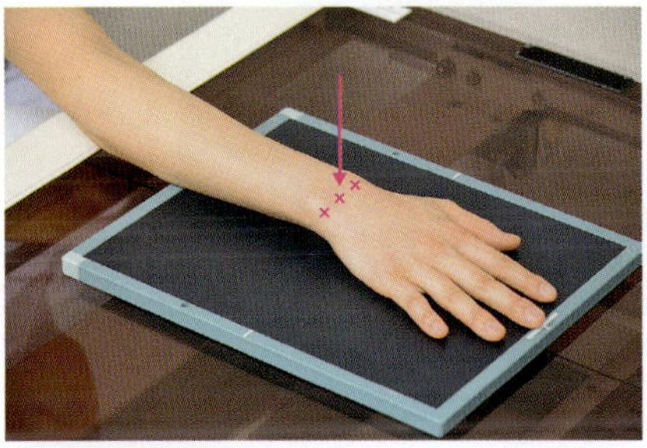

❸ 手関節正面
座位にて行う．X線は橈骨尺骨茎状突起の中間に入射する．

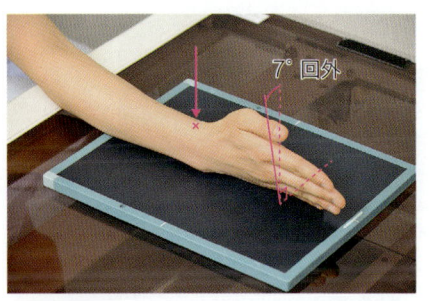

❹ 手関節側面
手掌をカセッテに対して垂直より7°回外させる．橈骨と尺骨の茎状突起が重なるよう両突起を触れて確認する．X線は橈骨茎状突起に向けて入射する．

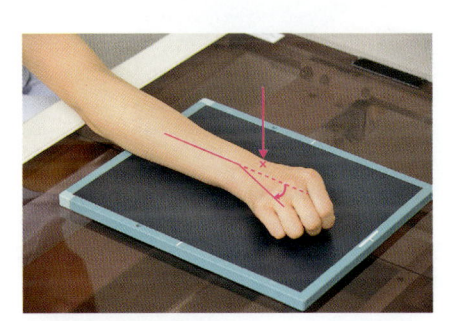

❺ 手関節舟状骨（第1）
手関節を軽度背屈（手を握る），手関節を最大尺屈しカセッテにつける．X線は舟状骨に向けて入射する．

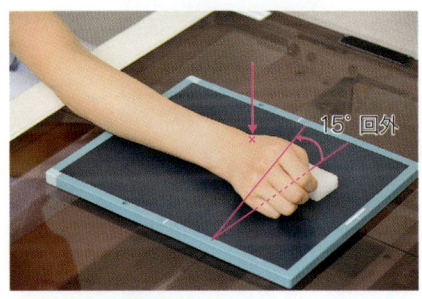

❻ 手関節舟状骨（第2）
❺から前腕を15°回外（橈骨側に2cmほどの発泡スチロールを入れる）する．X線は舟状骨に向けて入射する．

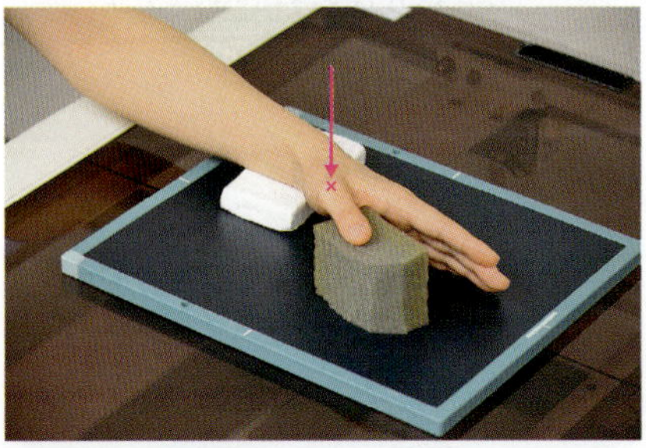

❼ 母指MP関節CM関節正面
スポンジに母指を乗せ，関節がカセッテに対して平行になるように手関節掌側を持ち上げる（回外する）．X線は関節裂隙に水平に入射する．

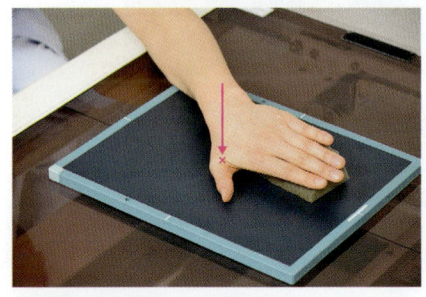

❽ 母指MP関節CM関節側面
母指橈側側面がカセッテにつくように手掌尺側を上げる（前腕回内：手掌尺側にスポンジを入れる）．X線は関節裂隙に水平に入射する．

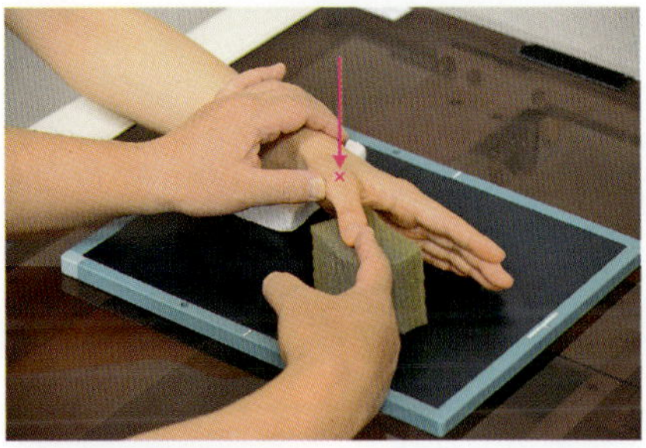

❾ 母指MP関節橈屈ストレス
関節弛緩のこともあるので健側と左右比較する必要がある．

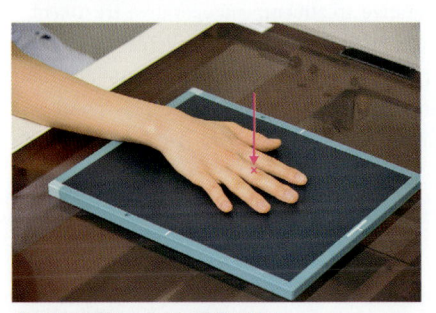

❿ PIP関節・DIP関節正面
カセッテに手掌をつけてX線を中指PIP関節裂隙に水平に入射する．

⓫ PIP 関節・DIP 関節側面

スポンジステップを利用して示指から小指の側面を保持して，X線を中指 PIP 関節裂隙に水平に入射する．

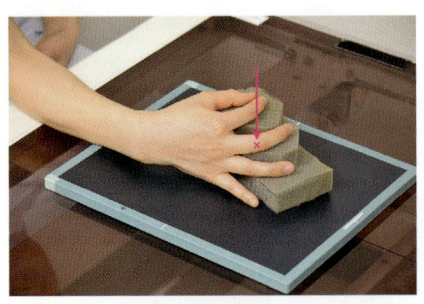

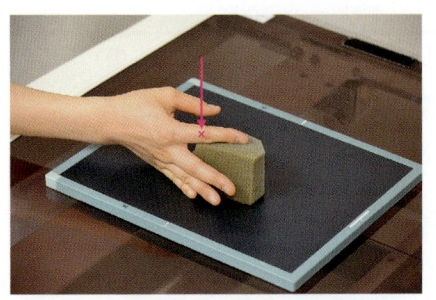

⓬ 単指の PIP 関節・DIP 関節側面

損傷・病変関節が単指の場合は，その指の関節に絞って側面を撮影する．

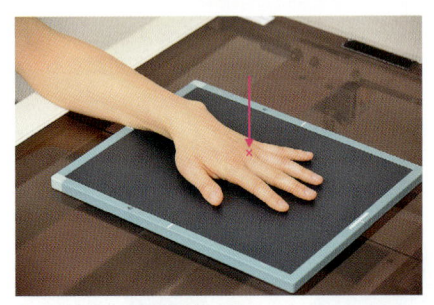

⓭ 中手骨・MP 関節正面

手掌をカセッテにつける．X線は第3中手骨（MP 関節）に向けて入射する．

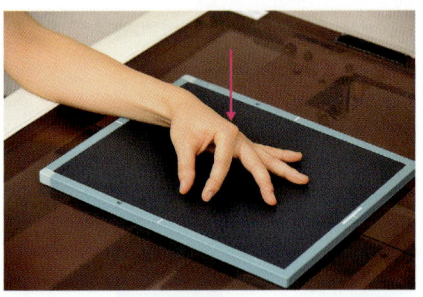

⓮ 中手骨・MP 関節斜位

正面から45°回外させて母指と示指の指先をカセッテにつける．X線は第3中手骨（MP 関節）に向けて入射する．

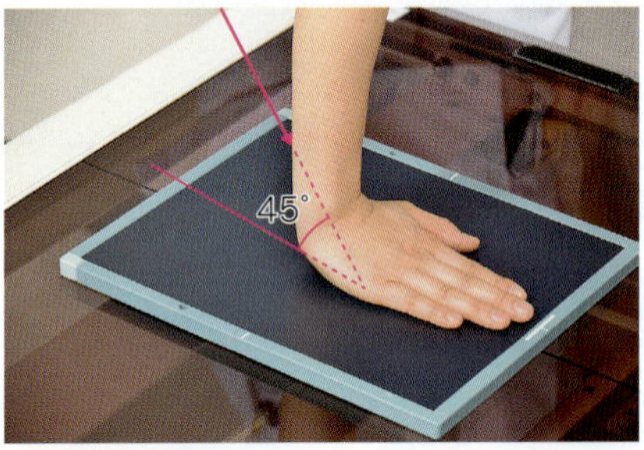

⓯ 手根管撮影

手掌をカセッテにつけて前腕をできるだけ垂直に立てる．X線は前腕掌側からカセッテに向けて45°の角度で入射する．

文献

1) Russe O. Fracture of the carpal navicular. Diagnosis, non-operative treatment, and operative treatment. J Bone Joint Surg Am 1960；42：759-768.
2) Stener B. Displacement of the ruptured ulnar collateral ligament of the metacarpo-phalangeal joint of the thumb. J Bone Joint Surg Am 1962；44：869-879.

3章 検査・診断のコツ／検査・診断の進め方と鑑別のポイント

4 肩の関節鏡検査

横田淳司，南　昌宏，池田大輔，飯田　剛（藍野病院整形外科）

POINT

- 麻酔下に施行する関節可動域，動揺性の評価が鏡視所見と同等に重要である．
- 肩関節鏡をスムーズに行うため，関節鏡の本体・光源コードや潅流水のチューブが絡まないように適切なセッティングを準備段階で完了しておく．

　肩関節の診察では，肩を動的に観察することが重要である．一方，関節鏡診断は本質的には静的な形態診断であり，ともすれば鏡視所見にとらわれすぎて病態・機能的診断を誤ることがある．関節鏡によって得られた鏡視所見を，診察所見や麻酔下徒手検査所見と絶えず照らし合わせることで，正確な診断と病態に基づく治療が可能となる．

麻酔法

　全身麻酔か斜角筋間ブロック，どちらかを選択する．近年は超音波ガイド下のブロック手技が進歩し，斜角筋間ブロック単独でも可能であるが，全身麻酔は十分な筋弛緩が得られた状態で両肩に対して麻酔下徒手検査を行うことができ，確実な除痛を得られることから第一選択となる．

麻酔下徒手検査

　麻酔導入後，関節鏡に先立って行われる麻酔下徒手検査（examination under anesthesia：EUA）は術式を決定するうえで重要である．関節可動域と関節動揺性を評価する．

可動域

　下垂位では屈曲，肩甲骨を固定しての外転，外旋を，外転90°では内外旋を評価し，左右を比較すると肩拘縮の有無と程度が評価できる．肩前方不安定症では健側と比べて肩甲骨を固定した状態での外転可動域が健側より増大している[1]．オーバーヘッドスポーツ選手で外転90°での内旋可動域が制限されている場合には，肩後下方のタイトネスが疑われ（第1章[1]肩関節の診察法を参照のこと），左右の全回旋可動域（total rotation arc）を比較し，単に回旋のarcが外旋寄りにシフトしているだけなのか，病的な内旋制限なのかを判断する．

関節動揺性

　肩関節の肢位により，安定性に寄与する組織は異なるため，肩不安定症の診断には肢位を変えて徒手的に負荷を加え，上腕骨頭の変位の程度を評価することが重要である．しかし，外来診療で行う徒手検査は痛みや不安感による防御的な筋収縮の影響で骨頭変位を正確に評価することは困難である．麻酔下，特に筋弛緩の得られた全身麻酔下では筋収縮の影響を受けることなく肩関節の動揺性を評価し，左右を比較して生理的な動揺性なのか，病的な不安定性なのか判断することができる．まず，下垂位での下方動揺性，続いて外転30°および90°での前，後方動揺性，最後に90°外転位での下方動揺性の順に徒手検査を行う（❶）[2]．

肩関節鏡検査

体位

　側臥位と座位（beach chair position）のどちらかを選択する（❷）．初心者には上肢を自由に動かせ，実際の手の動きとモニター画像が同じ方向になる後者が推奨される．消毒とドレーピングの後，関節鏡，プローブ，シェーバーなどの機器（❸a）をセッティングするが，肩関節鏡をスムーズに行うため，関節鏡の本体・光源コードや潅流水のチューブが絡まないように適切なセッティングを準備段階で完了しておくことが重要である．

潅流水

　潅流圧・流量の調節が可能なポンプを用いることを推奨するが，準備できない場合には潅流水を100 cm程度高所に吊るして水圧を確保する．われわれはアルスロマチック3Lにエピネフリン1Aを混ぜて用い出血対策としている．

ポータル，鏡視

　側臥位と座位のいずれの場合でも後方ポータル

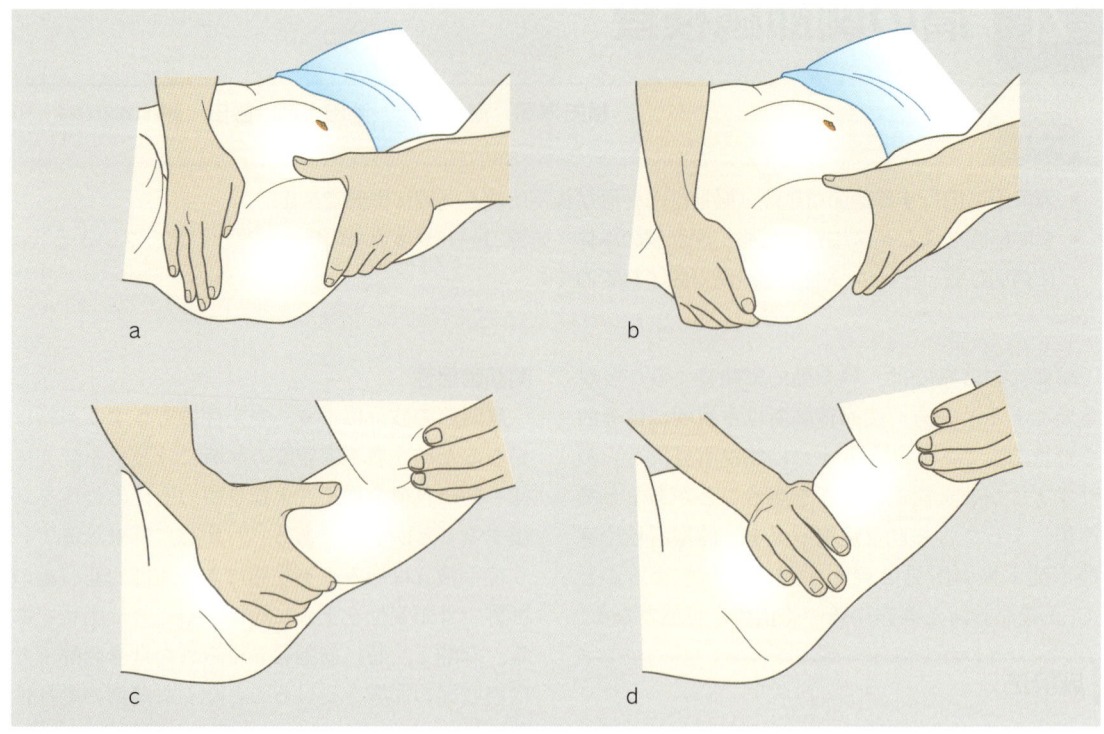

❶ 麻酔下徒手検査(EUA)
a, b：肩甲骨面 30°外転位, 内外旋中間位で前腕を検者の脇に挟み外転位を保持して検者の右手で肩甲骨を固定し, 検者の左手で前方(a), 後方(b)へのストレスを加える.
c, d：肩甲骨面 90°外転位, 内外旋中間位で検者の左手で屈曲させた肘関節部を保持する. 骨頭を関節窩に押し付け, 検者の右手で前方(c), 後方(d)へのストレスを加える.

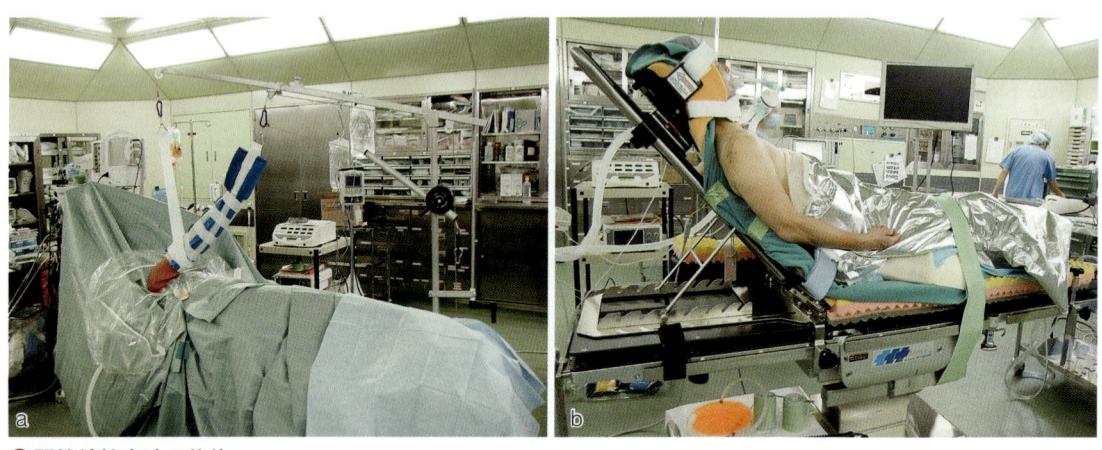

❷ 関節鏡検査時の体位
a：側臥位. b：座位(beach chair position).

より関節鏡を刺入し肩甲上腕関節の鏡視を行う(❸b). 処置用のポータルの部位は数ミリの違いが手技のしやすさに大きく影響するので, 後方ポータルより鏡視下に硬麻針を関節内に刺入し, 最適な位置を確認し#11メスで作成することをお勧めする.

まず肩甲上腕関節, 続いて肩峰下腔の鏡視を行う. 正常鏡視像を❹に示す. 続いて前方ポータルを確保し, プローブを挿入し関節唇などのプロービングを行い, 鏡視診断を確定し, 必要に応じて

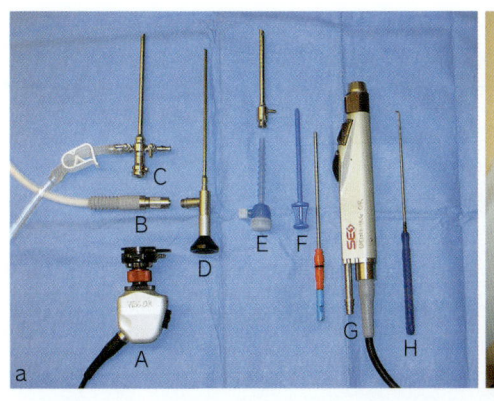

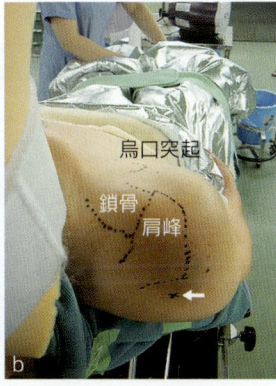

❸ 関節鏡検査用機器とポータル
a：関節鏡検査用機器．A：CCDカメラ，B：光源からのファイバー，C：外套管，D：関節鏡，E，F：カニューラ，G：シェーバー，H：フックプローブ
b：後方ポータル．肩峰後角の2横指下方，1横指内側より烏口突起の方向に関節鏡を挿入する．

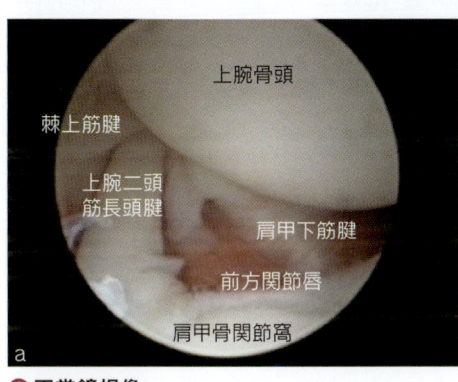

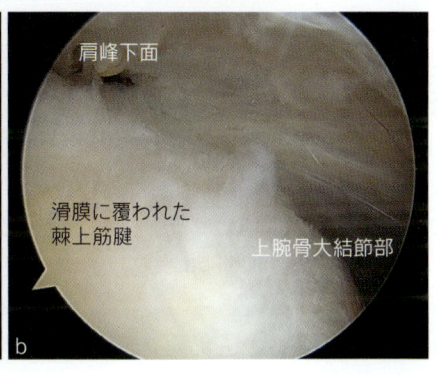

❹ 正常鏡視像
a：肩甲上腕関節（右肩，側臥位）．
b：肩峰下滑液包（右肩，beach chair position）．

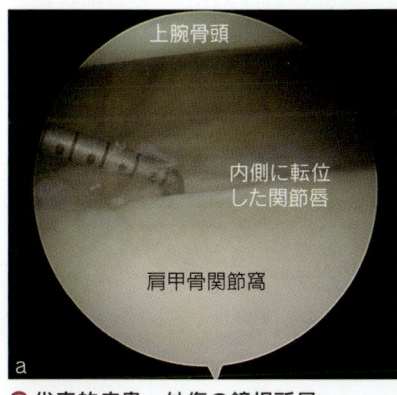

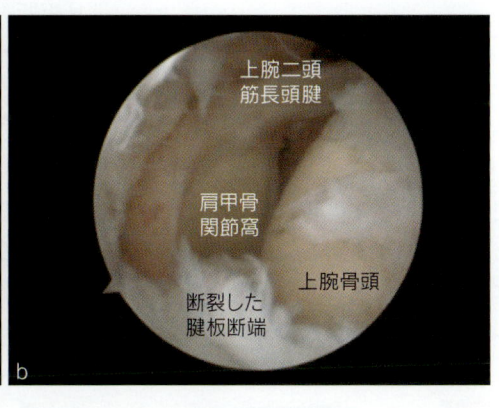

❺ 代表的疾患・外傷の鏡視所見
a：バンカート病変（21歳男性）．前方関節唇が剥離し，前方に転位している．
b：腱板広範囲断裂（54歳男性）．肩峰下腔から上腕骨頭，肩甲骨関節窩が確認できる．

処置を行う．代表的な疾患として反復性前方脱臼に伴うバンカート損傷（❺a）および腱板断裂（❺b）の鏡視像を示す．

文献
1) Gagey OJ, Gagey N. The hyperabduction test. J Bone Joint Surg Br 2001；83：69-74.
2) 横田淳司，米田 稔．肩関節鏡のための麻酔，麻酔下徒手検査，体位．米田 稔編．整形外科関節鏡マニュアル 肩関節鏡．メジカルビュー社；1999. p. 67-76.

3章 検査・診断のコツ／検査・診断の進め方と鑑別のポイント

5 膝の関節鏡検査

吉田研二郎(整形外科吉田クリニック)

POINT
- 関節鏡検査は侵襲を伴うので，診断と治療を直結させ，鏡視下手術を引き続き施行する．

軟骨や半月板などの関節内損傷や関節外の靱帯損傷の形態診断がMRIで高精度に可能となり，臨床症状と合わせて診断することによって関節鏡でなければ診断できないことはほとんどなくなってきた．痛みと小さな孔とはいえ，侵襲を伴う関節鏡検査は避けられる傾向にあるが，関節内の詳細な観察，動的な診断とプローブを用いた触診など，有用性は明らかである．患者に関節鏡検査中にインタビューしながら診断と臨床症状が一致するかを確認でき，また関節鏡視下手術のプランをその場で詳細に患者に説明して，半月板切除や縫合などの処置を引き続き行うことができる．

ここでは病床をもたない外来診療でも実施できる局所麻酔下での関節鏡診断法を紹介し，日常診療での関節鏡診断の意義を述べる．

局所麻酔の方法

日常の外来診療のなかで関節鏡検査を行おうとすれば，検査へのアクセスを容易で安全にする必要があり，その第一の関門は麻酔である．日帰り手術は腰椎麻酔や全身麻酔でも行い得るが，全身管理を十分に行い処置後も長時間の管理が必要となる．局所麻酔でもほぼ制限なく関節鏡検査ができ，半月板切除などの関節内処置も関節鏡視下に可能である．必要最小限の麻酔で十分な処置ができるようにするためには多少のコツが必要である．

0.5％マーカイン®または0.1％アナペイン®40 mLにボスミン®を添加して，長時間の作用と関節内の出血をコントロールする．関節鏡や鉗子挿入部に浸潤させ，穿刺部皮膚にskin whealを必ず作成する．関節鏡の操作で圧迫，牽引されるところにも浸潤させておく．内側半月板の切除などの手術操作が想定される場合は，内側関節裂隙の関節包に沿って局所麻酔剤を浸潤させる．関節鏡視下手術で侵襲を加える場所に必ず局所麻酔剤を浸潤させておくために，術前に臨床症状やMRIで診断してある程度の鏡視下手術プランを想定しておく(❶)．

膝の関節鏡検査の実際

半月板断裂

半月板断裂の形態診断はMRIでも可能であるが，動的で立体的な診断に関節鏡は欠かせない．半月板の断裂形状をMRIで立体的に把握することは困難で，不安定性の診断はできない．関節鏡視では関節の動的な誘発や触診でフラップの状態を診断できる(❷)．

関節鏡を用いて切除形成しながら視野を確保すれば，全体像が明らかになると同時に半月板切除を行うことになる．半月板断裂の診断中に偶然関

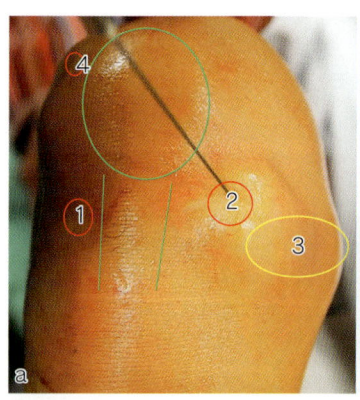

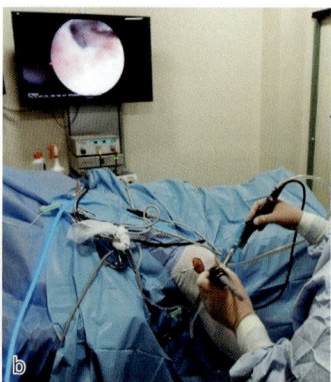

❶ 局所麻酔の穿刺部と関節鏡検査の外観
a：局所麻酔の方法
膝関節を屈曲して関節裂隙を触診して穿刺部を確認する．
1. 関節鏡刺入孔の外側膝蓋下に
2. 関節内の処置のための内側膝蓋下に
3. 関節裂隙の関節包に
4. 還流針のための外側膝蓋上．関節内へもどる
b：関節鏡検査の外観
半月板断裂などの診断が得られれば引き続き縫合術や切除術などを行う．

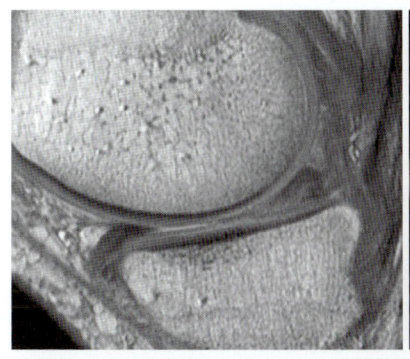

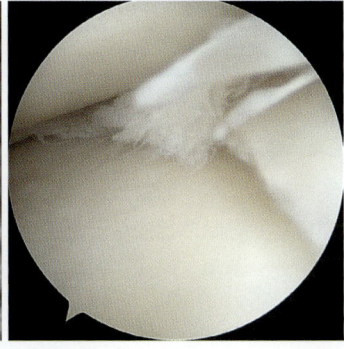

❷ 半月板断裂のMRI像と関節鏡像
内側半月板の中後節は水平断裂している．一部分フラップ上になって不安定であるかは画像だけでは判断できない．関節鏡診断を行うと水平断裂の下側フラップがめくれかえっていたので切除形成した．

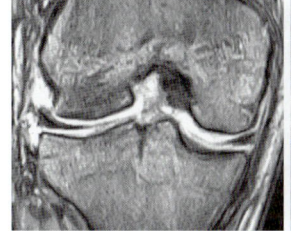

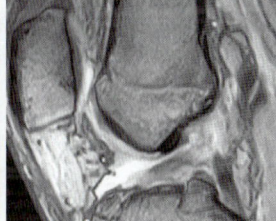

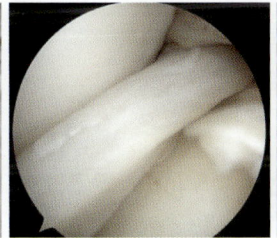

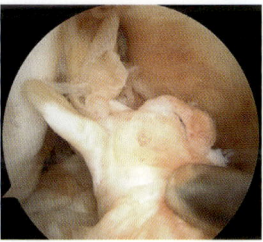

❸ ACL損傷の損傷が明確に
ハンドボールのジャンプ後の膝の腫脹と疼痛で前医にて関節血腫の除去とMRIを受けて受診．膝関節の疼痛と伸展障害で来院した．他医でのMRIでは前十字靱帯の大腿骨付着の断裂を思わせるが，半月板の明らかな断裂はない．関節鏡では外側半月板は顆間部にバケツ柄がロッキングしていたので，プローブで整復操作を行った．ACL損傷は陳旧性のもので断裂形態が明らかとなり，再建術と半月板縫合術を行う予定とした．

節遊離体を認めロッキング症状を説明できることもあるが，関節包後方に遊離体が存在する場合では外側膝蓋下穿刺だけの鏡視では発見できないことも多い．半月板損傷に伴う外傷やスポーツでの軟骨損傷では，3Tの最新のMRIにより軟骨が明瞭に描出されロッキングの原因が軟骨の損傷によるものであることも診断可能になってきているが，軟骨片が不安定で症状と一致するかを触診で直接検討できる関節鏡検査は有用である．

前十字靱帯断裂

前十字靱帯断裂は受傷機転，損傷の後の血腫などの臨床経過やラックマンテストなどの臨床診断が得られる．MRI診断で断裂部位や半月板断裂の合併，軟骨損傷を診断する．関節鏡診断では，きわめて理解しやすい画像として半月板断裂，前十字靱帯の断裂形態を診断できる．関節鏡診断の映像を用いて患者へ説明することにより，再建手術のプランへの患者の理解を得ることが容易になり，術後のスポーツ復帰などを含め綿密なプランを立てることができる（❸）．

変形性膝関節症

日常の外来診療で遭遇する中高年の膝関節痛のなかで最も多い診断は変形性膝関節症である．X線診断で軟骨の摩耗の状態と骨棘形成で診断されるが，半月板の変性断裂を少なからず合併している．臨床症状の経過が関節鏡診断の有用性において重要である．関節注入や理学療法などの保存療法で多くは軽快するが，なかには半月板症状が残存することもある．クリックやロッキングを訴える場合は半月板変性断裂が合併していることが多いので，保存療法で疼痛が軽快しない場合，関節鏡検査であれば患者に画像で提示することができ，納得してもらったうえで同時に切除形成を行い有効な治療効果を得ることができる．

関節鏡検査だけを外来診療で日常的に行うことは時間的，人員的，医療経済的に実施困難であるが，動的な立体的な形態診断を関節内から行うことができる得難い方法で有用性は明らかである．関節鏡検査をすれば必ず関節内手術を行うわけではなく，関節内に何もないと診断することもあるが，自信をもって積極的な運動療法などの保存療法を行うための検査方法と位置づけている．

6 血行障害の検査・診断

吉村光生（吉村整形外科医院）

POINT

- 手の循環障害の原因として，切創や挫滅による血管損傷，閉塞性動脈硬化症や閉塞性血栓血管炎などの慢性動脈硬化症，急性動脈血栓症や動脈塞栓症などがある．
- 早期に適切な治療を行わないと，壊死・潰瘍・疼痛・萎縮・拘縮をきたし長くADL障害を残すことになる．

手の循環障害の原因

① 血管損傷
② 急性動脈血栓症・塞栓症
③ 慢性動脈閉塞症：閉塞性動脈硬化症や閉塞性血栓血管炎
④ レイノー症候群
⑤ 動脈瘤
⑥ 先天性動静脈瘻
⑦ 全身疾患の部分症

症状

急性血行障害

外傷による血管損傷，動脈血栓症や動脈塞栓症などによる．

① チアノーゼ：蒼白または赤紫色を呈するが，その原因が動脈か静脈かまたその両方なのか，慎重な判断を要する．
② 脈拍の欠如
③ 疼痛：阻血性の疼痛は激しく，通常の鎮痛剤では効果がない．疼痛は特徴的で，堪え難くきわめて強く，眠れず歩き回るくらいである．
④ 知覚傷害：血行障害では手袋状で末梢ほど高度である．
⑤ 麻痺：著明な浮腫とともに，他動的な屈伸に際し激痛や抵抗がある．
⑥ 壊死：血行障害が高度であれば短時間で水疱形成，壊死へと進行するが，ある程度血行が残存している場合，数日して発生する．

慢性血行障害

- 手指の慢性血行障害は指尖部に潰瘍を形成しやすく，疼痛が著しい．
- バージャー病では橈骨または尺骨動脈が前腕や手など，より末梢で閉塞している症例が多い．
- 血行障害の程度や期間により，潰瘍形成や萎縮が現れる．
- 上肢では動脈硬化はまれである．

検査

① 指尖容積脈波
② 超音波血流測定（ドプラ血流計）
③ サーモグラフィー
④ 血管造影
⑤ digital subtraction angiography

治療

①生活指導
禁煙，保温，清潔，外傷からの保護．

②薬物療法
血小板凝集抑制薬，血管拡張薬，抗凝固薬，ビタミンE，血栓溶解薬，プロスタグランジンの点滴や内服．

使用例

点滴：プロスタグランジン1回40～60μg　1日1～2回，2週間

内服：イコサペイント酸エチル（エパデールS®600 mg）3カプセル，サルポグレラート塩酸塩（アンプラーグ®100 mg）3錠，トコフェロールニコチン酸エステル（ユベラN®カプセル100 mg）3カプセル

③手術療法
骨折や脱臼の整復．
動脈に対する手術：血栓除去術，血管吻合，血管移植，静脈皮弁，血管の移行または交叉吻合，交感神経切除術．

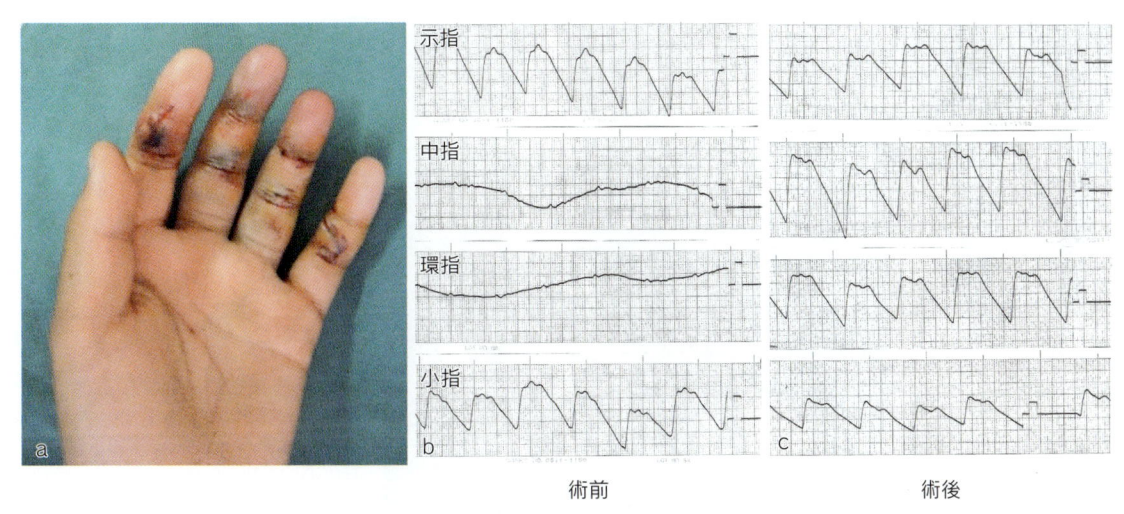

❶ 外傷性血行障害の症例
11歳，男児．
a：マンホールの蓋で圧挫．翌日，指剥離骨折の治療のため紹介された．
b：術前，手指の冷感と疼痛を訴え，チアノーゼは軽度に見えたが，指尖容積脈波では描出されず．
c：手術では中指・環指とも両側指動脈損傷されていたので，各々動脈吻合を行った．術後の脈波で著明な改善．低分子デキストラン 500 mL とヘパリン 5,000 単位 3 日間点滴静脈．

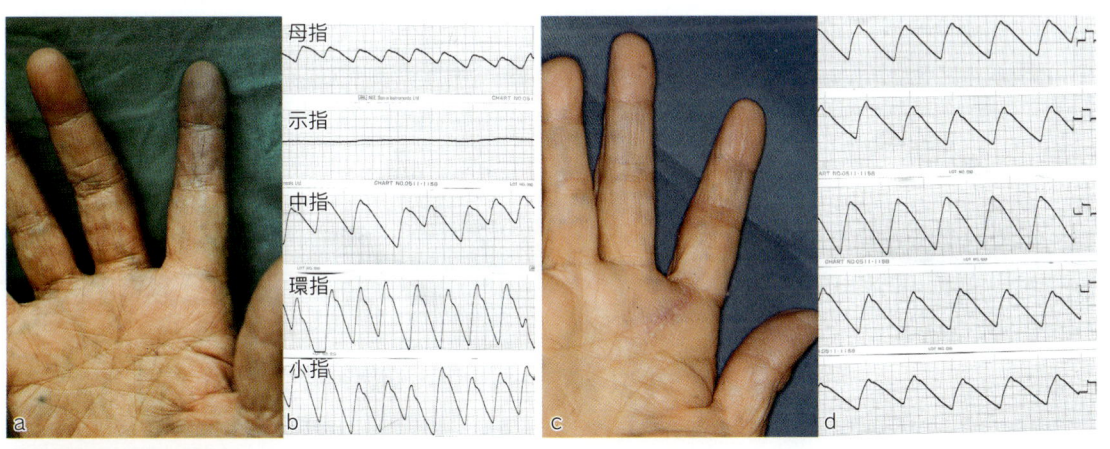

❷ 指動脈塞栓症の症例
83歳，男．
a，b：高血圧と心疾患の治療中．5日前より右示指の冷感としびれ，チアノーゼ．脈波は平坦．パルクス点滴するも改善せず．9日目に PIP 関節部で塞栓が認められ，この部を切除し再吻合．
c，d：術後症状消失

外傷性血行障害（❶）

　外傷性血行障害は，切創や挫創といった血管損傷のみでなく，骨折や脱臼に合併したり，手術やギプスに伴ったりすることがあり，早期の発見と緊急手術が必要である．

　皮膚色調は動脈損傷では蒼白とされているが，少し血行があればやや暗赤色で，静脈傷害との鑑別が困難であるが，capillary refill が遅延する．上肢では下肢に比較して側副血行がよく発達しており，壊死を免れることがあるが，阻血性拘縮，組織修復の遅れ，感染，指尖部萎縮，寒冷時疼痛の原因となる．

動脈血栓症と動脈栓塞症（❷）

　動脈血栓症：慢性動脈閉塞症であるバージャー病や閉塞性動脈硬化症が基礎にあり，急性動脈血栓症を引き起こす．

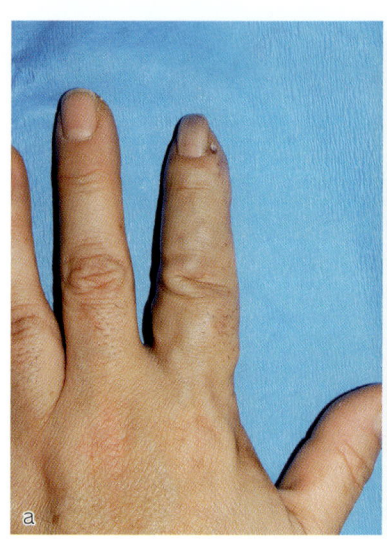

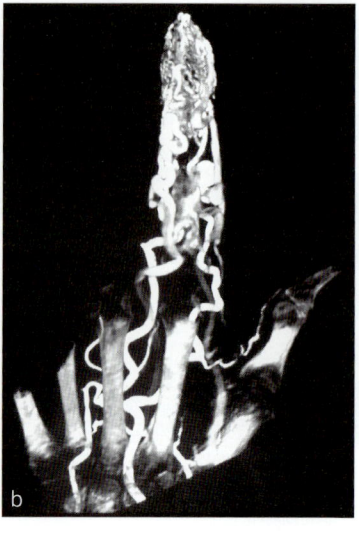

❸ 右手先天性動静脈瘻の症例
51歳, 女.
a:10年前から腫脹と紫色, 易出血性の潰瘍形成.
b:MRIアンギオ. 2回に分けて結紮切除で症状軽快.

動脈塞栓症:動脈内腔に塞栓が起こるもので, その原因は血栓が最も多く, 脂肪などもある. 塞栓源には心源性と動脈源性のものがある.

急性閉塞の診断がつけば直ちにヘパリンナトリウム5,000単位を静注し, 血栓性閉塞の進展を防止する. 原則的に外科的治療による血流再開を第一選択とし, 早急に血管外科医を受診させるのがよい.

慢性血行障害

保存的治療を原則とするが, 動脈造影で末梢run offが認められる症例には, 微小血管外科の手技を応用し, 静脈移植などによるバイパス手術が適応となる. 血行再建の不可能な症例には, 指動脈交感神経切除術を試みる.

レイノー現象

手指や足趾の皮膚が蒼白やチアノーゼを呈し, 冷たく無感覚となり, 次いで回復すると逆に充血, 潮紅が起こる現象をレイノー現象という. 病因が不明で, 基礎疾患のないものをレイノー病, 他の疾患に合併するものをレイノー症候群とよんでいる.

先天性動静脈瘻(❸)

先天性動静脈瘻は胎生時の動静脈吻合の残存によるものといわれ, 生下時には著明ではないが, 成長とともに症状の増悪をみることが多い. 症状は腫脹, 圧痛, 発赤, 静脈怒張を呈し, 皮下病巣の境界は不鮮明で, 末梢部は阻血状態となり, 蒼白で冷たい. 血管造影では動脈および固有動脈の拡大, 雪片様陰影, 末梢の造影不全, 早期の静脈造影などがみられる.

手術は病変部への交通血管の結紮切離と病巣部の広範囲切除であるが, 動静脈間の短絡は微細で多数存在するため, すべてを結紮することは困難である.

指動脈の交感神経切除術

動脈造影で血行再建の適応となる末梢run-offがみられない場合に行う[1]. 指のMP部掌側に小切開を加え, 総指動脈から固有指動脈にかけて露出する. マイクロ下に動脈外膜を5mm以上全周にわたり切除する. レイノー症候群では効果が少ない.

文献

1) 吉村光生ほか. 指動脈での交感神経切除術. 日手会誌 1986;3:283-286.
2) 吉村光生. 血管性病変. 生田義和ほか編. 整形外科手術第8巻-B手の手術Ⅱ. 中山書店;1995. p.101-112.

3章　検査・診断のコツ／主な疾患における検査・診断の実際とコツ

7 頚椎症性脊髄症における上肢の反射について

菅　尚義（菅整形外科病院）

POINT

- 特にC3/4からC5/6椎間の髄節障害における反射によるレベル診断について述べた．
- 非常に鋭敏な回内反射（C7髄節），上腕二頭筋反射（C6髄節）およびその逆転反射の有用性について述べた．
- 反射を客観的に記録するため，反応の強さを数値で表した．

　多忙な日常診療のなか，なかなか入念な反射検査をする余裕がない．また最近の画像機器の進歩で診断が容易になり，反射検査の重要性が低下しているようでもある．本書の読者は経験豊富な先生方であり，釈迦に説法を承知のうえで日常に行っている反射検査について述べる．

　一般に反射は脳を除けば，索路，髄節，神経根の影響を受ける．根症状の高位診断は容易であるが，髄節症状は椎間と髄節にズレがあり，しかも一分節のみの障害とは限らず（索路障害），根障害の影響も受け複雑である．だからこそ反射検査では基本的な髄節レベルの反射を押さえておくと大きな誤診を避けられると考える．

　画像所見と反射によるレベル予想が一致したときは無上の喜びである．なお，本稿ではC4より上位とC8より下位の髄節について，また知覚障害，筋力低下については割愛する．

反射の検査で実行していること

- 患者の気持ちをリラックスさせる（会話，笑顔，当該関節を軽く動かす）．
- 検査する上肢は衣類を除去する．当該関節の動きだけでなく微妙な筋腹の収縮を見逃さないため必要である．
- 調べる筋肉をリラックス（時には少し緊張―増強法―）させ，関節をフリーとして重量がかからないような肢位を選ぶ．
- 反射の表記を0～5の6段階の数値で表している．叩打時，関節の動きは弱くても反応の速さ，鋭敏さ（ひっかかり感）の左右差も大切で2＋などと表記しておく（❶）．また，3は絶対的正常ではない．反射がすべて1の人では3は亢進と考えられる．＋＋，＋，－の表記では他者が見たとき解りにくく，治療前後の変化の評価記録が正確にできにくい．
- 日常の脊椎外来で最低限診る反射は手指屈曲反射（ワルテンベルグ）と，バビンスキーの5大反射（回内反射，上腕二頭筋反射，上腕三頭筋反射，膝蓋腱反射，アキレス腱反射）であり，腕橈骨反射は検査手技が難しく採用していない．
- 反射の逆転は重要な情報であり，常に気をつけて診ている．
- 糖尿病など反射を減退させる疾患に注意する．

上肢腱反射の検査の実際

　C3/4椎間（C5髄節）障害では上腕二頭筋反射以下の亢進，C4/5椎間（C6髄節）障害では二頭

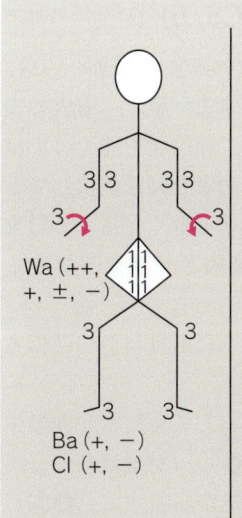

0　消失
1　非常に低下（筋肉の動きがみられる）
2　低下（関節の動きが弱いがみられる）
3　正常（健康な若い人にみられる反応）
4　亢進
5　非常に亢進（アキレス腱反射で足間代生じる程度）

（3は絶対的な正常ではない．すべてが1の人では3は亢進）
（微妙な変化では2＋，2－などと表記）
（腹壁反射は0，1，2，のみ．1が正常）

❶腱反射の反応を数字で表現している

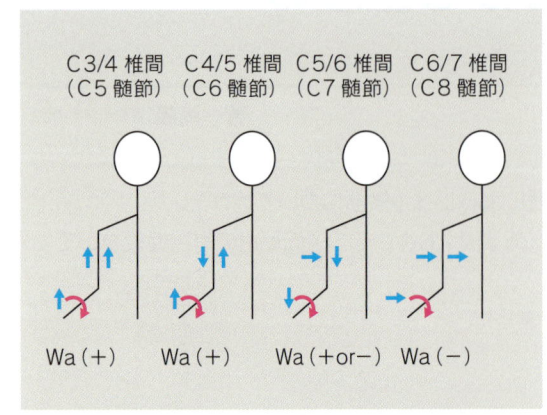

❷ 椎間と髄節の関係およびそれぞれの障害時における上腕二頭筋反射，上腕三頭筋反射，回内反射，ワルテンベルグ反射の出現状態

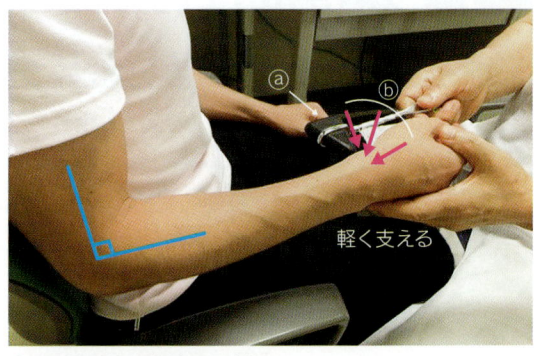

❸ 回内反射と腕橈骨反射
ⓐ：回内反射．肘はほぼ直角に支え，橈骨前面を水平に叩打する．重力がかからず鋭敏な反射である．
ⓑ：腕橈骨反射．前腕の重量がかかりやすく，叩打の方向や前腕の肢位で反応する筋が違ってくる．

筋反射の低下と上腕三頭筋反射，回内反射の亢進，C5/6椎間（C7髄節）障害では回内反射，上腕三頭筋反射が低下することが多い．C6/7椎間（C8髄節）の障害は少なく，反射に影響することは少ないが上腕三頭筋反射が低下することもある（❷）．

手指屈曲反射（ワルテンベルグ）（中枢 C6, 7, 8, T1）

手指を軽く屈曲させると増強されるが，このとき左右差に気をつける．また検者の指に感じる反発感の差も参考になる．

C4/5椎間（C6髄節）より上位の障害を疑わせる．C5/6椎間（C7髄節）障害でも50%以上で出現する．

回内反射（中枢 C6, 7, 8, T1）

円回内筋も方形回内筋も正中神経の支配であり，C4/5椎間（C6髄節）より中枢の障害で亢進し，C5/6椎間（C7髄節）の障害で低下することが多い．回内反射は腱反射のなかで重力の影響が少なく非常に鋭敏であり，わずかな異常を発見しやすい．頸髄症をこの反射のみで早期発見できることが少なくない．

そのためには，上腕をリラックスさせて下垂（体幹に軽く付けさせる）させ，検者が手関節を支えて他動的に肘を直角近く曲げて（前腕を肘掛けに乗せてもよい）前腕を約10°回外位に保ち，打腱器で橈骨遠位端前面を軽く水平に叩く．正常では前腕の回内運動が生じる．反射が低下し前腕の回内運動は生じないまでも，前腕の尺側近位で円回内筋の筋腹の収縮がみられることがあり，左右差を観察することが重要である（❸ⓐ）．

腕橈骨反射（C5, 6）はよく使われているが，不用意に橈骨下端を叩打すると，叩打の方向によって上腕二頭筋（C6），橈側手根伸筋（C5, 6），時には回内筋（C7）の反応を生じたりする（❸ⓑ）．これらは髄節は近いが，橈側手根伸筋を除いて末梢神経は腕橈骨筋（橈骨神経）と異なっており筆者は利用していない．

上腕二頭筋反射（中枢 C5, 6）

C3/4椎間（C5髄節）以上の障害で亢進し，C4/5椎間（C6髄節）では低下する．座位，着衣のまま検者が患者の前腕を握り二頭筋腱を叩くのでは微妙な変化はわからない．患者を仰臥位にして上腕をベッドにおき，患者の指を軽く保持して肘を曲げ，二頭筋，上腕筋を弛緩させ腱を叩打する（❹）．

左右差は大切であるが，本反射は反射の逆転も重要な情報をあたえてくれる．

たとえば上腕二頭筋を叩打しても肘の屈曲は生じず，①前腕が回内する（❹ⓐ）（肘を直角にしていないと出にくい）．②手指が屈曲する（❹ⓑ）．③肘が反対に伸展する（❹ⓒ）などの反応を生じることがある．これはC5か6（C4/5椎間での圧迫が多い）に障害があり，C4以上とC7は正常であること（C6根障害は別）を示しており二頭筋

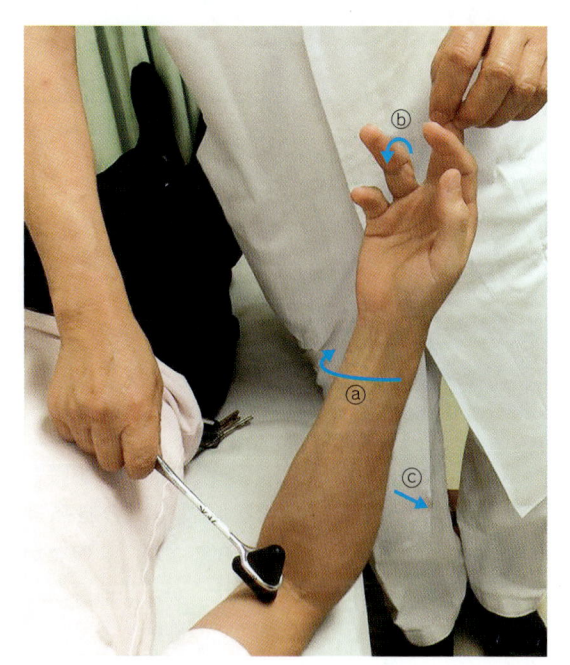

反射の逆転一つでレベル診断の予測がつくことがあり便利である．①→③の順にC4/5椎間の障害が重症と考えている．

上腕三頭筋反射（中枢 C7, 8）

　上腕二頭筋反射と同じ肢位で患者の指を少し持ち上げ三頭筋腱を叩打する．二頭筋反射が低下し三頭筋反射が亢進することはC4/5椎間（C6髄節）の障害が考えられる．三頭筋反射が低下し下肢反射が亢進していればC5/6椎間（C7髄節）の障害を考える．

文献

1) Chusid JG. Correlative Neuroanatomy and Functional Neurology 14th Edition, Maruzenn；1970.
2) 平山惠造．神経症候学．文光堂；1972. p.495-528.
3) 平林 洌ほか．単一椎間固定例からみた頸部脊椎症の神経症状―とくに頸髄症の高位診断について―．臨床整形外科 1984；19：409-415.
4) 国分正一．頸椎症性脊髄症における責任椎間板高位の神経学的診断．臨床整形外科 1984；19：417-424.
5) 安藤哲朗ほか．脊髄疾患における腱反射の診かた．脊椎脊髄ジャーナル 1998；11：1081-1084.

❹ 上腕二頭筋反射
重量はベッドにあずけ指は軽く握っている．ⓐ，ⓑ，ⓒは反射の逆転を示す．二頭筋を叩打しても肘の屈曲の反応はなく➡の方向へ反応が出ることがある．

3章 検査・診断のコツ／主な疾患における検査・診断の実際とコツ

8 anterior knee pain syndromeの診断と治療

王寺享弘（福岡整形外科病院）

POINT

- 思春期の疼痛閾値が低い若い女性にみられ，器質的障害がなく原因不明の anterior knee pain syndrome は，たとえ臨床像から診断しても，他の疾患との鑑別が大切であり，本疾患は除外診断によるものである．
- 予後も決して悪くないことから，保存治療を第一選択とすべきであり，原因が解明できない現状では外科的治療でむやみに侵襲を加えるべきではない．

定義

若年者，特にスポーツ愛好家で女性に多くみられる膝関節前面の痛みは anterior knee pain と称され，膝内障と同様にいろいろな病態を含む basket name としてとらえられていた（❶）．疾患名というよりは症候名と考えられ，歴史的には膝蓋大腿関節の不安定性がなく，膝伸展機構の周囲に疼痛をきたすものとされ，膝蓋軟骨軟化症や excessive lateral pressure syndrome（ELPS）などともよばれていたこともあった．

膝蓋大腿関節の不安定症以外の anterior knee pain のなかで，原因がわかっている疾患（関節内障害である有痛性分裂膝蓋骨・タナ障害・離断性骨軟骨炎や，関節外の疾患であるジャンパー膝・滑液包炎など）を除いた，疼痛の原因が明らかにされていない膝前面痛を，idiopathic anterior knee pain すなわち anterior knee pain syndrome と定義されている[1]．欧米では patellofemoral pain syndrome ともよばれている．また幼少時から思春期の女性にみられる原因不明の膝痛は girl's knee と呼称されることもあるが，このなかには成長痛なども含まれており，かつ膝前面だけではなく内側から鵞足にかけての疼痛も多く，重複している部分もあるが anterior knee pain syndrome とは区別したほうがよい．

病因

原因として，①膝蓋大腿関節のトラッキング異常，②軟骨の軽微な損傷，③膝蓋骨への血流低下，④膝伸展機構の障害，⑤関節支帯をとりまく神経系の関与，さらに⑥疼痛閾値低下に関与する心理的要因などが挙げられている．そして疼痛の発症部位としては関節包および関節支帯，滑膜組織，軟骨下骨組織，膝前面の皮下組織，膝蓋下脂肪体などに求められている[2]．

トラッキング異常では squinting patella（膝にらめっこ現象）を呈し，Q-angle が増大した症例がみられることが報告されているが，関係はないとする意見も多い．膝蓋骨の動きでは，内外側へ緩い例もあるが，膝蓋骨不安定症のように apprehension sign を示すことはない[3]．むしろ内外側に tight な症例が多く，これは Ficat が提唱した ELPS に該当すると思われる[4]．関節支帯をとりまく神経系障害では Fulkerson らが外側膝蓋支帯部の末梢神経に変性が認められたとする報告がある[5]．

臨床像と所見

症例は12歳から25歳ぐらいに多くみられ，初発年齢は13歳の中学2年生にピークがある．多

❶ 膝前面痛を来す疾患

関節外病変
膝蓋骨前滑液包炎，ジャンパー膝，膝蓋骨周囲に発生した glomus 腫瘍

関節内病変
①膝蓋骨由来 　有痛性分裂膝蓋骨，膝蓋骨疲労骨折，膝蓋骨骨挫傷，膝蓋骨不顕性骨折，膝蓋軟骨軟化症，dorsal defect of the patella
②膝蓋大腿関節由来 　膝蓋大腿関節不安定症，離断性骨軟骨炎，滑膜ひだ障害，excessive lateral pressure syndrome, patellar compression syndrome
③原因不明 　anterior knee pain syndrome

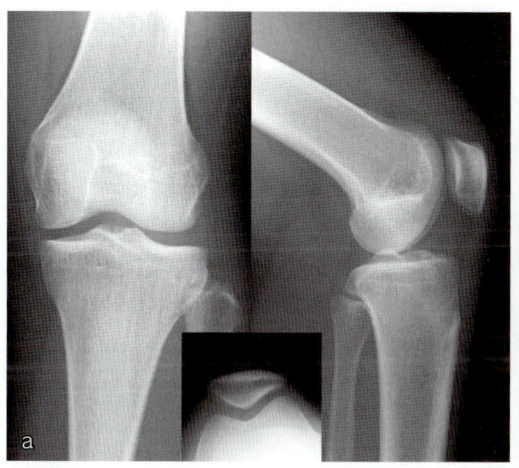

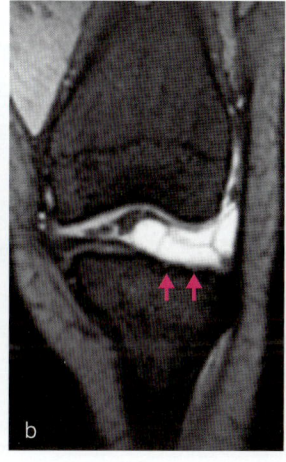

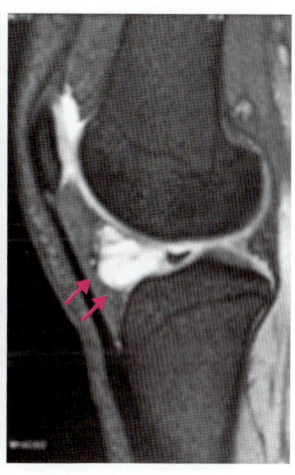

❷ 16歳，女性
a：バレーボールをやっており，両膝痛で来院したが，両膝蓋骨周囲に痛みがあり，特異的な所見もなく，anterior knee pain syndrome と診断した．
b：左膝の MRI にて関節内の大きなガングリオン（↑↑）を認め，鏡視下に切除し，痛みは軽快した．

くは女性であり，スポーツ愛好家が多く，小学生の低学年にみられることはまれである．疼痛は常時みられるわけではなく，寒いときに悪化し，スポーツ後に増強する傾向にある．長時間の立位や，同一肢位を長くとった後（長時間の椅子での座位など）で痛みが誘発されやすい．これは movie theater sign と表現されている．

膝関節の前面部に重だるさ，疼き，あるいは不快感などを訴える．圧痛は膝蓋骨周囲にあるが，主として膝蓋大腿関節内側から内下方にかけてみられる．通常，内側関節裂隙や鵞足などには圧痛はみられない．また patella compression test は陽性でも，膝蓋骨はむしろ内外側に動きにくく patella apprehension sign はみられない．

画像診断

本疾患は原因不明であることから，画像診断は膝前面痛を来す他の疾患と鑑別するために行う．単純 X 線では膝蓋骨の位置異常（膝蓋骨の高さや傾き，膝蓋溝との適合性など）や骨透亮像や小骨片の有無などを検索するが，通常は正常像を示す．

しかし，側面像で膝蓋骨関節面の中央が骨性に嵌凹している Haglund impression が認められることがある．これは嵌凹している部位に相当して，軟骨層が肥厚しかつ softening がみられ，本疾患の原因の一つとして考えられている[3]．

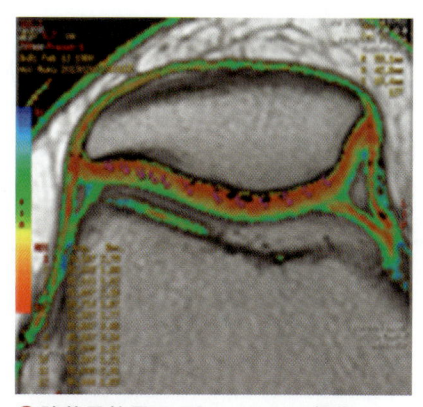

❸ 膝蓋骨軟骨の T2 mapping 撮像
コラーゲン線維の減少と水分含有量の増加を利用した T2 mapping 撮像法にて，軟骨の早期の質的変化を調べることが可能である．

しかしこれは anterior knee pain のなかでも膝蓋軟骨軟化症とされるものかもしれない．MRI では皮下組織，腱，靱帯などの軟部組織以外に，膝蓋大腿関節の軟骨の状態を脂肪抑制画像などで検索するが，他の疾患との鑑別診断として有用である．

初診時に anterior knee pain syndrome と考えられた例で，MRI にて関節内の大きなガングリオンと診断できた症例を経験している（❷）．最近では変性軟骨でのコラーゲン線維の減少と水分含有量の増加を利用した T2 mapping 撮像法にて，

軟骨の早期の質的変化を調べることが可能となっており，この病態の解明が期待される（❸）．CT scan では離断性骨軟骨炎や膝蓋大腿関節の適合性などを調べるが，本疾患では正常なことが多い．

また頑固な疼痛例には complex regional pain syndrome（CRPS）が含まれている可能性があるので，サーモグラフィーも有用である．最終的には診断と治療を兼ねて関節鏡検査を行うが，膝蓋骨の軟骨は正常か軽度の変性を認めるのみであり，たとえ軽度の異常を認めてもこれが痛みの原因とは特定できない．

治療方針

anterior knee pain syndrome の原因が特定できない理由として，器質的異常がないか，器質的異常はあるが画像その他で診断できないことが考えられる．このため心理的背景（思春期，学校や家庭環境など）も考慮にいれる必要がある．

保存治療を第一選択とすべきであり，スポーツ活動の制限・ストレッチなどの筋力訓練・膝蓋骨用サポーターなどの装具治療と，必要に応じて外用剤や消炎鎮痛剤を処方する．関節内や圧痛点へのヒアルロン酸注入は効果があるとの報告が多い[6]．

手術治療として関節鏡視下の軟骨への shaving や drilling があるが，安易に行うべきではない．さらに関節鏡手技により穿刺部位での疼痛や，CRPS のような難治性の病像になる危険性も認識しておく必要がある．外側支帯の解離術は膝蓋大腿関節の除圧だけではなく，変性した支帯内の末梢神経を取り除く denervation の効果もあるとの報告もあるが，筆者には経験がない[7]．

幸いなことに anterior knee pain syndrome の予後は，悲観するものではなく，痛みはあるものの軽快傾向であることが報告されており，長期的には治癒に向かうことが期待できる[3]．このことは本病態が明らかな器質的障害がないことを示しているものと思われる．

文献

1) 森 雄二郎．いわゆる anterior knee pain．MB Orthop 2000；13：21-26．
2) 高木 博ほか．膝前面痛（anterior knee pain）の病態および治療の現状―anterior knee pain syndrome のアンケート調査の結果から．整・災外 2010；53：1135-1144．
3) 森 雄二郎，高木 博．Anterior knee pain（膝前部痛）の臨床像―病態とその問題点．整・災外 2010；53：1127-1134．
4) Ficat RP, et al. Disorders of the patello-femoral joint. Williams & Wilkins；1977．
5) Fulkerson JP, et al. Histological evidence of retinacular nerve injury associated with patellfemoral malalignment. Clin Orthop Relat Res 1985；197：196-205．
6) 宗田 大．Anterior knee pain に対する保存療法．整・災外 2010；53：1153-1160．
7) 高原康弘ほか．Anterior knee pain に対する外側支帯解離術．整・災外 2010；53：1161-1166．

3章　検査・診断のコツ／主な疾患における検査・診断の実際とコツ

9 タナ障害の診断と治療

王寺享弘（福岡整形外科病院）

POINT
- 正常でも半数近くにみられるタナは生理的な状態では障害の原因とはならない．
- タナの診断は over-diagnosis するべきではなく，over-treatment を避けなければならない．
- 膝蓋骨内側に圧痛を伴った索状体を触れ，同部の局麻剤テストが陽性であり，かつタナの病的な状態の関節鏡所見があればタナ障害と診断する．
- 若い女性にみられる anterior knee pain syndrome との鑑別が大切である．

解剖と分類

関節内の滑膜ひだは関節腔内隔壁の遺残と考えられ，①膝蓋上滑膜ひだ（plica synovialis suprapatellaris：膝蓋上包と関節腔の隔壁を形成し，大多数に存在する），②膝蓋内側滑膜ひだ（plica synovialis mediopatellaris：正常でも半数近くにみられ，内側の膝蓋下脂肪体から起こり，膝蓋骨内側縁近くを通り，膝蓋上滑膜ひだに連なる），③膝蓋下滑膜ひだ（plica synovialis infrapatellaris：大腿脛骨関節の内外を分ける隔壁で，ligamentum mucosum ともよばれる），および④膝蓋外側滑膜ひだ（plica synovialis lateropatellaris：まれに存在するが，時に症状を生じることがある）の4つが主なものである（❶）．

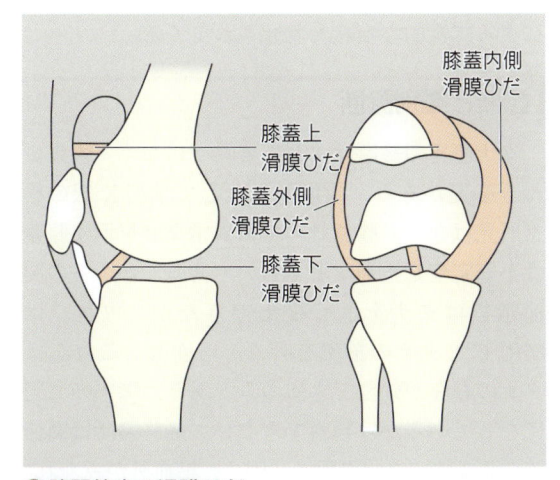

❶ 膝関節内の滑膜ひだ
膝の中には膝蓋上滑膜ひだ（plica synovialis suprapatellaris），膝蓋内側滑膜ひだ（plica synovialis mediopatellaris），膝蓋下滑膜ひだ（plica synovialis infrapatellaris），および膝蓋外側滑膜ひだ（plica synovialis lateropatellaris）の4つがある．

このうち膝蓋内側滑膜ひだが関節内で挟まれて，疼痛や運動制限を引き起こす病態をタナ障害という．この内側滑膜ひだは比較的大きく，関節鏡視で棚状の形態を呈することで，たなとよばれている．この病態は1939年に飯野が Band と称して報告し，1949年に水町が棚障害として発表している．その後1979年膝関節研究会で"タナ障害"を主題として討議して以来，タナと片仮名で表現するようになった．欧米では medial synovial shelf や mediopatellar plica などとよばれている．

タナの分類では榊原が関節鏡視所見から A, B, C, D の4型に分けている[1]．A型は内側関節壁の索状隆起，B型は大腿骨内側顆部の前面を覆わない程度の大きさ，C型は大腿骨内側顆部の前面を覆うサイズの大きいもの，D型は付着縁と遊離縁の間に孔ができ，一部が索状体となったものや2段になったものをいう（❷）．D型のタナはさらに fenestration type, reduplication type, tear type の3つに細分類されている（❸）[2]．Sakakibara の報告によると A 型9％，B 型36％，C 型51％，D 型4％であったとしており，扇状で幅が中程度の B 型と，幅が広く大腿骨内側顆前面を覆う C 型が多い[3]．

病因

タナは生理的な状態では症状を起こさない．しかし C 型のように大きい例や，打撲などの外傷でタナが損傷し瘢痕化し固くなったときに，関節内において障害の原因となる．このタナ障害の概念が発表された時期には，多くの報告がなされたが，術後成績不良例が多いことから，over-

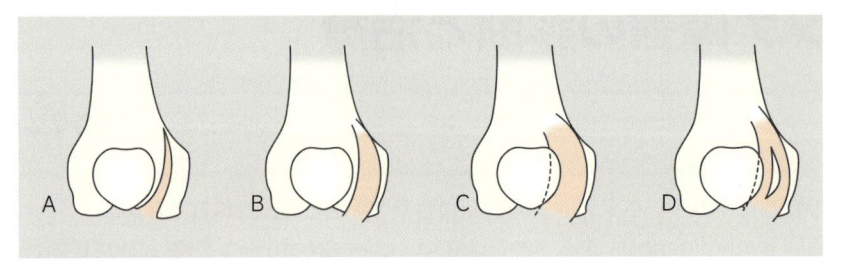

❷ 榊原のタナ分類
関節鏡視所見からA型：内側関節壁の索状隆起，B型：大腿骨内側顆部の前面を覆わない程度の大きさ，C型：大腿骨内側顆部の前面を覆うサイズの大きいもの，D型：付着縁と遊離縁の間に孔ができ，一部が索状体となったものや2段になった4つに分類している．

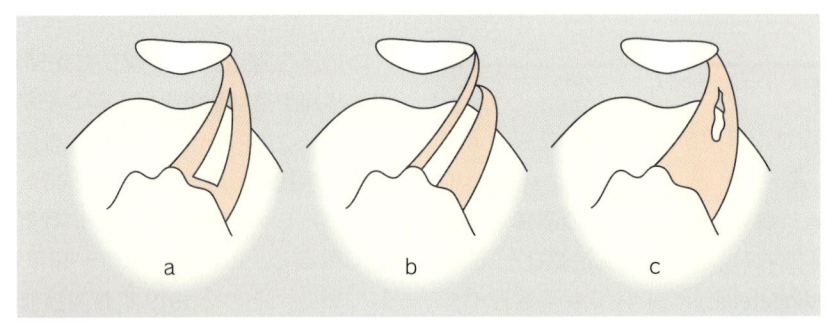

❸ D型タナの分類
D型のタナはさらにa：fenestration type，b：reduplication type，c：tear typeの3つに分けられている．

diagnosisやover-treatmentであると反省されてきた．現在ではタナ障害と診断し治療する症例は少なく，膝関節鏡手術の数％前後の頻度とされている．

また最近では"タナ障害"に関する論文は少なくなってきており，安易に診断し手術することはないが，特に膝蓋骨周囲に不定愁訴がみられる思春期の女性では診断に注意しなければならない．

タナは正常では線維性滑膜組織であるが，障害例では毛細血管増生や血管周囲のリンパ球などの細胞侵潤などがみられ，膝蓋大腿関節に嵌頓を繰り返す例ではタナの中に線維軟骨化生がみられることがある．

臨床症状と所見

膝蓋骨内側の痛みとひっかかり感が主症状である．タナの走行部位に一致して膝蓋骨内側から下部にかけて圧痛がみられる．また同部にタナを索状物として触知できることもあり，屈伸に伴い有痛性のclickを感じることもある．

圧痛部位が膝蓋骨の上部や膝蓋骨周囲に広範にみられ，さらに膝蓋骨の圧迫痛があれば，膝蓋大腿関節障害と鑑別する必要がある．さらに大腿脛骨関節の内側関節裂隙にも圧痛が広がっている例では，anterior knee pain syndromeと区別しなければならない．

大腿部の筋委縮や，関節水腫などの炎症所見は通常はみられないことが多いが，タナの嵌頓などで膝蓋骨軟骨軟化症などが発症すれば，軟骨障害による二次的な症状も惹起されてくる．

診断と鑑別診断

タナ障害の診断は決して容易ではなく，慎重に行う必要がある．画像所見として単純X線の異常所見はなく，膝蓋骨の位置異常などを示す膝蓋骨不安定症を鑑別するぐらいである．かつての関節造影はタナをよく描出できたが，現在ではMRIにてタナの描出を行う．しかし，これらはタナの存在が確認できるのみであり，障害の原因になっているかは判断できない．最終診断は関節鏡によるが，タナが厚く，固く，出血斑がみられ，さらに瘢痕化していれば病的なタナと判断できる．

タナの診断は決してover-diagnosisするべきではなく，over-treatmentを避けることが大切である．診断の条件として①膝蓋骨内側に圧痛を

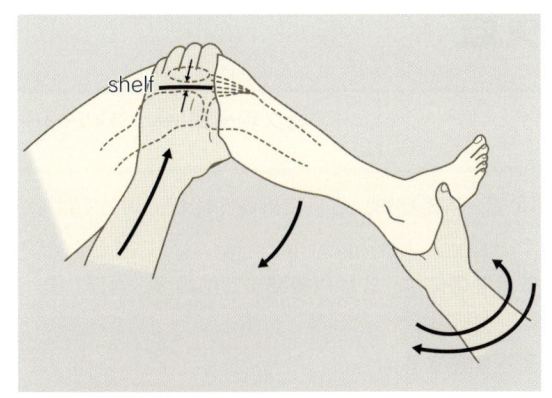

❹ タナ障害誘発テスト
膝の外側から膝蓋骨を把持し，膝蓋骨内側部に圧迫を加えながら下腿を内外旋し，膝を外反しつつ屈曲させたときに，膝蓋骨内側にクリックか疼痛を伴う索状体を感じた場合を，タナ障害陽性とする．

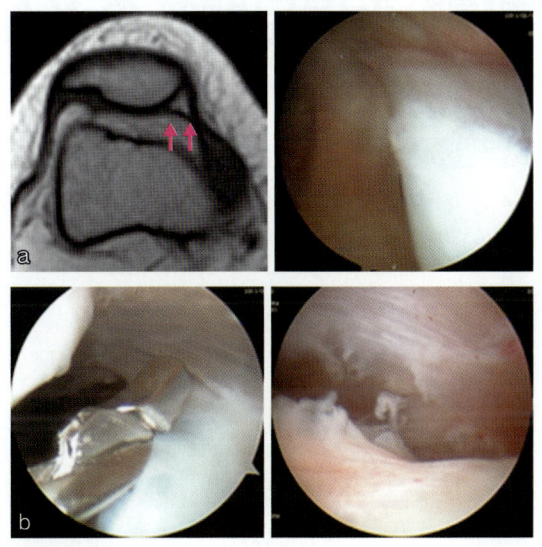

❺ 鏡視下タナ切除
a：術前 MRI でタナ（↑↑）を認める．鏡視ではC型のタナであった．
b：タナの関節包付着部は数mm残して，瘢痕化し弾力を失った病的なタナの部分は残さないようする．

伴った索状体を触れ，②同部の局麻剤テストが陽性であり，かつ③前述の関節鏡所見があればタナ障害とする．いくつかのタナ障害誘発テストが考案されているが，必ずしも一般的ではない（❹）[4]．

鑑別すべき疾患として，膝蓋骨不安定症，膝蓋骨軟骨軟化症，膝蓋骨離断性骨軟骨炎などがあるが，これは臨床所見や画像所見で診断は可能である．特に注意すべきものは若い女性に多い anterior knee pain syndrome であり，膝蓋骨周囲関節包の被刺激性が亢進した状態であり，圧痛が大腿脛骨関節の内側関節裂隙にもみられ広範であり，関節鏡所見でタナに病的な状態がないことなどで区別する．タナ障害の術後成績不良例のなかには，多くの anterior knee pain syndrome が含まれていた可能性が，過去の文献で報告されている．

治療方針

術後成績が一定しないこともあり，まず保存治療を行う．診断と治療を兼ねて，局麻剤にステロイドを混ぜてタナの部位に局注する．また痛みを誘発するような動作（深い屈曲からの伸展や軽度屈曲からの抵抗をかけての伸展など）を避けさせ，筋力が低下しないように大腿四頭筋の訓練を指導する．

数か月保存的に経過をみても，日常生活やスポーツ活動に支障がみられ，明らかにタナ障害と確認できる症例には，膝蓋大腿関節の関節軟骨に二次的な障害が生じる前に関節鏡視下のタナ切除を行う．また膝蓋大腿関節で明らかに弾発を繰り返す症例では早期の手術を勧める．通常は榊原の分類のC型とD型が手術の対象となる．

手術法は関節包の付着部までも切除すると，関節包の瘢痕を生じ術後愁訴の原因になるので，付着部は数mm残して，瘢痕化し弾力を失った病的なタナの部分は残さないようにする亜全摘法が一般的である（❺）．タナから膝蓋下脂肪体に連続する部分も，膝の屈伸で膝蓋大腿関節のインピンジメントがなくなるまで切除する．

術後成績の予後因子として「男性」，「C型のタナ」，「外傷の誘因が明らか」な例などが良好であり，逆に「若年女性」，「B型のタナ」，「膝蓋大腿関節に軟骨障害を合併している」例などが成績が不良であるとされている[5]．

文献

1) 榊原　壌．いわゆるタナ障害の診断と治療について．膝 1979；5：38-44．
2) 松末吉隆ほか．分離型（D型）タナ障害の臨床成績．膝 1994；20：51-55．
3) Sakakibara J. Arthroscopic study on Iino's Band. 日整会誌 1976；50：513-522．
4) 酒井直隆ほか．タナ障害の臨床所見と誘発テストの術前後の陽性率．膝 1994；20：30-32．
5) 幅田　孝．小児膝関節の遺残性滑膜障害・タナ障害．関節外科 2007；26：1002-1007．

3章 検査・診断のコツ／主な疾患における検査・診断の実際とコツ

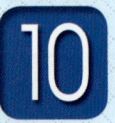

10 小児足関節のX線検査

徳久銀一郎（徳和会 徳久整形外科）

POINT

- 小児足関節外傷のX線検査は，基本2方向撮影に加えて，内旋撮影，さらに外側の症状に対しては，ATFL撮影が不可欠である．
- 骨折が見つからず，ストレス撮影にて不安定性を呈するものには，3か月後頃までに再度，ATFL撮影を含めてX線検査を追加する必要がある．
- 内果の先端骨折を疑う症例では，さらに頭尾20°撮影を実施する．

　当院では2001年まで，基本2方向撮影と内旋撮影を実施していた．骨折の判明しない症例には，ストレス撮影も併用していた．これらの撮影でも骨折がわからなかった小児のなかに，数年を経て，外果の偽関節が見つかることを経験した．家族には，「軟骨損傷があったのでしょうか？」と説明するものの，本当にそうであろうかと疑問をもっていた．

　そのようなときに，原口らが発表したATFL撮影[1]（❶）を知り，その後外側の症状をもつ症例に対しては全例に実施している．なかでも，小児足関節外果裂離骨折に威力を発揮する．内果の先端骨折に対しても，工夫を加えX線撮影を実施しているので紹介する．

小児の特異性

　小児の内返し損傷において，前距腓靱帯の実質の損傷はまれで，靱帯付着部で外果裂離骨折が起きることが多い．前距腓靱帯付着部の骨構造が脆弱であるからといわれている．また，外果裂離骨折は，関節内骨折であるため関節液にさらされ骨癒合が得られにくい（ギプス固定での骨癒合率は約50％ともいわれている）．積極的に手術を勧める意見もある．

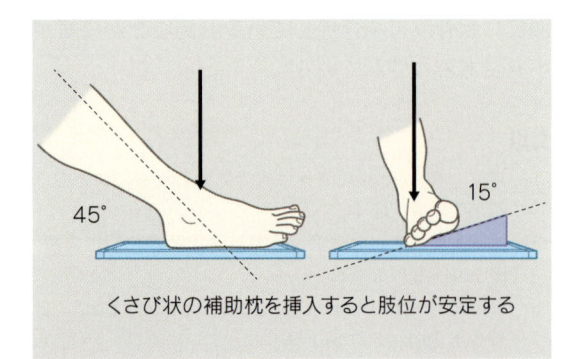

当院での足関節の骨折の実際

　最近5年間に足関節の外傷で当院を受診した15歳以下の症例は188例である．うち骨折を認めたのは，❷のごとくである．

　外果裂離骨折は，新鮮例と陳旧例合わせて38例であった．全症例の実に20％を占める．小児においてはありふれた外傷と考える．

　陳旧例では，通常の前後像で10例が判明し，残り4例はATFL撮影で明らかとなった．新鮮例では前後像で判明したのはわずかに2例のみで，それも確定的ではなかった．ATFL撮影を追加することによって17例が明らかとなった（❸）．1例は内旋撮影でも認めた．残り5例は当初骨折が認められなかったが，ストレス撮影ではっきりした不安定性を伴っていたので，3か月後頃までに再度ATFL撮影を含むX線撮影をすることで判明した（❹）．

❶ ATFL撮影
仰臥位または座位．膝を三角に立て，脛骨45°前傾，足関節45°底屈，足部内側15°挙上．中心線は外果-内果の中央に垂直入射．

くさび状の補助枕を挿入すると肢位が安定する

❷ 当院過去5年間の15歳以下の足関節骨折症例数

新鮮足関節外果裂離骨折（平均発症年齢9歳）	24例
腓骨遠位骨端線損傷（平均発症年齢12歳）	19例
内果の先端骨折	8例
距骨骨軟骨骨折	3例
脛骨遠位骨端線損傷	3例
陳旧性足関節外果裂離骨折偽関節	14例

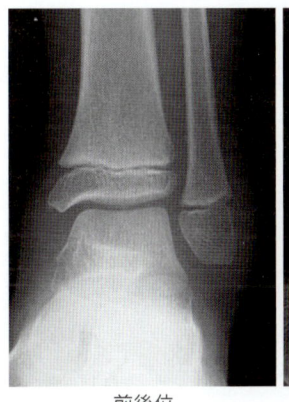

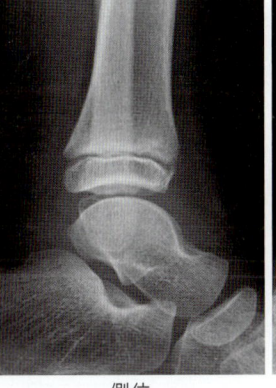

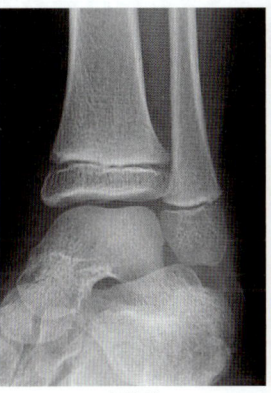

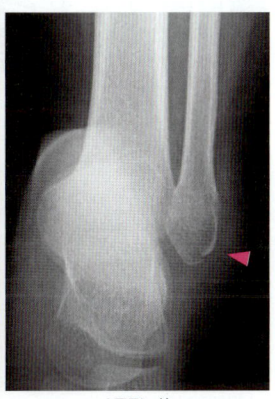

10 小児足関節のX線検査

| 前後位 | 側位 | 内旋位 | ATFL位 |

❸ ATFL撮影で判明した外果裂離骨折（受傷時）

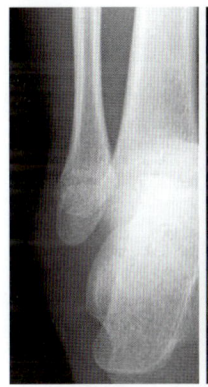

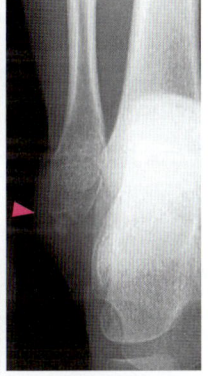

受傷当初　3か月後

❹ 3か月後のATFL撮影再検で判明した外果裂離骨折

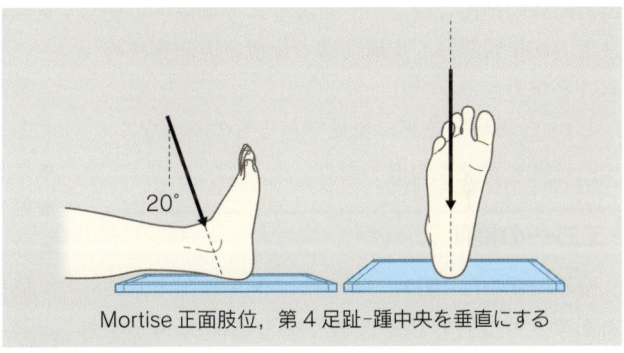

❺ 頭尾20°撮影
Mortise正面肢位，第4足趾-踵中央を垂直にする
仰臥位または座位．足関節中間位から10～15°内旋．中心線は頭尾20°斜入射．

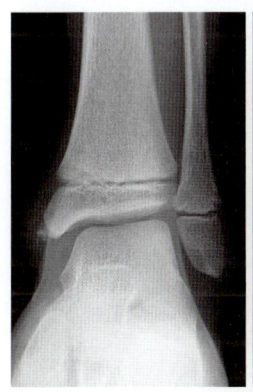

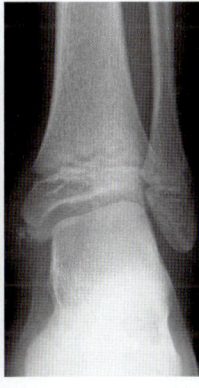

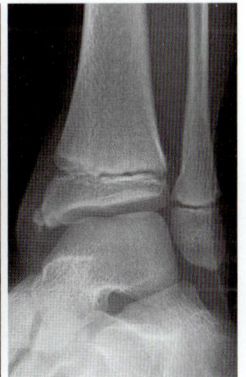

❻ 内果の先端骨折（受傷時）
左の前後像よりも中央の頭尾20°撮影で内果の全体像がよく描出されている．

内果の先端骨折

X線検査では，骨折なのか，副核障害なのか区別が難しい症例が存在する．内側の副核は小児の20％にみられるとの報告もある．X線では，外果裂離骨折ほどに見逃すことは少ないが，骨癒合状態を知るうえで，頭尾20°撮影（❺）がたいへん有用である（❻）．

文献

1) Haraguchi N, et al. New radiographic projections for avulsion fractures of the lateral malleolus. J Bone Joint Surg Br 1998；80：684-688.

3章 検査・診断のコツ／主な疾患における検査・診断の実際とコツ

11 皮下埋入異物に対する超音波画像診断装置の利用

赤松俊浩(赤松クリニック)

POINT

- 超音波画像診断装置は，異物を発見し，その位置，深さ，方向および周囲組織との関係の把握に役立つ．

　超音波画像診断装置(エコー)は，X線写真に写し出せない皮下埋入異物を発見することができる．さらに異物の位置，深さ，埋入している方向や筋膜，筋肉，腱，神経，血管など周囲組織との位置関係の把握に役立つ．そのうえで摘除の可能性と方法を判断し，皮膚切開の位置と方向を決めることができる．

　しかし，異物を確実に発見できるものではなく，その特性を知って利用する．

エコーの長所

　金属の異物は100％，ガラスは96％検出することができるといわれるX線写真も木は15％しか検出できないのに対し[1]，エコーでは，木，プラスチック，ゴムも検出することができる(❶)．

　また，次のような特性により周囲組織から異物が目立って描出される．

- 高エコーに描出される異物の周囲に出血，浮腫などによる低エコーの領域を伴う場合が多い．
- 高エコーを呈する異物は，実際の大きさよりもやや大きく描出されることがある．
- 周囲組織は，受傷後24時間を経過すると炎症が起こり，低エコーを示すようになる．
- 音響陰影などのアーチファクトを伴う．

　次のようなX線写真に写りにくいものを発見することができ，小さいものでは1〜2mmのも

のも発見することができる[2,3]．

- プラスチック，合成樹脂
- 魚骨
- 木片，竹
- 鉛筆の芯

　さらに，走査する方向と位置を変えながら観察することで，以下の情報を得ることができる．

- 異物の位置と深さ
- 細長い異物が埋入している方向
- 筋膜，筋肉，腱，神経，血管など周囲組織との位置関係の把握

エコーの限界

　エコーには偽陽性，偽陰性があり，たとえば次のような場合，異物を発見することができないことがある．

- 周囲組織に高エコーの部分がある場合
- 細い異物に走査方向がうまく合わない場合

エコーの活用例

- 靴を履いた足で金属器具を踏んで受傷した足底の創は，X線写真では同部に何も異物は写らなかったが，エコーで検索したところ，創内に埋入した約2mm大の合成樹脂片を発見することができ，摘除した(❷)．

❶ エコーの異物検出能力

報告者	素材	大きさ・長さ	感度	特異度	周波数
Hill[3]	木・プラスチック	2 mm	83%	59%	7.5MHz
Jacobson[4]	木	2.5 mm	86.7%	96.7%	7.5・10MHz
Turkcuer[5]	木・ゴム	5 mm	90%	80%	12.5MHz

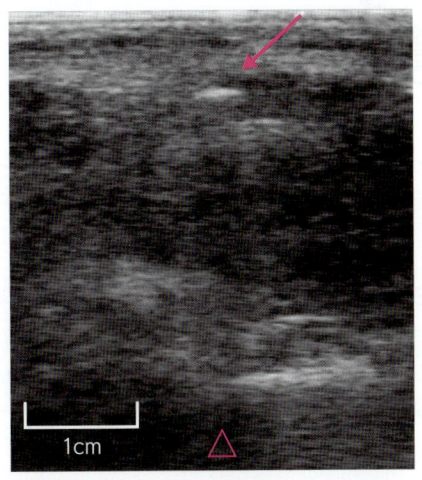

❷ 約2mm大の合成樹脂片
高エコーを示す皮下の異物（→）の周囲に低エコーの領域を認め，異物の背部から深部に向かう音響陰影（△）を伴う．このエコーで観察された異物は，実際に摘出した異物より大きく描出されている（リニアプローブ，9 MHz）．

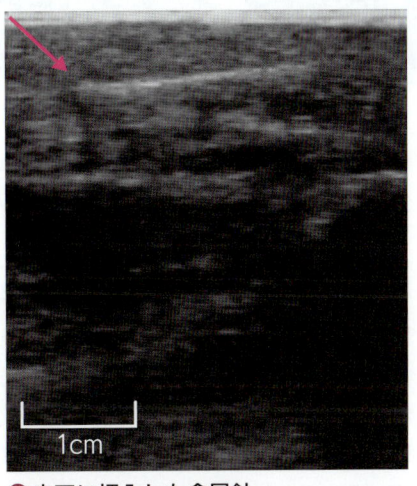

❸ 皮下に埋入した金属針
高エコーを示す針状の異物（→）の周囲には低エコーの領域を伴う．本例は，X線写真にも針状のものが写った．皮下に存在することもわかったので，異物の上をその方向に切開して摘除した（リニアプローブ，9 MHz）．

- 受傷の既往が不詳の足底の痛みを訴える患者の足部のX線写真に針状の異物が写った．この部位をエコーで検索して，この異物の位置，深さと方向を確認し，異物の方向に合わせた皮膚切開からこれを摘除した（❸）．

文献

1) Anderson MA, et al. Diagnosis and treatment of retained foreign bodies in the hand. Am J Surg 1982；144：63-67.
2) 池野 晋．整形外科診療における超音波検査の有用性について—軟部組織の外傷と病変の診断，治療とその経過観察．日臨整会誌 2002；27（4）：112-113.
3) Hill R, et al. Ultrasound for the detection of foreign bodies in human tissue. Ann Emerg Med 1997；29：353-356.
4) Jacobson JA, et al. Wooden foreign bodies in soft tissue：detection at US. Radiology 1998；206：45-48.
5) Turkcuer I, et al. Do we really need plain and soft-tissue radiographies to detect radiolucent foreign bodies in the ED? Am J Emerg Med 2006；24：763-768.

3章 検査・診断のコツ／主な疾患における検査・診断の実際とコツ

12 関節リウマチに対する超音波画像診断装置の利用

松原三郎（松原リウマチ科整形外科）

POINT
- ゲインの適切な設定とプローブの患部への当て方の工夫が，滑膜炎パワードプラ信号検出のコツである．

　関節リウマチ治療は，2000年代になりパラダイムシフトを遂げ，その治療成績は飛躍的に向上した．しかしながら，生物学的製剤やシグナル伝達阻害剤をもってしても，既存関節障害に対しては無効であり，人工関節置換術を代表とするサルベージ手術に頼らざるをえない．そのため近年では，早期診断の重要性が増加している．超音波検査やMRIといった画像診断機器の進歩により，微小な滑膜炎や骨びらんの検出が可能となってきた．ここでは超音波検査による関節リウマチの滑膜炎評価法について概説する．

方法

使用機種
　プローブは7.5～14 MHzのリニア型高周波プローブを使用する．近年の超音波検査機器の進歩は著しく，大半の機種では搭載されているが，パワードプラ計測が可能な機種が必須である．

肢位
　患者を座位もしくは臥位にして行う．プローブ部位が検査時に安定しないと，パワードプラ計測時にノイズが出現し正確な評価が困難となる．筆者は原則臥位で行っている．手背からの観察ではプローブにより患部を圧迫してしまうと正しい評価ができない．ゼリー層は保たれるよう，プローブは軽めに観察部位に当てることが肝要である．

関節評価
　検査はBモード法およびパワードプラ法を用いて行う．早期リウマチにおける関節評価部位は，両手関節，両示指MP関節，その他必要に応じてそのほかの腫脹関節で行う．画像表示は縦断像（長軸像）では近位端を画面の左，遠位端を画面の右にするのが一般的である．筆者は横断像では，欧州リウマチ学会推奨の，外側，橈側，腓側を画面の右とするよう撮影している[1]．

Bモード（グレースケール）
　評価部位としては手関節背側，示指MP関節背側を通常の観察部位とし，必要に応じてほかの腫脹関節を追加する．Bモードにおいてもある程度の滑膜肥厚の評価は可能であるが，必ずしも炎症の反映ではないこともあり，筆者は推奨しない．骨びらんの検出は単純X線検査よりも鋭敏であるが，長軸，短軸の両者で認められた場合のみ，有意の骨びらんと診断する．

パワードプラ法
　滑膜炎評価にはSzkudlarekらによるパワードプラ（PD）法を用いた半定量評価が有用である（❶）[2]．これは血流信号を検出して，その程度により滑膜炎の活動性を半定量的に評価する方法で，治療判定にも使用できる評価法である．評価は最もPD信号検出の強い部位で行う．

　理学的に腫脹が認められない関節において，PD信号を検出するのは習熟を要する．プローブを観察部位に直角に当てるのみならず，ゆっくり左右に振り丁寧に信号を検出することが重要である（❷）．

　またPD法においてはゲインの設定がきわめて重要である．まず全体にノイズが出る程度までゲインを上げる．その後徐々に下げて，骨内シグナルがなくなるまで下げていく．下げすぎると，Grade 1の滑膜炎時にPD信号を検出できない危険性がある．多少ノイズが出るくらいのほうが，超音波検査初学者には望ましい．滑膜炎のPDシグナルは明らかに拍動性もしくは持続性があり，ノイズと見分けるのはそれほど困難ではない．

　筆者の経験では尺骨等周囲，三角軟骨複合体部で滑膜炎によるPD信号を検出できる可能性が高く，抗CCP抗体陽性者においては，同部を丁寧に観察すべきである．また，リスター結節から舟状骨，大菱形骨を観察する際は同部には橈骨動脈分枝が存在する．小菱形骨第2中手骨関節部も滑

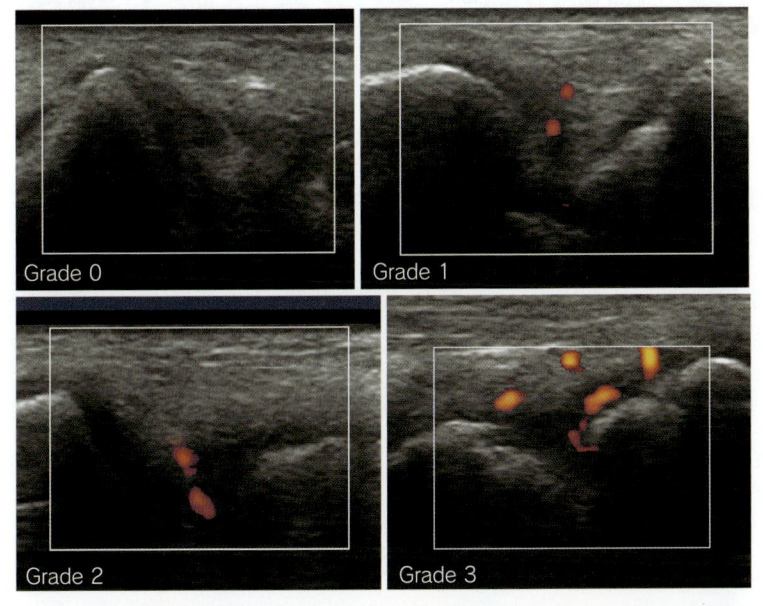

❶ パワードプラ法における半定量スコアリング

Grade 0：シグナルなし．
Grade 1：点状シグナルのみ．
Grade 2：シグナルが癒合し線状もしくは樹状であるが，肥厚滑膜の半分を超えない．
Grade 3：シグナルが癒合し線状もしくは樹状で，肥厚滑膜の半分を超える．

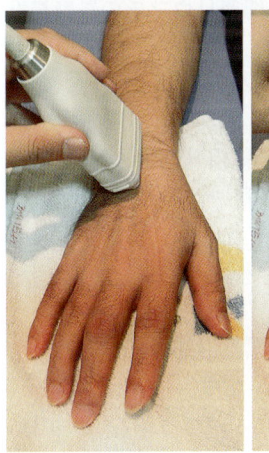

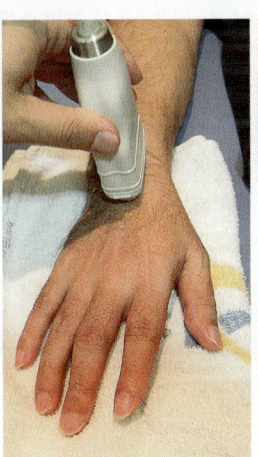

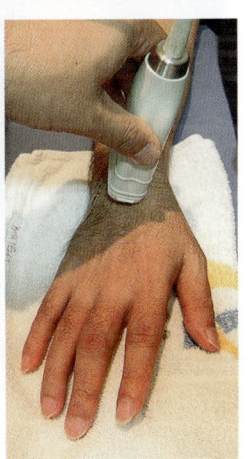

❷ PD 信号検出のコツ

観察部位に当てたプローブを左右にゆっくり振り，観察を行う．その際，強いプローブの圧迫を避ける．

❸ 理学的関節腫脹の有無で分類した PD 信号検出関節数

		PD シグナル	
		あり	なし
関節腫脹	あり	232	21
	なし	37	795

膜炎を同定しやすい部位であり，滑膜炎による PD 信号との鑑別は難しくないと考えられるが，動脈拍動のノイズと間違えることもあるので注意すべきである．

❸に理学診察時の関節の腫脹の有無で分類したときの，観察関節における PD シグナルの検出数を示す．理学的に関節主張を認めなかった 832 関節中 37 例（4.5%）に PD 信号を認めた．逆に理学的に明らかに関節腫脹を認めたにもかかわらず，PD 信号を認めなかった関節が 253 関節中 21 関節（8.3%）あった．つまり，理学所見のみではリウマチ専門医でも 5～8%程度滑膜炎を見逃す，もしくは過大評価することとなる．特に関節腫脹の少ない早期リウマチにおいては可及的な超音波検査の施行が推奨される．

文献

1) Backhaus M, et al. Guidelines for musculoskeletal ultrasound in rheumatology. Ann Rheum Dis 2001；60：641-649.
2) Szkudlarek M, et al. Interobserver agreement in ultrasonography of the finger and toe joints in rheumatoid arthritis. Arthritis Rheum 2003；48：955-962.

3章 検査・診断のコツ／主な疾患における検査・診断の実際とコツ

13 関節リウマチ，骨粗鬆症，痛風の診断と評価

松原三郎（松原リウマチ科整形外科）

POINT

- 検査値はその診断基準をよく理解して，機械的な判定をせず，判断に工夫することが重要である．

関節リウマチ，骨粗鬆症，痛風は整形外科外来において，日常的に遭遇する疾患である．しかしながら，これらの疾患は経験則により診断することも少なくない．

本項では，これらの疾患の診断，評価に必要な検査とその判断におけるピットフォールについて概説する．

関節リウマチの診断

関節リウマチの診断は，EULARの関節リウマチ分類基準を参考に行う（❶）[1]．

血液検査が一般に行われるが，抗体検査として，リウマトイド因子，anti-cyclic citrullinated peptide antibody（ACPA，抗CCP抗体など），抗核抗体，炎症の判定検査としてCRP，赤沈値，血算，白血球分画が代表的である．

画像検査としては単純X線検査が基本であるが，早期リウマチにおいては，超音波検査パワードプラ法による滑膜炎の検出（❷a），MRIによる骨びらんや滑膜炎の描出（❷b）が補助診断としてはきわめて有用である．

EULARの分類基準は早期関節リウマチにおいては，その基準を満たさないこともまれではない．私見では，持続性の滑膜炎があり，MRIを含む画像検査で骨びらんが認められ，なおかつ血清学的検査が高力価を呈する患者は，高率で関節リウマチを罹患している．

詳しくは，「第2章運動器の評価法．3．関節リウマチの評価方法— DAS28, SDA1, CDAI (p.43)」を参照いただきたい．これらの指標で中等度活動性が2か月以上持続する場合は，抗リウマチ薬の変更を検討すべきである．

関節リウマチの評価

原則として，活動性の評価は複合指標を用いる．決してCRPなどの炎症反応のみで活動性を評価してはならない．罹患関節が小関節に限定した場合は，炎症反応は亢進しないことが多いからである．各種指標が考案されているが，DAS28（Disease Activity Score 28）やCDAI（Clinical Disease Activity Index）が簡便である．

❶ ACR／EULARにおける関節リウマチの診断基準（2010年）

関節病変	
中・大関節に1個以下の腫脹，圧痛	0点
中・大関節に2～10個の腫脹，圧痛	1点
小関節に1～3個の腫脹，圧痛	2点
小関節に4～10個の腫脹，圧痛	3点
少なくとも1個以上の小関節を含む10個を超える関節の腫脹，圧痛	5点
血清学的因子	
リウマトイド因子，ACPAともに陰性	0点
リウマトイド因子，ACPAのいずれか1つが陽性で低力価	2点
リウマトイド因子，ACPAのいずれか1つが陽性で高力価	3点
滑膜炎持続期間	
＜6週	0点
≧6週	1点
急性期反応物質	
CRP，ESRともに正常	0点
CRP，ESRのいずれかが異常	1点

1か所以上の関節腫脹を認めかつ他の疾患を否定できる場合に適応する．ここでいう中・大関節とは肩，肘，股，膝，足を指し，小関節とはMCP，PIP，第2～5 MTP，IP，手関節を指す．ACPAとは抗CCP抗体などの抗シトルリン抗体を指す．
血清学的因子の低力価とは正常上限値の1倍以上3倍以下であり，高力価とは正常上限値の3倍より大きいものを指す．
滑膜炎持続時間とは患者の自己評価による滑膜炎症状（疼痛，腫脹，圧痛）の持続期間である．

（Aletaha D, et al. Arthritis Rheum 2010[1]より）

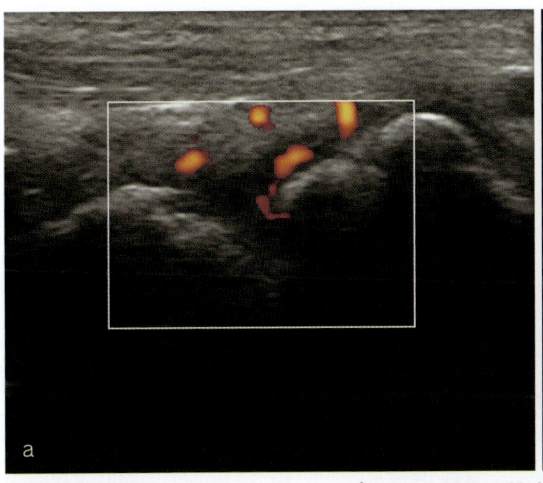

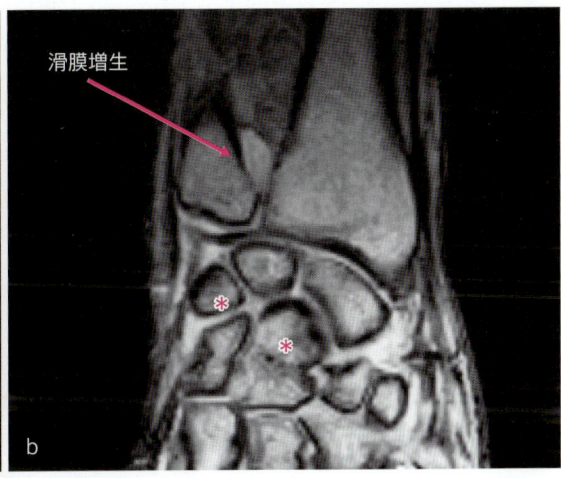

❷a 超音波検査におけるパワードプラ(PD)信号の検出
a：早期関節リウマチにおけるTFCC周囲部のPD信号．胴部の滑膜炎の存在を示す．
❷b MRI検査による滑膜炎及び骨びらんの描出
b：早期関節リウマチにおけるMRI，T2強調像における手根骨の骨びらん（＊）と尺骨頭周囲における滑膜増生を示す．

❸ 原発性骨粗鬆症の診断基準

I. 脆弱性骨折あり
1. 椎体骨折または大腿骨近位部骨折あり
2. その他の脆弱性骨折があり，骨密度がYAMの80％未満

II. 脆弱性骨折なし
骨密度がYAMの70％以下または－2.5 SD以下

脆弱性骨折とは立位からの転倒以下の外力で生じた骨折をいう．
(日本骨代謝学会，日本骨粗鬆症学会合同原発性骨粗鬆症診断基準改訂検討委員会．原発性骨粗鬆症の診断基準．Osteoporosis Jpn 2013[2]より抜粋)

❹ 痛風の診断基準

A 尿酸結晶が関節液の中に証明する
B 痛風結節：化学的もしくは偏光顕微鏡検査で尿酸結晶が存在することを証明
C 以下の12項目のうち，該当するものが6項目以上ある
1. 関節炎の発作が過去2回以上
2. 症状が出てから24時間以内にピークに達している
3. 1か所の関節に症状があらわれる
4. 関節がはれて赤くなる（発赤）
5. 母趾MTP関節に痛み，はれ
6. 片側の母趾MTP関節に発作
7. 片側の足関節の発作
8. 痛風結節と疑われる腫瘤の存在
9. 高尿酸血症である（尿酸値が高い）
10. 非対称的な関節内の腫脹（X線検査による）
11. 骨糜爛を伴わない骨皮質下嚢腫
12. 関節炎発作時の関節液は無菌性

(Wallace SL, et al. Arthritis Rheum 1977[3]をもとに作成)

骨粗鬆症の診断

骨粗鬆症は椎体X線検査とMD（microdensitometry）法，CXD（computed X-ray absorptiometry）法，DIP（digital image processing）法，DXAまたはDEXA（dual energy X-ray absorptiometry）法，QCT（quantitated computed tomography）法，QUS（quantitative ultrasound）法などによる骨密度（BMD）計測により判定する．

診断は若年成人比較％（若年齢の平均BMD値〈基準値〉を100％として，被験者BMD値と比べて％を出したもの）を基に判定する．診断基準を❸に示す．

骨密度計測はDXA法が現在主流であるが，手関節におけるDXA法は非荷重部位の計測であるため，骨粗鬆症判定で偽陽性が出やすいことに留意する．椎体部のDXA検査では圧迫骨折部位で圧潰した椎体が検査範囲に入ると，実際の骨密度

より高くなってしまうので，その判定は，圧迫骨折部位を除いた椎体の骨密度の平均や大腿骨頸部の骨密度を参考にして，総合的に判定すべきである．

また，骨粗鬆症判定はDXA法でも，1％程度の誤差を含んでいることを念頭において，治療しなくてはならない．

治療効果の判定の補助としては骨吸収マーカーである血清/尿中NTX値，血清TRACP-5bが有用である．筆者は日内変動の少ないTRACP-5bを用いている．薬剤変更前と変更後2か月目に検査し，骨吸収抑制の改善を判断する．

痛風の診断と評価

痛風の診断は❹の診断基準を用いて行う．関節腔内や通風結節内での偏光顕微鏡による尿酸結晶の検出は，一般医療機関では困難なため，血清尿酸値を基に診断する．この際，高尿酸血症は通風の診断の必須項目となっていないことに注意すべきである．これは医療機関を受診する際は午前中が多く，尿酸値の日内変動の影響で正常範囲内に入る可能性があること，また，発作時は尿酸が発作部位で消費されるため，逆に低値傾向を示すことすらあることによる．臨床的に疑わしい症例では，十分な経過観察を行うことが必要である．

文献

1) Aletaha D, et al. 2010 Rheumatoid arthritis classification criteria：an American College of Rheumatology／European League Against Rheumatism collaborative initiative. Arthritis Rheum 2010；62：2569-2581.
2) 日本骨代謝学会．日本骨粗鬆症学会合同原発性骨粗鬆症診断基準改訂検討委員会．原発性骨粗鬆症の診断基準．Osteoporosis Jpn 2013；21（1）：9-21.
3) Wallace SL, et al. Preliminary criteria for the classification of the acute arthritis of primary gout. Arthritis Rheum 1977；20：895-900.

3章 検査・診断のコツ／主な疾患における検査・診断の実際とコツ

14 骨腫瘍の鑑別

森下 忍(森下整形外科・リウマチ科)

POINT
- 骨腫瘍には好発部位があり，発生部位により鑑別を．
- 骨腫瘍の診断には発症年齢を考慮．
- 単純X線写真を詳細に観察することが重要．
- 骨破壊，骨膜反応の有無，骨皮質の状態の観察がポイント．
- あやしい時は専門医に相談を．

　骨腫瘍の診断においてCT，MRIなどの画像診断技術の進歩は著しいが，開業医において単純X線写真が質的診断に最も有用である．良性・悪性骨腫瘍の鑑別点について述べる．

　鑑別には，①骨破壊の状況，②骨膜反応の有無，③病巣内の硬化像，④骨皮質の状態，⑤腫瘍の発生部位などを詳細に観察し，発症年齢も考慮して，診断する．

骨破壊の状況

　溶骨性骨破壊像は地図状，虫食い状，浸透状に分けられる(❶)が，一般に良性腫瘍では病変の辺縁ははっきりしており，悪性腫瘍では不鮮明なことが多い．

骨膜反応

　骨内の病変が骨皮質を穿孔して骨膜に対し刺激が加わると，骨膜性骨新生が促され，骨膜反応が生じる．代表的なものに①：コッドマン三角，②：玉ねぎ様骨膜反応（onion peel appearance），③：スピクラがあり(❷)，悪性腫瘍で多くみられ，良性腫瘍ではまれである．

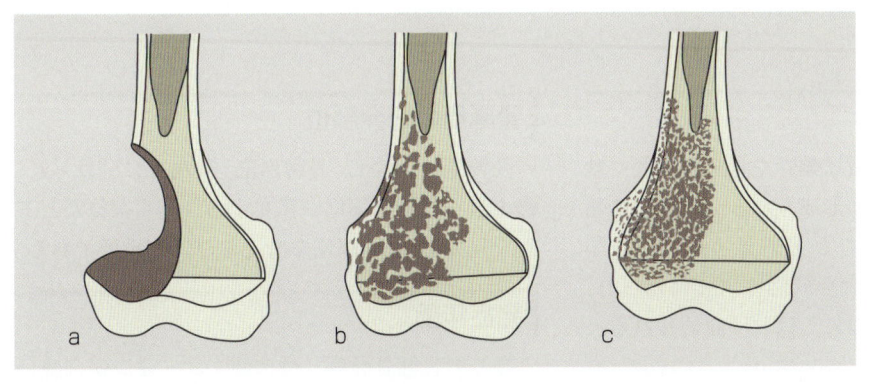

❶溶骨性骨破壊像
a：地図上，b：虫食い状，c：浸透状．
(Wilner D. Radiology of Bone Tumor and Allied Disorders. WB Saunders；1982. p.52をもとに作成)

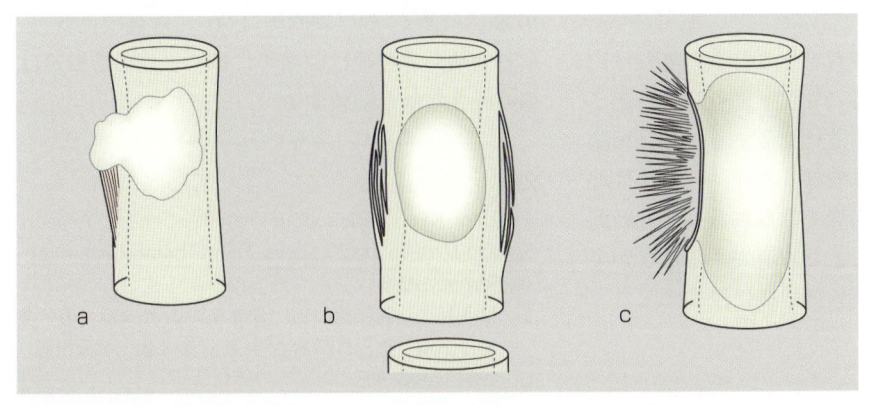

❷骨膜反応
a：コッドマン三角，b：onion peel appearance，c：スピクラ．
(Resnick D, Niwayama G. Diagnosis of Bone and Joint Disorders. WB Saunders；1981. p.2646-2647をもとに作成)

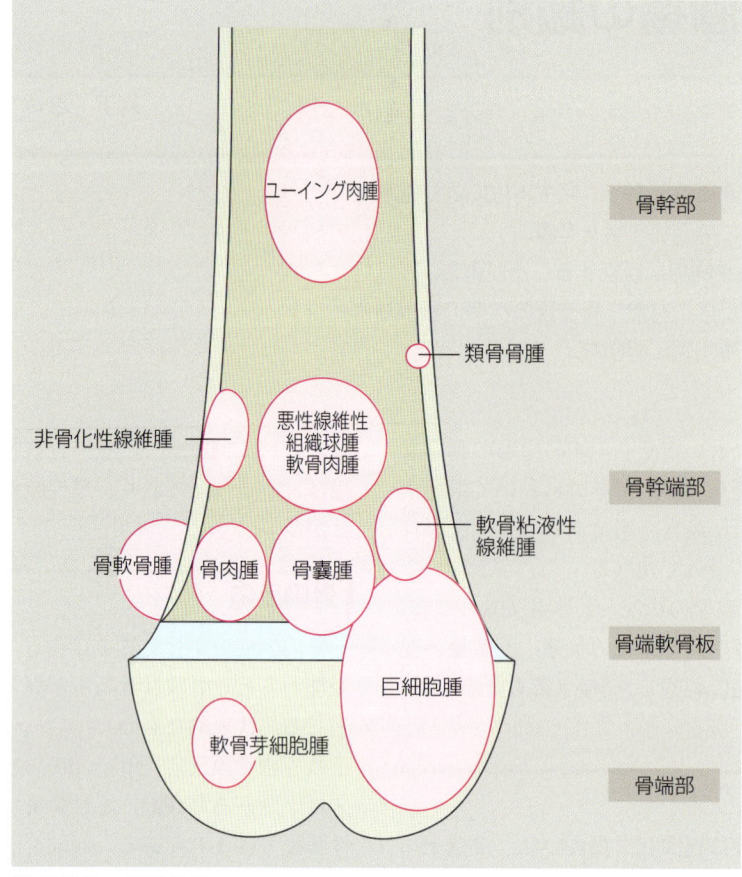

❶ 骨腫瘍の好発部位
（松井寿夫，舘崎慎一郎．整形外科診断学 改訂第3版．金原出版；1999[2]）をもとに作成）

腫瘍内硬化像

骨形成性の腫瘍は間質に類骨や骨を形成し，軟骨性腫瘍では軟骨気質が形成される．これらの組織に石灰化や骨化が進むとX線像上硬化像を呈する．象牙上硬化像は骨形成性骨肉腫にみられ，点状硬化像は軟骨性腫瘍にしばしば認められる．

骨皮質の状態

骨内の病変が緩徐な発育をするとき，皮質は内側から侵食されると同時に骨膜下に骨新生が起こり，骨皮質は皮殻状に菲薄化膨隆する．骨巨細胞腫，軟骨芽細胞腫，動脈瘤様骨囊腫，非骨化性線維腫，骨囊腫など良性病変でみられる．悪性腫瘍では骨皮質が膨隆することなく消失することが多く，骨膜を貫通して周囲軟部組織に浸潤する．

骨腫瘍の好発部位

長幹骨は骨幹部，骨幹端部，骨端部に分けられ，❸のように好発部位が存在する．発生部位がどこかを見極め，好発部位を考えることが重要である．

発症年齢

多くの良性骨腫瘍，骨肉腫，ユーイング肉腫は10歳代に多く，骨巨細胞腫は20〜30歳代に多い．軟骨肉腫，骨髄腫は中高年に多く，癌の骨転移は癌の好発年齢と一致する．

文献
1) Unni KK. Dahlin's Bone Tumors General Aspects and Data on 11,087 Cases.；Fifth Edition.Lippincott-Raven；1996.
2) 松井寿夫，舘崎慎一郎．骨腫瘍の鑑別診断．辻 陽雄ほか編．整形外科診断学 改訂第3版．金原出版；1999. p. 885-908.

4章

保存療法の実際と成功の秘訣

4章 保存療法の実際と成功の秘訣／保存療法の進め方と治療のポイント

1 運動療法の進め方

北　潔, 小川　愛, 糟谷明彦(北整形外科)

POINT
- 各症例の症状に応じた個別の運動療法プログラムの処方が重要である．
- 高齢者の運動療法ではバランス訓練の重要的な介入が最も有効とされる．

「運動器の10年」世界運動を通して運動療法のEBMの蓄積には目覚ましいものがあり，変形性膝関節症および慢性腰痛症に対する運動療法のエビデンスレベルはAにランクされるに至っている．また，転倒リスクあるいはバランス障害に対する運動療法に関する報告も枚挙に暇がない．

急性期のリハ処方

一般臨床では慢性疾患であっても急性炎症を伴って退院する患者も少なくない．発赤や局所熱感を伴った急性炎症症状を有する場合は，安静および消炎鎮痛剤の投与が基本であり，速やかに炎症の沈静を図るべきである．したがって機能訓練は行わず，理学療法としては局所に寒冷療法を行うにとどめ，必要に応じて薬物治療を試みる．

慢性期のリハ処方

慢性期の運動器疾患に対するリハビリテーションの代表的なものを順次紹介する．

筋力増強訓練

筋力増強訓練の代表的なものが大腿四頭筋訓練である．Cybexの普及により大腿四頭筋の等運動性，等張性および等尺性筋力の測定が多くの施設で行われ，また，CTあるいはMRIによる筋量測定の結果，変形性膝関節症における大腿四頭筋，ことに内側広筋の萎縮が指摘されるようになった．四頭筋のみならず股関節周囲筋の筋力低下に関する報告も散見される．この四頭筋筋力低下に伴う関節症状に対して大腿四頭筋の筋力増強訓練が効果があることは広く認知されていたが，2008年Doiらにより同等尺性訓練の無作為化介入試験が報告され[1]，エビデンスレベルの高いEBMの確立へ一歩を踏み出したといえる．

❶に筆者らの指導している訓練を示す．変形性膝関節症の運動療法の基本は大腿四頭筋訓練で，主に等尺性訓練と求心性の等張性訓練が行われる．運動時痛を有するものや膝蓋大腿関節型の関節症では，膝伸展位での等尺性訓練が負担少なく行え適している．このほか膝周囲筋の機能改善のためにハムストリングス，下腿周囲筋および股関節外転筋の訓練を指導している．脊椎の高度な後弯変形は下肢のアライメントを不良にすることがあるので，円背を有する患者では背筋訓練も指導している（❷）．

等尺性訓練は5秒保持し5秒休み，これを20回1セットとし，1日3セット行う．等張性膝伸展運動はゆっくりと最大伸展まで20回行う．いずれも慣れてくれば1kgないし2kgの砂嚢で負荷を加える．報告により若干の違いがあるものの，

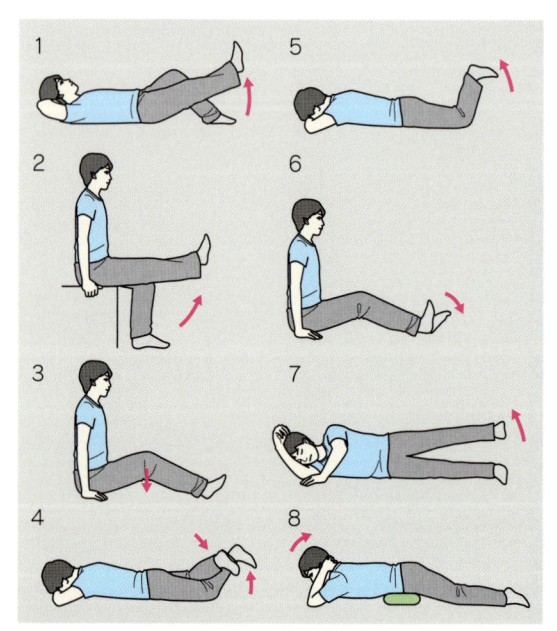

❶ 筋力増強訓練
各運動につき等張性および等尺性運動を20～30回行う．
3と4は等尺性運動である．
(北　潔ほか．Journal of Clinical Rehabilitation 1993[1]より)

❷ 慢性期の筋力増強訓練

①運動時痛のない膝
等尺性訓練 等運動性訓練(遠心性収縮は健常人においても慎重を期す.) 等張性訓練
②運動時痛のある膝
等尺性訓練 大腿四頭筋を主体に行うが股関節周囲筋にも行うとよい. ❶参照.

(北　潔ほか. Journal of Clinical Rehabilitation 1993[1]より)

❹ 慢性期の可動域訓練

目標　伸展－5°,屈曲120°
①徒手による可動域訓練
温熱療法　10〜20分 徒手他動的可動域訓練　5〜10分
②装具による可動域訓練
ダイナスプリント

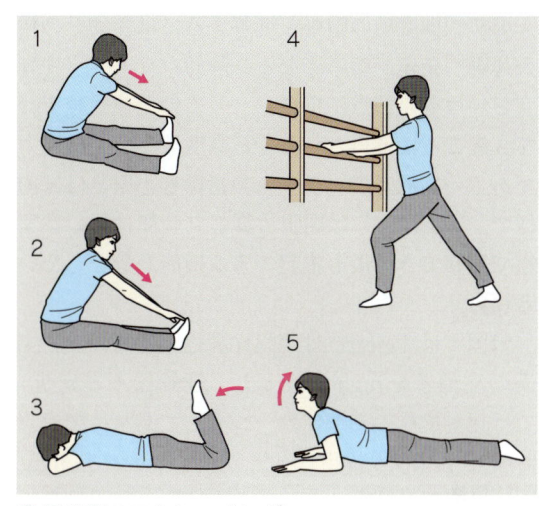

❸ 慢性期のストレッチング
①内側ハムストリングス
②大腿四頭筋
③下腿三頭筋
このほか股関節周囲筋や体幹筋にも行う.
各ストレッチングを5〜10秒数回行う.
(北　潔ほか. Journal of Clinical Rehabilitation 1993[1]より)

以上の訓練を3か月行うことによりおおむね20％の筋力増強が期待できる.

ストレッチング

　一度痛みが生じると疼痛反射により筋の緊張は高まり，膝関節ではハムストリングスの拘縮が起こってくる．ハムストリングスの拘縮は歩容を乱し，関節面における荷重分布を偏在させ，後方関節軟骨の摩耗を助長することとなる．筆者らの調査結果では内側ハムストリングスの疼痛反射が多く観察され，これは内反膝の要因とも考えられるため，内側ハムストリングスのストレッチングを主目的とした膝関節周囲筋のストレッチングを勧めている(❸)．股関節の屈曲拘縮あるいは円背を有する患者には臥位でのストレッチを指導している．各ストレッチングは原則として5〜10秒を数回行う．

可動域訓練

　可動域訓練は，温熱療法により除痛を図り筋および靱帯の伸張性を高めたうえで行う．次に，理学療法士により徒手他動的訓練を5〜10分行う．このとき，疼痛反射による筋性防御が生じないように愛護的に行う．運動器疾患における可動域訓練は多岐にわたり，慢性疾患のみならず外傷性関節拘縮にも行われるため，四肢体幹の運動学全般の知識が不可欠である．また，麻痺性疾患では予防的可動域訓練も必要となる．

　本院では変形性膝関節症に伴う屈曲拘縮はO脚変形を助長すると考え，四頭筋訓練とともにプライマリ・ケアの対象としている．しかし，伸展制限を改善するのは難しく屈曲拘縮5°を目標に治療を進めている．本法を1〜2か月行っても効果がなく屈曲拘縮が20°以上残る場合は，装具を用い疼痛を誘発しない範囲で伸展を試みる．屈曲制限は進行した関節にみられることが多いが，最大屈曲位での正座あるいはしゃがみ込み姿勢はかえって関節症変化を助長するため，治療目標は洋式の生活様式がこなせる120°としている(❹)．

転倒予防とバランス訓練

●バランス障害の捉え方

　生活を営むためには多くの複雑な機能的制御が必要であるとされる．制御機構にはバランス能力，筋力，固有知覚，神経筋機構，痛み，視力と転倒不安などが複雑に絡み合う．

　加齢による生理的変化として認知障害，筋力低下，固有知覚障害，可動域制限，反応時間の低下や感覚器障害などが知られている．

姿勢制御機構の階層を理解するには乳幼児の粗大運動の発達が参考となる．静的バランス（片脚立ち）はその頂点に位置し，多くの発達過程を経て5歳ごろに獲得されてくる高度な姿勢制御能力である．高齢者のバランスの指標も小児とほぼ同様で，Vellasら[3]は開眼片脚起立時間は狭い診察室で観察でき，最も推奨できる機能評価としている（❺）．

米国ではTinetti[4]は開眼片脚起立時間が5秒未満の高齢者をhigh riskとし，運動器不安定症[5]では運動機能の基準値の一つとして開眼片脚起立時間15秒未満が採用された．近年，新たにBongueら[6]は転倒予測因子として非支持脚の開眼片脚起立時間を上げ，cut off値を7.6秒とした興味ある報告をしている（❺）．

● 転倒予防の外来指導箋

本院では1分間単位で全身の筋肉を鍛えることを想定したプログラムを考案した（❻）[7]．ダイナミックフラミンゴ療法と大腿四頭筋訓練のほか，立ち上がり訓練（ゆっくり朝晩10回）と1分間腕立て訓練からなる．在宅訓練としてはこれらのうち一つ二つ選択し指導するとよい．日本臨床整形外科学会で行った多施設での転倒予防調査では，ダイナミックフラミンゴ療法と大腿四頭筋訓練では転倒および骨折は半減することがわかっている[8]．

● 個別バランス訓練プログラム

ここで本題の転倒予防のメタアナリシスについてふれてみたい．訓練による転倒予防効果は認められているが太極拳による転倒予防効果は意外なことに検証の余地が残っている．EBMの蓄積とともにさらに効果的な転倒予防が求められ，Sherringtonら[9]は転倒予防に有効な運動プログラムの内容に踏み込んだ興味あるメタアナリシスを行っている．転倒予防に必要不可欠なプログラムの要素として次の3つを挙げている．①訓練量が期間中に50時間以上あること，②支持基底面を狭めた両脚起立あるいは片脚起立での重心のコントロールを訓練すること，③歩行訓練を含まない．すなわち，リハ室で通常行われる歩行訓練や動的バランス訓練は含まず，中程度以上の筋力増強訓練や静的バランス訓練が有効であるとしている．

本プログラムを取り入れるには運動器リハビリ

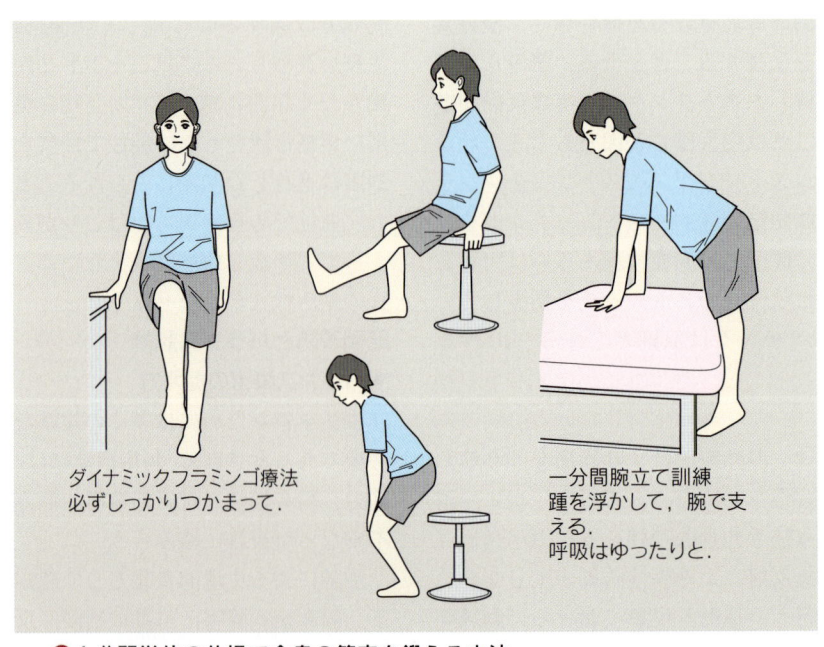

❺ バランスの評価方法—開眼片脚起立時間のcut off値

Tinetti[4]	1995	5秒
運動器不安定症[5]	2006	15秒
Bongue[6]	2011	7.6秒

❻ 1分間単位の体操で全身の筋肉を鍛える方法

ダイナミックフラミンゴ療法
必ずしっかりつかまって．

一分間腕立て訓練
踵を浮かして，腕で支える．
呼吸はゆったりと．

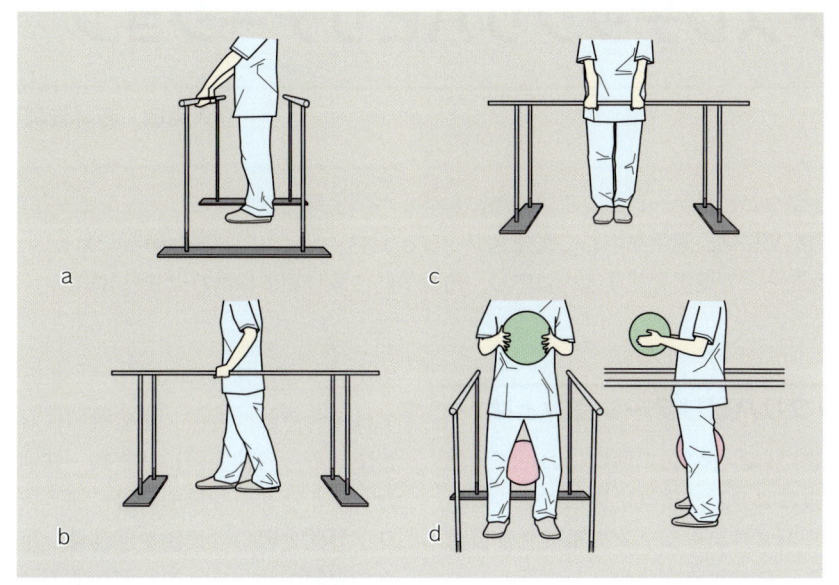

❼ **静的バランスプログラムの作成**
週2回の通院個別リハビリテーションとダイナミックフラミンゴ療法 毎日3回
a：つま先立ち・踵立ち，b：振り返りタンデム，c：片脚起立に遊脚肢の外転運動負荷，d：ボールを用いたセミクオータースクワット保持．

テーションの個別療法が必須となる．本院では❼に示す運動療法を取り入れている．各運動はおよそ5秒の静止動作を約10回繰り返す．

訓練は，aはつま先立ち・踵立ちで，bは前庭感覚を負担少なく刺激できたらと振り返り動作を交え，タンデム肢位で重心移動訓練を行う．cは片脚起立したうえ遊脚肢の外転運動を負荷する．dは2個のボールを用いたクオータースクワットで，両手でボールを抱える動作は体幹バランス訓練を意図とする．

運動療法の有害事象

高齢者に対する運動療法では有害事象が訓練の継続を左右する．Lathamら[10]は resistance exercise に伴う運動器の障害が8％発生したとし，疼痛管理が重大な課題といえる．そこで整形外科専門医による疼痛管理下に訓練量の調節を行えば，静的バランス訓練からなるわれわれのプログラムは比較的安全に長期に持続できるものと考えている．

文献

1) Doi T, et al. Effect of home exercise of quadriceps on knee osteoarthritis compared with nonsteroidal anti-inflammatory drugs. Am J Phys Med Rehabil 2008；87：258-269.
2) 北 潔ほか．変形性膝関節症．Journal of Clinical Rehabilitation 1993；8：636-639.
3) Vellas BJ, et al. One-leg balance is an important predictor of injurious falls in older persons. J Am Geriatr Soc 1997；45：735-738.
4) Tinetti ME. Performance-oriented assessment of mobility problems in the elderly. J Am Geriatr Soc 1986；34：119-126.
5) 運動器不安定症（日本整形外科学会）：http://www.joa.or.jp/jp/public/locomo/mads.html
6) Bongue B, et al. A screening tool with five risk factors was developed for fall-risk prediction in community-dwelling elderly. J Clin Epidemiol. J Clin Epidemiol 2011；64：1152-1160.
7) 北 潔ほか．運動器虚弱高齢者に対する転倒介護予防．整・災外 2005；48：697-704.
8) Kita, K et al. A simple protocol for preventing falls and fractures in elderly individuals with musculoskeletal disease. Osteoporos Int 2007；18：611-619.
9) Sherrington C, et al. Effective exercise for the prevention of falls: a systematic review and meta-analysis. J Am Geriatr Soc 2008；56：2234-2243.
10) Latham NK, et al. A randomized, controlled trial of quadriceps resistance exercise and vitamin D in frail older people：The frailty intervention trial in elderly subjects（FITNESS）. J Am Geriatr Soc 2003；51：291-299.

2 アスレチックリハビリテーション

立入克敏, 若林俊輔 (たちいり整形外科)

POINT
- アスレチックリハビリテーションでは,高いレベルへの全身的なリハビリテーションが求められる.
- 競技復帰のためには,選手を中心に医療スタッフと現場スタッフの連携が重要である.
- 多くの視点をもって傷害発症要因へ対応し,再発予防に取り組まなければならない.

アスレチックリハビリテーションとは

スポーツ傷害(外傷・障害)の治療において,競技者を元の競技により早く安全に復帰させることを目的としたリハビリテーションの重要性が認識されてきている.競技復帰を目的として行うリハビリテーションを,従来の社会復帰を目的として行うメディカルリハビリテーションと対比する形で,アスレチックリハビリテーションとよんでいる.

スポーツ傷害とアスレチックリハビリテーション

医療機関におけるスポーツ傷害への対応は,疼痛や機能障害に対する治療が中心である.身体組織に構造的な破綻が生じている場合は,その修復を最優先する.そして,関節可動域・筋力・協調性などの機能的な問題に対しては理学療法士とともにリハビリテーションにより機能の改善を図っていく.スポーツ復帰のためには高いレベルへの回復が要求される.

それゆえにアスレチックリハビリテーションにおいては,単に関節可動域や筋力が受傷前のレベルに戻るだけではなく,全身持久力,筋持久力,協調性,巧緻性,反応時間,パワー,スピードなど運動時に要求される運動能力のすべてを,元の運動に耐えられるだけのレベルに回復させる全身的なリハビリテーションが求められる(パフォーマンス向上のためには適切なパワーとスピードで正確な位置に身体の一部または全体を動かす協調性や巧緻性も必要となる).

スポーツ傷害発症要因への対応

スポーツ傷害の発症は,要因(内的要因と外的要因)と発症事象からなり[1],その治療にあたってはそれぞれの要因,発症機序に対する対応が必要である.内的要因には年齢・性別・体組成・体力レベルなどの身体的要因に加え技術レベルがあり,外的要因には天候や運動量,用具,グランドや体育館のサーフェスなどがある.そしてプレー中の接触や不良動作の繰り返しなどの発症事象が起こり,傷害を発症する.

治療においてはまず「何が原因なのか」を追求していく必要がある.患部外に根本的な問題がある場合も少なくない.患部の診断には解剖学や病理学の知識が必要であるが,要因の追及にはバイオメカニクス,競技のテクニック,トレーニングなど広い知識が求められるため,理学療法士やトレーナーなど各専門家との連携が重要となる.

現場との連携

競技復帰に要する期間は傷害の部位・種類・程度・既往・合併症などにより異なる.実際には,痛みや機能が改善した時点で競技への復帰が行われていくが,現場における活動にスムーズに移行できないことがある.その原因の一つとして医療機関サイドと現場サイドの考え方の差が挙げられる.医療機関からの情報が適切に指導者へ提供されていないと,信頼関係が構築できず,双方にとってデメリットとなる.時には,再受傷の危険をも伴う.医療機関サイド・選手・現場サイドで医学的な情報に加え,競技復帰までのプロセスも共有することが重要となる.

アスレチックリハビリテーションの実際

受傷直後のケア

足関節外側靱帯損傷を例にとる(❶).これは多発するスポーツ外傷の一つであり「無理のきくケ

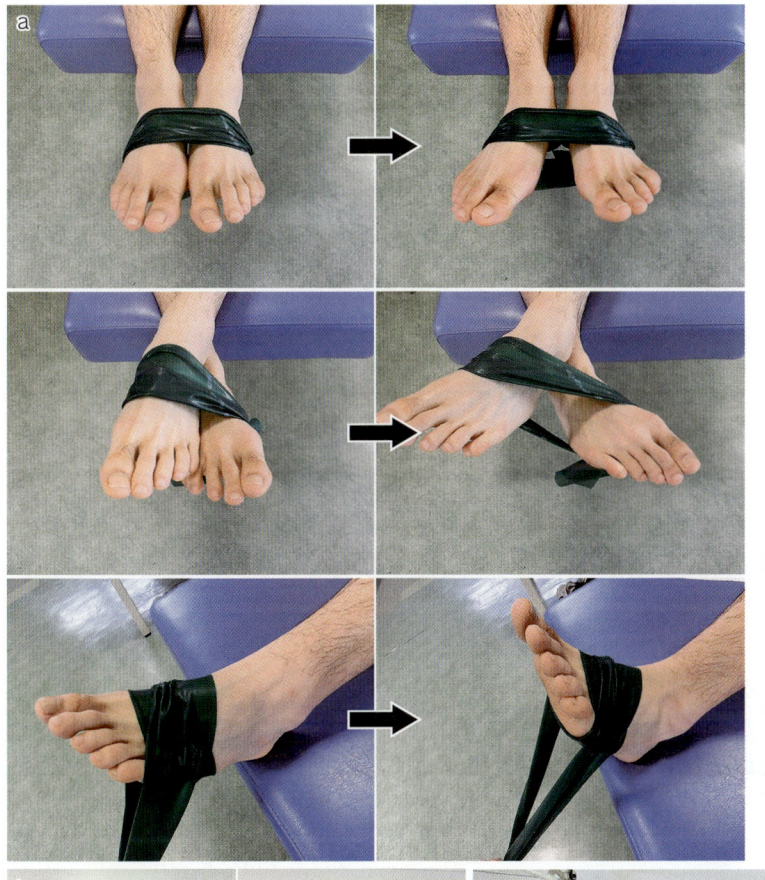

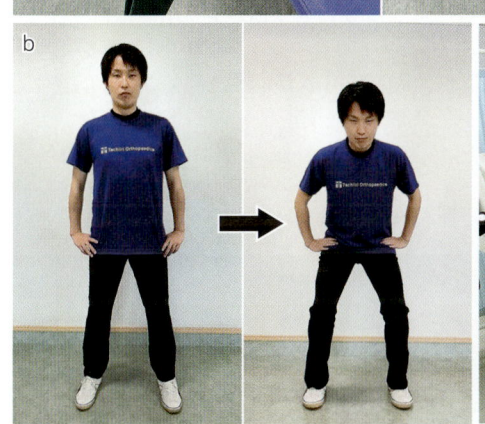

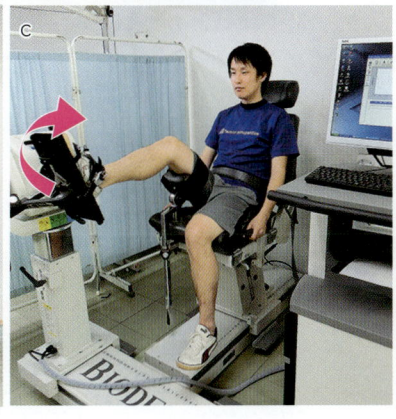

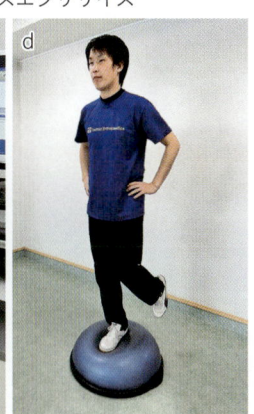

2 アスレチックリハビリテーション

❶ 足関節外側靭帯損傷に対するアスレチックリハビリテーション
a：筋力トレーニング（外反筋力・内反筋力・背屈筋力のトレーニング）
b：スクワット（足関節の背屈に注意し，良好なアライメントを意識する）
c：Isokinetic machine（BIODEX）を用いた筋力測定（背屈筋力・底屈筋力の測定）
d：Balance trainer（BOSU）を用いたバランスエクササイズ

ガ」と認識している指導者や選手も多い．しかし受傷後に適切な治療が行われないことで，関節の不安定性が残存し，可動域制限や筋力低下，代償動作などの問題が生じ，再発や後遺症を招きやすい外傷でもある．まず，受傷直後からギプスや装具による固定を行い，損傷靭帯を伸張ストレスから保護しなければならない．

可動域の改善・筋力強化

アスレチックリハビリテーションを行うにあたっては，損傷靭帯の保護，足関節可動域の確保，足関節周囲筋の筋力強化，固有受容感覚の改善によるバランス機能の向上が重要となる．スムーズな競技復帰に向けては，足関節の関節可動域の改善と筋力強化がポイントとなる．足関節周囲に腫脹が残存した状態では，運動時の痛みの原因とな

91

るだけでなく，筋腱の滑走を阻害し可動域制限や筋力低下の原因ともなる．テーピングパッドの使用やクライオキネティックスを行い，腫脹の改善を図りながら関節可動域や筋の滑走性を確保する．

可動域に関しては特に背屈方向の動きが重要となる．背屈可動域制限が生じると荷重時のアライメント異常につながり，二次的な障害を作る原因となる．ヒラメ筋や腓腹筋の柔軟性改善とともに背屈運動の主動作筋となる前脛骨筋や足趾伸筋，腓骨筋の協調した筋の活動を改善していく．

競技復帰へ向けたトレーニング

非荷重位で可動域・筋力が確保されたら，荷重位でのトレーニングに移る．スクワットやランジ動作，カーフレイズなどの基本的な運動から開始する．動きをただ単に繰り返すだけでなく，動き方や使っている筋肉は正しいのか確認する必要がある．基本動作が問題なく行えるようになれば，knee bent walkやランニング，ステップ，ダッシュと段階を踏んで動作レベルを上げていく．同時にバランスディスクなどを使用してバランストレーニングも実施していく．一つ一つの動作が安全に行えるようになれば，スタートダッシュやカッティング，ストップ動作などを織り交ぜたアジリティ（agility）トレーニングなど複雑な課題へと進めていく．

競技への復帰の条件としては，痛みなくすべての動作が行えることのほか，危険な動的アライメントが出現しないこと，本人や指導者に危険な動作を十分に理解してもらうことが挙げられる．

アスレチックリハビリテーションと再発予防

スポーツ傷害をできる限り防ぐ一次予防，早期に発見しそれ以上悪化させず回復させる二次予防，再発させないための三次予防という視点[2]を常にもっておくことが必要である．

アスレチックリハビリテーションにおいても，早期の機能改善・復帰を図ることは当然であるが，再発予防を心がけ，指導者や選手を指導していくことが求められる．

文献

1) 福林　徹．スポーツ外傷・障害における予防の役割．臨床スポーツ医学 2008；25（臨時増刊）：2-5.
2) 山口光國．投球障害のリハビリテーションとリコンディショニングの基本的な考え方．山口光國編．Skill-Upリハビリテーション＆リコンディショニング．文光堂；2010．p.154-164.

3 物理療法の種類とその効果

中川浩彰（中川整形外科クリニック）

POINT
- 機器の特性をうまく活かしましょう．
- 各機器の長所・短所を把握しておきましょう．

　物理療法とは，用いられる物理刺激により，温熱療法（thermotherapy），機械的療法（mechanotherapy），電磁波療法（electromagnetic therapy）に大別される．また，刺激の種類により，①変換熱（深達熱），②表面熱，③寒冷療法，④牽引療法，⑤圧迫療法，⑥水治療法，⑦超音波療法，⑧電磁波療法，⑨電気刺激療法，⑩光線療法に分けられている．

　ここでは実地医家が物理療法にどのような機器を用いて，どの部位にどのような使い方（もちろん各自それぞれの解釈，理論があると思われるが）を行っているのかを提示する．

温熱療法

表面熱
ホットパック：一般整形外科医院のリハビリ，物理療法室において最も使用頻度の高い温熱器具だと思われる．一般に使用されている割にはホットパック自体の製品の完成度は高くなく（しばしば早期にパック自体が破損する），皆さんも消耗品ととらえられていると思う．現在，当院では購入時にホットパックに再縫製を行って縫い目を強化して使用している（❶）．使用前にひと手間を加えることにより破損頻度が確実に減っていく．

適応：慢性的な疼痛のある場所には，使用可能だが，普段の10分ほどの使用でも身体反応の低下した高齢者には火傷の危険性があることを助手にも周知しておく必要がある．

深達熱
電磁波療法：比較的深部（皮膚から2.5 cm）まで達する．電子レンジの弱い波長であるため体内に金属がある場所には禁忌であり，電磁波により機器に影響を与えるおそれのあるものは使用できない．つまり心臓ペースメーカー装着者，人工関節置換術後には使用できず，X線撮影にCRを使用されている医院では読み取りの際にマイクロ波が画像に影響を受けることをご存知の方も多いと思う．

適応：金属が使用されていない身体，および出血部位，眼球，男性性器，妊婦の腹部，成長期の骨端以外の場所すべて．

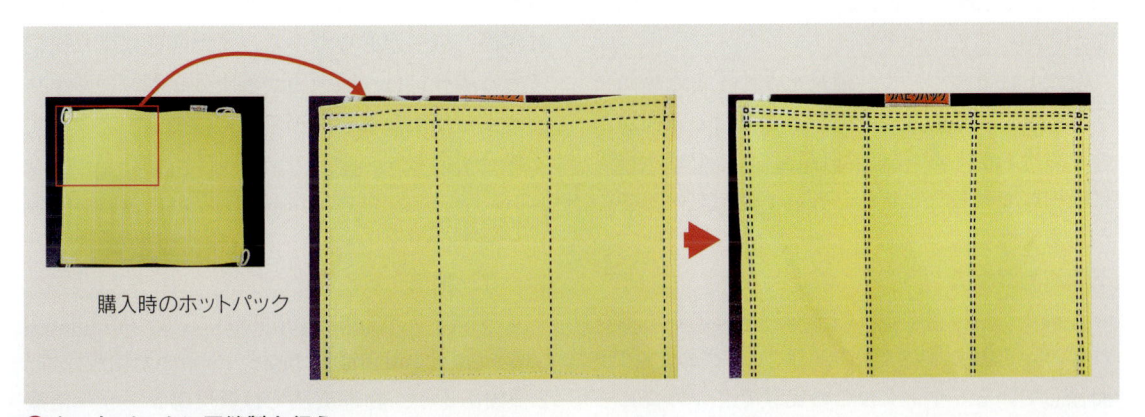

❶ホットパックに再縫製を行う
ホットパックは，購入時のままではパックが破損しやすいので，購入時に再縫製を行うことで，破損頻度が確実に減っていく．縫い目の上から再度，ミシンをかける．

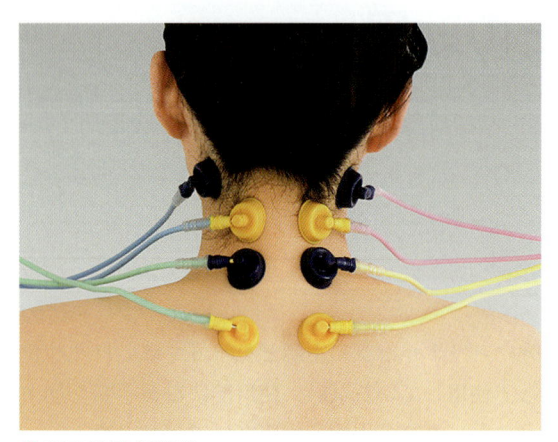

❷ 経皮的電気刺激
（ミナト医科学株式会社より提供）

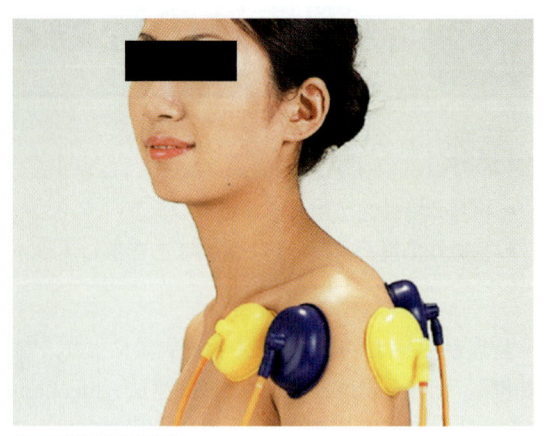

❸ 干渉波刺激療法
（ミナト医科学株式会社より提供）

電気刺激療法

経皮的電気刺激(transcutaneous electrical nerve stimulation：TENS)

　1976年，兵頭正義（大阪医科大学麻酔科教授）によって開発された針を刺さない針治療SSP（silver spike point）療法は電気刺激療法の一つで，その呼び名は会社ごとによって異なる．当院ではミナト医科学社製MAXKINEを使用している（❷）．

　特徴としては，開発当初にはいわゆるツボ刺激が原則だったが，痛点刺激にも効果があり刺激電極が小さいため，比較的狭い部位が適用となる．

　適応：頚部，上肢では，上腕二頭筋腱鞘，上腕骨外上顆・内上顆，短母指伸筋腱鞘部，下肢では膝鵞足部（鵞足炎），足関節部腓骨筋腱腱鞘（腱鞘炎），足根洞部，踵骨底部（踵骨棘），足底腱膜部などに用いることが多い．

　ただし注意点として，通電をよくするために必ず湿らせ，比較的強い吸引が必要なため吸引跡がつくおそれがある．露出部（頚部など）では治療後に吸引跡が残ることがあるという説明をする必要がある．

干渉波刺激療法

　昔懐かしい物理学の波の干渉を思い出して頂ければわかると思うが，光の干渉（ヤングの実験）が関係している．ヤングはこの実験で2つのコヒーレントな光波が干渉しあって干渉縞を形成することを示した．

　このことを元に1948年オーストリア人医師ハンス・ネメック博士が干渉低周波治療器を学会で発表し，臨床応用がなされた．

　干渉電流型治療器の目的は疼痛緩和である．干渉波治療器は筋を収縮させ，そのポンピング作用により血流を促進させて痛みの物質を取り除く作用が強いのが特徴である．また中周波領域の周波数を利用するため，皮膚抵抗が低く通電の際の痛みを感じにくくなる．

　基本的には4極で治療することが多いが，2極でも可能である．ただ2極に比べ4極，6極と導子を増やすことで深部にまで干渉波が達する．

　適応：TENSとは異なり，疼痛が発生した比較的大きな部位が対象となり肩関節全体や背部，腰部，膝関節に用いることが多くなっている．

　当院ではミナト医科学株式会社製Super Kine（❸）を使用している．吸引カップを取り付ける際に湿潤，吸引が必要である．また部位により座位で行う場合には，吸引力が不十分な際にマジックベルトを使用して吸引部の固定に補強を必要とする場合がある．

光線療法

レーザー療法

　レーザー光（light amplification by stimulated emission of radiation：laser）を用いた治療には，2種類あるが，物理療法では低反応レーザー治療（low reactive level laser treatment：LLLT）を用いる低出力半導体レーザーを使う．

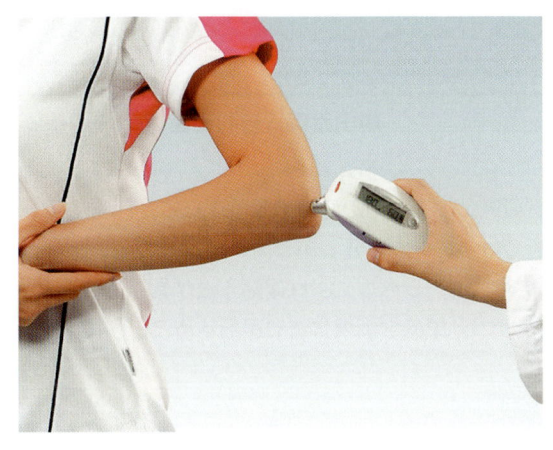

❹ 低出力半導体レーザー
（ミナト医科学株式会社より提供）

　低出力半導体レーザー（❹）を照射することにより，創傷治癒促進，血流改善，鎮痛などの効果がある．
　レーザーのプローブを皮膚に直接当てても刺激はなく，その部位に跡を残さないため顔表面に使用可能で，三叉神経痛や顎関節炎などに使用できる唯一の物理療法機器である．また現在「ミナト医科学株式会社」からコードレスの機器が発売され，自由に持ち運べて院内でも院外でも使用可能となっている．
　適応：適応は患者の手の届くすべての範囲（自分で持ち，自分で疼痛部位に当てるため）と思われるが，滑液包，靱帯付着部，末梢神経（モートン病など），腱鞘（屈筋腱，伸筋腱），顎関節などに使用をお勧めする．

文献

1) 岩谷　力. 物理療法. 越智隆弘編. 最新整形外科学大系 3. 運動器の治療学. 中山書店；2009. p.164-188.
2) 橋本　務監. 半導体レーザー治療の実際 第2版. ミナト医科学 1997.
3) 柳沢　健編. 理学療法学ゴールド・マスター・テキスト 3 物理療法学. メジカルレビュー；2009.

4章 保存療法の実際と成功の秘訣／保存療法の進め方と治療のポイント

4 作業療法

中山幸保，吉村光生（吉村整形外科医院）

POINT

- 訓練時などの「できるADL」と実生活の「しているADL」の差とその原因を明確にして，日常生活のなかでの「しているADL」を「できるADL」に近づけることが重要である．
- 神経・筋疾患は麻痺ないし筋力低下を主症状とするため，筋力レベルにより運動方法が異なることを理解して，廃用，過用，筋疲労に注意して最も安全かつ効果的な訓練方法を選択することが重要である．

ADL訓練

代表的なADL評価法

基本的生活動作の評価（Barthel index：BI）[1]：日常生活に最低限必要な基本的動作を評価する．結果は「できるADL」となる．

機能的自立度の評価（functional independence measure：FIM）[1]：運動項目と認知項目を評価する．結果は「しているADL」となる．

遂行状況の記述：各活動を動作工程に分けて遂行状況を記述して，行程上の問題点を明確にする．

ADL訓練

ADLのなかで食事，排泄，移動が自立すれば，日中の介護者への負担は軽減するのでこの3つは優先的にアプローチする．

ADL訓練は筋力，関節可動性，手指巧緻性などの身体活動能力の回復を目的としたアプローチを最初に実施する（❶）．身体活動能力がADL自立まで回復しない場合は，代償動作・自助具・補装具・福祉機器などの利用や，住宅改修など環境整備をすることで自立をめざす．患者の要望も考慮することを忘れてはならない．

期間的な目標としては，直接指導による訓練を毎日実施する場合は2週間，2日に1回実施する場合は3週間として，変化がない場合には方針を変える．ADL訓練は直接指導だけでなく自主訓練の指導も必要である．

自助具

自助具は作業療法士が直接作製するものと，自費購入になるが3,000円以下くらいで既製品がある．医療機器および福祉機器販売会社よりカタログを事前に準備しておく．

箸の操作では，先を合わせやすくバネで開くタイプを用いる．自助具を使用しても箸の使用が困

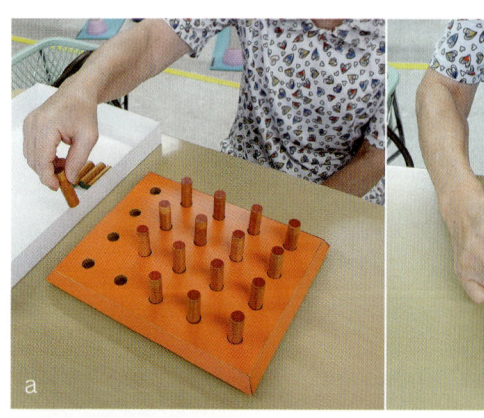

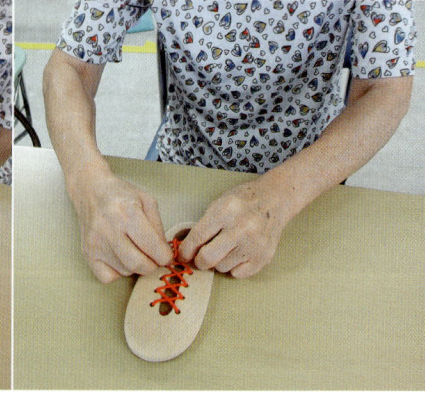

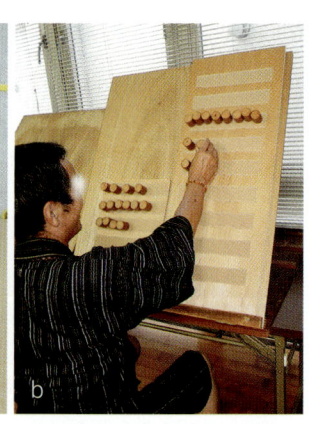

❶**身体活動能力の回復**
a：母指対立再建術後のつまみ動作訓練
b：腱板修復術後の上肢挙上訓練
手のつまみ動作訓練の道具としてペグおよびひもを用いている．肩の挙上とつまみ動作を合わせた運動としてマジックベルト付き木製ブロックをできるだけ高い位置に貼り付ける．

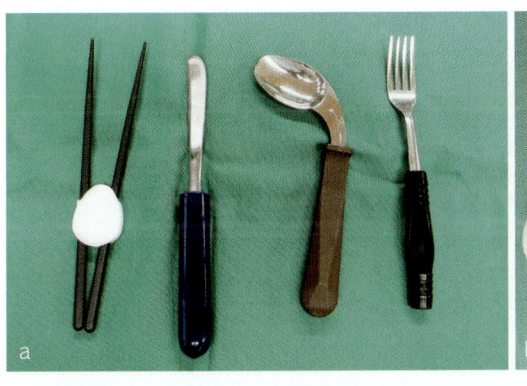

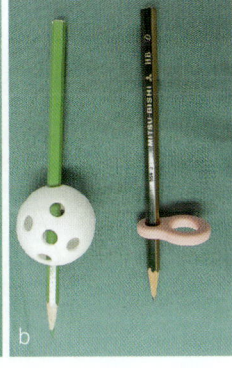

❷自助具
a：食事用，b：書字用
いずれも既製品の自助具である．箸固定用自助具はバネにより患者はピンセットの要領でつまめる．書字動作は穴空きボールにペンを通すことで細いペンの把持が可能になる．また8字型のシリコンゴム製の自助具で大きい穴には母指を通してペンを固定する．

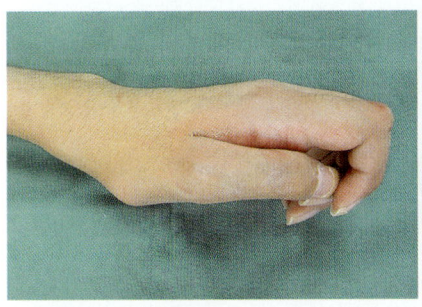

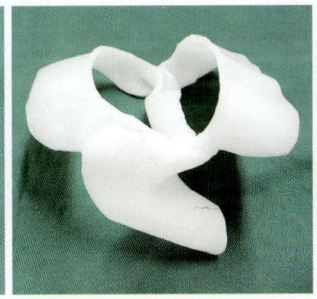

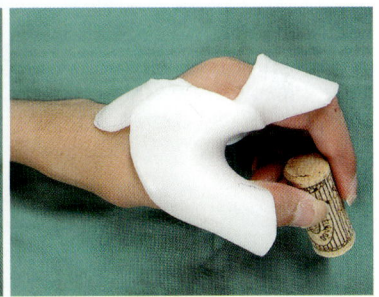

❸外傷性末梢神経損傷による鷲爪手変形と猿手変形の合併に対する，つまみ動作用補装具
母指の対立位と示指〜小指のMP関節過伸展を防止してつまみ動作を可能にしている．材料は厚さ2.4 mmの熱可塑性プラスチック(商品名アクアプラスト)を使用している．

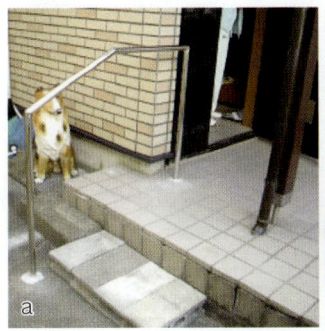

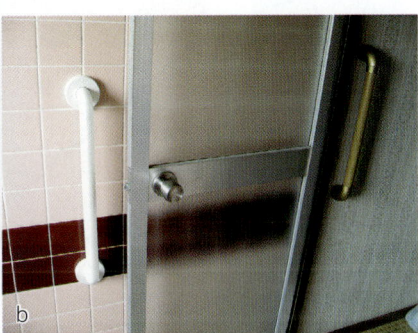

❹住宅改修による環境調整
a：玄関ポーチ段差用，b：脱衣場と浴室の移動用
玄関の手すり設置例では手すりの設置とコンクリートブロックの配置で段差を少なくしている．脱衣場と浴室間にはドアの開閉の都合から，ドアの幅の分は手すりの間隔が空いてしまうので，両方に同じ高さで手すりを設置することで安全に移動できる．

難な場合には太柄のスプーンやフォークなどを用いる(❷)．食器の固定が困難な場合には，こぼれにくい形状の食器や滑り止めランチョンマットを用いる．

補装具

作業療法士が熱可塑性プラスチック材を用いて作製する補装具(❸)は即時に製作できて，変化に合わせてその場で修正や再作製も行う．

熱可塑性プラスチックは紫外線劣化により6か月くらいで破損しやすく，長期間使用したい場合には義肢装具士に依頼することもある．しかし，厚労省により補装具ごとに耐用年数が定められており，耐用年数未満で再作製すると全額自費負担となってしまうので注意が必要である．

住宅改修や福祉機器による環境調整

住宅改修や福祉機器の選定に関しては，作業療法士が自宅を訪問調査して，その結果より施工者に工事依頼する(❹)．

住宅改修の助成額は，介護保険制度では一律20万円（うち1割自己負担）となる．障害者総合支援法(旧障害者自立支援法)では自治体，障害者手帳等級，世帯所得などで異なるが60〜80万円が多い．高齢者や特定疾患では介護保険制度が優

❺ 徒手筋力検査

MMT	判定基準
0	筋の収縮がまったく認められない.
1	筋収縮は触診や視診で認められる. 関節運動はまったく認められない.
2	重力がかからなければ,正常な関節可動域全体に関節を動かすことができる.
3	抵抗を加えなければ,正常な関節可動域全体に関節を動かすことができる.
4	かなりの抵抗を加えても,重力にうちかって正常な関節可動域全体に関節を動かすことができる.
5	強い抵抗を加えても,重力にうちかって正常な関節可動域全体に関節を動かすことができる.

❻ 筋力の回復レベルに応じた訓練の方法

MMT	訓練方法
0	筋の過伸張防止および不良肢位拘縮予防のためにスプリントで固定する. 多関節筋麻痺では中枢側関節をスプリントで固定して使いやすくする. 二次的関節拘縮を予防するためにゆっくりと他動運動を行う.
1	表面筋電図によるバイオフィードバックで筋収縮を促す. 体表面からの筋収縮の触知の方法を指導して筋収縮を促す. 麻痺筋を指先で軽く叩く,さすることなどによる感覚刺激の入力を行う.
2	最終可動域の肢位を保持させる. 自動運動または自動介助運動にて最終可動域までの運動を行う. 半臥位などで重力の影響を軽減した肢位で運動を行う.
3	重力に抗した方向に最終可動域まで自動運動を行う. 重力に抗した任意の角度(60°,90°など)で10秒間保持する.
4	重力に抗した方向に最終可動域まで10回程度の反復運動を行う. 10回の反復運動が可能になればおもりで抵抗を負荷する. 日常生活での筋力低下部位の使用を促す.
5	仕事や日常生活の使用で筋力不足の場合は抵抗訓練を継続する.

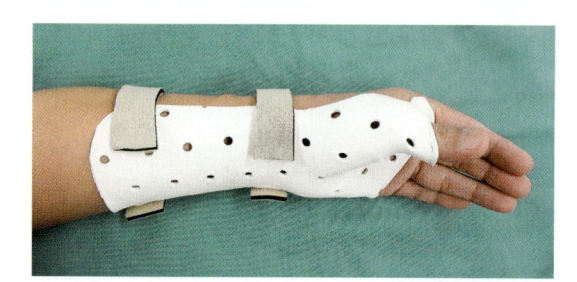

❼ 手関節手指伸展位固定スプリント

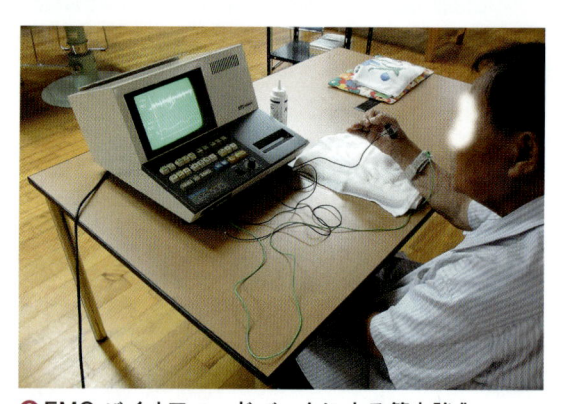

❽ EMG バイオフィードバックによる筋力強化

先される.申請窓口はともに各市町村の福祉課となるが,介護保険制度では事前に介護支援専門員に相談する必要がある.

神経・筋疾患の訓練

神経・筋疾患の訓練は,筋力レベルに応じて変える必要がある.筋力レベルは,徒手筋力検査(manual muscle testing:MMT)[2]によって決定し(❺),MMTに基づいて訓練方法を選択する(❻).

回復性麻痺の急性期

MMT 0では二次的合併症の予防が中心となり,麻痺筋が持続的に過度に伸張されると筋線維を損傷し,不良肢位拘縮となるのでスプリントで固定する(❼).また,スプリントで固定することによって患部の安定が得られて使いやすくなる.良肢位固定を原則としながら使いやすい肢位とする.固定スプリントはMMT2レベルまで使用することが多い.

訓練は他動運動で正常可動域の範囲内でゆっくりと行う.関節拘縮がなければ運動は各関節2〜3回の確認程度の短時間にとどめる.

回復性麻痺の回復期

MMT 1になれば筋収縮が出現するが,患者は自覚しないことが多い.表面筋電図によるバイオフィードバック訓練(❽)は有効であるが,最大努力での運動のため筋が疲労しやすく,1日10分間程度として休憩を頻回に入れて,翌日に筋痛や

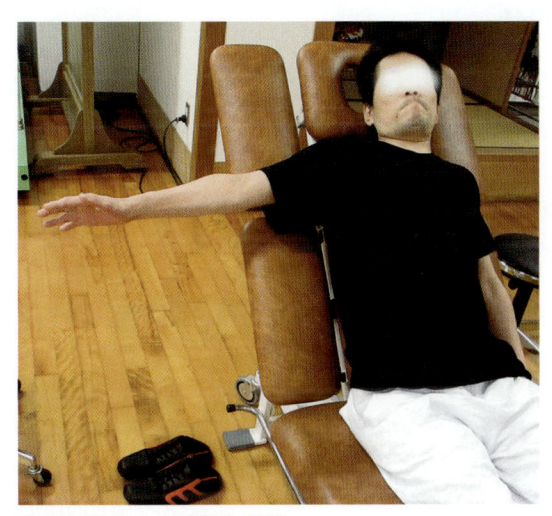

❾ 半臥位での上肢挙上訓練

疲労感がない程度とする．筋収縮の触知による自己確認を指導する方法もあり，筋部を叩く・さするなど感覚刺激の入力と交互に実施すると効果的である．

MMT 2と3では重力の影響に対して運動肢位を工夫することが重要である．運動回数は少なくても構わないので，最終可動域までしっかり運動させることが重要である．

MMT 2から3への移行期は，訓練用ベッドの背もたれ角度を臥位から半臥位（❾），座位へと徐々に起こすことなど，重力の影響を抵抗負荷量として利用する．この時期ではおもりなどの負荷は行わない．

MMT 4から5では抵抗訓練が可能で，まず反復運動を行うことで運動持久力を強化して，反復運動が可能になれば徐々におもりなどを負荷する．また作業療法で応用動作訓練も積極的に用い，日常生活での使用も促す．

進行性麻痺

筋萎縮性側索硬化症（ALS）などの進行性疾患の場合は「頑張らせない」ことが大切である．歩行障害のある患者に頑張って歩行訓練をさせれば転倒による骨折，嚥下麻痺のある患者に経口摂取を続けると誤嚥性肺炎（神経難病の大きな死因）などのリスクが高くなる[3]．

症状が進行すると筋力低下を改善することは困難であるため，将来の機能低下を見越し，自助具や補装具については早めの準備が必要である．運動機能改善が目的になることは少なく，廃用性機能低下や関節拘縮などの二次的合併症の予防が中心となる．

過用性筋力低下：overwork weakness

廃用性と過用性の両面からの筋力低下の注意が必要である．

過用性筋力低下とは，強すぎる運動で筋組織が破壊され筋力低下が生じるもので，回復性・進行性を問わず発生する．筋痛が発生しなく，翌日に疲労感がない運動方法を選択する．

文献

1) 飛松好子．障害と活動の測定・評価ハンドブック—昨日からQOLまで，岩谷力，飛松好子編．南江堂；2005．p116-120．
2) 大井直往．障害と活動の測定・評価ハンドブック—昨日からQOLまで，岩谷力，飛松好子編．南江堂；2005．p74-75．
3) 大隅悦子ほか．進行性疾患のリハビリテーションとは何か．難病と在宅ケア 2010；16（4）：7-10．

4章 保存療法の実際と成功の秘訣／保存療法の進め方と治療のポイント

5 牽引療法 ─ 頸椎・腰椎

藤野圭司（藤野整形外科医院）

POINT
- 頸椎・腰椎における牽引療法で最も重要な要素は牽引力と牽引方向である．

　牽引療法は種々の物理療法とならび，病院，診療所を問わず，ほとんどの整形外科リハ室で行われており，教科書にも必ず記載されている．

　それにもかかわらず，いまだに科学的根拠がはっきりしていない．われわれ整形外科医の怠慢ともいえるが，効果があることは周知の事実である．また他の物理療法と組み合わせたり，運動療法の前処置としても広く行われており，使用方法，適応を誤らなければ，安全性の高い，良い治療法である．

牽引方法

　力源には自重，重錘，電気などがあり，また牽引方法にも直達牽引，介達牽引があるが，本書の目的が「外来診療の実際」であることから本項では電動牽引器による間欠的介達牽引について述べる．外来において自重を利用した持続牽引が行われることもあるが，牽引時間が電動式に比べて長く，一般的ではないので省略する．

頸椎牽引

①牽引力
　定説はないが一般に体重の1/10～最大1/4くらいの範囲内で行われている．当院ではまず体重の1/5で開始し，症状の改善，牽引時の痛みの有無などをみて，増減している[1]．

②牽引方向
　最も重要なのは牽引の方向である．座位で行うことが多いが，牽引方向は顎を引いて軽度屈曲位（10～20°）で行う．しかし一律に10～20°の屈曲位で行うのは危険である．高齢者で円背があり頸椎が前方に位置し前弯の強いケース，straight neckのケースなど，椅子の位置やアームの長さを調整する必要がある．時間は15分程度を目安にしている（❶）．

③適応
　炎症性疾患，骨粗鬆症が強い場合，腫瘍，頸動脈や椎骨動脈硬化症の強い場合，脊柱変形が強く至適牽引角度を維持できない場合，神経症状の強い場合，その他主治医が不適と認めたケース以外は適応としている．

腰椎牽引

　腰椎牽引の効果発現機序については諸説あるがいずれも科学的エビデンスが得られていないものが多い（❷）．そのなかで牽引により腰椎間隙の広がりを証明した科学的論文がある（❸）[2]．

❷腰椎牽引療法
　腰椎牽引療法は腰の牽引（引っ張る作用）と休止（緩める作用）を繰り返すことにより，腰部の筋肉や筋膜由来による痛みや腰椎症性変化によって起こる痛み，しびれを緩和する治療法である．
一般的効果は
- 椎間関節周囲の軟部組織の伸張（伸ばす）
- 椎間板・椎間関節の軽度の変位の矯正（位置を正す）
- 椎間孔の拡大化（広げる）
- 椎間板内圧の陰圧化と椎体前後縦靱帯の伸張による膨隆髄核の復位化（負担を減らし，位置を正す）
- ストレッチ効果による攣縮筋の弛緩（緊張をほぐす）
- マッサージ効果による循環改善および亢進（血のめぐりをよくする）
- 心理的効果

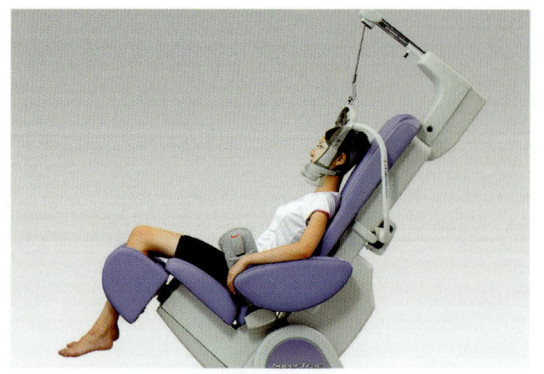

❶電動牽引器による頸椎牽引

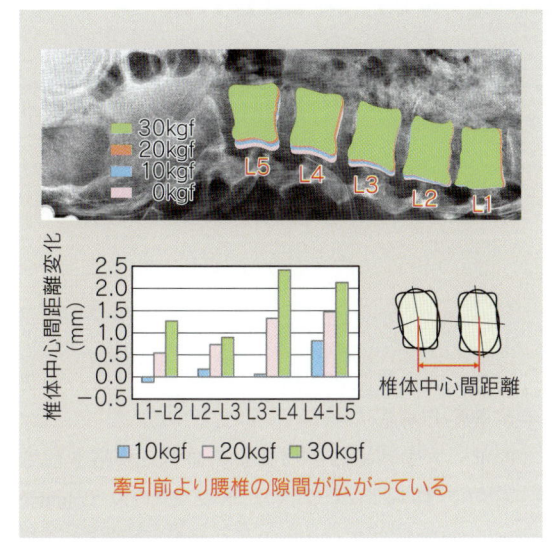

❸ 牽引効果の確認
椅子型牽引器(ST-2L)使用でのX線写真
…41歳 男性 体重78 kg
(大橋俊郎ほか. 運動・物理療法2007[2])より)

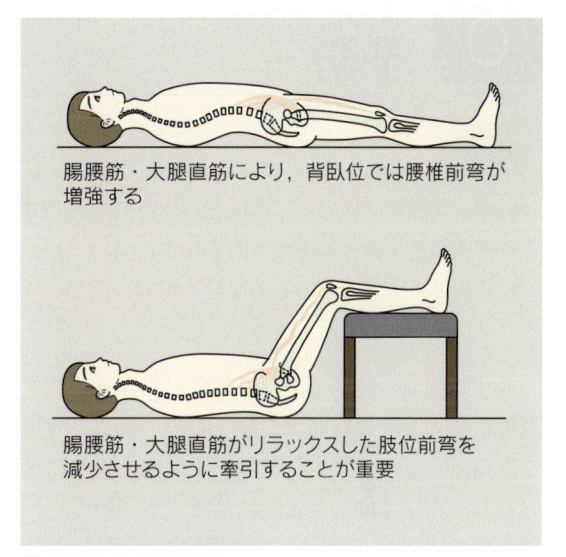

❹ 効果的な牽引姿勢
(嶋田智明ほか. 物理療法マニュアル. 医歯薬出版 1996[4])より)

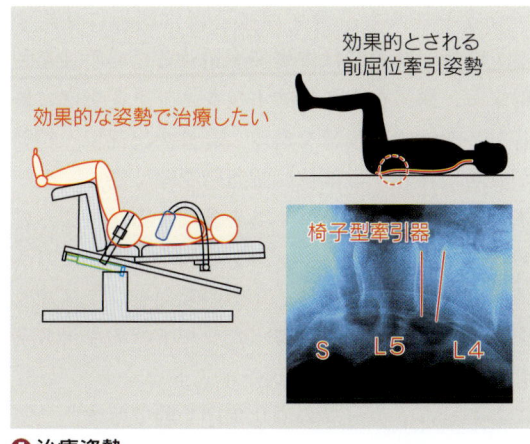

❺ 治療姿勢

① 牽引力

当院で行った調査では体重の45〜50％の牽引力でもっとも効果が大きい[3]．

② 牽引姿勢と牽引方向

腸腰筋・大腿直筋がリラックスし，腰椎前弯を減少させるように牽引することが重要(❹)．現在電動牽引器にはフラットタイプと股関節・膝関節が90-90タイプ（股関節・膝関節が両方とも90°になるタイプ）があるが，安定した牽引姿勢と牽引方向を維持するには90-90タイプがよい(❺)．

③ 効果

腰部，臀部の痛みに対する効果が大きい．反面しびれに対する牽引効果はあまり期待できない．

④ 適応

骨粗鬆症が強い，腰痛の急性期，強い神経症状のあるもの，腫瘍，炎症性疾患，腫瘍その他主治医が不適と判断した場合を除き，すべての腰痛患者を適応としている．

まとめ

牽引療法の効果発現機序については諸説あるがいずれも科学的根拠に乏しい．牽引機器も進歩し，患者満足度も高い治療法であり，早期のエビデンス構築が望まれる．

文献

1) 伊藤不二夫，木山喬博. 頸椎間歇牽引における角度因子. 総合リハ 1985；13：213-218.
2) 大橋俊郎ほか. 腰椎牽引時に作用する荷重分布および腰椎挙動に関する数値解析. 運動・物理療法 2007；18：89.
3) 藤野圭司. 腰椎牽引の効果に対する考察. 運動・物理療法 2007；22：91.
4) 嶋田智明ほか. 物理療法マニュアル. 医歯薬出版 1996.

4章 保存療法の実際と成功の秘訣／保存療法の進め方と治療のポイント

6 ギプス固定・装具固定に伴う合併症の予防

山中　芳（山中整形外科）

POINT

- ギプス固定は次の日に診察ができる日に施行する.
- 循環障害，神経麻痺に十分気をつける.
- 装具は，患者さんのものになるまで，調節は十分行う.

ギプス固定・装具療法は保存療法では重要な位置を占める．その目的は安静，固定，矯正，免荷である．一般に外固定材料は副木，固定包帯に区分され，ギプスは固定包帯に位置する(❶)．

本項ではギプス固定・装具固定の概論にふれ，主にギプス固定の合併症の予防や筆者の工夫を述べたい．

ギプスについて

英語の cast は外固定材の意味であるが，和訳として"キャスト"，"ギプス"が与えられている[1]．"ギプス"が外固定材全体の意味を示すことがあるので用語の混乱が生じている．

本来，ギプスとはドイツ語の Gips，英語では plaster に相応し，石膏を意味する．

ギプスは化学的には硫酸カルシウム半水和物（焼石膏；plaster of Paris；$CaSO_4 \cdot 1/2 H_2O$）と称するが，それを脱脂木綿包帯に付着させたものを，ギプス巻軸（plaster bandage），ギプス包帯(plaster cast；plaster bandage)[2]という．これに水を加えると迅速に硬化し二水化物（$CaSO_4 \cdot 2H_2O$）となる(❷)．

現在，ギプス包帯（石膏ギプス）は，装具採型，小児内反足矯正などに使用されるが，適応が減ってきた．ギプス包帯は固定範囲を，綿包帯で被覆し，約36℃のお湯に浸し，余分な水分を絞った後，rollen und streichen と丁寧にこすりながら巻き付ける．固定肢位を保持する手持ち，足持ちの助手が重要である．

近年，さまざまなギプスが開発され使用されている．これらをプラスチックギプス（plastic cast），合成ギプス（synthetic cast）と呼ぶ[2]．基材がガラス繊維，ポリエステル繊維など各種あり，それらは熱，水，光などで変形し，可塑性，強度，利便性もさまざまである．一般に石膏ギプスに比べて，軽量，強固，水に強い等の特徴がある．

合成ギプスも石膏ギプスとほぼ同様に使用する．術者，介助者は皮膚炎を避けるため手袋を使用する．適当な太さのストッキネットを患部に装着し，次いで綿包帯を巻く．骨性突出部位，神経が表層に存在する部位は綿包帯を厚く巻く．シーネ固定でもストッキネットを多用する．ちなみに筆者は水硬化性ポリウレタン樹脂を塗布したガラス繊維の編み物を積層し，その表面をプラスチックメッシュフィルムで覆ったシート状のキャストテープを汎用している（キャストライト®・α）．このキャストテープの硬化機序を❷で示す．

❷ 石膏とキャスティングテープの硬化反応

一般にギプスとして用いられている"石膏"は，それを加熱する（燃やす）ことによって得られた"焼石膏"である．

焼石膏の結晶は，水の分子の一部を失っており，構造が不安定なので，水に触れると，水の分子が取り込まれて，石膏へ変化する．

$2(CaSO_4 \cdot 1/2H_2O) + H_2O \rightarrow 2(CaSO_4 \cdot 2H_2O)$

末端にイソシアネート基を有するウレタンプレポリマーに水が反応し，活性であるカルバミン酸が生じ，分解してアミンを生成する．このアミンが，さらにイソシアネート基と反応してウレア結合を生成して三次元構造を形成して硬化したポリウレタンとなる．

$-R-N=C=O + H_2O \rightarrow [-R-NHCOOH-]$
$\rightarrow -R-NH_2 + CO_2 \uparrow$
$-R-NH_2 +-R'-N=C=O \rightarrow -R-NH-CO-NH-R'-$

❶ 外固定材の分類

1．副木	A．形状賦形型（アルミ，金属副子）
	B．軟化成形型（熱可塑性シート）
2．固定包帯	A．ギプス
	B．プラスチック　1）熱可塑性
	2）水硬化性

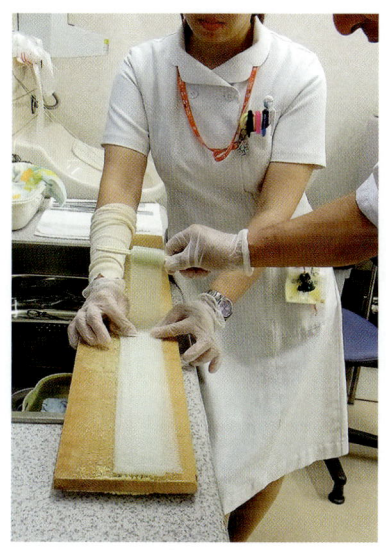

❸ 合成ギプスを使用したギプスシーネの作製
棒を利用して、ギプスを広げる。K棒という。

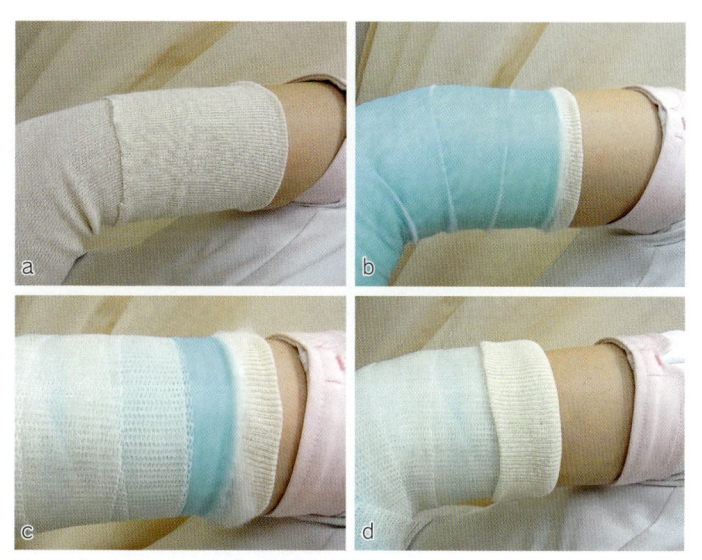

❹ ギプスシーネ、ギプスの端の始末
可及的に厚い保護材で端を被覆する。a：ストッキネットを長く折り返す、b：綿包帯を1.5cm短く巻く、c：ギプスを1.5cm短く巻く、d：折り返して整える。

ギプス固定の実際・合併症

　ギプス固定、合成ギプス固定とも、合併症は循環障害、神経麻痺、褥瘡、拘縮、廃用性萎縮である。急性期の外傷、骨折の整復固定に使用する場合はさらなる腫脹が生じうるので、ある程度余裕をもった巻き方が必要である。シーネタイプを使用する。特にギプス固定は、翌日の診察で確認できる日に施行する。上肢のギプス固定の後は患側を心臓より高挙するように指導する。三角巾は患部の安静を得られ、その外傷を人に知らしめられるが、浮腫も生じやすい。安全な場所では三角巾を外し、患肢を高挙し、固定部以外の関節は積極的に運動するように指導する。

　矯正が目的の場合は3点支持の原理で矯正するので、矯正の程度で褥瘡、麻痺などの合併症を生じうる。なお、廃用性筋萎縮は、ギプス固定中の等尺性運動で予防に努める。

合成ギプス固定の工夫

　プラスチックギプスシーネをロールタイプのプラスチックギプスで作製している。これを使うと適切な長さ、幅のものが容易に作製できる。その際、ロールタイプギプスの芯に割り箸を入れて、使用している（❸）。

　ギプスを巻く際の下敷のストッキネットは長めとし、中枢、末梢端とも折り返し、二重に使う。さらに綿包帯も中枢末梢端は厚くする。ギプスは綿包帯の端より約1.5cmは短くし、ギプスを巻いた後、余剰の綿包帯、ストッキネットを翻転し絆創膏で固定する。柔軟で十分な厚さの下敷きで被覆することでギプス断端の刺激を予防する（❹）。

　上肢のギプスシーネ固定では、MP関節の固定が不要な場合はMP関節をしっかりと外す。ギプスシーネ固定の最中、包帯で軽く固定し、シーネが硬化するまで術者の手で目的の肢位になるまで保持し固定する。ほぼ硬化してから、さらに包帯を追加し、完成させる。肘周辺の新鮮外傷でギプスシーネなどを施行した場合は、患者、家族にフォルクマン拘縮について説明し、注意を促すことを忘れない。

　手の中手骨、基節骨骨折に対し、整復位MP 90°屈曲位のintrinsic plus肢位でのギプス固定は有用である[3]（❺）。早期の指可動訓練と高挙で良好な成績が期待できる。

　下肢のギプスシーネ固定は腓骨神経麻痺に気をつける。腓骨小頭部の綿包帯を厚くし、足持ちに同部の除圧を指示し、固定する。患者、家族に腓骨神経麻痺の概略を必ず説明し、注意を促す。

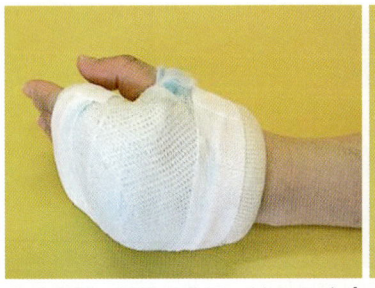

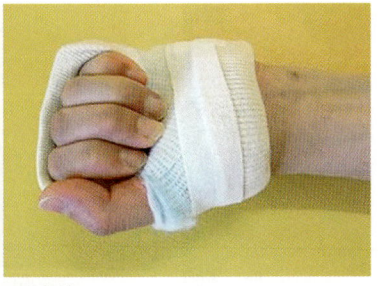

❺**中手骨，基節骨骨折に対するギプス固定法**
手の中手骨，基節骨骨折に対し，整復位 MP 90°屈曲位の intrinsic plus 肢位でのギプス固定を示す．MP は 70〜90°の屈曲位をとらせる．full grip ができるように PIP, DIP は free とする．

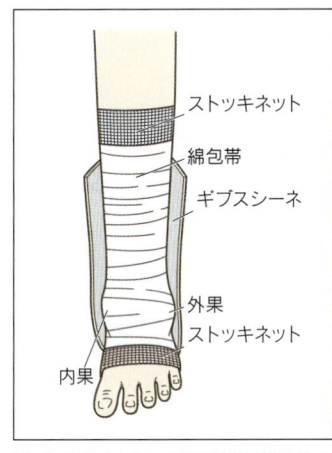

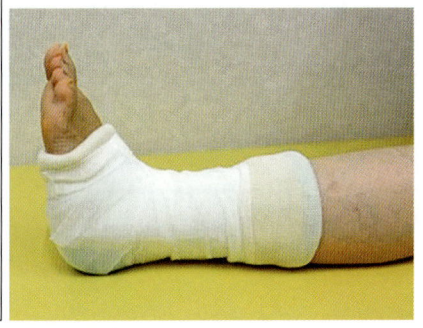

❻**中等度以上の足関節靱帯損傷に対するギプスシーネ固定法**
適切な太さのストッキネットで内・外果より中枢 20 cm から中足骨遠位まで被覆する．被覆したストッキネットよりも中枢・遠位とも約 1 cm 短く綿包帯を巻く．幅 7〜8 cm のシーネで，足関節中間位(ごく軽度背屈位)で踵，内・外果をくるむように，足関節を固定する．シーネの長さは綿包帯より 1.5 cm は短くし，余剰部は翻転して，固定する．

　大腿からくるぶしにかけてのギプス固定（シリンダーキャスト）は，大腿骨内・外側顆部を十分に綿包帯で被覆し，内外側から十分に顆部に適合するようにギプスと同部を密着させる．足関節内外果にも綿包帯を厚くするが，若干ギプスを短めにしておく．

　中等度以上の足関節靱帯損傷の固定に薄めのギプスシーネを U 字形に当てて使用している．シーネは足関節中間位(ごく軽度背屈位)で内・外果を被覆し，同部から約 16 cm ほど中枢側まで固定する(❻)．加重は耐えられる範囲で許し，固定期間は 2〜3 週間とする．その後は着脱可能シーネとしてさらに固定する．足・趾が比較的よく動くので，生活の便は良好である．

　装具療法は適応範囲が広いので装具も多岐に及ぶ．患者，装具士，医師とで十分に相談し，適応，購入に納得してから作製すべきである．装具の調節は 1 回の調節で終了しないことが重要である．しばらく使うと不具合がわかるので，再度調節する．不都合に対しあきらめないで，患者さんのものになるように十二分に何回も調節することが大切である．

文献
1) 高取吉雄編．整形外科用語集．第 7 版．南江堂；2011. p. x.
2) 天児民和．神中整形外科 第 20 版（天児民和編），南山堂；1974. pp. 34-36.
3) 石黒　隆．指節骨と中手骨骨折に対するギプス療法．臨整外 2004；39：635-640.

4章 保存療法の実際と成功の秘訣／保存療法の進め方と治療のポイント

7 装具療法の適応と工夫

戸田佳孝（戸田リウマチ科クリニック）

POINT
- "order made" よりも "ready made" を組み合わせて使えば，安価で効果的！

本項では，変形性膝関節症（膝OA）に対する足底板療法を例に，外来治療における装具療法の工夫に関する筆者の考え方を示す．

採型しても1年経てば効果減弱

義肢装具士が作製する装具には患者への手渡しまでに時間がかかるという欠点がある．また，すべての部分が手作りではないにもかかわらず，その価格設定が高価であるように筆者は考える．変形性膝関節症（膝OA）に対する足底板の場合，日本義肢協会が策定した「補助具の種目，受託報酬の額等に関する基準」によると，採型足底板の価格は片側で基本価格が10,800円で熱可塑性樹脂費が6,900円の計17,700円であり（保険3割負担の患者の場合，患者負担は5,310円，保険負担が12,490円），両側では35,400円となる[1]．

社会一般では，電化製品に代表されるように商品の価格は製造工程の合理化などによって時代とともに下がるはずである．しかし，医療現場で作製される義肢装具は，第二次世界大戦での戦傷者のために設定された戦傷病者特別援護法によって膝OAのような変性疾患に対する装具でさえ値段が保護されている．

膝OAに対する採型した足底板の効果は時間とともに弱まっていき，1年経てば平坦な中敷と効果は変わりがないとの結果がメルボルン大学から報告されている．採型足底板を作った患者の1か月後の調査では，楔の高さがすり減っている様子もなく治療効果の減弱は起きなかったが，同じ患者集団の1年後の追跡調査では，WOMAC疼痛スコアは外側楔状足底板を採型した患者群と平坦な中敷だけを入れていた患者群で有意差がなかった．その理由は，いろいろな形の履物に挿入するうちに採型足底板の形にゆがみが起こるからだと考える．

この報告から筆者は，採型された足底板を1年間連続して使用するよりも既製品の足底板を1か月ごとにディスポとして使用したほうが，効果的であり，かつ安価ではないかと考えた．

そこで，義肢装具士が採型して造った足底板を1年間連続使用していた患者群と，100円均一ショップで購入した既製品の足底板を毎月足型に合わせて切って使用していた患者群の治療の効果を比較した[2]．

方法は，義肢装具士がトリッシャムを使い採型し，作製した足底板を1年間使用した18例を採型足底板群とした．100円均一ショップで購入した踵から土踏まずまで傾斜のあるゴム製の既製品を足型に合わせて切り，1か月ごとに新品と交換し20例を既成足底板群とした（❶）．

その結果，治療前に対する1年後のVASは，既成群では有意な改善を保っていた（$p < 0.0001$）が，採型足底板群では有意な改善はなかった（$p = 0.16$）．

既製品をディスポとして使おう

膝OAに対する従来の靴中敷型外側楔状足底板の作用機序は，踵骨を距骨に対して外反させ，Mikulicz線を内側から外側に移動させることであるが，足関節に固定性がないため，大腿脛骨角（FTA）は変化しない．そこで筆者は足関節捻挫用ベルト状サポーターに楔状ウレタンを接着した足関節固定付き足底板を考案した[3]．筆者が国際雑誌に初めて掲載した論文では，足関節固定付き足底板を装着後は，装着前に比べてFTAが平均で3.4 ± 2.6°減少し，Lequesne重症度指数[4]は，装着前に比べて4週間装着後は3.9 ± 3.7点改善した．

しかし，足関節固定付き足底板にはバンドが中足部のみを通るため，楔状ウレタンは前足部や後足部には設置できないという欠点があった．そこで，踵から足先までの全長性の高低差8mmの外側楔状足底板にベルト状サポーターを貫通し，靴を履いた状態で使用する足底板（足関節固定付き

105

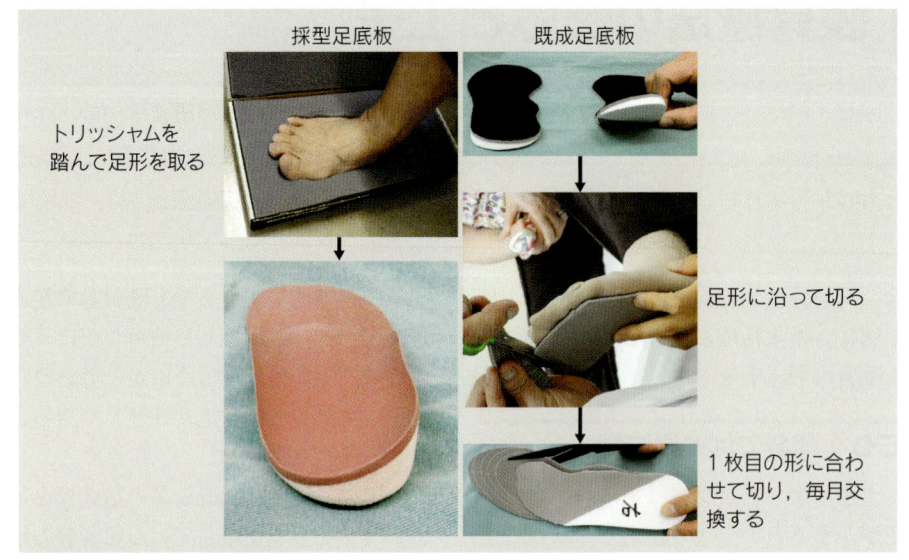

❶ 採型足底板と既成足底板

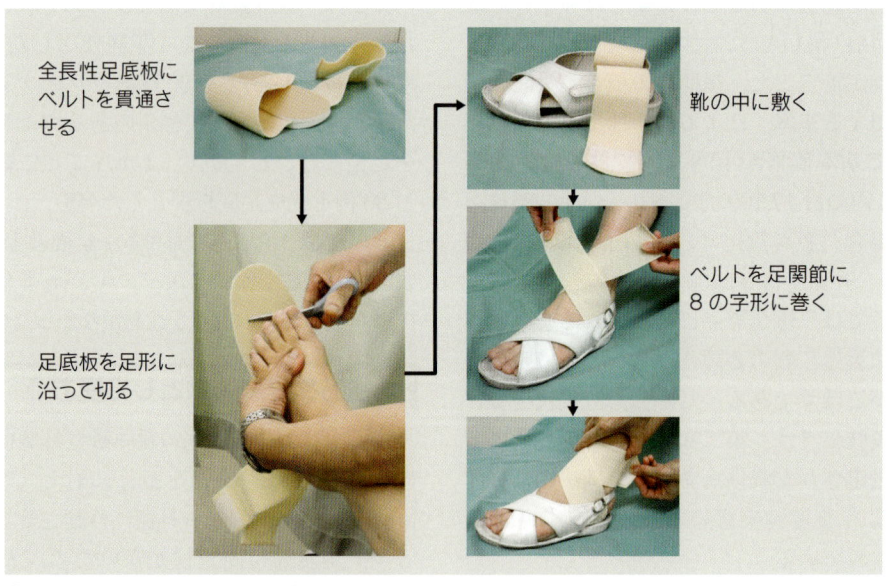

❷ 足関節固定付き全長性足底板

全長性足底板）を考案し，その効果を検証した（❷）．対象は45例の膝OA患者である．23例には平坦な中敷を装着させ，対照群とした．22例には足関節固定付き全長性足底板をさせ，試験群とした．併用療法としては1週間ごとのヒアルロン酸関節内注射を行った．試験群の4週間治療前後でのLequesne重症度指数の改善点数は，5.2 ± 4.2点であり，対照群の1.7 ± 3.9点に比べて，有意に優れていた（$p = 0.009$）．

文献

1) 浅井 淳：補装具費の支給基準．平成22年度改訂版．社団法人日本義肢協会；2010．p.86-88.
2) 戸田佳孝．変形性膝関節症に対する採型した外側楔状足底板は1年経過すると効果が減弱する．臨整外 2013；48：913-918.
3) Toda Y, et al. Effect of a novel insole on the subtalar joint of patients with medial compartment osteoarthritis of the knee. J Rheumatol 2001；28：2705-2710.
4) Lequesne MG, et al. Indexes of severity for osteoarthritis of the hip and knee. Validation-Value in comparison with other assessment test. Scan J Rheumatol 1987；65：85-89.

4章 保存療法の実際と成功の秘訣／保存療法の進め方と治療のポイント

8 神経ブロック（ペインクリニック）の実際

佐々木信之（佐々木整形外科麻酔科クリニック）

POINT

- 慢性疼痛患者では，神経ブロック療法のみならず薬物療法，リハビリテーション，心理的アプローチなど集学的に治療することが効果的である．
- 星状神経節ブロックでは，第6頚椎横突起（C6）の前結節を確実に触知し，ブロック針をその指に沿って進め骨に軽くコツンと当てる．

神経ブロック

神経ブロックとは，皮膚の上から細い針を刺入し，針先を神経（節）の近傍，あるいは直接神経（節）内に誘導し，刺入した針より局所麻酔薬あるいは神経破壊薬を注入して，神経の伝達機構を一時的あるいは長期にわたって遮断することをいう（❶）．

さまざまな要素が関与している慢性疼痛の患者では，神経ブロック療法のみならず薬物療法，リハビリテーション，心理的アプローチなどを行う各専門職が，一つの医療チームとして集学的に治療にあたることが相乗効果をもたらすと考えられる．ここでは，ペインクリニックで汎用されている星状神経節ブロックを紹介する．

星状神経節ブロック

星状神経節ブロックは，頚部の交感神経節である星状神経節およびその周辺に局所麻酔薬を注入することにより，コンパートメントブロックとして，その中に含まれる星状神経節および頚部交感神経幹などを遮断する．従来はC7椎体高位で行っていたが，ここではC6椎体高位での星状神経節ブロック（山室法）を紹介する．山室法は手技として刺入点が把握しやすく，椎骨動脈誤穿刺の危険性が少ないことが利点としてあげられる（❷）．

使用器具・薬剤

24 G・32 mm注射針を付けた5 mL注射器，1%のメピバカイン塩酸塩5 mL．体位は仰臥位で枕を外し頚部を伸展し，下顎を突き出すようにして軽く開口させ，胸鎖乳突筋など頚筋群の緊張をとる．術者は右星状神経節ブロックではブロック側に，左では頭側に立つ位置で行う．穿刺部位の消毒は，0.5%クロルヘキシジングルコン酸塩・エタノール液の酒精綿で丁寧に行う．

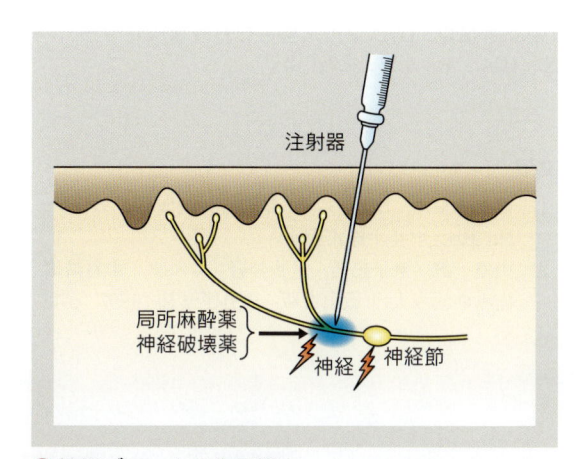

❶ 神経ブロックの作用機序
（佐々木信之．DVDマルホ整形外科映像ライブラリーNo.104．マルホ株式会社[1]より）

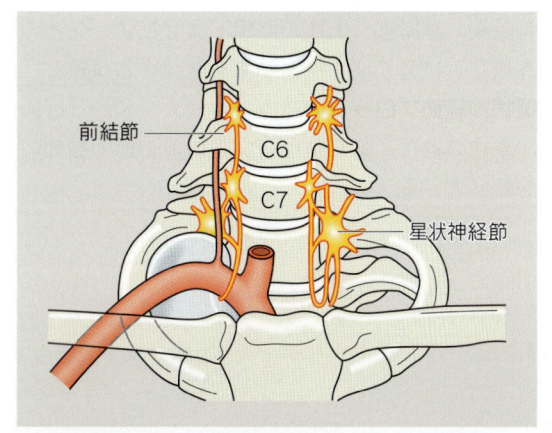

❷ C6椎体高位での星状神経節ブロック（山室法）
（佐々木信之．DVDマルホ整形外科映像ライブラリーNo.104．マルホ株式会社[1]より）

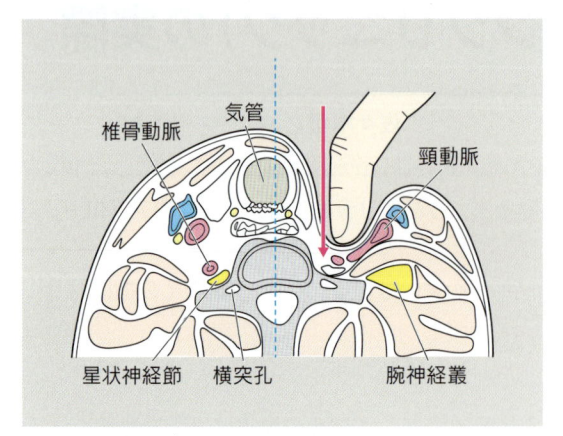

❸ 星状神経節ブロックの刺入部位
(山室　誠ほか．痛みの治療入門 改訂3版．中外医学社；1997[2]．p.71 をもとに作成)

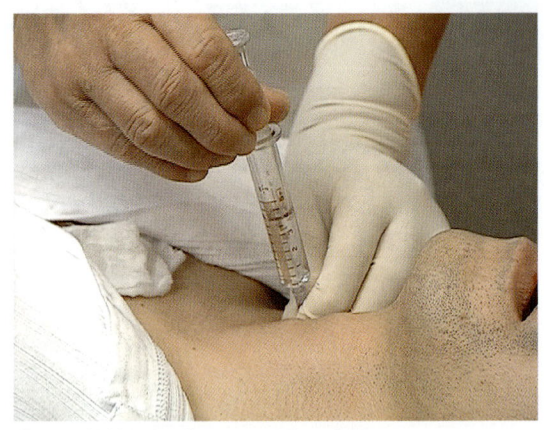

❹ 右星状神経節ブロック手技の実際
針先を左手指でしっかりと固定し，血液の逆流のないことを確認しながら局所麻酔薬3〜5mLを注入する．
(佐々木信之．DVDマルホ整形外科映像ライブラリー No.104．マルホ株式会社[1]より)

手技の実際

胸鎖関節より2横指頭側，輪状軟骨の高さで，気管と胸鎖乳突筋の間で左示指と中指先をソフトに潜りこませ，総頸動脈を外側に除ける．ある程度入ったら指先をそろえて体軸方向に動かすと大豆大の突起物を触れる．これが正中より2cmほど外側にある第6頸椎横突起の前結節（C6前結節）であり，刺入部位となる（❸）．

ブロック針を指に沿って深さ0.5〜1.5cm進めると骨に軽くコツンと当たるので針先を左手指でしっかりと固定し，血液の逆流のないことを確認しながら局所麻酔薬3〜5mLを注入する（❹）．

効果の確認

注入終了後の圧迫止血を数分ほど行う．ホルネル徴候，鼻閉感，上肢の温感，血管拡張，発汗の有無などによりブロック効果を確認する（❺）．

星状神経節ブロックのコツ

成功の鍵は，第6頸椎横突起の前結節の触知にかかっている．

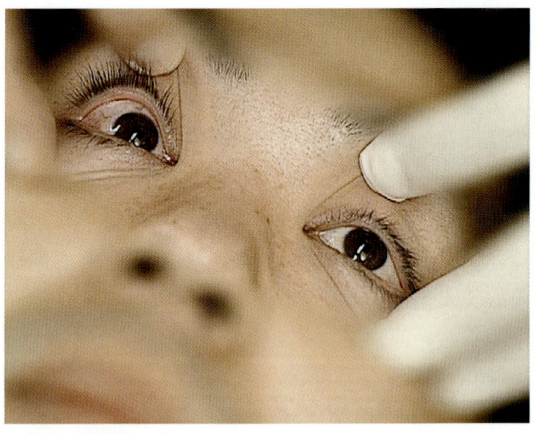

❺ 星状神経節ブロック効果の確認
ブロック側の眼裂狭小，眼球陥凹，縮瞳などのホルネル三徴候，結膜充血，鼻閉感，上肢の温感血管拡張，発汗の有無などで行う．
(佐々木信之．DVDマルホ整形外科映像ライブラリー No.104．マルホ株式会社[1]より)

文献

1) 佐々木信之．DVDマルホ整形外科映像ライブラリー No.104．マルホ株式会社．
2) 山室　誠，兼子忠延．星状神経ブロック．山室誠編．痛みの治療入門 改訂3版．中外医学社；1997．p.42-88.

9 整形外科疾患と漢方薬

松村崇史（松村外科整形外科）

POINT
- 痛みの悪化原因や根本の体質を見抜く．

　神経痛や関節痛を訴える時には，その悪化要因，たとえば冷え，多湿，血流障害，加齢，精神的ストレスなどを判定する．さらにこれらの要因が影響しやすい根本体質たとえば冷え性，浮腫体質，うっ血体質，老化，精神不安定などを見抜かなければ，投与すべき漢方薬が決定できない．

　これらを診断するのに最も重要なのは視診，問診である．診断のポイントと漢方薬選択のコツについて解説する．

診断のポイント：外因と体質を判定する

冷えと冷え性
　冷え性の人は寒冷刺激で健康を損ねやすい．漢方では疼痛も不健康の一形態である．冷えると痛くて暖めると楽になるのが基本．冬だけではなく夏のエアコン，冷たい飲食物，朝方の冷えなどでも悪化する．冷え性の人は顔色は悪く，舌は淡紅色のことが多い（❶）．手足を触れると冷たく，脈は微弱なことが多い．

多湿と浮腫体質
　浮腫体質の神経痛や関節痛は，ズーンとした重だるいしびれや痛みが特徴．高温多湿の夏に身体全体が重だるくなり，疼痛も悪化することが多い．浮腫体質の人は色白で浮腫性の重い皮下脂肪を有し，多くは頭痛持ちである．舌は浮腫状で歯痕や粘稠な白苔を見ることが多い（❷）．浮腫体質の人は多飲，運動不足の傾向がある．身体が余剰な水で重いので湿度が高いとつらく，余分な水が下半身を冷やすので足が冷える．日本人の若年〜中年者にはこのタイプが多く，根底には胃腸の水分吸収機能の低下があることが多い．

血流障害とうっ血体質
　特に静脈環流障害について述べる．静脈血うっ滞はさまざまな疼痛に関与する．特に下半身や四肢末梢で生じやすい．静脈環流が低下する夜間から明け方に痛くなることが多い．チクチク，ビリビリ刺すような痛みが特徴．手根管症候群の夜間痛が代表である．膝タナ障害や上腕骨上顆炎，足底腱膜炎などの腱（靱帯）付着部変性症 enthesopathy もチクッとする刺痛のことが多い．静脈環流の悪いうっ血体質の人は，顔にシミやくすみ，目の下に隈がある．舌は暗赤色で舌下静脈が怒張している（❸）．中年以降や更年期女性，喫煙者に多い．

加齢と老化
　加齢により足腰が弱くなり，目のかすみや頻尿も合併しやすい．骨粗鬆症や変形性脊椎症による脊柱変形や腰背部痛，下肢神経痛を生じやすい．一般的に老化とともに舌は痩せてきて，水分不足を表す舌苔減少・舌暗紅色（貧血では下段のように淡白色）を示す（❹）．見た目の若々しさと実年齢とは異なり，老化は生まれながらの個人の素因やその後の生活環境に影響を受ける．

精神的ストレスと精神不安定
　特に難治性疼痛においては，疼痛の陰に隠れた精神的異常を見抜かなければならない．内面に潜む憂い，怒り，思い悩みなどが疼痛をより増幅している場合も多い．患者の訴えに耳を傾け，内面を探る姿勢が重要である．不眠や食欲異常を合併していることが多い．

漢方薬選定のポイント：外因と体質を改善するものを選ぶ

冷え
　神経痛には，身体を温める薬に附子（温熱・除痛・除湿作用）を併用する．下半身の神経痛には疎経活血湯＋附子（体格，年齢に応じて粉末1.5〜3g/日）．下肢がよくつるようであればさらに小建中湯を半量併用している．上半身の神経痛には桂枝加朮附湯＋附子，肩こりを合併していれば葛根湯＋附子．裏技で，冷えが強ければ麻黄附子細辛湯＋附子．

　膝（股）関節痛には，水肥りには防己黄耆湯＋附

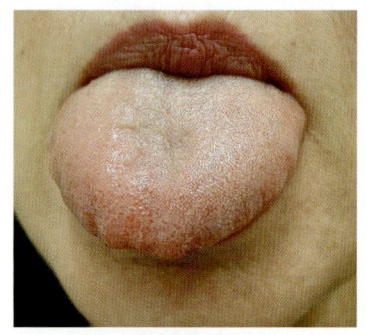

❶ 冷え性の舌の視診
淡白色．本例では浮腫を合併．

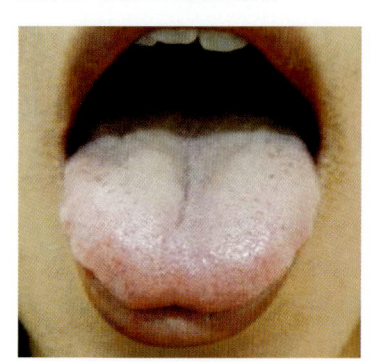

❷ 浮腫体質の舌の視診
浮腫状，歯痕．粘稠白苔．

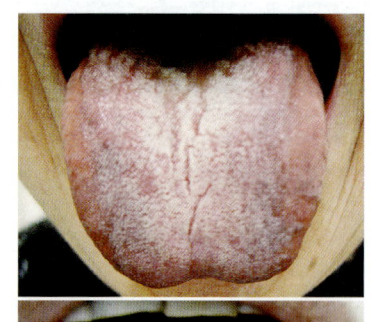

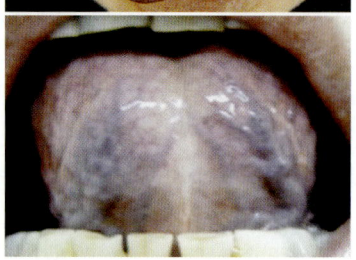

❸ うっ血体質の舌の視診
チアノーゼ状色調，舌下静脈怒張．

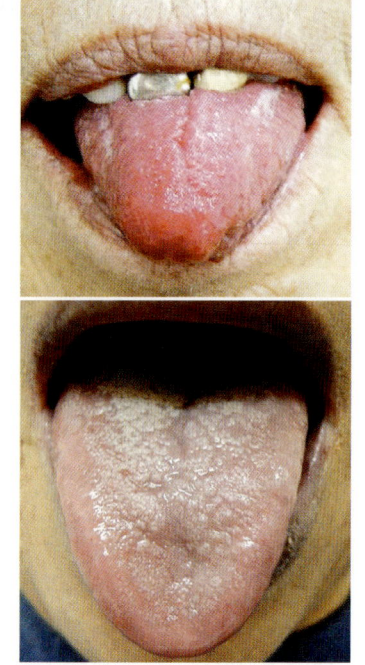

❹ 老化に伴う舌の視診
暗紅色・苔少(上)，淡白色・苔少(下)．

子，筋萎縮の強い例には大防風湯＋附子．足が冷えて上半身が熱い肥満例には五積散(＋附子)．

多湿

体内の水分バランスを整える薬を使用する．神経痛では急性期の神経浮腫が強い時期には多湿が関与している場合が多い．副作用(❺)の心配がなければ越婢加朮湯＋五苓散．

水腫を合併した膝関節痛のうち粘稠性水腫には越婢加朮湯＋防已黄耆湯．漿液性水腫には防已黄耆湯(＋附子)．

血流障害

血流停滞を改善する薬を使用する．坐骨神経痛，腰部脊柱管狭窄症には桂枝茯苓丸＋疎経活血湯，手根管症候群には桂枝茯苓丸＋五苓散(急性期は越婢加朮湯)．タナ障害やenthesopathy（局所のストレスを緩和する生活指導も重要）には桂枝茯苓丸．

加齢

腰下肢痛で胃腸が丈夫なら八味地黄丸．下腿浮腫と冷えがあれば牛車腎気丸(＋附子)．

下半身の関節痛には筋肉が痩せていれば大防風湯(＋附子)．

❺ 代表的副作用

1	附子：動悸，胃部不快
2	越婢加朮湯：動悸，胃部不快，排尿障害
3	疎経活血湯，八味地黄丸，牛車腎気丸：胃部不快
4	甘草含有製剤：低カリウム血症（浮腫，高血圧）
5	エキス剤全般：乳糖不耐症による下痢

精神的ストレス

憂いには半夏厚朴湯．潜在した怒りには抑肝散，思い悩みには加味帰脾湯，働き者の心身症には四逆散．多愁訴の中年女性には加味逍遙散．

注意すべき副作用

漢方薬といえども副作用が存在する．代表例を❺に示す．副作用が発生したら投与中止で多くは改善する．こむら返りに多用される芍薬甘草湯はfull doseで甘草を6g/日も含み，低カリウム血症のおそれがあるので，基本は1/3～1/2量の頓用とする．甘草含有製剤を長期間服用させるときには，カリウム含有食品（バナナ，納豆，濃緑野菜，海草など）を積極的にとることを指導する．

4章 保存療法の実際と成功の秘訣／保存療法の進め方と治療のポイント

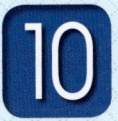

10 整形外科領域の新薬の使い方と注意点

三宅信昌（三宅整形外科医院）

POINT

- 疼痛対策としての薬物療法を幅広く知ろう！
- 骨粗鬆症の薬物療法は計画的に，ライフスタイルに応じて！
- 関節リウマチの薬物療法は，早く！強く！

臓器別専門開業医としての新薬の使い方

近年，疼痛性疾患，骨粗鬆症，関節リウマチなど多くの分野に新薬が登場し，われわれ整形外科医だけでなく，いわゆる「かかりつけ医」も同様にその恩恵を受けている．本項では，開業整形外科医ならではの新薬の使い方について解説したい．

整形外科医が痛みのある患者，骨粗鬆症患者，関節リウマチ患者を前にして何を考えて処方するかについて述べる．諸先生には多くの異論があるとは思う．この文章を見て議論が深まれば幸甚である．

また，新薬とは執筆時の新薬であり，本書が発刊される頃にはさらなる，あるいは異なるエビデンスが確立していることも考えられるのでご了承いただきたい．

疼痛関連薬剤

非ステロイド抗炎症薬（NSAIDs）

適応

疼痛コントロールには欠かせない薬剤であり，決して過去の薬剤ではない．特に急性炎症には絶対適応がある．問診，臨床症状から急性期か慢性期であるかを判断することは整形外科医の得意分野であろう．

使用方法

各種NSAIDsの半減期や作用時間を理解（ロルカム®〈ロルノキシカム〉，ボルタレン®〈ジクロフェナクナトリウム〉，ロキソニン®〈ロキソプロフェンナトリウム水和物〉は短時間作用型，ハイペン・オステラック®〈エトドラク〉，セレコックス®〈セレコキシブ〉は長時間作用型）し，いちばん痛い時期に効くタイミングで服用指導する．drug delivery system（DDS）として，プロドラッグの使用や投与経路の異なる経口剤，坐剤，注射剤を使い分ける．多剤併用時には，薬剤の化学構造による分類（アリール酢酸系，プロピオン酸系，オキシカム系，コキシブ系）を理解し，化学構造が異なる薬剤を使用する．

使用時の注意点

① 消化管障害：消化管障害のリスクファクターは，1）潰瘍の既往，2）65歳以上，3）高用量NSAID使用，多剤併用，4）抗凝固剤やステロイドの使用であり，問診が重要である[1]．この場合には，胃粘膜保護剤やプロトンポンプ阻害薬（PPI）（タケプロン®〈ランソプラゾール〉，ネキシウム®〈エソメプラゾールマグネシウム水和物〉20 mg）の併用が勧められる．また，薬剤選択には，COX-2選択的阻害薬（セレコックス®など）が優先される．

② 心臓冠動脈障害：COX-2選択的阻害薬の長期使用に際して，心血管イベント上昇の報告があるが，それに反論するデータも多い．

③ 腎機能障害：特に高齢者では長期使用により腎機能障害が認められることが多い．腎障害はCOX-2選択的阻害薬でも未解決であり，現時点で最も注意を要する点である．高齢者かつ長期投与する場合には，後述するトラムセット®（トラマドール塩酸塩・アセトアミノフェン配合）やトラマール®（トラマドール塩酸塩）への切り替えが望ましい．

レセプト請求時の注意点

医薬品情報（DI）に適宜増減との記載がある場合には，至適用量の1.5倍までの増量は認められるが，レセプト摘要欄にコメント記載が望ましい．適宜増減の文言がない場合には，DI上限が投与上限である．2剤併用は保険適応上認められてい

るが，投与経路が異なることが望ましい．PPI の併用ではレセプト摘要欄に胃潰瘍の既往があるなどの記載が必要．

リリカ®（プレガバリン）カプセル（25/75/150 mg）

適応

まさに，適応症に記載してある「神経障害性疼痛」が適応である．特に頸椎症性神経根症や腰椎椎間板由来の神経根性の痛みには効果を発揮する．ただし，麻痺が存在する場合には状態をマスクする可能性があるため，使用を控えたい．ほかに複合性局所疼痛症候群（CRPS），帯状疱疹後神経痛や幻肢痛に効く．

患者には，「神経痛の薬」と処方する．めまいやふらつき，眠気などの副作用があることが多いが，あらかじめ連用にて軽減すること，少量から始めて症状が軽快するまで徐々に量を増やしてゆくことを話しておくことが重要である．

「線維筋痛症に伴う疼痛」にも適応がある．この疾患の存在を疑う医師も多く，確定診断は難しい．2010 年米国リウマチ学会（ACR）の線維筋痛症診断予備基準に当てはまる患者への使用が望ましい．使用方法は同様である．

使用時の注意点

開始
- 女性，体重 50 kg 以下の場合には，25 mg × 2 錠を夕食後に 1 回服用．
- 男性は 75 mg を 1 錠夕食後に服用．
- 寝る前の服用では寝起きのふらつきなどがあるため夕食後の服用とする．

増量
- 外来受診頻度の都合にもよるが，できれば 1〜2 週間ごとに 50〜75 mg ずつ増量する．
- 1 日 2 回に分ける．12 時間ごとに服用．
- 増量時には，朝より夕食後を多い用量とする．
- 多くは 300〜450 mg/日までに効果を発揮する．この用量でまったく効かない場合にはほかの薬剤へ変更する．
- 25 mg/日でも効く場合もあり，用量非依存性薬剤である．
- 最大用量は 600 mg/日，線維筋痛症では 450 mg/日．
- 腎機能により用量を考慮（e-GFR = 30〜60 では半量が目安，透析患者では 4 分の 1 量までとする）．

中止，中断
- 中止する場合には，1 週間以上かけて徐々に減量する．
- 効果を発揮した場合には 2〜3 か月継続投与したのち，75 mg ずつ減量し，症状が出現した場合にはそれ以上の量で継続し，症状の再現がない場合には中止も可能．

レセプト請求の注意点

「神経障害性疼痛」の病名は必須．また疼痛を来す原因疾患（例：頸椎症性神経根症など）の記載も必要である．

トラムセット®（トラマドール塩酸塩 37.5 mg/アセトアミノフェン 325 mg 配合剤）

適応

すべての慢性疼痛疾患（非がん性疼痛）．

腎機能障害や消化器障害のため，NSAIDs の使用を避けるべき患者，長期的に NSAIDs を使用している患者が適応となる．特に慢性疼痛を有する高齢者に適応あり．

また，抜歯後疼痛にも適応はある（急性期の痛みにも実は効く）．

使用時の注意点

- 1 回に 2 錠まで投与可能．適宜増減し，最大用量は 8 錠まで（4 回に分けて投与）．
- 投与間隔は 4 時間以上空ける．
- 嘔気，嘔吐，便秘が最も出やすい副作用である．嘔吐にはあらかじめナウゼリン®（ドンペリドン），上部下部消化管障害には，ガスモチン®（モサプリドクエン酸塩水和物）がお勧めである．
- 嘔気等があっても，連用にて副作用が軽減することを伝え，予防薬を併用しながら，頑張って服用してもらうことも重要．
- トラムセット®は用量依存性薬剤のため，チャレンジテストとして 5 錠まで増量しても，まったく効かない場合には心因性疼痛（詐病も含む）あるいは，手術適応が考えられる．
- 効果判定の期間は 4 週間

レセプト請求の注意点

「慢性疼痛」の病名が必要．同時に慢性疼痛を来す原因疾患の記載も必要である．ナウゼリン®など併用剤には病名を入れたほうが望ましい（予

防投与では査定される可能性があるため,「慢性胃炎」,「弱オピオイドによる嘔気症」,「便秘症」を付けること).

トラマール®(トラマドール塩酸塩)カプセル (25/50 mg)

適応

トラムセット®と同様であるが,アセトアミノフェンフリーのため,トラムセット®を使用できない患者(NSAIDsにて喘息誘発の既往がある場合など)に使用.1日25 mgから開始し,最大用量は400 mgまで(後期高齢者では300 mgまで).効果判定期間は4週間.

ノルスパン®(ブプレノルフィン)テープ (5/10/20 mg)

適応

変形性関節症,腰痛症に伴う慢性疼痛

処方に際しての注意点

e-learningを行った医師のみ処方可能

使用時の注意点

- 初回投与量は5 mgとし,前胸部,側胸部,上背部,上腕に1枚貼付する.7日間貼りっぱなしとし,シャワーは可能だが,熱い湯船に浸かると取れてしまうので注意を要する.
- 貼付後効果が出るまで3日間かかるため,その間の疼痛対策を考えること.
- 同じ場所には貼らないこと,同部位に貼る場合には3週間以上空けた後に貼ること.
- 用量は1～2週間ごとに痛みの程度を把握し増量してゆく.最大20 mg/1週間まで.
- 効果判定期間は4週間.
- 副作用は嘔気,嘔吐が多いため,ノバミン®(プロクロルペラジン)などの中枢性制吐剤を併用する.ただし,嘔気が治まってきたら,早めに中止する.

投与の中止

- μオピオイド受容体への親和性が強い薬剤のため,他のオピオイド鎮痛剤への変更時には新たな薬剤の効果が十分に得られないことがある.効いている場合でも徐々の減量が望ましい.

デュロテップ®(フェンタニルクエン酸塩) MTパッチ(2.1/4.2/8.4, 12.6/16.8 mg)

e-learningを行った医師のみ処方可能.麻薬免許が必要で,本剤投与前にオピオイド鎮痛薬を使用後にそのオピオイド薬からの切り替えが必須である.効果は確かで非常に強い鎮痛作用をもつ薬剤であるが,ハードルがやや高く使いづらい.

その他

心因性疼痛合併例には,SNRIであるサインバルタ®(デュロキセチン塩酸塩),トレドミン®(ミルナシプラン塩酸塩)を併用すると著効する場合がある.試してみてもよい薬剤である.

骨粗鬆症関連新薬

経口ビスフォスフォネート(以下BP)製剤 (daily, weekly, monthly)

アレンドロン酸(ボナロン®,フォサマック®),リセドロン酸(ベネット®,アクトネル®),ミノドロン酸(ボノテオ®,リカルボン®)があり,種々の服用方法がある.この3種ともに各々異なる薬効動態があるが,臨床成績にはほとんど差異はない.服用は朝の空腹時で,服用指導が必要である.高齢者に投与されることが多いため,この指導は重要で,医師,看護師,薬剤師が3回行うようにしている.服薬コンプライアンスを良くするため,以下のように各人のライフスタイルに応じて服用回数による薬剤選択をしている.

- 毎日服用:朝は脱水状態であることが多いため,朝に飲水する習慣をもたせるためにも毎日服用方法をとる場合もある.脳梗塞,心筋梗塞合併例が適応.近年ボナロン® 35 mgに経口ゼリータイプの薬剤ができ,飲みやすい形状となった.
- 週一回服用:週単位でのライフスタイルをもっている方には,忘れにくい服用方法である.ゴミを出す日,日曜日の朝などと具体的に決めて処方する.
- 月一回服用:毎月○日は朝の薬の日と決めておく.薬剤の自己管理ができない方でも,月に1回なら家族やヘルパーに与薬確認して服用できるメリットあり.

薬価:すべての経口BP製剤では,1か月の合計薬価は約2,500～3,500円.

ボンビバ(イバンドロン酸ナトリウム水和物) 静脈注射(BP製剤)

- 月一回静脈注射:上記方法でも服用できない場合には,この薬剤が有用.医療機関で投与するため,コンプライアンスは良い.のちに述べる

フォルテオ®やテリボン®の使用終了後に使用する場合にこの注射製剤を希望する方が多い．

薬価：5,059円/1か月

ボナロン点滴静注バッグ（900 μg）（BP製剤）

4週間に1回の点滴静注．この薬剤しか使用できない患者の費用対効果を考えると積極的な使用には疑問がある．点滴は30分以上かける必要があり，点滴室等のスペースデメリットがある．

薬価：薬4,627円/1か月

BP使用に際しての注意点

① BP関連顎骨壊死（BRONJ）：最近，この病態は骨壊死より「顎骨骨髄炎」のほうが正しいという意見が多く，歯科処置や患者の衛生状態によるものとされる．予防策として，抜歯前3か月からBP製剤を中止し，抜歯創治癒後に再開が望ましい．

② 非定型大腿骨骨幹部骨折：BP長期使用例にみられる突発的な大腿骨骨幹部骨折であり，突然の大腿部の痛みで発症．X線写真上鳥の嘴様の骨折がみられる．同じBP薬剤でもその発症率に差はあるとされているが，いずれにしても長期投与（5〜8年程度）でBP剤のdrug holiday（薬剤の中断）を設けるべきであるというコンセンサスが得られつつある．drug holiday期間中は骨形成促進剤であるSERM製剤，活性型ビタミンD3が勧められる．積極的に治療すべき群では，PTH製剤（後述）が適応となる．またdrug holiday期間の長さは学会内でも定説はない．

プラリア®（デノスマブ：ヒト型抗RANKLモノクローナル抗体製剤）

破骨細胞への作用は異なるがBP製剤と同様，骨吸収抑制剤に分類される．6か月に1回皮下注射する．低カルシウム血症のリスクがあるため，デノタス®チュアブル配合錠（炭酸マグネシウム），あるいは，既存の活性型ビタミンD3との併用が望ましい．

薬価：約4,900円/1か月換算（併用薬を除く）

フォルテオ®（テリパラチド）皮下注キット600 μg（1日量=20 μg）

PTH製剤（骨形成促進剤）．自己注射製剤．2年間連日連続投与．

現時点で大腿骨頸部骨折を防ぐ最強の薬剤で，最終兵器ともいえる．骨折ドミノの最中の患者，歩行が不安定でX線写真上で大腿骨頸部骨折が危惧される患者などに適応がある．脊椎椎体骨折などが偽関節になりそうな場合に使用すると骨癒合されることがある．使用前検査で骨ALP高値，高カルシウム血症例には使用禁忌．使用期間中は特に血中カルシウム値のモニターが望ましい．BP製剤や他の骨形成促進剤との併用は認められていない．

薬価：53,353円/1か月（1本）．医療機関では，在宅自己注射指導管理料（810点/1か月）が算定可能．フォルテオ®注射器具は看護師が指導を行えば，高齢者でも比較的簡単に自己注射が可能な設計となっている．冷所保存の指示，針の付け替えの指導が重要である．

レセプト請求の注意点

重症骨粗鬆症であること（YAM値を記載する），脆弱骨折の既往があるなど易骨折状態であることなどのコメントが必要．投与期間は24か月を超えないこと．毎日正確に注射した場合には，2年間で26本処方されることになる．

テリボン®（テリパラチド）皮下注用56.5μ

PTH製剤（骨形成促進剤），週1回医療機関にて皮下注射，投与期間は18か月のみ（計72〜78本）．

一般名は同じであるが，骨形成マーカーの動態からして，フォルテオ®とは異なる薬剤と考えてよい．しかし，フォルテオ®とテリボン®の2剤使用は保険適応とはならない．医学的にも骨肉腫の発症の危険性もあり，勧められない．使用期間中は特に血中カルシウム値のモニターが望ましい．フォルテオ®と同様同種同効剤との併用は認められていない．

薬価：約54,000円/1か月換算

レセプト請求の注意点

コメント記入の注意事項はフォルテオ®と同様．投与期間は18か月を超えないこと．

関節リウマチ関連（生物学的製剤）

現時点で，関節リウマチ（RA）に適応がある生物学的製剤（Bio）は8種類である．最近では，RAの治療は「Hit hit early，Hit hit hard」が提唱され（treat to target），早期診断のもと可及的すみ

やかに anchor drug であるメトトレキサート（リウマトレックス®：MTX）を中心とした治療が開始される．早期でも骨破壊出現や抗 CCP 抗体の高値など予後不良因子が存在する場合には，生物学的製剤の使用も視野に入れる．当初，米国リウマチ学会（ACR）やヨーロッパリウマチ学会（EULAR）では，Bio の第一選択は抗 TNF 抗体とされていたが，2013 年のガイドラインからいわゆる 1st line bio として抗 TNF 抗体以外の Bio の使用も可能となった．しかし，現実的にはまず抗 TNF 抗体製剤の使用から始めるほうがよい．

筆者の Bio の適応は

① 早期 RA（発症 6 か月以内）への使用：完全寛解を目指して，1 年間の期間限定で使用する．筆者の成績では 40％が完全寛解達成（Drug フリー），50％は Bio フリーとなっている．
② MTX を中心とした通常の抗リウマチ薬（DMARDs）でも高疾患活動性でかつ下肢荷重関節（股・膝関節）が罹患した場合には，Bio を開始する（Bio 継続使用が前提）．
③ 生活に困るような ADL 障害を生じた高疾患活動性 RA の場合．

とし，上記以外の状態では，MTX 増量（16 mg/週まで），あるいは多剤併用療法で対処している．

一般的には，RA 患者の約 30％程度に Bio の適応があると思われる．

TNF 標的薬剤とその特徴

① レミケード®（インフリキシマブ：キメラ型抗 TNF-α 抗体）

点滴製剤．MTX 併用必須．体重あたりの量や点滴間隔の増減可．二次無効が問題となっている．

② エンブレル®（エタネルセプト：ヒト型抗 TNF 受容体―Fc 融合蛋白）

50 mg/週，皮下自己注射が基本．MTX との併用は必須ではない．挙児希望の患者に適応がある．近年オートインジェクター式注射もでき，手指が不自由な方でも簡単に注射できるようになった．

③ ヒュミラ®（アダリムマブ：ヒト型抗 TNF-α 抗体）

80 mg/2 週，皮下自己注射が基本．MTX は可能な限り多く服用すると二次無効が出現しにくく，治療成績も良い．

④ シンポニー®（ゴリムマブ：ヒト型抗 TNF-α 抗体）

MTX 併用時には 50 mg/4 週，非併用時は 100 mg/4 週，疾患活動性が高い場合には，100 mg/4 週＋MTX も可能．医療機関にて皮下注射を行う．

⑤ シムジア®（セルトリズマブ：ペグ化抗 TNF-α 抗体）

抗体ができにくく（immunogenicity 確保）するためペグ化した TNF 抗体製剤．効果出現が早く，12 週には最終判定可能．MTX 併用が推奨されている．本邦における長期成績は未定である．自己注射可能．ローディングドーズが勧められているが必須ではない．注射器は独自のもので，自己注射しやすいデザインとなっている．

IL-6 標的

アクテムラ®（トシリズマブ：ヒト化抗 IL-6 受容体抗体）

元来点滴製剤（8 mg/kg/4 週）であったが，皮下注製剤（162 mg/2 週，自己注射可能）が適応追加された．抗 TNF 抗体製剤の一次無効例に最適である．IL-6 を抑え CRP が陰性化するため，感染症の合併に注意を要する．MTX 併用は必須ではない．皮下注射はオートインジェクター式である．

T 細胞標的

オレンシア®（アバタセプト：CTLA-4-Fc 融合蛋白）

点滴製剤（500 mg～1,000 mg/4 週）と皮下注製剤（自己注射可能，125 mg/1 週）がある．早期 RA（サイトカインストームが起こる前）が適応，また他の Bio に比して重篤な副作用発生率が低いため，高齢者や他の合併症などを有する例に適応がある．この場合には，ローディングドーズをしないほうがよい．

JAK-3 関連

ゼルヤンツ®（トファシチニブクエン酸塩：JAK-3 阻害剤）

経口の Bio．米国リウマチ学会では承認されたが，ヨーロッパリウマチ学会では未承認である．日本では発売後調査に慎重が期され，ゼルヤンツ®投与全例は，MTX の増量群との 2 群間比較調査を 3 年間義務づけられている．通常は 1 つもしくは 2 つ以上の Bio 無効例が本剤の適応となる．

その他

その他多くの Bio が治験中であり，今後 RA の治療の発展に期待が持てる．しかし，本邦でリツキサン®（リツキシマブ）の発売が延期されたように，未知の副作用の可能性もあり学術的なエビ

デンス待ちであろう．

レセプト請求のポイント

使用前検査

採血：一般検査以外にB型肝炎（デノボ肝炎検査も含む），C型肝炎，深部真菌感染症，結核（クオンティフェロン），間質性肺炎，BNP（心不全検査）などのチェック．

胸部X線撮影：わずかでも異常陰影があったら，ヘリカルCT撮影が望ましい．心配な場合には呼吸器専門医へのコンサルトが必要．

以上の検査が必要であるが，その検査については，それぞれについて「○○の疑い」の傷病名が必要，またBio使用前検査であることも摘要欄に記入する．

使用時検査

2か月に1度程度の通常採血が必要であるが，レセプト摘要欄にBio使用している旨を改めて記入したほうが無難である．詳細は成書に譲りたい．

文献

1) Lanza FL, et al：Guidelines for prevention of NSAID-related ulcer complications. Am J Gastroenterol 2009；104：728-738.

4章 保存療法の実際と成功の秘訣／保存療法の進め方と治療のポイント

11 鎮痛薬の使い方 ―非ステロイド抗炎症薬からオピオイドまで

田辺秀樹（田辺整形外科医院）

POINT

- 各薬剤の特徴を理解し，適正に使用することが大切．

整形外科外来診療での治療の大部分は，疼痛管理といっても過言ではない．近年，鎮痛薬の選択肢は急増し，個々の患者に対して適正な薬剤を投与することが求められている．しかし，臨床の場ではまだまだ疼痛の診断や薬の選択に不安があり，自信をもって治療できないのが現状である．本項では，リスクマネジメントの観点から鎮痛薬の使い方について述べる．

まずNSAIDsを投与する

鎮痛薬を使用するにあたって，まず問診，理学所見やVAS（visual analog scale）などにより痛みの程度を判断する．VASと鎮痛薬の選択の関係を❶に示す．VAS 1〜4程度の軽度疼痛であれば，NSAIDsに加えてアセトアミノフェンの投与を考慮する．

できればCOX-2阻害薬を使用し，ミソプロストールやプロトンポンプ阻害薬（PPI）の併用が望ましい．NSAIDsの主な副作用は，上部消化管障害と腎障害である．上部消化管出血のリスクはNSAIDs非服用者の5〜6倍である．また，ビスフォスフォネート製剤との併用でも消化性潰瘍発生率が上がることが報告されている．胃粘膜保護剤やβブロッカーとの併用は，潰瘍予防には効果がないことが報告されている．

また，腎臓ではCOX-1，COX-2両方とも，組織保護作用にかかわるプロスタグラジン（PG）産生を担っているため，COX-2阻害薬でも急性腎不全の危険があるので，腎機能検査を行っておいたほうがよい．

NSAIDsは，骨のリモデリングを骨形成に傾けるPGを抑制することにより，骨癒合には有害であると報告されている．難治性の骨折での使用は避けるべきであろう．

投与して1〜2週間で症状の変化を観察

NSAIDsを投与して1〜2週間のあいだはVAS等を定期的に観察し，軽減するようであればNSAIDsの減量や中止を考える．またその後，運動療法などの治療に移行していく．副作用のみられる患者は，中止または胃部症状についてはPPIの併用を考える．

疼痛が持続ないし増悪するようであれば，次に移る．

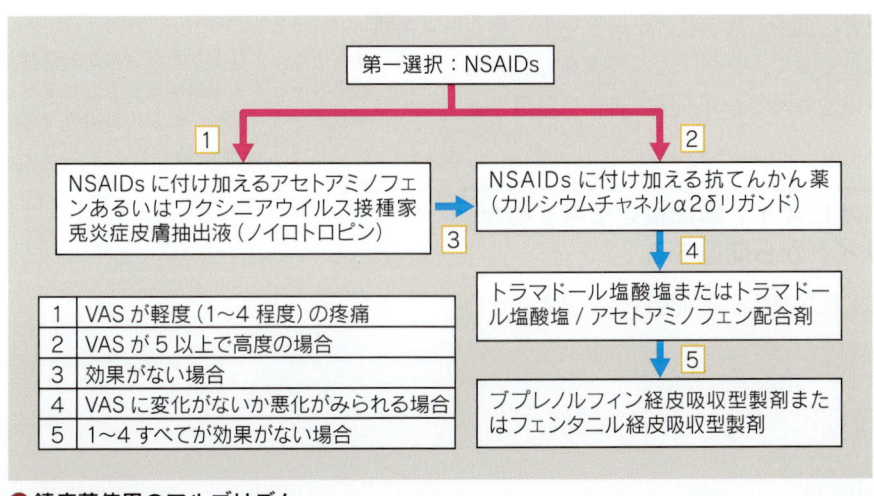

❶鎮痛薬使用のアルゴリズム

第一選択：NSAIDs

1. NSAIDsに付け加えるアセトアミノフェンあるいはワクシニアウイルス接種家兎炎症皮膚抽出液（ノイロトロピン）
2. NSAIDsに付け加える抗てんかん薬（カルシウムチャネルα2δリガンド）
4. トラマドール塩酸塩またはトラマドール塩酸塩/アセトアミノフェン配合剤
5. ブプレノルフィン経皮吸収型製剤またはフェンタニル経皮吸収型製剤

1	VASが軽度（1〜4程度）の疼痛
2	VASが5以上で高度の場合
3	効果がない場合
4	VASに変化がないか悪化がみられる場合
5	1〜4すべてが効果がない場合

痛みに変化がない場合

痛みの変化なければ，併用してアセトアミノフェンあるいはワクシニアウイルス接種家兎炎症皮膚抽出液（ノイロトロピン®）を，痛みが強く神経障害を疑わせるものは抗てんかん薬（カルシウムチャネル$\alpha 2\delta$リガンド）併用を考える．

神経障害性疼痛が疑われる場合

日本ペインクリニック学会「神経障害性疼痛薬物療法ガイドライン」[1]では抗うつ薬が第一選択薬となっている．しかし，三環系抗うつ薬はうつ病，うつ状態の適応しかなく，SNRI（選択的セロトニン・ノルアドレナリン再取り込み阻害薬）はうつ病，うつ状態のほか糖尿病性神経障害に伴う疼痛が適応である．抗コリン作用のため，喉の渇き，便秘，排尿困難などの副作用発現があり，眼内圧亢進症状増悪，心疾患のある患者の症状憎悪も報告されている．また，躁転，自殺企図，攻撃性が発現することがあり，家族への告知が必要であり，整形外科医としては使いにくい薬である．

神経障害性疼痛薬（リリカ®〈プレガバリン〉）は，150 mg/日，分2から開始となっているが，軽体重や高齢者への投与は25～50 mg/日から開始し徐々に増量していく．未代謝体として腎臓から尿中に排出されるため，腎機能低下患者に対する投与量の調節が必要である．クレアチニンクリアランス値が15 mL/分未満では，初期投与量を25 mg 分1とし，維持量としても25～50 mg/分1とするべきである．眠気，めまいなどの症状が発現したら，その時点で減量する．効果判定は4週間で，患者には少し飲み続けないと効果が出ないことを話しておく．また，ふらつきなどによる交通事故が報告されており，運転者には服用させない．

最後に，オピオイド鎮痛薬を投与するが，弱オピオイドから開始する

オピオイド鎮痛薬は非癌性慢性疼痛患者に適応があるが，いずれも第一選択薬ではない．特にわが国では，ほかの薬を使用して効果不十分な患者に使用するようになっている．

トラマドール

まずはトラマドール塩酸塩，またはトラマドール塩酸塩/アセトアミノフェン配合剤の弱オピオイド製剤から開始すべきである．トラマドールの鎮痛効果はモルヒネの1/5～1/10であり，副作用としての呼吸抑制はほとんど問題にならない．投与は低容量から始め，必要であれば増量する．

筆者は2錠（朝夕食後）から開始し，必要であれば3錠（朝昼夜食後），4錠（朝昼夜食後，就寝前）と増量していく．しかし，高率に嘔気・嘔吐が起こるため，制吐剤（メトクロプラミド）を併用させたほうが無難である．

ブプレノルフィン

ブプレノルフィン経皮吸収型製剤では生体内半減期が長く，重篤な副作用が発現した場合には注意が必要である．嘔気，嘔吐，便秘，傾眠，適応部位装用感が主な副作用である．また，添付文書では嗜癖性はないと書かれてあるが，心因性の部分が少しでもあるとなかなか中止できないので，注意が必要である．

フェンタニル

フェンタニル経皮吸収型製剤では，モルヒネより便秘は起こりにくい．しかし，鎮痛効果と行動抑制（眠気）が近い血中濃度で起こりうるので，むやみに増量をすると呼吸抑制につながる危険があり，注意が必要である．

文献

1) 日本ペインクリニック学会非がん性慢性［疼］痛に対するオピオイド鎮痛薬処方ガイドライン作成ワーキンググループ編．非がん性慢性［疼］痛に対するオピオイド鎮痛薬処方ガイドライン，真興交易；2012.

4章 保存療法の実際と成功の秘訣／保存療法の進め方と治療のポイント

12 慢性疼痛の治療指針―心因性疼痛も含める

田辺秀樹（田辺整形外科医院）

POINT
- あくまで原疾患治療が目的であるが，平行して慢性疼痛管理も必要である．

外来診療では，腰痛や膝関節痛など運動器の慢性疼痛を訴える患者が多い．しかし，整形外科的に十分治療していても痛みを訴える患者が多いことを実感する．これらの患者には，原疾患治療と同時に慢性疼痛管理が必要である．本項では心因性疼痛を含めて，慢性疼痛に対する治療指針の概要を述べる．

痛みの評価

疼痛は3つに分類される．
- **侵害受容性疼痛**：機械刺激，熱刺激と化学的刺激により侵害受容器が興奮し，それが脳に伝搬されて感じる痛みである．
- **神経障害性疼痛**：体性感覚神経系の損傷によって引き起こされた痛みであり，末梢神経性と中枢神経性に大別される．
- **心因性疼痛**：器質的疾患が存在しない，または存在しても精神的な要因が主因となって起こる痛みである．

これらはそれぞれ治療法が異なるが，その鑑別は容易ではない．

心因性疼痛は自発痛とアロディニア（allodynia）を主症状とする痛みで，その判断はBS-POP（brief scale for psychiatric problems in orthopaedic patients）（❶）[1]が比較的簡単である．しかし，はっきりした心因性疼痛を除いては，まずNSAIDsを投与してから考えるのが実際的かもしれない．

痛みの程度と推移

慢性疼痛とは「3か月以上持続または再燃する痛み」と定義されている．患者本人がどの程度痛いのか，どの程度ADLに支障があるのかを判断する必要がある．一般的にはVAS（visual analog scale）を使用するのが簡単である．

筆者は，1～2週間ごとに診察のときにVASを測定している．グラフを用いて疼痛の推移を説明すると，説得力がありわかりやすい．最近ではiPadのアプリ（VAS touch：無料）が登場し，診察中簡単にタブレット端末を利用してVAS測定ができ，直ちにグラフが見られるので説明がしやすい．VASで増悪または変化がなければ，もう一度前のステップに戻り痛みの評価をやり直す必要がある．

原疾患の診断

痛みの原因となっている原疾患を治療することはいうまでもない．確実な診断と躊躇のない治療が必要で，外来では保存療法が主体となるが，必要なら手術治療も考慮すべきである．原疾患の治療に支障がある場合にのみ，疼痛管理が要求されるもので，この2つはパラレルで行っていかなくてはならない．疼痛薬を駆使し痛みの治療のみ行っていると，癌の転位など重要な所見を見逃してしまう可能性がある．

Goal setting

治療を開始するにあたって，goal settingがいちばん大切である．慢性疼痛治療は疼痛ゼロを目指すことではないことを患者に認識してもらうことから始まる．除痛が主ではなく，原疾患の治療が本来であることを認識してもらう．「外出できる」，「お店で店番ができる」，「散歩が自由にできる」など，患者のゴールを設定し，それによって治療の選択が決まる．保存的治療に固執せず，柔軟に考える必要がある．また，患者と相談することによって，患者自身のモチベーションも上昇する．

疼痛管理をしながら原疾患治療

疼痛は原疾患治療の障害になる．したがって，疼痛管理は原疾患治療のために必要である．たとえば急性腰痛であれば，まず問診，視診，身体所

❶ BS-POP

a. BS-POP（治療者用）

	質問事項	回答と点数		
1	痛みのとぎれることはない	1 そんなことはない	2 時々とぎれる	3 ほとんどいつも痛む
2	患部の示し方に特徴がある	1 そんなことはない	2 患部をさする	3 指示がないのに衣服を脱ぎ始めて患部を見せる
3	患肢全体が痛む（しびれる）	1 そんなことはない	2 時々	3 ほとんどいつも
4	検査や治療を進められたとき，不機嫌，易怒的または理屈っぽくなる	1 そんなことはない	2 少し拒否的	3 おおいに拒否的
5	知覚検査で刺激すると過剰に反応する	1 そんなことはない	2 少し過剰	3 おおいに過剰
6	病状や手術について繰り返し質問する	1 そんなことはない	2 時々	3 ほとんどいつも
7	治療スタッフに対して，人を見て態度を変える	1 そんなことはない	2 少し	3 著しい
8	ちょっとした症状に，これさえなければとこだわる	1 そんなことはない	2 少しこだわる	3 おおいにこだわる

治療者への患者評価のための質問票で，診察上の問題点（過剰な訴え，いらいら感）や人格障害に関する質問で構成されている．1問につき1から3点が配分され，合計得点が11点以上を異常と判断する．

b. BS-POP（患者用）

	質問事項	回答と点数		
1	泣きたくなったり，泣いたりすることがありますか	1 いいえ	2 時々	3 ほとんどいつも
2	いつもみじめで気持ちが浮かないですか	1 いいえ	2 時々	3 ほとんどいつも
3	いつも緊張してイライラしていますか	1 いいえ	2 時々	3 ほとんどいつも
4	ちょっとしたことが癪にさわって腹が立ちますか	1 いいえ	2 時々	3 ほとんどいつも
5	食欲はふつうですか	3 いいえ	2 時々なくなる	1 ふつう
6	一日のなかでは，朝方がいちばん気分がよいですか	3 いいえ	2 時々	1 ほとんどいつも
7	何となく疲れますか	1 いいえ	2 時々	3 ほとんどいつも
8	いつもとかわりなく仕事ができますか	3 いいえ	2 時々やれなくなる	1 やれる
9	睡眠に満足できますか	3 いいえ	2 時々満足できない	1 満足できる
10	痛み以外の理由で寝つきが悪いですか	1 いいえ	2 時々寝つきが悪い	3 ほとんどいつも

患者に対する自己評価のための質問票で，抑うつ，いらいら感および睡眠障害に関する質問で構成されている．1問につき3点が配分され，得点範囲は10～30となり，高得点ほど異常を示す．
治療者用が10点かつ患者用15点以上の場合に異常と判断する．
（渡辺和之ほか．臨整外 2005[1]より）

見，神経学的所見を検査し，単純X線，場合によってはCTやMRIなどを合わせて診断する．必要であれば血液検査を行い，鑑別診断をする．運動器疾患であることが診断できれば，「腰痛診療ガイドライン」に沿ってNSAIDs（非ステロイド抗炎症薬）またはアセトアミノフェンの投薬を行う．ドクターによっては，神経ブロックやコルセットの処方などを合わせて行うかもしれない．疼痛が改善すればNSAIDsを中止または減量して，運動療法を開始する．疼痛が慢性化するようであれば第二選択薬として神経性疼痛薬（リリカ®〈プレバガリン〉など）を追加投与し，原疾患治療として運動療法を続ける[2]．さらに痛みが続けば，弱オピオイド鎮痛剤（トラムセット®〈トラマドール塩酸塩・アセトアミノフェン配合〉など）を投与する．当然ながら，原疾患治療が奏功すれば，疼痛薬を減量または中止する．

心因性疼痛，身体表現性神経障害に対して

心因性疼痛にはNSAIDsは効果がない．まずリリカ®を低用量から投与し，その後1か月程度を目途として増量する．SNRI（選択的セロトニ

ン・ノルアドレナリン再取り込み阻害薬）でもよいが，慢性疼痛に対する保険適応はないので注意が必要．患者とのコミュニケーションが最も重要であり，患者の注意を疼痛からそらす努力が必要．効果がなければ，三環系抗うつ薬のトリプタノール®（アミトリプチリン塩酸塩），中枢性筋弛緩薬のリオレサール®（バクロフェン），抗不安薬のデパス®（エチゾラム）を睡眠時に投与する．

運動療法や他の治療に反応しにくく，なかなか痛みがとれないケースをよく経験する．症状の軽快がなければ，神経科にコンサルトするほうがよい．心因性疼痛に対してオピオイドの使用は禁忌である．

文献

1) 渡辺和之ほか．整形外科患者に対する精神医学的問題評価のための簡易質問表（BS-POP）―妥当性の検討．臨整外 2005；40：745-751.
2) 田辺秀樹．プライマリ・ケア医における運動器の疼痛管理．Prog Med 2013；33：77-79.

4章 保存療法の実際と成功の秘訣／主な疾患における保存療法の実際とコツ

13 頚椎捻挫の初期治療のコツ
—治療遷延化を防ぐために

松﨑信夫（取手整形外科医院）

POINT

- 通常の診察・検査・治療を行うだけでなく，交通事故診療の特殊性を理解すること．

頚椎捻挫とは

頚椎捻挫は外傷性頚部症候群ともよばれる．古くは19世紀後半に起きたヨーロッパやアメリカの鉄道事故での"railway spine"，あるいは戦争中のカタパルトから出撃する軍用機のパイロットに起きた頚部の外傷として報告されている[1]．

その後，H. Crowe が1928年に自動車事故での急加速・急減速で起こる頚椎への外傷の機序に"whiplash（むち打ち）"という表現を用い[2]，わが国では飯野らが1958年に「頚椎部のいわゆる whiplash injury について」を最初に報告した[3]．以後，motorization が進むにつれ，交通事故に伴う頚椎捻挫が増加し社会問題となった．

損害保険料率算出機構が公表している「自動車保険の概況（平成23年度）」でも，自動車事故による受傷部位では頚部が32.1％と最も多い．

頚椎捻挫は日常診療で扱うことの多い外傷の一つである．実地医家が扱う頚椎捻挫は交通事故による軽傷なものがほとんどであると思われるが，治療が遷延化し，治療の終了時期を悩むこともある．そこで本項では，交通事故が原因となった頚椎捻挫の治療遷延化を防ぐための初期治療のコツを述べる．

頚椎捻挫の初期治療の考え方（❶）

ほかの疾患や外傷と同様に，十分な問診・検査を行い，診断したうえで治療を開始する．既往歴の聴取では，過去の頚椎に関する病歴以外に他科で処方され服用している薬や事故歴も尋ねて診療録に記載している．

初期治療の目標は「頚部痛の緩和・慢性化防止」におく．交通事故では損害賠償がからみ，自賠責保険から支払われる慰謝料（傷害の場合，認定日数1日につき4,200円）の問題がある．そのため「症状が固定する時期に診療を終了させる」という考えで，以下のように治療を行っている．

①安静

まずは「安静」を指示する．患者が就労していると仕事を休むことに抵抗する場合もあるが，数日間の「安静」を指導している．

②頚椎カラーによる固定

頚椎カラーによる固定は，神経症状が強い症例や頚部痛が強く頚椎を動かせない症例に対して行っている．固定期間は1〜2週間程度としている．理由は，Ⓐカラー装着による患者の不自由さをできるだけ少なくする，Ⓑ長期間のカラー装着による頚部周囲の筋力低下や軟部組織の拘縮

❶ 頚椎捻挫の初期治療のコツ

治療目標：頚部痛の緩和と慢性化防止	
①安静	数日間の安静を指示
②頚椎カラーによる固定	神経症状が強い症例・頚部痛の強い症例が対象．固定期間は1〜2週間．
③薬物療法	非ステロイド抗炎症薬（NSAIDs）や筋弛緩剤．必要に応じてより強力な鎮痛剤も使用．トリガーポイント注射は有効例もあるが，頻回の注射は経過を遷延化させることもあり，適応は慎重にする．
④理学療法・消炎鎮痛処置	受傷後1〜2週間から開始．経過によっては運動療法も積極的に行わせる．医業類似行為への並行受療は経過を遷延化させる一因になることにも留意する．

・自覚症状・頚椎の可動域・圧痛・腱反射の経過を定期的に把握し，治療を評価する．
・必要に応じて MRI などの検査も施行する．
・遷延化しつつある症例には，適宜，後遺障害診断書作成も検討する．

を予防するためである．

③薬物療法

薬物療法は，主に非ステロイド抗炎症薬，筋弛緩剤を使用する．最近は強力な鎮痛剤もあるので，頚部痛の強い症例では早期から使用することも考える．圧痛部位へのトリガーポイント注射が有効なこともあるが，頻回な注射は頚椎捻挫の経過を長引かせる可能性もあるため慎重に適応を決めるべきである．

④理学療法・消炎鎮痛処置

消炎鎮痛処置や理学療法は，受傷後1〜2週しても症状が続く患者に行っている．牽引療法は頚部の筋肉の緊張を強め疼痛を増悪させることもあるので，頚部痛の強い症例には施行しない．頚部痛が改善されてきている患者に対しては，頚椎の可動域訓練や頚椎周囲の筋力訓練といった運動療法も積極的に行わせている．

⑤並行受療の禁止

医業類似行為へ並行して通うこと（並行受療）は慎むよう指導することも，経過を遷延化させないために重要である．

⑥治療の終了を急がない

遷延化しつつある症例には「○月○日まで治療を行いましょう．そのときに症状が残っていれば，後遺障害の申請をするか考えましょう」と患者に提案している．しかし治療により症状が改善しつつある場合には，治療の終了を急いではならない．

経過中の検査は，得られる情報が多いMRIを可能な限り施行している．また神経伝導速度測定や筋電図，サーモグラフィーを施行することもある．

これらの結果から，さらに治療を続けるか治療を中止するか判断し，必要があれば病院へ紹介したり他科に相談したりする．治療方針を患者に明確に説明することが大切である．

⑦患者の状態を定期的に把握し，治療の評価を行う

治療期間中は，自覚症状・頚椎の可動域・圧痛・腱反射の経過などを定期的に把握し，治療の評価を行うように努めている．これは後遺障害診断書を作成する際にも役に立つ．症状が改善してくれば，投薬量を減量し通院回数を少なくさせている．こうしたことでも頚椎捻挫の経過を遷延化させるのを防げる．

最近は，治療内容に対して患者の相手や保険会社が問題にする例も散見される．診療録には治療内容も含め診療経過を十分に記載しておく必要がある．

文献

1) Todman D. Whiplash injuries: A historical review. The Internet J Neurol; 2007; 8: DOI: 10.5580/1641
2) Crowe H. A new diagnostic sign in neck injuries. Calif Med 1964; 100: 12-13.
3) 飯野三郎ほか．頚椎部のいわゆるwhiplash injuryについて．整形外科 1958; 9: 153-161.

4章 保存療法の実際と成功の秘訣／主な疾患における保存療法の実際とコツ

14 腰痛体操指導の実際

太田邦昭(大岩の森太田整形外科)

POINT

- 体操により効果を実感させること．
- 治療と予防となる体操であること．
- 簡単で持続可能なものであること．
- 老人も可能であること．
- パンフレットを渡すだけでなく実際に行わせること．
- 2，3度繰り返し指導すること．

適応

腰痛は急性腰痛と慢性腰痛に分けられる．急性腰痛はぎっくり腰と総称されることが多く，椎間板ヘルニアの急性期，捻挫，簡単な動作が起因となるもの，圧迫骨折（転倒，落下，重量物の持ち上げ，重量物の体に対する圧力，交通事故），尿路結石，原因不明のものまであり，鑑別診断が必要である．腰痛体操の適応となる急性腰痛は，簡単な動作で起こる腰椎捻挫（いわゆるぎっくり腰），就寝中や起床時に起こる原因不明の強度の腰痛である．慢性腰痛では長時間の不良作業姿勢，椎間板変性や椎間関節の変形，骨粗鬆症，圧迫骨折後の腰痛が腰痛体操の適応である．

原因

椎間板ヘルニアや骨折ではない急性腰痛は腸腰筋の筋スパズムが原因と考えられる．筋スパズムの原因は長時間の座位，立位保持作業後の疲労時に行う無意識下の簡単な動作，重量物の持ち上げ，長時間の前屈姿勢（草取り，床拭きなど）による腸腰筋の疲労が考えられる．慢性腰痛は作業姿勢の悪さや変形性脊椎症，圧迫骨折後の変形や円背が腸腰筋拘縮を来して起こる慢性的不良姿勢が原因である．

腰痛治療体操の目的

急性腰痛に対しては腸腰筋のスパズムをストレッチにより取り除いて姿勢を改善し，脊椎の柔軟性を促すものでなければならない．慢性腰痛に対しては，腸腰筋の拘縮を改善することによる姿勢矯正と筋力強化による良姿勢の保持を目的とする運動となる．

筆者の腰痛体操の実際を紹介する．

急性腰痛体操

腰椎屈曲位で伸展困難例

● パピーポジションと背臥位上体起こし運動[1]

この体操は腰椎屈曲位で伸展不能でX線写真にて後弯が減少している例に適応がある．腹臥位不能例には適応がない．パピーポジション(❶)は腸腰筋のストレッチ体操である．背臥位上体起こし運動(❷)は，腹筋の緊張による拮抗筋である背筋の相対性抑制と pelvic tilt の改善を期待する運動である(❸)[1,2]．

腰椎伸展位で屈曲困難例

● 半跏膝押さえ上体回旋屈曲運動(❹)

この体操は屈曲が制限されている場合に適応となる．パピーポジションと同様に腸腰筋のストレッチとなり股関節の開排制限を改善する．体幹を回旋屈曲することにより多裂筋を含む背筋群のストレッチとなる．背筋の弛緩は腰椎の拘縮を改善する(❺)．これらの体操を行うことにより体操直後に疼痛は軽快し，腰椎の可動性は改善する．

慢性腰痛治療体操

パピーポジションと背臥位上体起こし運動と早足歩行

慢性腰痛に対する多くの体操が提唱されている．いずれの体操も数種類あり[3,4]，リハビリの機能訓練として，または腰痛教室などでインストラクターの指導で行うことができても，すべてを患者が習慣として自宅で毎日行うことは不可能と思われ，コンプライアンスも悪い．筆者はパピーポジションと背臥位上体起こし運動の2種類の体操のみで慢性腰痛を改善し，さらに歩行時に早足歩行を加味することで姿勢を改善し腰痛の予防効果を得ている(❻)．

14 腰痛体操指導の実際

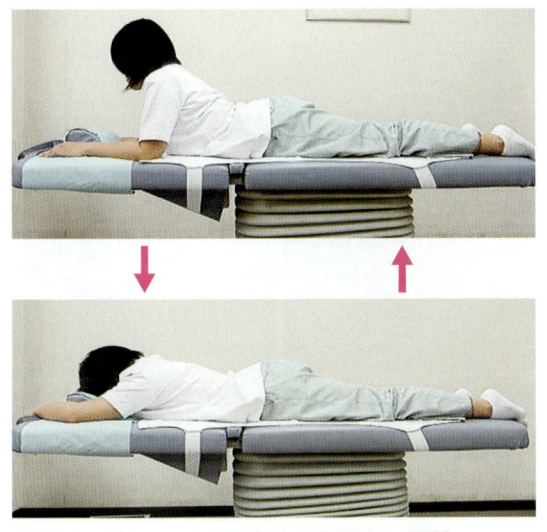

❶ パピーポジション（肘支え上体起こし運動）
腹臥位にて肘を支えにして，へそが台から離れない程度に上体を起こし，5秒間この姿勢を保ち，次に胸を台へ下ろす．呼吸を止めないためにゆっくり声を出して10数えるようにする．この際十分に腰背筋を弛緩させることが重要である．「腹這いで本を読むようなポーズ」と指導すると理解しやすい．この動作を5回繰り返す．

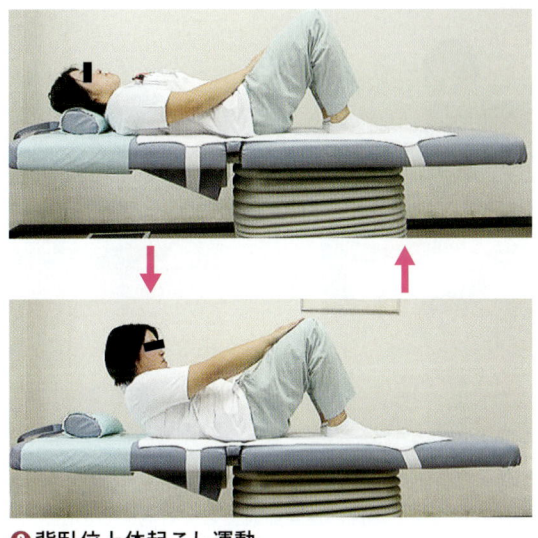

❷ 背臥位上体起こし運動
背臥位にて両膝を立て両手をももの上に置き，手先が膝頭に届くまで上体を起こす．呼吸を止めないために声を出して4か5を数えるぐらいゆっくりと起こした後，ゆっくりと戻す．この動作を5回繰り返す．首を起こすことではなく腹筋に力を入れることを強調する．手が膝頭に届いたら止まらずに戻ること，手が膝頭に届かなければ無理をさせないで届いたところで戻ることを指示する．

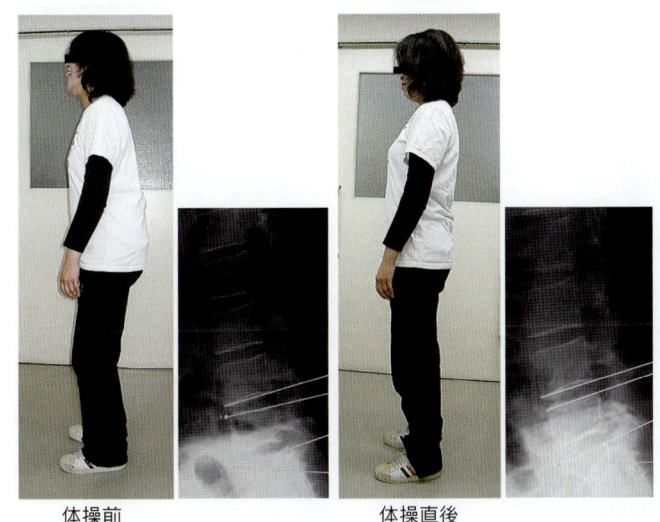

❸ パピーポジションと背臥位上体起こし運動を行った後の急性腰痛症体操治療例（42歳）
運動により腰椎前弯が改善し良好な姿勢となり腰痛軽減が得られた．レントゲン所見では第4，5腰椎間椎間板の前方部が開き後弯が改善している．

体操前　　　　　体操直後

パピーポジションは，肘関節を屈曲位にて行うため，中高齢者にも容易であり，床上臥位は体幹を水平にするため，脊柱に対する垂直方向の荷重が少なくなり，腸腰筋と腹筋群に対して十分なストレッチが容易に行われる．

肩の痛みや円背が強く，肘で支えられない例は，胸の下に枕を置きパピーポジションをとらせ1分間この姿勢を保つ方法を行う（❼）．

膝屈曲，背臥位で行う上体起こし運動は，腹筋力の再教育と相反性抑制により背筋群の弛緩の持続性が得やすく，pelvic tilt 運動も行われるため腰椎の自然な前弯が得られ，姿勢の矯正に有効である[1]．体操直後にその場で歩行を指示することは重要である．患者は疼痛が軽快していることを実感し，体が軽く感じているはずである．そうなると姿勢が改善し歩幅も広くなり歩容が改善する．患者自身が疼痛の軽快を実感できるため体操を持続する動機づけとなる．

125

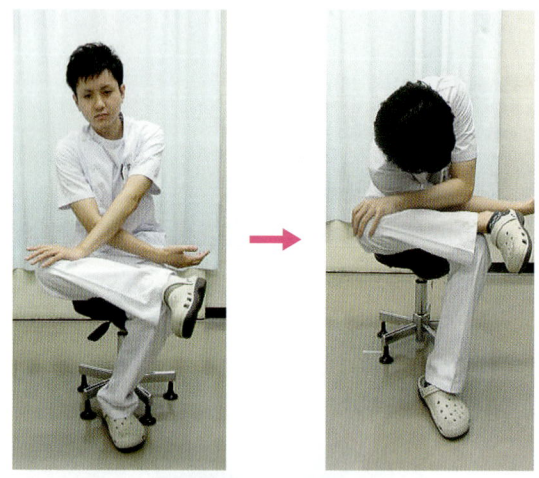

❹ 半跏膝押さえ上体回旋屈曲運動

腰かけ座位にて片足の足関節直上を反対側の膝の上におき，反対側の手で膝を押さえ膝と同側の上肢を反対側の上肢と胸の間に入れ，体幹を反対側に回旋し同側の肩を膝に近づけるように屈曲する．無理に力を入れないことが重要である．前屈ができない場合は可能な範囲でよい．呼吸を止めないため声を出して20数えさせる．左右2回ずつ行わせる．2回目は屈曲域が増える例が多い．

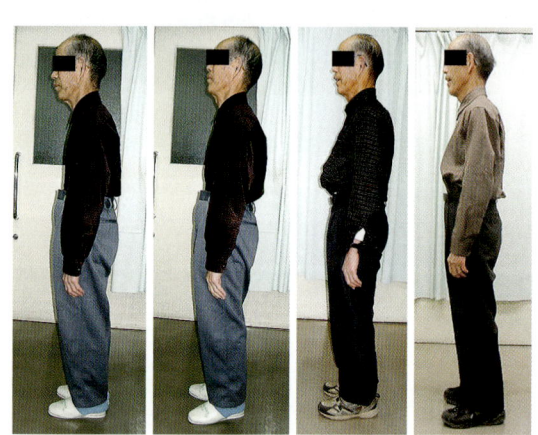

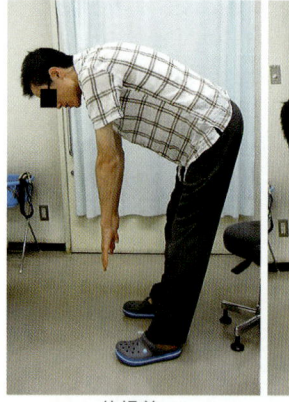

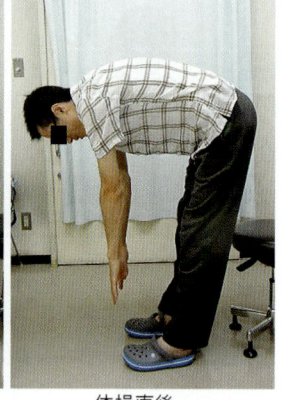

体操前　　　　　体操直後

❺ 半跏膝押さえ上体回旋屈曲運動による急性腰痛体操治療例（35歳）

疼痛のため腰椎屈曲が困難な症例で半跏膝押さえ上体回旋屈曲運動を行い直後に疼痛軽減と腰椎屈曲が改善した．

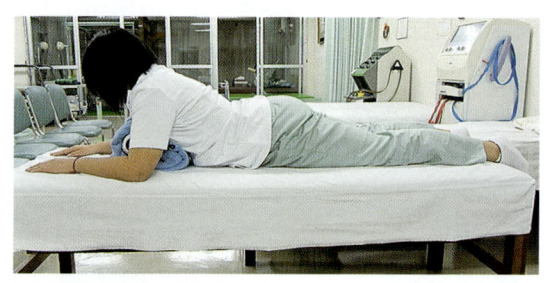

受傷後　　体操直後　　受傷　　　受傷
2か月体操前　　　　14か月　　24か月

❻ パピーポジションと背臥位上体起こし運動による慢性腰痛例（77歳，第1腰椎圧迫骨折）

体操直後に姿勢改善が得られた．さらに家庭で毎日体操の実施と早足歩行を継続し，2年後には著明な姿勢改善が得られ腰痛は消失している．

❼ 枕利用パピーポジション

肩の痛みや高齢の症例で肘支えによるパピーポジションができない場合は，枕を胸の下に置き腰背筋を弛緩させる．この姿勢を1分間続ける．その後，背臥位上体起こし運動を同様に行わせる．

体操は日に2，3回行うよう指示し，腰に疲労感を覚えたときは随時行うようにする．さらに散歩または歩行の機会を増やすよう指導する．歩行に際しては歩幅を少し広く取り，足元を見るのではなく前方をしっかり見て運動するつもりで歩行することを強調する．

パピーポジションと背臥位上体起こし運動は自然に歩幅を広くし姿勢が改善するため，準備運動として行うことを指示する．ほとんどの症例で一度では覚えることができず間違った方法を行っていることが多い．特に背筋の弛緩ができていないことが多く，体操により疼痛を訴える場合があるため2，3度通院させ体操を再指導する必要がある．

文献

1) 伊藤俊一ほか．慢性腰痛症者に対するセルフエクササイズ．臨整外 2010；45：21-28．
2) 丹羽滋郎ほか．メディカルストレッチング―筋学からみた関節疾患の運動療法．金原出版；2008．p. 42-56．
3) 太田邦昭ほか．姿勢矯正としてのパピーポジション（肘支え上体起こし姿勢）と腹筋運動の組み合わせの体操の臨床経験．日臨整誌 2012；37：121-126．
4) 松本　学ほか．骨粗鬆症に対する一般的な運動療法．白土修ほか編．整形外科運動療法実践マニュアル．全日本病院出版会；2002．p. 201-210．

4章 保存療法の実際と成功の秘訣／主な疾患における保存療法の実際とコツ

15 急性腰痛症に対するダブルコルセット療法

宮田重樹（宮田医院）

POINT

- 寝返りや起き上がりが困難なほど体動痛が強い急性腰痛症例に対し，骨盤から胸椎レベルまで簡易コルセット2つを2階建て使いにして固定し，頭部から尾骨まで含めた脊椎軸を動かさない動作を指導する．

強い腰痛を訴え来院する患者は，初診時当日に腰痛が楽になることを期待している．しかし，腰椎屈曲強制で痛みが誘発されるような強い腰痛症例には各種ブロック注射，AKA博田法，マッケンジー法の治療効果が乏しく，対応に苦慮していた．

そんななか，万策尽きた激しい腰痛患者に体幹ギプスが有効であった症例を経験し，骨盤から胸骨に至る固定が有用な腰痛があると考えた．教科書にも，ダーメンコルセットの固定範囲は骨盤から胸骨に至る範囲が望ましいとある．簡易コルセットでは丈が短く胸骨に至らず，ダーメンコルセットの手持ちがなければ当日装着できない．そこで，骨盤から胸骨に至る固定を目的として簡易コルセット2つを2階建て使いにして固定することを考案し，良好な結果を得た．

ただし，簡易コルセット2つの固定のみでは固定力が乏しいために腰痛を軽減できない症例が散見されたため，腰椎を極力動かさない動作指導を追加するなど改良し，当日のうちに腰痛が半減できるようになった．

椎間板性腰痛において，腰椎屈曲にて痛みが増強することが多いと報告されている．当院では，椎間板由来の痛みを鑑別する目的で腰椎屈曲強制を行っている．

腰椎屈曲強制は，検者が膝窩部を持ち上げて患者の腰椎を屈曲させ，さらに患者に膝を抱えさせ，踵を上から下に押さえ，腰痛が誘発されるか確認する（❶）．痛みを訴えた時点で中止する．

装着のコツ

簡易コルセットはラクールガードFX™（ラクール薬品販売株式会社，東京都）を使用し，1つ目は乳房の下を頂点に前方から後方に前後逆に装着する．2つ目は骨盤から腹部にかけて通常通り装着する．2つ目の一部は，上のコルセットと重ね，ウエストをコルセットの補助ベルトで押さえ，2つのコルセットがずれにくいようにする（❷）．体形のため2つのコルセットがずれる場合やコルセットの固定力を高めたいときには，コルセットの上から包帯を巻く．

*ラクールガードFX™は，簡易コルセットのなかでは前後ともに丈が長く生地がしっかりしており，支柱がアルミ板で体に沿って成型しやす

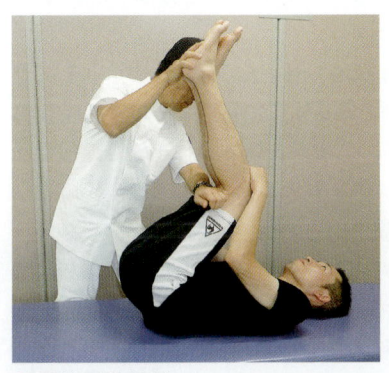

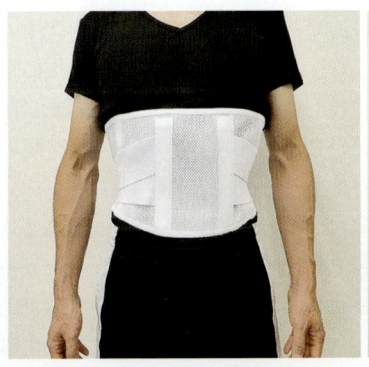

❶ 腰椎屈曲強制   ❷ ダブルコルセットの装着法

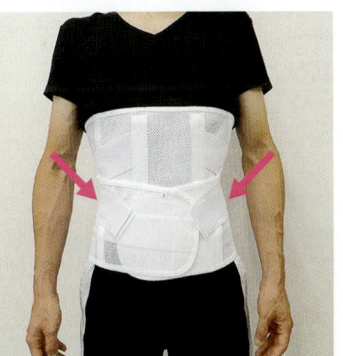

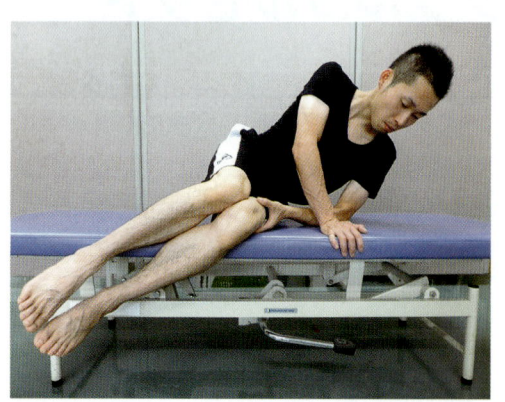

❸ 起き上がり 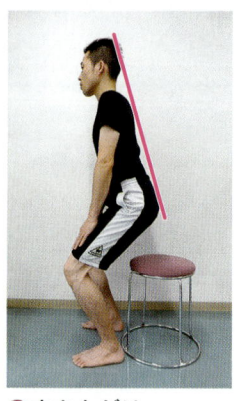　　❹ 立ち上がり 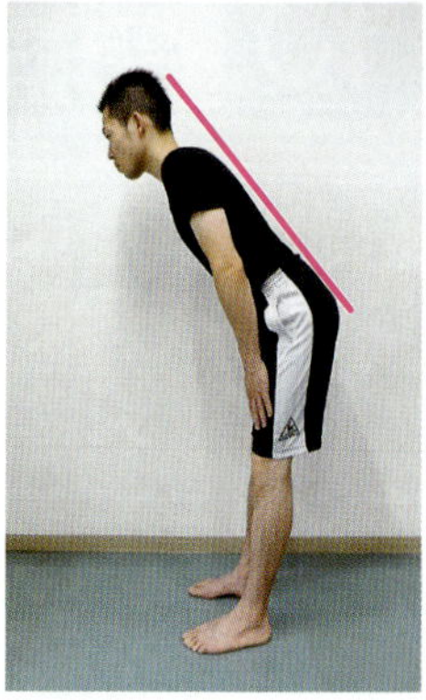　　❺ 前傾

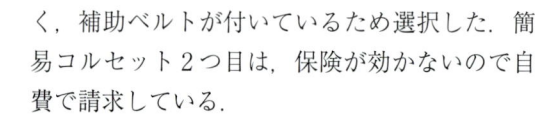

く，補助ベルトが付いているため選択した．簡易コルセット2つ目は，保険が効かないので自費で請求している．

動作指導のコツ

コルセット装着後に腰椎を極力動かさない骨盤から脊椎を一体とした体の使い方として，寝返り，起き上がり，立ち上がり，前傾，しゃがみ込みの5つの動作を指導する．

寝返り

寝返りは，立て膝をさせ後頭部から仙骨まで形を変えず，同時に肩，腰，膝を動かすように行う．脊椎を一体とした動きを身につける練習として数回行わせる．

起き上がり

起き上がりは，側臥位になり踵をベッドの端から少し出して，下の掌を大腿の下に入れる．上の手は下の腕の肘付近に手をつき，下の肘を曲げると同時に上の腕を伸ばして体を起こしていく．上の腕が伸びたとき下の掌を返す．このときも脊椎はまっすぐのままであることを強調する．横になるときはこの動作の逆を行う(❸)．

立ち上がり

立ち上がりは，脊椎をまっすぐにしたまま股関節を軽度屈曲してから下肢の力だけで立ち，座るときはお尻を後ろに引きながら脊椎をまっすぐにしたままお尻を下ろす．首を固定し下を向かないように指導する．手で椅子を押し立ち上がろうとする患者が多いが，手は大腿の前に軽く置くように指導する(❹)．

前傾

前傾は，脊椎をまっすぐにしたままお尻を後ろに引き，股関節を屈曲させて前傾する．戻るときは，その逆(❺)．

しゃがみ込み

しゃがみ込みは，利き手側の足を後ろに引き，脊椎をまっすぐにしたまま腰を下ろして膝をつく．次に股関節を屈曲して前傾し，利き手を床につける．

コルセット装着前のVASを確認しておく．装着後動作が上手にできるとVASは半分以下になる．

説明のコツ

腹圧を高めるコルセットではなく，固定を目的としたコルセットであること．痛みをとる方法ではなく，痛みが少なく動ける手段であり，指示通り動くと痛みを軽減し早く治るが，我流で動くと痛むので，指導を信じて動くように説明する．

腰痛の強いときでも腰に負担の少ないこの動作は，腰痛がよくなっても続けると腰痛予防になることをアドバイスする．

数日後に腰痛が落ち着いたら，コルセットを装着したまま，脊椎をまっすぐにしたままの立ち座り動作，お辞儀動作，しゃがみ込み動作を繰り返し行う筋力トレーニングを兼ねた動作訓練と，下腹部を引っ込める腹筋トレーニングを指導している．

コルセットの固定期間は腰椎屈曲強制での疼痛消失を確認して決めるが，できれば2〜3週間を目途として装着するように指示している．

4章 保存療法の実際と成功の秘訣／主な疾患における保存療法の実際とコツ

16 骨粗鬆症性脊椎椎体圧迫骨折の外来保存的療法―着脱式プラスチックギプス固定法

吉良貞伸(吉良整形外科医院)

POINT

- 老人の脊椎圧迫骨折のほとんどは本法によって外来通院治療が可能.
- 本法は，自宅で家族と共にQOLを保ちながら治療ができ，患者が自分で自由に着脱できるので固定圧迫不安感がなく入浴も可能.
- 本法は数分で完了し，本法施行直前より疼痛は著しく軽減し治療成績も良好である.

1997年4月日本医師会雑誌[1]に紹介した老人の脊椎圧迫骨折に対する吉良式着脱プラスチックギプス固定法は簡便に行え，入院することなく自宅でQOLを保ちながら通院治療で行える利点がある（ただし重篤な疾患治療中または排尿障害・運動麻痺など脊髄症状を伴うものは除外）.

心肺疾患など多くの合併症を有する老人に対し，本法はいつでも自分で容易に着脱できるため圧迫不安感がなく，入浴可能という安心感を与える利点もある.

本法施行直後より疼痛は著しく軽減し，本法を用いた121症例の治療成績は全例で患者の満足評価を得ている[2,3].

本法の施行手順と注意点を述べる.

実施方法

用意するもの

- ゴム手袋2人分(術者と助手).
- プラスチックギプス(ロール5号)を2～3個(平均).
- バケツ(水またはぬるま湯).
- マジック(太いもの).
- 紙絆創膏.
- 腹当て．下巻き大2～3個．弾力包帯.
- ギプスカッター．下巻き切り鋏.

実施手順(施行時間：4～5分)

以下に「吉良式着脱プラスチックギプス固定法」の手順を示す(❶参照).

① 患者に下着をつけたまま，軽く両足を開いて立たせ，後より助手が患者を支え保持する.
② 下着の上に腹当てを当て紙絆創膏で止める.
③ 下巻きを十分に巻く(2～3重).
④ プラスチックギプスを2～3重巻く（4重以上は巻かない).
⑤ 約2分以内でギプスが固まるので乾き次第マジックでカット面に印をつけ，再着時に間違えないように「上」の印をつける.
⑥ すみやかにギプスを縦割にカットし，腋窩部，大腿部が当たらないよう部分切除する.
⑦ 下巻きをカットし腹当てを除去する.
⑧ 患者自身に容易に着脱できることを確かめさせる(最も大切).
⑨ 印に合わせて弾力包帯で固定する（接合面が少々開いても問題はない).
⑩ VAS法で患者の痛みの変化をチェックする(VAS 10が直後より平均VAS 2以下となり驚くほど痛みは軽減する).
⑪ 装着固定して帰宅させ外来通院治療とする.
⑫ 痛みが残る場合はエルカトニン10～20単位を週1～2回注射する[4]（平均6回).
⑬ ギプス装着約2～3週間後に，疼痛が緩解した時点で型取りをして軟性コルセットに変更する（平均1.8か月間）．痛みの続く場合はギプスのままのほうがよい.
⑭ 痛みがとれれば，外して入浴を許可する（要入浴介護．入浴後直ちに着用).

注意点

① ギプスを巻く途中で気分が悪くなった場合は直ちにベッドに寝かせ，症状によってはギプスをカットする（121例のうち2例に発症したが，すぐに回復しギプス固定完了).
② 下巻きをカットするとき，下着を切らないように十分注意する.
③ ギプス再着時，接合面に隙間ができても問題のないことを説明しておく.
④ 再固定時，不安定な場合や認知症の場合は，

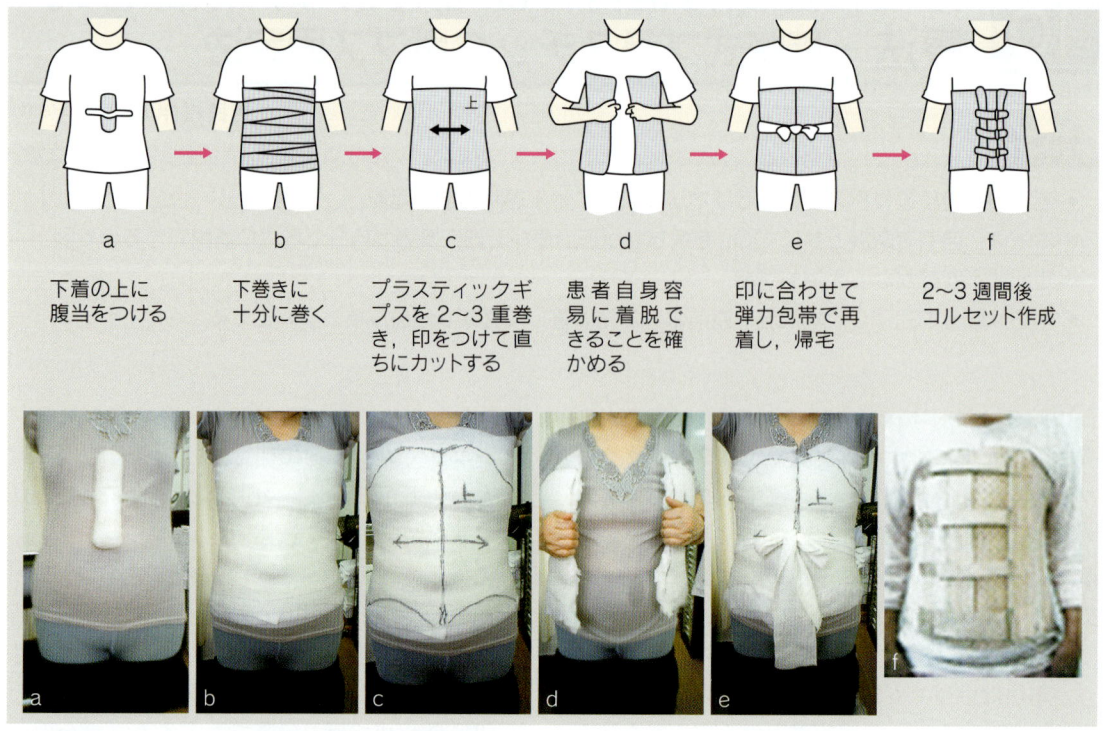

a	b	c	d	e	f
下着の上に腹当をつける	下巻きに十分に巻く	プラスティックギプスを2〜3重巻き，印をつけて直ちにカットする	患者自身容易に着脱できることを確かめる	印に合わせて弾力包帯で再着し，帰宅	2〜3週間後コルセット作成

❶ 着脱式プラスティックギプス固定法の実施手順

しばって固定した上から弾力包帯で固定してもよいが，着脱が不便となり通常は必要としない．

⑤ ギプス装着後の患者への説明と注意を行う．
- 自宅での生活は，できるだけ寝ているように指示．食事のときは椅子に座ってよいが，座ってテレビなど見ないように注意しておく（痛みが著しく軽減するので，動きまわり，長時間座ったりするので注意）．
- 下巻きがはがれたり，ギプスが当たるときはガムテープなどで止め，手ぬぐいなどを挿入するよう指示．
- 息苦しいときはギプスをゆるめるようにし，特に心肺疾患合併患者には夜間はゆるめて就眠してよいことを説明しておく．
- 椎体圧迫骨折の骨癒合は2か月以上かかると説明しておく（患者は痛みがないので想像以上の動きをする）．
- 骨折部に負担のかからない四肢の運動および深呼吸などを行うよう指示．
- 治療後に背中が曲がってくる場合があることを説明しておき，また当所1か所の骨折が，後に2か所以上の骨折を来すことのあることも説明しておく（日常生活に支障を来した症例はない）．
- その他，転倒注意．風邪をひかないこと，また，咳，クシャミでも骨折することも説明しておく．

※ 初診時X線で脊椎圧迫骨折所見がなくても，疼痛が続く場合は，必ず2〜3週後に再度X線を撮ること（骨折像が出現することがある）．

文献
1) 吉良貞伸．骨粗鬆症と骨折．日医師会誌 1997；117：1087-1092.
2) 吉良貞伸ほか．老人の脊椎圧迫骨折に対する外来通院治療法—着脱式プラスチックギプス固定法の考案とその治療成績．日腰痛会誌 2003；9：179-184.
3) 吉良貞伸．こだわりの整形外科保存療法—私の工夫．骨粗鬆症性椎体圧迫骨折に対する外来保存療法（吉良式着脱プラスチックギプス固定法）．MB Ortho 2010；23：61-65.
4) 倉石 泰．カルシトニンの鎮痛効果とその作用機序．Clin Calcium 2000；10：113-119.

4章 保存療法の実際と成功の秘訣／主な疾患における保存療法の実際とコツ

17 外傷性肩関節前方脱臼整復のコツ

横田淳司，南　昌宏，池田大輔，飯田　剛（藍野病院整形外科）

POINT

- 筋緊張のとれた状態でゆっくり時間をかけ整復する．
- 高齢者では整復時に骨折のリスクあり，整復前後のX線検査が不可欠．
- 複数の整復法を身につけておく．

近年，高齢化社会の到来とともに肩関節前方脱臼で整形外科を受診する患者の年齢層が変化していると感じる．かつて肩関節脱臼はスポーツ外傷の一つとして認知され，患者の多くは若年者であった．しかし，近年は高齢者が歩行中の転倒などで本脱臼を受傷するケースをよく経験するようになった．

高齢者の肩関節前方脱臼では，若年者の反復性脱臼症例で認められるヒル-サックス病変と比較するとより深い陥没を骨頭後面に生じていることがある（❶）．高齢者では，上腕骨頭の骨密度が低下し骨脆弱化が生じている一方，肩甲骨関節窩は比較的強度が保たれていると考えられ，脱臼の際に骨頭に肩甲骨関節窩前方が噛み込み，V字型の陥没が形成されると推察される．こういった症例では，整復時に牽引して噛み込みを解除する前に回旋力が加わると，骨折の合併が危惧される．

日本肩関節学会会員に対するアンケート調査では，肩関節前方脱臼に対する整復法は第一選択が挙上法（61％），次いでスティムソン法（19％），整復が得られない際の第二選択は挙上法（43％），次いでスティムソン法（24％），ヒポクラテス法（19％）であった[1]．この結果から，牽引や回旋，てこの原理などさまざまなメカニズムの整復法があるなかで，まず牽引を加え整復する手技が人口高齢化の本邦では比較的安全な方法として普及している現状が伺える．筆者らは，第一選択として外転挙上整復法[2]，整復が得られない場合にはスティムソン法[3]を行っている．

外転挙上整復法

① 患者を仰臥位とし，術者は患者の肘，手関節部を把持し，尾側方向にゆっくり牽引を加える（❷a）．
② 受傷時の様子などを話させ，患者を十分にリラックスさせながら，牽引を加えた患肢を90°程度まで数分かけて外転していく（❷b）．
③ ここで患者の前腕近位，肩前面を把持するようにそっと持ち替え，肩前面を把持している側（右肩脱臼では通常左手）の指で脱臼した骨頭を触知する（❷b）．
④ 90°外転位のまま，牽引を強める．術者の体重で患肢を外側に引っ張る形でよい．
⑤ 患肢を牽引したまま，徐々に肩を肩甲骨面まで水平屈曲し，前腕を把持した手で軽い内外旋を加えると骨頭が整復される（❷c）．
⑥ 整復が得られない場合には肩甲骨面のまま，zero positionまで挙上するとほとんどの症例で整復が得られる（❷d）．

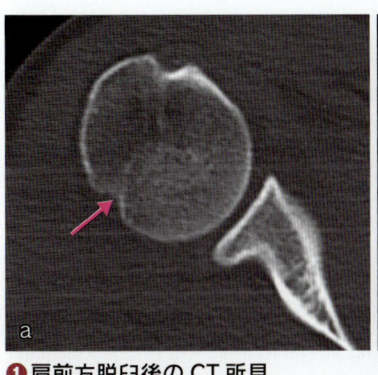

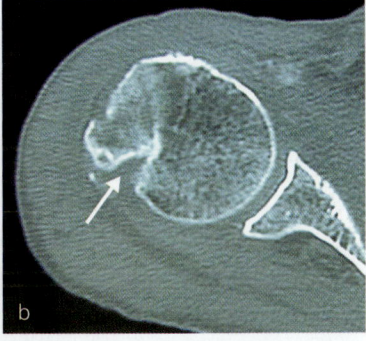

❶ 肩前方脱臼後のCT所見
a：16歳女性．骨頭後外側の浅いヒル-サックス病変（赤矢印）を認める．
b：85歳女性．高齢者では深いヒル-サックス病変（白矢印）が生じることがある（上腕骨大結節骨折合併例）．

131

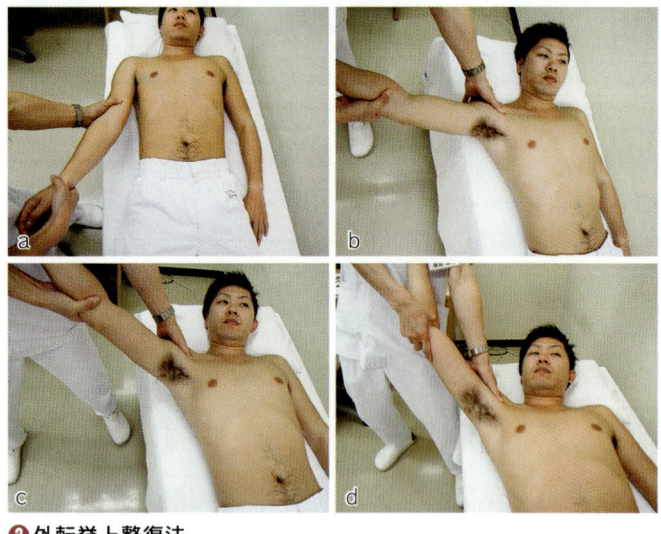

❷ 外転挙上整復法
a：尾側方向に牽引．
b：牽引を加えた患肢を90°程度まで外転．
c：肩を肩甲骨面まで水平屈曲．
d：整復が得られない場合には肩甲骨面のまま，zero position まで挙上．

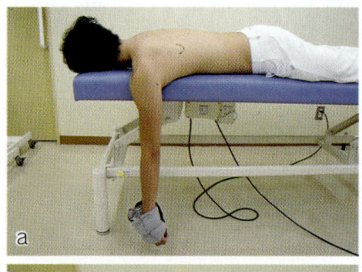

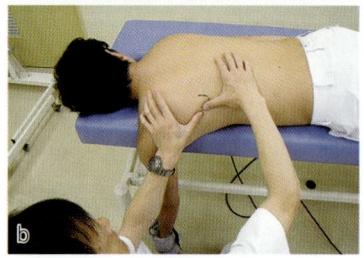

❸ スティムソン法
a：腹臥位で患肢手関節部に4～5kgのスチールベルトを巻き下方に牽引．
b：整復されない場合には術者は患側肩甲骨の下角を内側，背側に押す．

スティムソン法

① 患者を腹臥位とし，患肢をベッドから垂らすようにする．
② 患肢手関節部に4～5kgのスチールベルトを巻き，リラックスさせる（❸a）．
③ しばらくすると自然に整復が得られるが，整復されない場合には術者は患側肩甲骨の下角を内側，背側に押し，関節窩が骨頭をより"受けやすい"位置に導くと整復されやすくなる（❸b）[4]．

整復にあたっての注意点

① いずれの手技を行う際にも，筋緊張のとれた状態で手技が行えるよう，患者に痛みや恐怖感をなるべく与えず時間をかけてゆっくり行うことが最も重要である．
② 病歴や所見から肩脱臼が強く疑われても，整復操作を行う前後に必ずX線撮影を行い，骨折の合併の有無を確認しておく．
③ 肩前方脱臼には高率に腋窩神経麻痺が合併する．そのほとんどは一過性であるが，1割弱は麻痺が残存するとの報告もある[5]ため，整復前後に上腕外側の知覚検査を行う．ただし整復前の患者に対して詳細な触覚検査は困難であり，筆者はアルコール綿花を用いて両上腕外側皮膚の冷感の程度を比較する簡便な方法を用いている．
④ 基本的に整復操作は無麻酔で可能である．無麻酔で整復が不可能な場合は，局所麻酔剤を関節内に注入し再度整復を試みる．それでもだめなら，全身麻酔下整復（が可能な施設への転送）を考慮する．
⑤ 単一の整復手技で毎回成功するとは限らないため，複数の整復法を身につけておくと一つの手技で整復不可能であっても余裕をもって対処できる．

文献

1) 玉井和哉．肩関節初回脱臼に対する治療の現状と課題．整・災外 2008；51：1165-1169．
2) 伊藤博元ほか．外傷性肩関節脱臼に対する外転挙上整復法．別冊整形外科 1992；23：2-7．
3) Stimson LA. Fractures and Dislocations, 3rd ed. Lea Brothers 1900.
4) Anderson D, et al. Scapular manipulation method for reduction of anterior shoulder dislocation. Clin Orthop 1982；164：181-183.
5) De Laat EA, et al. Nerve lesions in primary shoulder dislocations and humeral neck fractures. A prospective clininical and EMG research. J Bone Joint Surg Br 1994；76：381-383.

4章 保存療法の実際と成功の秘訣／主な疾患における保存療法の実際とコツ

18 肩前方不安定症を伴うインターナルインピンジメントの治療

横田淳司(藍野病院整形外科), 近藤義剛(藍野病院リハビリテーション科), 熊田 仁(藍野大学)

POINT

- relocation test が微細な前方不安定性の評価に有用である．
- 90°外転位での内旋や水平内転方向への可動域制限の確認を行う．
- 骨頭前方変位を確認する場合，肩関節 90°外転位で外旋運動を行う．
- 後方組織の柔軟性改善と腱板機能の強化が重要である．

近年，投球障害肩の原因として注目される病態にインターナルインピンジメント (internal impingement) があり，これは肩関節外転外旋位で大結節と関節窩後上方部が衝突し，後上方の関節唇の剥離，棘上・棘下筋の深層断裂が生じる現象である[1]．その発生機序の一つとして肩前方不安定性の関与が示されており，繰り返される投球動作で前方関節包が伸長され，上腕骨頭の前方変位が増大し本病態の誘因になることが報告されている[2]．

本項では，肩前方不安定症を伴うインターナルインピンジメントに対する評価と運動療法のポイントについて述べる．

評価

疼痛

肩反復性脱臼例と比較すると，投球障害でみられる肩不安定性は一般的に軽度であるため検出は容易ではなく，脱臼不安感ではなく痛みとして発現することが多い．そのため前方不安定性の評価には relocation test が有用である（❶）．インターナルインピンジメントでは，腱板損傷時と同様の疼痛を呈することもあり，両者を判別する方法として，肩関節 90°外転位（2 nd position）での外旋運動時の疼痛の有無を評価する．肩関節外旋方向へのストレスを加え，上腕骨頭を前方に圧迫すると疼痛が出現する場合，インターナルインピンジメントの可能性が示唆される（❷）．

関節可動域

肩関節後下方組織の伸張性低下（タイトネス）もインターナルインピンジメントを誘発することが報告されている[3]．そのため，2 nd position での肩関節内旋や水平内転方向への関節可動域制限の有無を評価することが重要である．肩関節の機能評価方法の一つとして原テスト[4]が有用である．特に肩関節の可動性評価では，combined abduction test（CAT）（❸a）や horizontal flexion test（HFT）（❸b）が陽性の場合，肩関節後下方組織のタイトネスを示唆する所見であり，インターナルインピンジメントの並存を念頭におく．

上腕骨頭の前方変位

関節支持組織の局所的な短縮を認める場合，関節包・関節上腕靱帯が過度に緊張することで可動

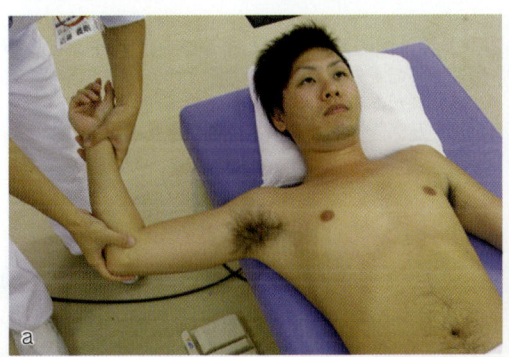

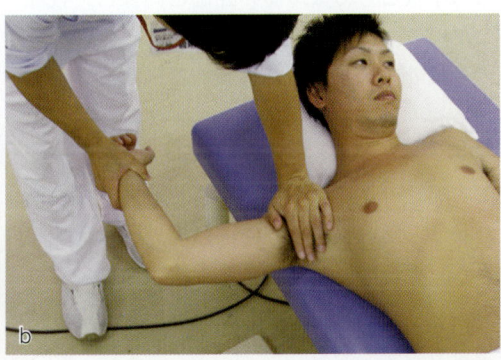

❶ relocation test
軽度な肩前方不安定性の検出に有用．仰臥位で肩 90°外転・外旋位で疼痛が誘発される(a)が，上腕骨頭を前方から圧迫すると疼痛が軽減する(b)．

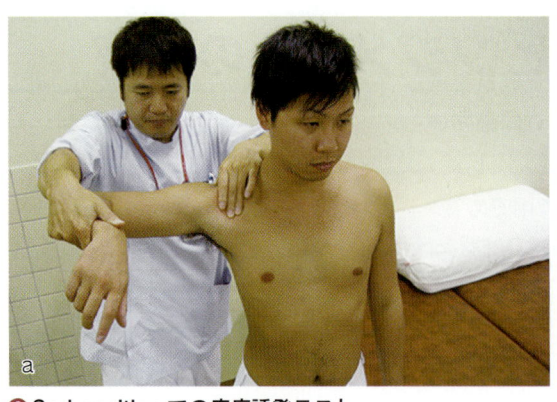

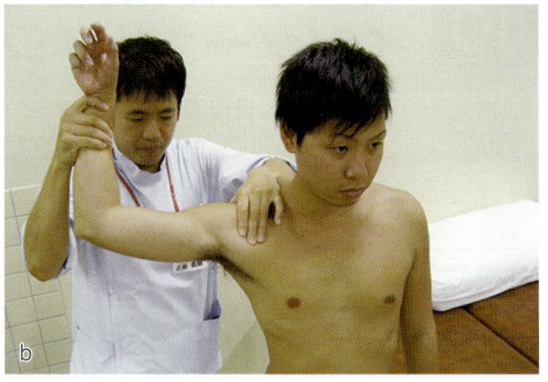

❷ 2nd position での疼痛誘発テスト
肩90°外転位（a）より他動的に外旋し骨頭を前方に圧迫し（b）疼痛発現の有無を評価する．

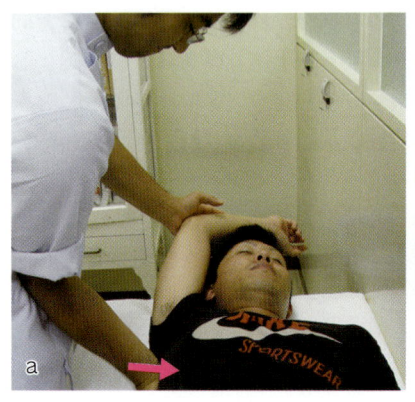

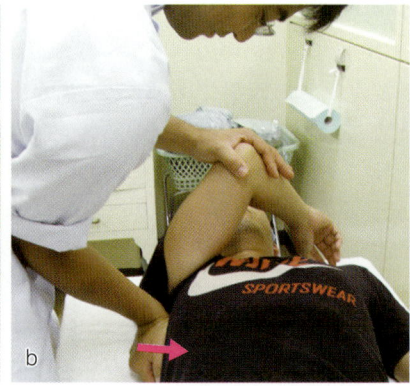

❸ 後下方タイトネスの評価
a：CAT．肩甲骨を他動的に固定し（➡）上肢を外転しその角度を測定する．正常では上腕部が耳介に接触する．
b：HFT．同様に肩甲骨を固定し（➡）上肢を水平内転しその角度を測定する．正常では手部が反対側のベッドに接触する．

域制限が生じるとともに，骨頭を反対側に偏位させる力が作用（obligate translation）する．肩前方組織の弛緩と後下方組織のタイトネスとが並存すると，上腕骨頭はより前上方へ偏位し，骨頭と関節窩の間で腱板の挟み込みが生じ（❹）インターナルインピンジメントを来しやすい．そのため，インターナルインピンジメントを呈する患者では，上腕骨頭の前方変位の有無を評価する必要がある．この手技としては疼痛の評価と同様に，投球動作に近い2nd positionで外旋運動を行い，骨頭前方変位の有無を触診で評価する．

運動療法

後下方組織のタイトネスの解消と前方支持組織および骨頭の臼蓋への求心力の強化（腱板機能の強化）が重要なポイントである．投球は全身運動であるため，股関節や体幹・肩甲骨周囲筋の柔軟性の獲得も必要である．

後方組織のタイトネスの原因は，後方関節包や棘下筋・小円筋の短縮であることが多く，ジョハ

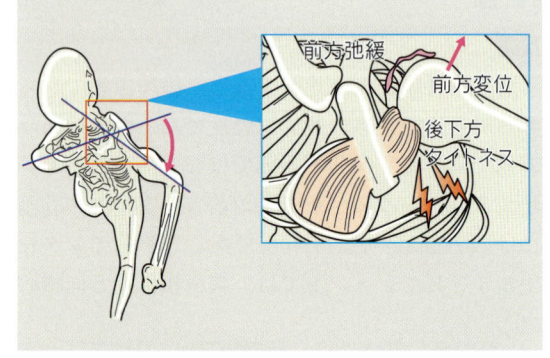

❹ 上腕骨頭の前方変位とインターナルインピンジ
肩関節外転・外旋時前方の関節包の弛緩や後下方組織のタイトネスがある場合，上腕骨頭の前方偏位が起こり，骨頭と関節窩の間で腱板の挟み込みが生じる．

ンセンストレッチ（❺a）やスリーパーストレッチが有効である（❺b）．

前方支持組織の強化では，特に肩甲下筋の筋力増強がポイントとなる．インターナルインピンジメントでは，肩甲下筋の筋力低下を認める症例が多く，骨頭の前上方偏位に対する抑制機能が衰退した結果，後方でのインピンジメントが生じ疼痛

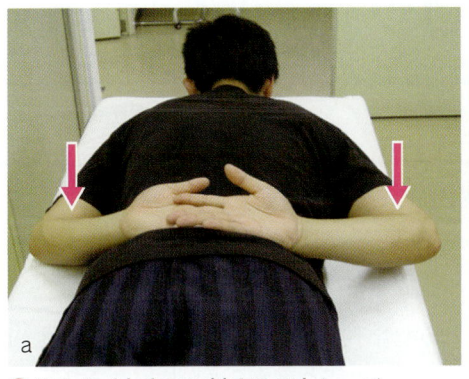

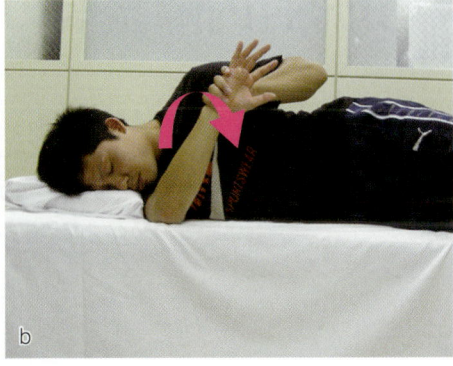

❺ 後方タイトネスに対するストレッチ
a：ジョハンセンストレッチ．肩関節伸展・内転・内旋肢位（腰に手を当てる）を開始肢位とし，肘をベッドに押し当てるようにする．
b：スリーパーストレッチ．側臥位で肩関節90°屈曲・肘関節90°屈曲位・前腕回内位を開始肢位とし，反対側の手で内旋方向へのストレッチを行う．

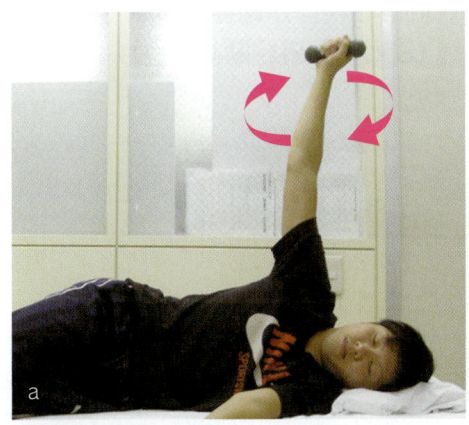

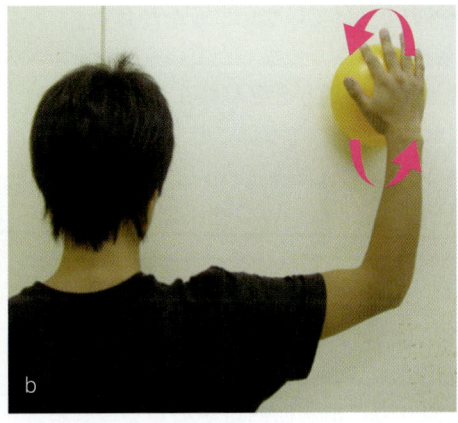

❻ 腱板筋力強化
a：側臥位での筋力強化．側臥位で肩関節90°外転位にて小さな円を描くように回転させる．肘関節は伸展位を保ち，重錘は500g程度で実施する．
b：ボールを用いた筋力強化．肩関節外転90°・肘関節90°屈曲位でボールを壁に押しつけるように保持し，その状態から小さな円を描くようにボールを転がす．
（両運動とも開始肢位から肩関節の位置が変化しないように注意し実施する．運動方向は右回し・左回しの各方向を2分程度行う）．

が生じる．強化方法としてはセラバンドを用いた抵抗運動を行う．その際，インターナルインピンジメントを呈する患者の肩甲骨アライメントは，外転・下制・下方回旋位を呈していることが多く，肩甲骨のアライメントに注意を払う必要がある．

その他の腱板機能強化では，側臥位での運動（❻a）やボールを用いた運動（❻b）などを行う．腱板機能強化は，低負荷・高頻度で行い過剰な肩甲帯の代償動作を抑制しながら実施することが重要である．

文献

1) Walch G, et al. Impingement of the deep surface of the supraspinatus tendon on the posterosuperir glenoid rim：Anarthroscopic study. J Shoulder Elbow Surg 1992；1：238-245.
2) Mihata T, et al. Excessive humeral external rotation results in increased shoulder laxity. Am J Sports Med 2004；32：1278-1285.
3) Myers JB, et al. Glenohumeral range of motion deficits and posterior shoulder tightness in throwers with pathologic internal impingement. Am J Sports Med 2006；34：385-391.
4) 原 正文. 復帰に向けて何を目安にどう選手に指導したらよいか—肩の投球障害を中心に. 関節外科 2003；22：117-122.

19 小児肘内障整復のコツ

原田　昭（医療法人昭和 原田整形外科病院）

POINT
- 手を引っ張られるという受傷機転がないケースがあるので注意が必要である．
- 整復困難例では一時的な外固定が必要である．

　肘内障は小児（6か月～3歳）の肘関節に発生する外傷のなかで最も頻度の高いものの一つである．肘引っ張り症候群とも別称されているように，多くの場合両親が手を引っ張った際に発生するが，ソファーから転がり落ちたり，布団のなかで上肢が捻じられて発生することも少なくない．

　大きな外力を受けていないにもかかわらず，小児が急に腕を動かさなくなったという症状を示す場合には，肘内障を疑う必要がある．また発症に，必ずしも牽引力が関与しないこともあることを念頭におかなければならない．小児肘内障の整復のコツと注意すべき点について述べる．

病態

　橈骨小頭は，輪状靱帯によって尺骨に固定されている．幼児期には輪状靱帯の固定がゆるいので，強い引っ張り力に前腕回内力が加わることにより，輪状靱帯の下を橈骨小頭前方部がくぐり抜けることによって，輪状靱帯が橈骨小頭部と上腕骨外顆との間の腕橈関節前方にはまり込む．このため橈骨小頭が固定されて，回内・回外や肘関節の屈伸が不能となることが原因とされている．

　最近のエコー検査でも，肘内障の本質は輪状靱帯を主体とする軟部組織の腕橈関節前方への嵌頓と損傷であることが指摘されている（❶）．

問診と視診が重要である（最初に除外診断を行う）

問診
　親に抱かれてくる肘内障の子のほとんどは，健側上肢を親の肩に回し，患肢はダラリと下垂させており，前腕は回内位をとっている．これを指先でそっとつまんで回外しようとすると痛がるので，まずこれをチェックする．

　意志の疎通のない幼児では外傷機転が判然としないものもあるが，多くは何らかの理由で手を引っ張るというものが多い．時に転倒，または這っていて手を突き損ねたなどの起点も含まれている．両親などの付添者より外傷機転，肘内障の既往などについて話を聞いておく．

視診
　次に上半身を裸にして，母親に患児を検者と向かい合うように抱っこさせ，鎖骨～上腕～肘～前腕～手関節にかけて視診を行い，腫れや変形の左右差がないかをチェックする．同様に両手で左右同時に鎖骨～手関節まで慎重に触診を行う．患者が痛がる様子を見逃さないように注意する．幼小児期に頻度が高い，鎖骨，上腕骨近位，上腕骨顆上部，外顆，橈骨遠位の骨折所見などがないことを確認する．

整復方法（回内法整復のコツ）

　以上の診察により肘内障以外の所見がまったくなければ，次に肘内障の整復動作に移る．

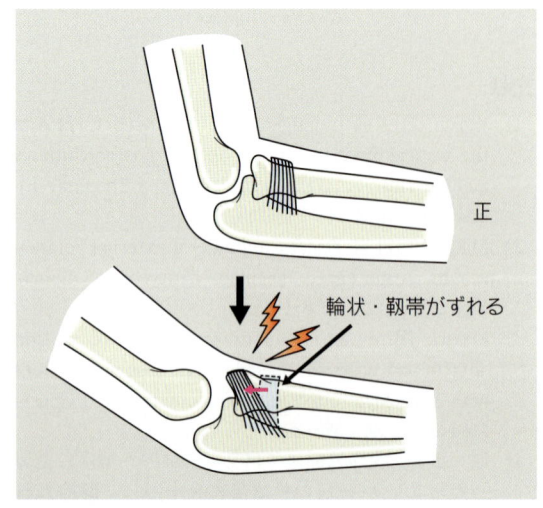

❶ 小児肘内障の発症機序

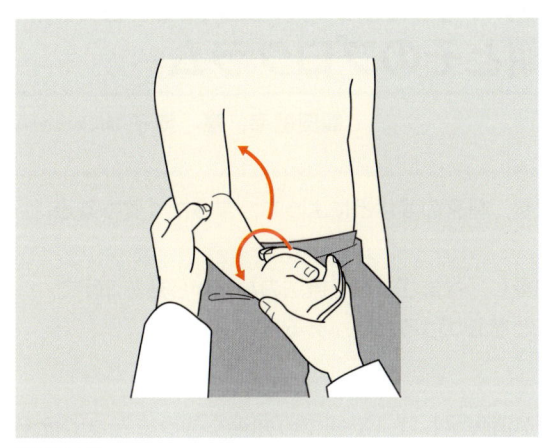

❷ 回外法

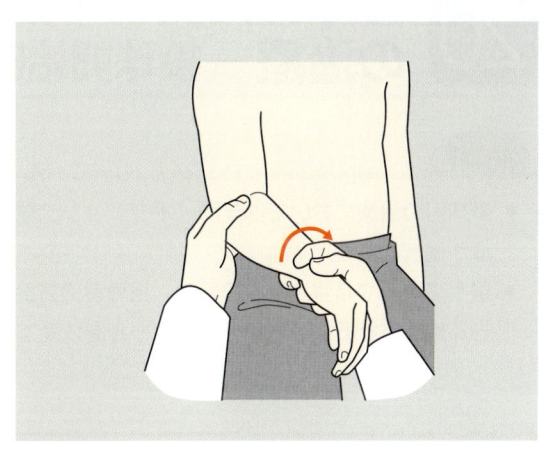

❸ 回内法

手技

　患肢は通常肘軽度屈曲，前腕は軽度回内で下垂している．母親の膝の上に術者と対面させて坐らせた患児の両手首を，各々術者の母指と示中指ではさみ，患児のご機嫌を伺いながら両肘を屈曲させていく（健側は中間位，患側は回内位のまま屈曲させていく）．そのまま屈曲していくと，患側にわずかに抵抗感を感じる（同時に患児の表情に変化を生じることを見逃さない）．その瞬間に術者は指先でつまんでいた患児の手首を両側同時に回内すると，患側に軽い整復感（クリック感）やクリック音とともに完全屈曲，回内が得られる．

　回内法回内操作で整復が得られない場合には，回外操作による整復を同様に行う．母親に患者の肘に軽く手をそえておいてもらうと，整復時のクリック感を検者とともに触知することができ共感を得られる．

　整復が無事成功すると，多くの場合患児は直ちに患肢を自由に動かすようになる．

回内法か回外法かの選択は術者に委せる（昔海軍病院は回内法であったと先輩に伺った）

① 回外法：患児の肘部を片側の手で軽く握り，肘をやや屈曲して外側側副靱帯を弛緩させて橈骨小頭部を母指で抑え，反対側の手で患児の手を握り，軽く牽引しながら前腕を回外させながら屈曲すると，コチッというかすかな音（クリック音）とともに整復される（❷）．

② 回内法：肘を屈曲させ，前述のように前腕回内を強制すれば，橈骨は輪状靱帯をすくい上げて整復される（❸）．前腕の牽引や橈骨小頭の圧迫操作は不要であり回内法（海軍病院式）のほうがスマートである．

整復後の注意点と固定

日常生活での注意点

　整復後も輪状靱帯の拡張，弛緩のため再発がまれではない．着衣を脱がせるときは健側の手から，着せるときは患側の手から袖を通すように指導している．子どもの手を無理に引っ張らないように指導することは言うまでもない．再発を繰り返す場合には，母親の理解度に応じて前述の回内法を伝授する場合もあるが，ほとんどの場合外来を受診するようである（❷）．

固定について

　医業類似行為が行われて，なお整復が得られていない場合にも遭遇する．

　クリックがなく整復状態が不明のことも多い．そのような場合には，何度も整復操作を繰り返すことによる患児の不安感を除くために，親に十分な説明を行ったうえで，包帯や副子固定を行う．一両日後に再診すると，運動を回復していることも少なくない．また，再度整復操作を試みると，容易にクリックが得られることもあるので，いたずらに患児を泣かせないことが大切である．

文献

1) 那須亨二ほか．小児肘内障の整復法．伊丹康人ほか編．整形外科診療二頁の秘訣．金原出版；1977．p.165-167．
2) 二見俊郎ほか．肩・上腕・肘．平澤泰介編．新図説臨床整形外科講座 5．メジカルビュー社；1994．p.222-225．

4章 保存療法の実際と成功の秘訣／主な疾患における保存療法の実際とコツ

20 野球肘内側靱帯損傷，内側靱帯起始部損傷の治療——投球開始時期とそのプログラム

鶴田敏幸，峯 博子（鶴田整形外科）

POINT

- 野球肘の治療においては年齢，ポジション，試合日程，将来の夢などによって，まったく異なる治療が選択される．
- 選手の愁訴や希望，家族の希望，指導者の方針を把握し，さまざまな治療法のなかから最も満足できる治療方針および治療スケジュールを決定することを心がける必要がある．

肘内側側副靱帯損傷，内側靱帯起始部損傷

年齢層による病態の違い

　投球時に肘関節には外反力が加わり，肘関節内側側副靱帯に牽引力が働き，特に前斜走靱帯がダメージを受ける．野球選手の場合，その年齢層により病態に特徴がある．骨端線閉鎖前の成長期においては，内側上顆下端の裂離を起こす．骨端線閉鎖後，高校生，大学生，社会人においては，成長期に受傷した裂離骨片が遺残もしくは変形治癒し，いったん消失していた肘内側部痛が競技レベルが上がったことで再燃する場合（再燃 type），成長期での受傷はなく微細な靱帯損傷が長期間野球を続けることで徐々に発症する場合（慢性発症 type），成人期になって投球の瞬間激痛とともに発症する場合（急性発症 type）などがある．

　診断については別項（第2章2．スポーツ肘のチェック）で述べたので，本項では割愛する．

　本疾患の治療は成長期（骨端線閉鎖前）と成人期（骨端線閉鎖後）に分けて対応する必要がある．第一に投球禁止を主体とした保存療法が選択される．再燃 type，慢性 type は保存療法に抵抗しやすい．保存療法に抵抗する例には手術が勧められるが，本項では，手術の適応および手術法の詳細については言及しない．

成長期の治療

　基本的には「投球禁止」，「身体機能の改善」，「投球動作への介入」と考える．内側上顆下端に裂離を認めるケースに関してはさまざまな意見があり，5〜6週間の安静またはギプス固定の後，仮骨の出現により投球を開始するという考えや，可動域制限や圧痛，外反ストレス痛などの臨床症状が消失すれば，X線での修復を待つことなく徐々に競技復帰させるという考え方もある．

裂離骨片の癒合と投球パフォーマンス

　これまでわれわれが裂離骨片を有する成長期野球選手に対して骨端線閉鎖まで追跡調査（平均3.7年，n = 51）を行った結果，裂離骨片が癒合した選手の約80％が調査時に投球パフォーマンスが維持向上していたのに対し，癒合しなかった選手では約60％に投球パフォーマンスの低下を訴えていた．一方で，癒合が認められた症例においても，その17.5％に投球パフォーマンスの低下が認められ，これらは投球パフォーマンスが維持向上していた選手と比較して，投球側の肘内側上顆下端の骨形態が肥大・変形治癒しており，その程度が大きかった[1]．

　以上の結果から，成長期の野球選手が将来パフォーマンスを維持向上させるためには，裂離骨片が癒合すること，さらにできるだけ転位が少ない状態での癒合が重要であると考え，当院では初期治療にギプスシーネ固定を導入し，骨癒合を優先させている．

投球禁止期間中のプログラム

　投球禁止中は患部のケア（炎症症状の改善，可動域制限の改善，筋機能の維持・向上）と全身のコンディショニング（姿勢，身体機能〈体幹，胸郭・肩甲帯，股関節，足関節〉，バランス，コーディネーション）の改善を図っている．

　また，成長期は未熟な投球動作が障害の発生要因となっているケースがあるので，投球禁止期間中に効率的な投球動作の習得を目的にスローイングプログラム（❶）を実施している．具体的にはボールの握り方やテイクバック動作などの上肢の使い方や体重移動など，成長期に身につけた動作

❶ スローイングプログラム（成長期）

ステージ	投球開始～	内容			備考
Ⅰ 投球禁止期		ボール握り 捕球ドリル 下手投げ ステップドリル PETボトルドリル 体重移動ドリル トップ作りドリル	ボールなし		
Ⅱ 投球開始期	1週目	壁当て バウンドスロー ステップ＆スロー トップ投げ 体重移動ドリル	テニスボール ↓	30球 塁間1/3・15球 5m・10球 5m・10球 5m・10球	毎日 毎日 1日おきに 1日おきに 1日おきに
	2週目	壁当て バウンドスロー ステップ＆スロー トップ投げ キャッチボール	軟式 ↓	30球 塁間1/3・15球 5m・10球 5m・10球 塁間1/3・10球	毎日 1日おきに 1日おきに 1日おきに 1日おきに
	3週目	壁当て バウンドスロー ステップ＆スロー トップ投げ キャッチボール	使用球 ↓	30球 塁間2/3・15球 塁間・10球 5m・10球 塁間2/3・15球	毎日 毎日 毎日 毎日 3日に2回
	4週目	ネットスロー バウンドスロー キャッチボール	使用球 ↓	塁間・15球 塁間・15球 塁間・30球	毎日 毎日 3日に2回
Ⅲ 復帰期	1か月	本格的な野手練習			
	2か月	本格的な投球練習開始			

※投球による不安感が出た場合は1つ前のステージに戻る．

スキルは成人期にも大きく影響するため，繰り返し基本動作を習得させるように努めている．投球開始後はネットスローや壁当てから開始し，肘の違和感（運動時痛，圧痛，外反ストレスによる不安感）に注意しながら距離や量を段階的に上げ，骨癒合後，野手なら1か月程度で，投手なら2か月程度で競技復帰としている．

成人期の治療

投球開始の基準として局所の炎症症状（腫脹，熱感，安静時痛，運動時痛），圧痛の消失とmilkingテスト陰性を確認する．

投球禁止中は患部のケア（炎症症状の改善，可動域制限の改善，筋機能の維持・向上）はもちろんのこと，全身のコンディショニング（体幹機能〈可動性と固定力〉），肩甲・胸郭機能（可動性：最大外旋など，肩甲骨固定力），肩甲上腕関節機能（可動性：2nd内旋など，安定性：腱板機能），股関節機能（可動性，筋力），足関節機能（可動性，安定性），バランス機能（片脚立位）に対しても徹底的に機能改善を図る．

さらに，再発防止のためのセルフチェック（❷）を含めた自己管理についても指導を行う．競技復帰は先発選手か，控え選手か，あるいは公式戦の

❷ 再発防止のセルフチェック（成人期）

1. 手関節屈曲，前腕回内させる筋群（回内・屈筋群）のチェック ➡ （圧痛，柔軟性，筋力）
2. 肘関節の可動性チェック ➡ （屈曲・伸展・回内・回外）
3. 肩関節周囲群の柔軟性チェック ➡ （広背筋・上腕三頭筋，肩関節後方筋群）
4. 脊椎・胸郭柔軟性チェック ➡ （上体そらし・ブリッジ）
5. 股関節機能チェック ➡ （腰割り・開脚）
6. 足関節機能チェック ➡ （しゃがみ込み）
7. 投球時の感覚チェック ➡ （ボールリリース時の指かかり，投球動作時の下半身（体重移動）と上半身（腕振り動作）のタイミング，など）

❸ スローイングプログラム（成人期）

ステージ	投球開始〜	内容			備考
Ⅰ 投球禁止期		※可動域制限あり，圧痛・ストレステスト陽性の間はスローイングメニューはなし			
Ⅱ 投球準備期	1週目	・ネットスロー	軟式	5m〜塁間1/3・20球×3セット（休憩5分）	週1〜2はノースロー
	2週目	・ネットスロー	硬式	5m〜塁間1/3・30球×3セット（休憩5分）	週1〜2はノースロー
	3週目	・ネットスロー	硬式	5m〜塁間1/2・30球×4〜5セット（休憩5分）	週1〜2はノースロー
Ⅲ 投球強化期	4週目	・ネットスロー	硬式	塁間1/3・30球×2セット（休憩5分）	週1〜2はノースロー
		・キャッチボール		〜塁間1/3（5〜10分）×2〜3セット（休憩5分）	
	5週目	・ネットスロー	硬式	塁間1/3・30球×1セット	週1〜2はノースロー
		・キャッチボール		〜塁間（5〜10分）×3〜4セット（休憩5分）	
	6週目	・ネットスロー	硬式	塁間1/3・30球×1セット	週1はノースロー
		・キャッチボール		〜40m（5〜10分）×3〜4セット（休憩5分）	
Ⅳ 復帰期	7週目	・キャッチボール		〜70m（10〜15分）×2〜3セット（休憩10分）	野手は試合復帰，投手はブルペン
		・ピッチング			
	8週目	・キャッチボール		フリー	投手は実戦形式
		・ピッチング			

※投球による不安感が出た場合は1つ前のステージに戻る．
※症状の経過により早く進めることもあり．

重要度など，選手の置かれている状況に左右されることも多い．このため，場合によっては疼痛コントロールとして適宜関節内注射（ヒアルロン酸やステロイド）などを行いながら復帰させていくケースもある．

投球開始はネットスローから開始し，違和感なくスローイングができるようになるまで症状の再燃に注意し，距離や量を段階的に上げ，競技復帰へと進めていく（❸）．

文献

1) 小松 智ほか．野球競技者における成長期野球肘内側上顆下端障害の追跡調査．日臨スポ会誌 2013；21：57-61．

4章 保存療法の実際と成功の秘訣／主な疾患における保存療法の実際とコツ

21 コーレス骨折の保存療法
―私はこうしている

貞廣哲郎（ハンズ高知フレッククリニック）

POINT
- 変形が残った場合の許容範囲を知る．

保存療法と手関節の変形

　コーレス骨折の治療において，掌側ロッキングプレートの進歩により保存療法と観血的整復固定術（ORIF）の関係は大きく変わりつつあり，保存療法を行うことが少なくなっている現状を認識する必要がある．そのような状況下で，保存療法を行う際，残した変形が患者に受容されるかどうかは重要な判断点となる．われわれが以前に報告した「受傷後2年を経た時点で患者に受容されない変形の分析結果」が参考になるので図に示す（❶, ❷）[1]．容易にこの条件を満たすものが保存療法の良い適応といえる[1]．

転位が少ない場合

　転位が少なく，当初からこの条件を満たすものについてはあえて矯正することなく既製品のcock up splintを装着させ，入浴時・手洗い時のみ外すことを許可する．矯正を加えればギプス固定が必要となる．これらの軽症例の場合，できればMRIを撮り骨折線が背側の第3コンパートメントに及んでいないかをチェックする．及んでい

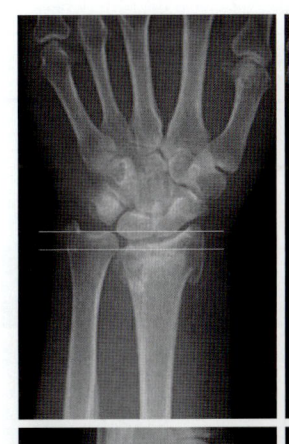

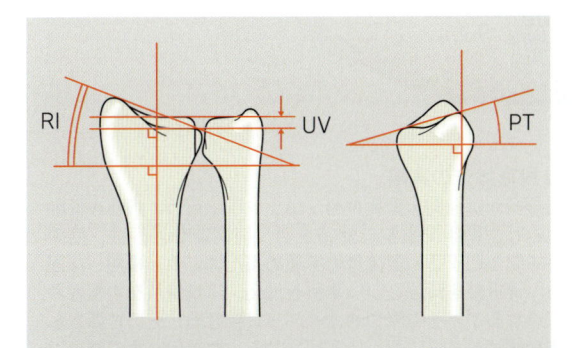

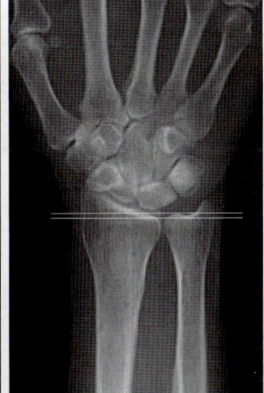

手関節変形の計測法
RI：橈骨傾斜角
UV：橈骨に対する尺骨遠位端相対長
PT：掌側傾斜角

受容できない愁訴を残さない変形の限界

橈骨短縮≦2mm× 橈尺骨遠位端相対長≦4mm
橈骨短縮≦2mm× 掌側傾斜角≧健側－20°
橈骨短縮≦2mm× 橈骨傾斜角≧健側－10°
橈骨短縮≦2mm× 回内外可動域≦170°
掌側傾斜角≧－20°

橈骨短縮とは健側の橈尺骨遠位端相対長より増加した患側の変異の差を表す．

❶ コールス骨折における手関節変形の計測法

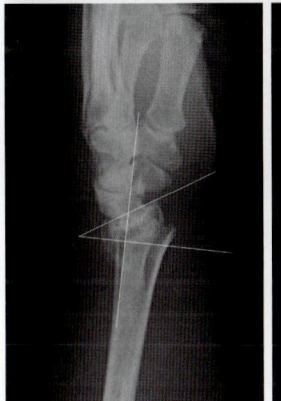

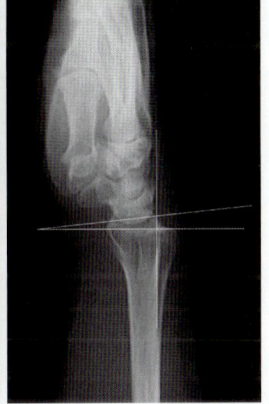

左患側
UV：5mm
PT：－31°
橈骨短縮：3mm
掌側傾斜角減少：46°

右健側
UV：2mm
PT：15°

❷ コーレス骨折のX線像

141

4章 保存療法の実際と成功の秘訣／主な疾患における保存療法の実際とコツ

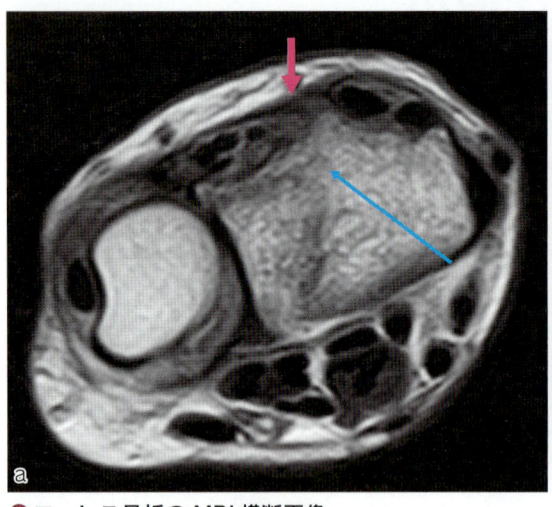

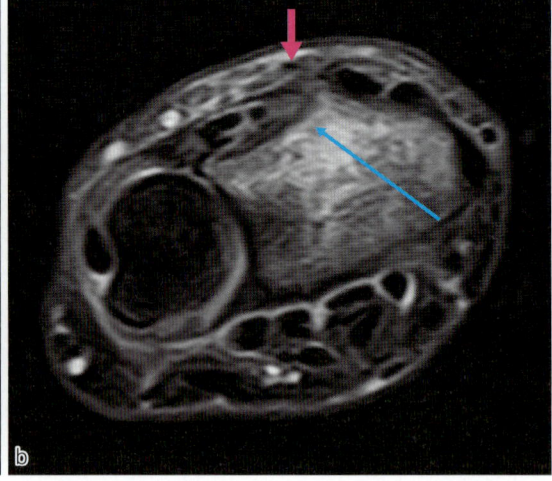

❸ コーレス骨折の MRI 横断画像
a：T$_2$強調画像，b：脂肪抑制画像．
背側第3コンパートメントへの骨折線があり，長母指伸筋腱の高輝度変化がみられる．
（ ─→ 骨折線， ➡ 長母指伸筋腱）

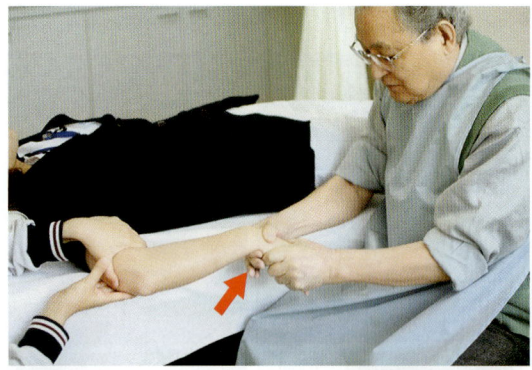

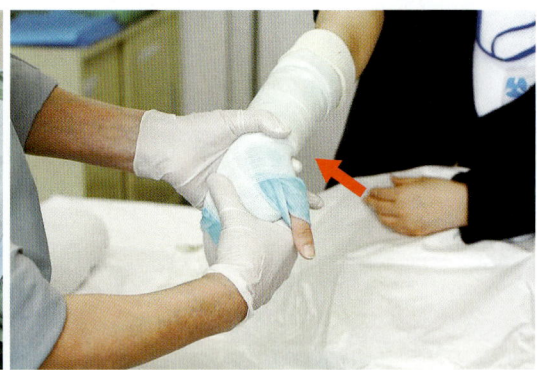

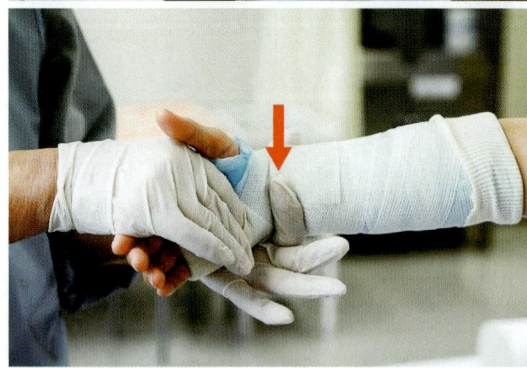

❹ 整復操作の実際
整復操作は原則，腋窩神経ブロック下に行う．患者を仰臥位とし，助手に上腕を保持させ，肘関節 90°屈曲，回内外中間位とする．腕橈骨筋を緩めるために少し橈屈しながら，骨折部を背屈しつつ牽引を加え，末梢骨片を中枢骨片に乗せるが，その際ややオーバーに乗せる．その位置から末梢骨片をさらに牽引し掌屈させる．橈骨傾斜角の減少は臨床成績にはあまり影響しないので，その整復にはこだわらず橈骨の短縮と背屈変形を残さないことに留意をする．ギプスの固定の際には，緩みによる再転位防止のため，掌側の示指によるモデリングが重要である．

ればすでに腱に輝度変化が生じている場合もある．転位の少ない骨折で長母指伸筋腱皮下断裂の多いことが知られており，MRI 確認をしない場合にはこのことを一言告げておくと後で患者の評価が異なってくる（❸）．

変形が患者に受容されないほど大きい場合

変形の矯正を行わなければ変形が許容範囲に入らないもので，背側骨皮質の破壊が軽度で容易に転位の矯正位が保持できるものも保存療法の良い

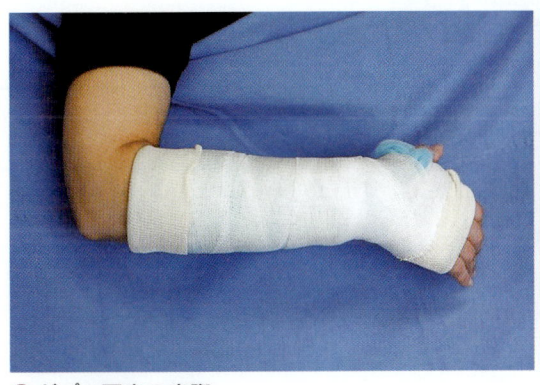

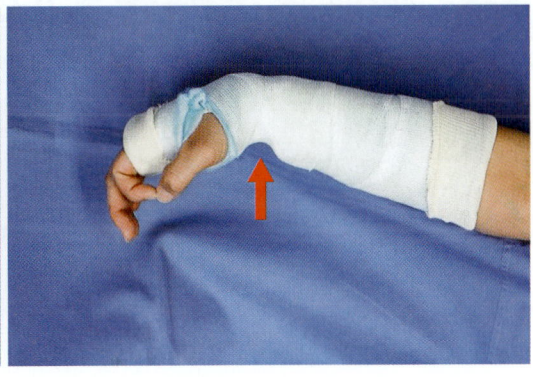

❺ **ギプス固定の実際**
ギプスは原則として前腕からの short arm cast とする．整復位の保持には，掌屈位の保持が重要であり，尺屈を強くすると腕橈骨筋の緊張をきたすので軽度の尺屈位に留める．

適応であるが，ギプス固定が必要となる．このギプスの固定期間は約 6 週間必要であり，この際，掌側ロッキングプレートを用いた ORIF を行うと，数日間の外固定で済み ADL の制限がきわめて少ないメリットがある．ORIF のリスクを説明したうえで患者に選択してもらうことにしているが，最近の当院の患者は ORIF を希望するものが多くなっている．

整復操作を要した症例ではギプス固定を行う（❹）が，腕橈骨筋の緊張が強くなるため強い尺屈矯正は加えず，しかし掌屈は十分に加えて原則前腕からの short arm cast にしている（❺）．ギプスの手関節掌側の手首皮線の部分のモデリングが大切で，これが甘いとギプスは掌屈していても，中では手関節の掌屈が失われてしまう．long arm cast は，保存療法にはあまり適していない症例を無理に保存的に治療する際に必要なことがある．

ギプス固定の際の重篤な合併症は手根管症候群であり，昔から言われているコーレス骨折のズーデック骨萎縮，いわゆる複合性局所疼痛症候群は実は手根管症候群が大半と考えられる．患者が深刻な疼痛を訴えたら直ちにギプスを除去し，電気診断を行うことにしている．

文献
1) 貞廣哲郎ほか．colles 骨折と下橈尺関節障害．整形外科 1989；40：449-457.

4章 保存療法の実際と成功の秘訣／主な疾患における保存療法の実際とコツ

22 腱鞘炎に対する保存治療

麻生邦一（麻生整形外科クリニック）

POINT

- いかに上手に腱鞘内へ注射し，その後安静固定を保つかがポイントになる．
- トリアムシノロン製剤の注射はよく効くし，持続も3か月以上と長いが，ステロイド剤の副作用，針による腱の損傷は避けられないので，間隔はできるだけあけて，なおかつ3回以上はしないようにしている．

ドケルバン病

母指の使い過ぎで生じる短母指伸筋（estensor pollicis brevis：EPB）と長母指外転筋（abductor pollicis longus：APL）の腱鞘炎であり，進行度に応じた治療を考える．

軽症の場合

母指を使うと痛いが，日常生活ではさほど困らない程度であれば，病気をよく説明して，自分で手の使い方を工夫する，過度に使わないように指導し，さらに消炎鎮痛剤の外用で対処する．

中等度の場合

母指や手関節を使うと痛みが強く，日常生活に支障がある場合には，上記治療に加えて，ステロイド剤注射を行う．トリアムシノロン製剤（ケナコルト®-A）10 mg＋カルボカイン®（メピバカイン塩酸塩）2 mLを第1背側区画の遠位で，EPB腱とAPL腱との間から注射する（❶）．背側区画の近位に反対側の指を置いて，背側区画を通って近位に薬剤が注入されていることを確認する．背側区画内に注入されれば，より効果は大きく，効果の持続も長い．経験上3か月以上効くことが多い．

重症の場合

痛みが強く，手関節をほとんど動かせないくらいの支障がある場合には，注射に加えて，消炎鎮痛剤の内服を加え，さらに手関節橈屈位，母指伸展位にて前腕〜母指のギプスシーネ固定を行う．内服と注射と外固定にて強い炎症は軽快してくる．注射は1か月以上間隔をあけるが，2回注射を行っても再発してくる場合には，手術的治療を勧める．

指屈筋腱鞘炎，弾発指

指の使い過ぎで起こる腱鞘炎であり，最初は指のこわばり感で始まる（初期）．だんだん痛み，腫れが生じ，腱・腱鞘の肥厚が生じて弾発現象が起こり（進行期），ついにはロッキング現象を呈する（終末期）．

初期

日常の指の使い過ぎで起こることをよく説明し，消炎鎮痛剤の外用と指使用時にアルミ・シーネ固定もしくはテーピングを行う．特に母指はIP関節を固定してもピンチ動作には困らないので良い適応である（❷b）．示指〜小指ではPIP関節，DIP関節を固定すれば支障は避けられない

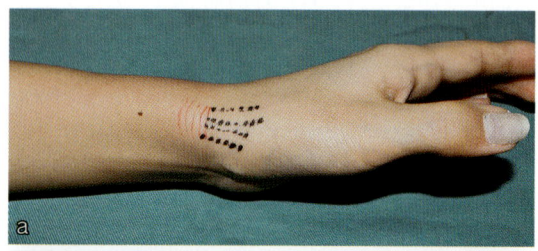

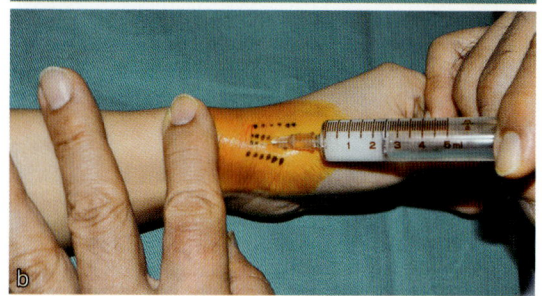

❶ ドケルバン病に対する注射法
a：APLとEPB腱を皮膚上からよく同定しておく．
b：両腱の間の遠位側から26 G注射針を用いて注射するが，病変はEPB腱に強いためにEPB腱鞘にめがけて注入する．近位側で薬液の注入を触れる．

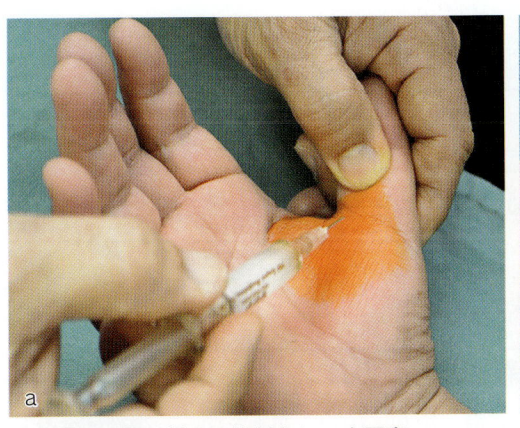

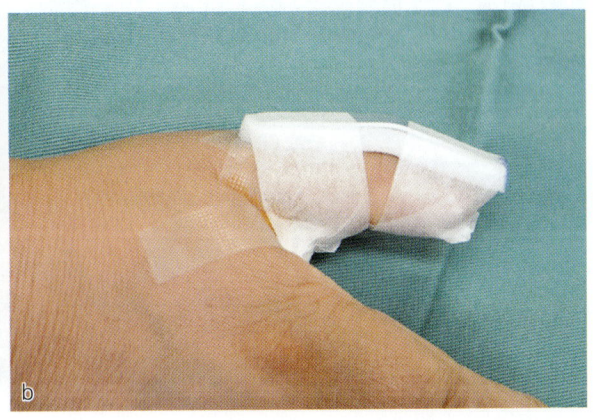

❷ 母指弾発指に対する注射とシーネ固定
a：近位方向より腱鞘近位端をめがけて 26 G 針にて注射する．対側の指で母指を保持しながら，腱鞘遠位にて薬液の流入を感じる．
b：炎症が強い場合には注射後，シーネ固定を行い，すぐに激しく指を使うことを避ける．シーネ固定は IP 関節を固定する母指には支障が少なく，有用である．

が，取り外しができるので患者の意志に任せている．

進行期

進行期には弾発し，疼痛が強くなっているので，ステロイド剤の注射を行う．トリアムシノロン製剤 10 mg ＋カルボカイン® 2 mL を手掌 A1 pulley 近位部から注射する．疼痛を緩和するために注射部位を氷冷しておく．また注射針は 26 G を用いる．うまく腱鞘内へ注入されれば患指の腱鞘遠位に置いた術者の指に薬液の流入が感知される（❷a）．腱鞘内へ入るほうが効果は大きく持続も長いが，入らなくとも疼痛は激減する．また注射の疼痛を緩和するために，遠位の指基節部から注入する方法もある．注射後にシーネ固定を行うと効果の持続が長い．

終末期

1 回は注射して疼痛をとることもよいが，弾発はとれないことを説明しておく．ロッキングがあれば，疼痛と日常生活上の支障が大きいため，腱鞘切開手術を勧める．

4章 保存療法の実際と成功の秘訣／主な疾患における保存療法の実際とコツ

23 足関節捻挫の治療

福原宏平（福原整形外科）

POINT

- 触診やレントゲンで損傷部位を明確に診断し，その部分の適切な圧迫，固定で治癒に導く．

損傷部位の診断

一般に新鮮な足関節外側捻挫には，足関節外側靱帯損傷（①前距腓靱帯，②踵腓靱帯），③踵立方靱帯，④前脛腓靱帯損傷，⑤二分靱帯損傷，⑥腓骨遠位端や⑦距骨外側面の靱帯付着部剥離骨折などの損傷，骨折が含まれる（❶，各部位の圧痛点，腫脹部位）．その受傷部位によって微妙に圧痛部位も違うことを判別して個々に治療を行う必要がある．また内反内転底屈を強制されての足関節外側の骨靱帯損傷では，多くの場合，内側の内果周囲の圧痛や腫脹を伴う．これが持続する場合は，足関節の内側関節面軟骨の損傷も疑いMRI検査などが必要になる．前距腓靱帯損傷のMRI像（❷a 受傷直後，b 治癒後），腓骨遠位端骨折（❸）や距骨外側面の靱帯付着部剥離骨折（❹）のX線像を示す．

新鮮時治療のコツ

安静，冷却，圧迫，挙上を図る．冷却は冷やしすぎで凍傷にならないよう気をつける．剥離骨折

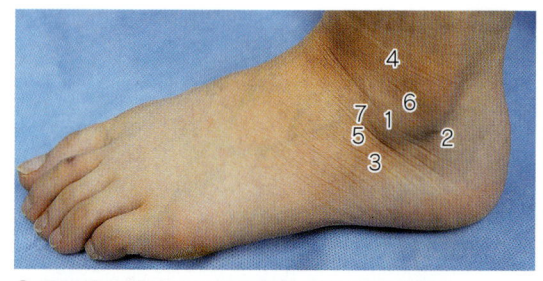

❶**足関節外側捻挫の損傷部位ごとの圧痛部位**
①前距腓靱帯損傷，②踵腓靱帯損傷，③踵立方靱帯損傷，④前脛腓靱帯損傷，⑤二分靱帯損傷，⑥腓骨遠位端および⑦距骨外側面の靱帯付着部剥離骨折の各圧痛部位を示す．

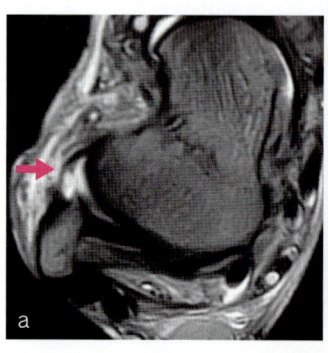

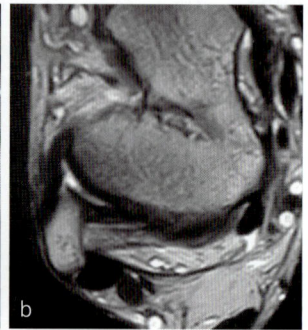

❷**前距腓靱帯損傷のMRI像**
a：受傷直後．弛緩したままでの癒合を防止するために，矢印の部分を❺のように小ガーゼの束で圧迫して靱帯を元の位置に戻すようにした．
b：治癒後．ガーゼで圧迫固定の結果，弛緩せずに元の位置に靱帯癒合が得られた．

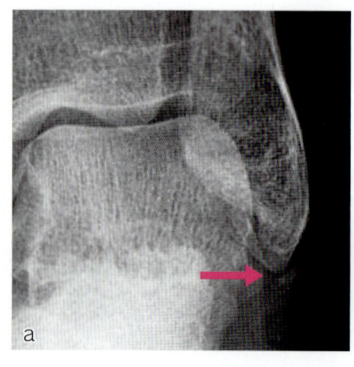

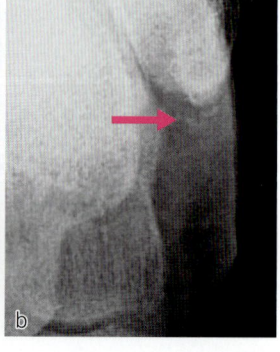

❸**腓骨遠位端骨折のX線像**
a：腓骨遠位端剥離骨折（➡）足関節正面像．
b：足関節外側靱帯撮影（15°足趾側より乾球を傾けて撮影した足背正面像）．

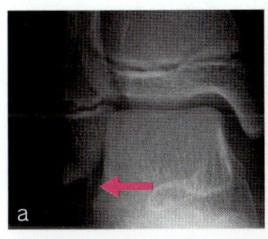

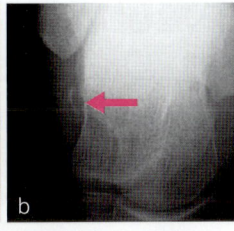

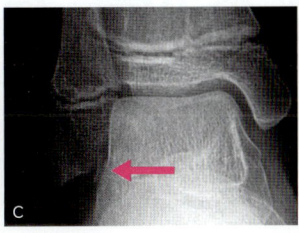

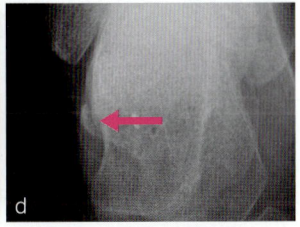

23 足関節捻挫の治療

❹ 距骨外側面の靱帯付着部剥離骨折のX線像
❺のような局部圧迫を行うことによって，やや浮上した骨折片は元の位置近くに押し付けられて整復されて癒合した．➡は剥離骨折部を示す．
a：新鮮時　足関節正面像．
b：同骨折新鮮時の足関節外側靱帯撮影．
c：同骨折癒合後　足関節正面像．
d：同骨折癒合後　足関節外側靱帯撮影．

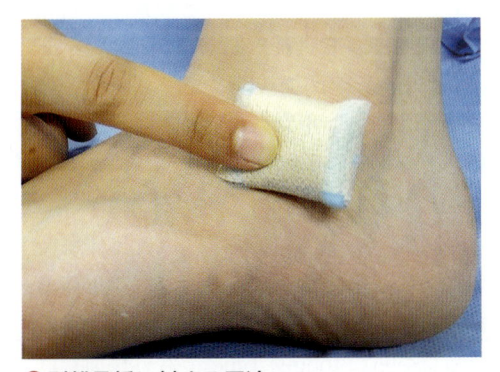

❺ 剥離骨折に対する圧迫
腫脹部のみを小さなガーゼの束をテープか湿布を利用して圧迫し，骨折片の直上を押さえ元の位置への接合を図る．

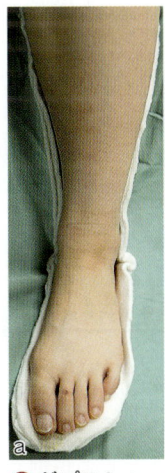

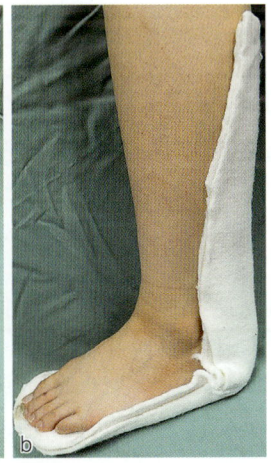

❻ ギプスシャーレ固定
オルソグラス®などのギプスシャーレ材を硬化させる前に，屈曲部でよれて当たって痛くないよう細く加工する．しかも十分な硬さになるようにギプスシャーレ材を重ねて，足の形に合わせて切って趾先まで被うように作製する．水を噴霧し，包帯を巻いて足底の形もモールドし，床面に置かせて5分ほど硬化させ，歩きやすいように作る．

があり骨から浮き上がって転位していれば，その骨片のみを圧迫して母床へ近接させ癒合しやすいようにする（❺）．靱帯損傷も圧痛点と腫脹の中心部のみを圧迫して，転位した靱帯を正常位置に戻してその位置で癒合させるようにする（❷a）．

リハビリテーションプログラム

圧迫しつつ歩行が可能ならテーピングか，サポーターを常時装着して，動かしながら機能的治療法を2週から6週間くらい行う．その際，背屈と底屈は許可するが，内返しは禁止する．拘縮の予防のため，それ以上の固定は運動時のみの固定などに限定する．初診時に歩行不能の場合や骨折を認める場合には，症状に応じて下腿から足趾までのギプスシャーレ固定（❻）を1〜4週間くらい行い，以後サポーターなどに移行させる．

リハビリは可動域，筋力，歩行訓練を行う．受傷後だいたい2か月間は背屈と底屈のみの可動域訓練のみとし，それ以後，足関節の内返しや外返し，内回し，外回しなど外側靱帯に負荷のかかる訓練も症状に応じて加えていく．外側靱帯損傷では関節位置覚の低下が認められるので[1]不安定盤などでの固有感覚能訓練を加えて機能的不安定性の予防に努める．

文献
1) 神里　巌ほか．陳旧性足関節外側靱帯損傷者の関節位置覚に対する靱帯再建術の効果．日本臨床スポーツ医学会誌 2010；3：482-489．

147

4章 保存療法の実際と成功の秘訣／主な疾患における保存療法の実際とコツ

24 踵骨骨折の治療—徒手整復法のポイント

大本秀行(大本整形外科)

POINT

- 骨折型を Essex-Lopresti の分類で把握し，Sanders の分類を参考にする．治療は first choice の徒手整復法を行う．

踵骨関節内転位骨折に対しては骨折治療の基本ともいうべき徒手整復をまず行う．この徒手整復法は受傷後3日以内であれば，ほとんどの症例で整復が可能であり，本骨折に対する first choice の治療法である．

骨折の形態と分類

筆者は Essex-Lopresti の分類を採用している(❶)．これは X 線像で分類でき，CT 像で分類するよりもより直接治療に直結しているからである．X 線の側面像，軸写像を主として読影し，踵骨斜位像，足関節前後像，足の前後像も有用で CT 像も参考とする．

足関節前後像では外側膨隆をみる(❷)．側面像では一次骨折(primary fracture)を診断して二次骨折(secondary fracture)による骨折型を把握し，かつ Böhler 角を観察する．踵骨軸写像では内側の転位，外側の膨隆と距踵関節面の転位を読影する．斜位像は Anthonsen 法と Broden 法があるが筆者は前者を用いており，関節面の転位を中心に観察をする(❸)．X 線の軸写像と斜位像で CT 撮影と同じような関節面の情報が得られ，CT 像も参考にする．以上のことより骨折型とその程度を把握して治療を開始する．

tongue type は joint fragment (関節面を含む骨片)が踵骨隆起上端部まで含む長細い舌状の骨片で回転して落ち込む．joint-depression type は joint fragment が関節後部までで，踵骨隆起上端部までは含まない小さな骨片のタイプで，多くは回転して落ち込む．関節内転位骨折の7割近くは関節面を二分する外側関節面の骨片であり Sanders 分類の type II である．この type II は徒手整復の最大の適応でありほとんどが整復可能である(❹)．

筆者はさらに tongue type でも外側面だけでなく全関節面が一塊となって落ち込んでいるものを severe tongue type として分類し，これは Soeur 分類の 3rd degree にあたる．joint-depression type のなかでも数個に分かれている type は comminuted joint-depression type として分類し，これは Sanders の type III，IV にあたる(❶)．これらの重症度の高い type は徒手整復は困難である．しかし，徒手整復成功の報告例もありすべての症例に試みてよい．整復不能であっても早期に

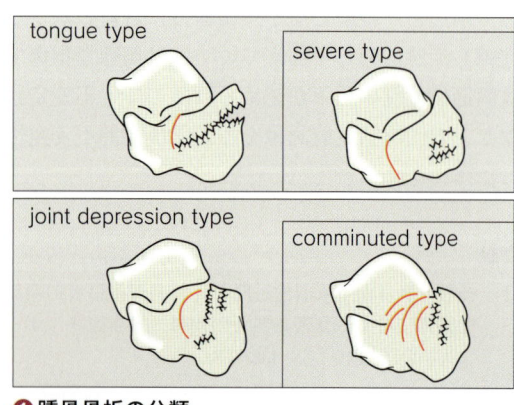

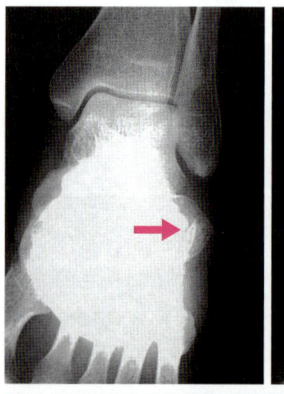

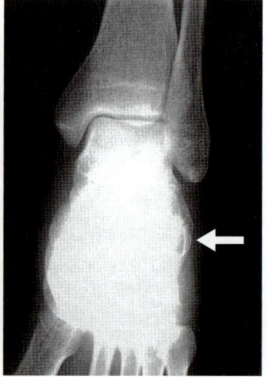

❶踵骨骨折の分類

❷X線足関節前後像の有用性
外側膨隆をみる．

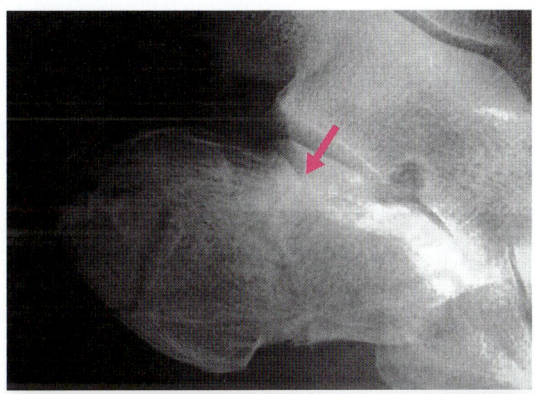

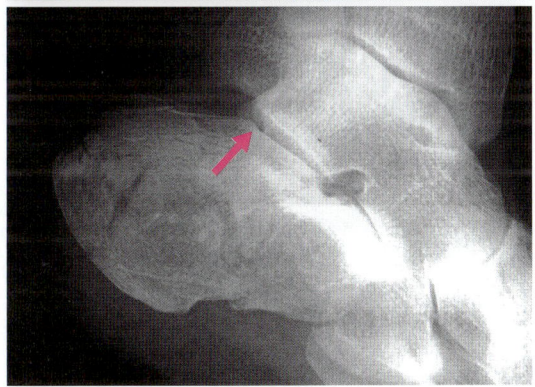

❸ X線踵骨斜位像の有用性
関節面の転位を中心に読影し骨折型を把握する．

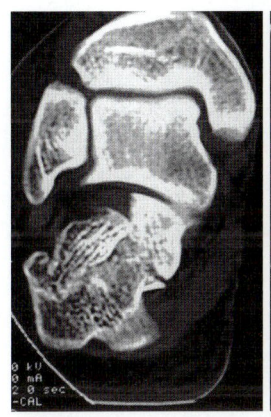

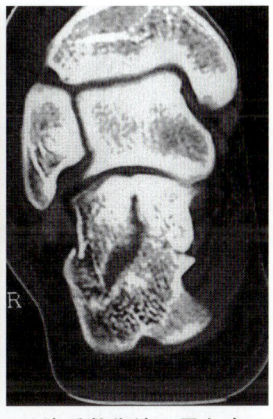

❹ Sanders分類のtype IIは徒手整復法の最も良い適応

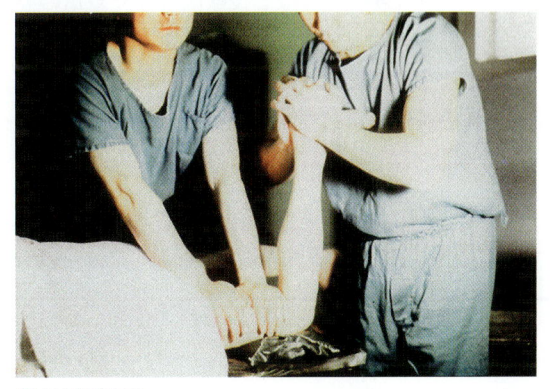

❺ 徒手整復法
内外反の動作を1回とすると，1秒間に2～3回のかなり速いスピードで行うことが重要である．
(大本秀行．最新整形外科大系18 下腿・足関節・足部．中山書店2007[1]より)

行うことにより，血行障害を減少させ手術までの待機期間を短くできるメリットがある．

最近では，Essex-Loprestiの分類にSandersの分類を加えてjoint-depression typeでSanders type IIのように表現することが多くなってきている．

徒手整復法の手技とコツ

通常は脊椎麻酔下で行うが，症例によっては無麻酔でも可能である．患者を腹臥位として患側の膝関節を約90°屈曲させ，術者は患者の足元に立ち，助手は患側に立って大腿の膝付近を押さえ込む．把持する位置は，術者の小指球部が腓骨末端に触れる程度に押さえて，踵骨隆起部が両手掌で隠れるように包み込む．両手掌を踵骨の内外側に当てて包み込むように両手指を組み，両手掌で強い圧迫を加えながら踵部を上方に持ち上げつつ，強く早く内外反を繰り返す．術者の両手だけでなく，体全体で膝を使って持ち上げる気持ちで牽引と内外反を同時に強く速く行う．この間，約4～5秒程度で軋音（crepitation）がなくなれば整復されている（❺）．

コツとして次のことがいえる．
① 最も大切なことは，手首を十分に返し，牽引を強く行いながら同時に速い内外反を行うこと（内外反の動作を1回とすると，1秒間に2～3回のかなり速いスピードで行う）．内反を行ったらすぐ外反という感じで，特に内反を強く行うことがポイント．ゆっくり行ったり，手首を十分に返さなかったりすると下腿全体

が揺れ動くだけで，距踵関節に有効な力が働かない．
② 踵部に両手掌が当たる位置．術者の小指球部が腓骨末端に触れる程度で手掌が踵骨部を隠してしまうように把持する．
③ 助手が強く大腿を押さえても浮き上がる程度の牽引力が必要である．
④ 患肢足を術者の胸に引きつけて脇を締めて力が踵骨部に集中するようにして行う．
⑤ 濡らした綿手袋を用いて把持を確実にする．

以上のコツを守って行えばほとんどの症例で整復可能であり，整復状態をX線像で確認する．

なお，整復操作の実際と後療法は「マルホの整形外科フィルムライブラリー第33巻踵骨骨折の治療，久光製薬整形外科手術手技・新奥義シリーズ第9巻踵骨骨折に対する徒手整復法―大本法」を参照されたい．

まとめ

徒手整復法の最も良い適応はSandersのtype IIである．このtwo part fracturesで整復不良であれば，手技を省みながら数回試みるべきでほとんど整復されるはずである．さらに受傷の高度なsevere, comminuted typeでも徒手的に整復される例もあるので，本法はすべての症例にfirst choiceとして試みてよい．

文献

1) 大本秀行．小児の踵骨骨折．越智光夫ほか編．最新整形外科学大系18 下腿・足関節・足部．中山書店；2007．p.380．

4章 保存療法の実際と成功の秘訣／主な疾患における保存療法の実際とコツ

25 第5中足骨基部骨折の治療

福原宏平(福原整形外科)

> **POINT**
> ● X線やMRIで，①下駄骨折とよばれることの多い第5中足骨基部中枢端の小さい裂離骨折か，②第4中足骨との関節面を含む1～2cmでの少し大きな骨片の骨折か，③それより少し末梢の疲労骨折なのかを適切に診断することが大切．

概念

上のPOINTで述べた②と③の骨折はこれまでよく混同され用語の統一がなされていない．

1896年Victoria朝時代のEngland，New Brightonで軍関係者主催のガーデンパーティーが開かれた．Royal Southern Hospitalの外科医Robert Jonesはこのパーティーでテントのポールの回りをダンスしているときに足の外側に体重がかかり，突然何かが抜けて足がガクッとなったような感触を感じた．友人の助けで300～400ヤード離れた所に置いていたcab（馬車かもしれない）にまで連れて帰ってもらい帰宅した．翌日自宅の下の階に住んでいた放射線科医David Morganに頼んでX線を撮ってもらった結果，第5中足骨基部で中枢端から約3/4インチのところが骨折していることが判明した．

Robert Jonesは6年後の1902年に自分自身を含む6例の第5中足骨基部骨幹部と骨幹端部の間の骨折，つまり②の急性骨折を2つの雑誌に報告した．ところがその後いつからか③の疲労骨折が，海外，国内ともにジョーンズ骨折とよばれることが多くなり，今でも混乱している[1]．しかし，以上の経緯から②が本来のジョーンズ骨折であり，③は骨幹端部の間での疲労骨折と分けるべきであろう．

上のPOINTで述べた①は下駄などを履いていて急に足部が回外強制されたときなどに生じる．②はJonesのような場合で踵の離床時基部末梢部に背屈力がかかったり，内返しでの捻挫時に生じる．③は骨幹部と骨幹端部の血行の境でスポーツの繰り返しによるストレスで疲労骨折が生じやすく，また癒合しにくいと考えられる．

損傷部位別の治療とリハビリテーションプログラム

①の新鮮骨折では安静，冷却，圧迫，挙上を図る．①の第5中足骨の基部中枢端の小さい裂離骨折で転位が小さければ，足部ギプスシャーレ固定（❶．足底ギプス）で治療する．転位が大きい場合には，綱線締結法（tension band wiring，❷）や小さいスクリューで固定するほうが確実である．保存，手術療法ともに，はじめの疼痛が強い間のみ免荷し，その後は徐々に全荷重させつつ，歩行時の足の動きを制限するだけで4～8週間程度で骨癒合が得られることが多い．

②第4中足骨との関節面を含む1～2cmの骨折でも転位がなければ①と同様の期間・方法で，保存的に足底のギプスや足底板で固定する．転位が大きく粉砕がひどい場合は骨癒合を得るのが難しく，手術が必要なことが多い．手術法，後療法は①と同様である．

③の疲労骨折では保存療法による癒合が得られ

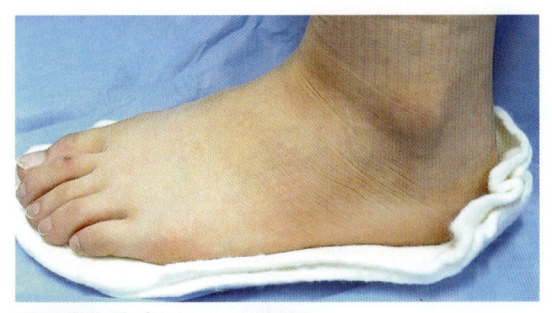

❶ 足部のギプスシャーレ固定
オルソグラス®などのギプスシャーレ材を硬化させる前に，足の形に合わせて趾先まで被うように切る．踵で2cmくらい曲げて前にずれないように長く切って，型が整ったら，水を噴霧する．包帯を巻いて足底の形をモールドし，そのまま足を床面に5分ほど置き硬化させ，歩きやすいように形成する．

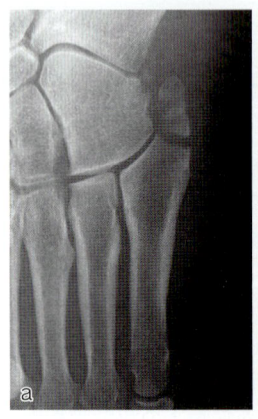

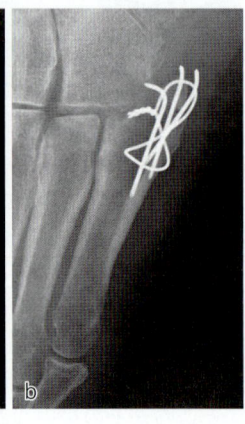

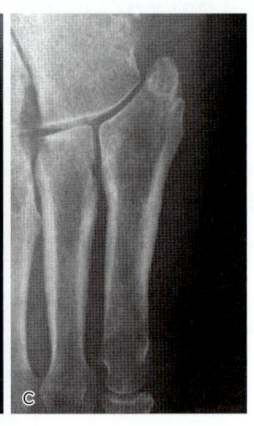

❷ tension band wiring で固定した第5中足骨基部中枢端の小さい裂離骨折のX線像
a：術前，b：術後，c：抜釘後

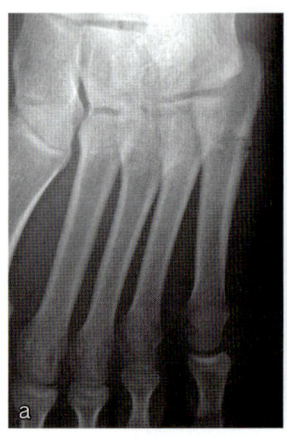

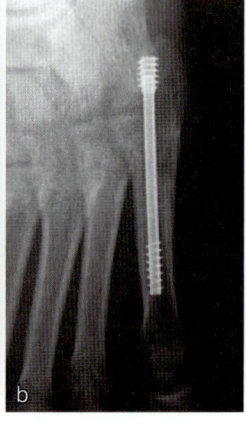

❸ 第5中足骨基部疲労骨折の手術症例
ハーバードタイプのコンプレッションスクリューで固定し，同時に癒合不全部を1 cm×1.5 cmくらいにくり抜いて切除して，そこに骨盤から海綿骨付きの皮質骨を表にしてちょうどその部にぴったりはめ込んでの骨移植を行った症例．
a：術前X線像．
b：術後X線像．骨移植部は完全に癒合してわからなくなっている．

ないことが多く，保存的治療や安静で2～3か月経過しても痛み，腫脹が続く場合には手術で髄内固定，特にハーバードタイプのコンプレッションスクリューでの固定が最適である．ただ髄内だけの固定だと癒合が遅れ，痛みがいつまでも続くことがしばしばある．そこで当科では最近は同時に癒合不全部を1 cm×1.5 cmくらいにくり抜いて切除して，そこに骨盤から海綿骨付きの皮質骨を表にしてちょうどその部にぴったりはめ込んでの骨移植も同時に行っている（❸）．術後下腿からのギプスは4週間装着し，はじめの3週間程度は免荷とする．その後は足部ギプスに変更してさらに2週間は一応固定する．骨移植すると骨癒合はたいへん良好でX線像で癒合が確認されたら，足関節，足趾の可動域，荷重，歩行訓練を行う．

文献

1) Jones R. I. Fracture of the base of the fifth metatarsal bone by indirect violence. Ann Surg 1902;35（6）：697-700.2.

4章 保存療法の実際と成功の秘訣／主な疾患における保存療法の実際とコツ

26 関節リウマチの薬物療法
―MTX と葉酸の使い方

三宅信昌（三宅整形外科医院）

POINT

- MTX をいかに上手に使うかが関節リウマチ患者の予後を決める！

関節リウマチ（RA）の薬物療法において，メトトレキサート（MTX）は中心的役割をはたしている．RA と診断され，かつ使用禁忌でなく，中等度以上の疾患活動性を有する場合，病初期から使用することが推奨されている．RA 全体として，1/3 の症例では，MTX を使用せず他の DMARDs（アザルフィジン EN®〈サラゾスルファピリジン〉，リマチル®〈ブシラミン〉，プログラフ®〈タクロリムス水和物〉など）でコントロール可能．次の 1/3 は MTX 単剤でコントロール可能．残りの 1/3 は生物学的製剤 ± MTX が必要である．

すなわち RA 患者の約 2/3 に MTX が使用されていることになる．また MTX を使用すべき疾患活動性を有する患者で MTX が使用できない状態では予後不良である．これらのことから，MTX は「アンカードラッグ」といわれている．

まず，2010 年 ACR/EULAR の診断基準で RA と診断されたら，患者に MTX を投与できるか，否かを検討するため，以下の検査を行う．

MTX 投与前検査

① 体重，妊娠希望か否かの問診（男女ともに），下腿浮腫の有無の視診．
② CBC（含む白血球分画），一般生化学検査（含む Alb, AST, ALT, BUN, Cr, Na, K, Cl, UA, BS, HbA1c, IgG, A, M など）
③ ESR, CRP, MMP-3 や RF など（疾患活動性の検査）．
④ 肝炎ウイルススクリーニング（HBs 抗原，HBc 抗体，HBs 抗体，HCV 抗体）．
　注：HBs 抗原，HBc 抗体のどちらかが陽性の場合には HBV-DNA 検査を追加する（これが陰性であれば MTX 使用可能），陽性であればデノボ肝炎（B 型肝炎の再活性化）の発症も考えられるので，核酸アナログ投与（肝臓専門医に依頼が望ましい）を行い治癒後に MTX の使用を再考する．
⑤ 肺炎スクリーニング（KL-6，β-D-グルカン）（間質性肺炎や日和見感染の検査）．
⑥ 肺 X 線写真（可能であれば，肺ヘリカル CT 検査）．
⑦ TB 菌クオンティフェロン検査（リアルタイム PCR 法が望ましい）．
⑧ 簡易 GFR（シスタチン C 使用が望ましいが，Cr 2.5 以上では感度が悪くなる）．
⑨ BNP，可能であれば心電図（心不全の検査）．

保険請求のポイント

- 初診時では検査項目が多少増えても，査定されにくい．
- 抗 CCP 抗体は初診時では算定可能．通算 2 回目の算定の場合には前回採血日と数値を記入すること．また MMP-3 との同時算定は不可（採血を 2 回に分ければ問題はない）．
- 肝炎検査，TB 検査，BNP 検査では，病名（○○の疑い）のみでなく，MTX 投与前検査を示すコメントを入れたほうが無難である．
- HBV-DNA 検査は，「HBs 抗原陽性である」などの追加コメントが必要．
- KL-6 は「間質性肺炎の疑い」，β-D-グルカンは「深在性真菌症の疑い」が必要．
- 簡易 GFR 検査も「腎機能障害の疑い」などの病名が必要．

MTX 使用禁忌

以下の場合には，MTX 投与を諦める．ほかの DMARDs 投与あるいは生物学的製剤（エンブレル®〈エタネルセプト〉，シムジア®〈セルトリズマブペゴル〉，アクテムラ®〈トシリズマブ〉など）の単独投与も考慮するが，この場合には慎重な配慮が必要である．

投与禁忌例

- 妊娠，あるいは妊娠を希望する女性やその配偶者(催奇形性のため)および授乳婦．
- 骨髄抑制状態（WBC 3,000 以下，Plt 50.000 以下）．
- 慢性肝炎活動期（B 型，C 型，肝硬変，その他 AST，ALT が正常の 2 倍以上）．
- 腎障害（簡易 GFR で 30 mL/min 以下）．
- 胸水，腹水を有する場合（含む心不全合併）．
- 胸部 X 線や CT で，中等度以上の間質性肺炎像を有する．
- 重症感染症（含む TB）．

MTX の投与

上記投与禁忌例に当てはまらなければ，MTX 投与が開始される．MTX は用量依存性に効果と副作用があるため，その投与量の検討に入る．

慎重投与例

MTX 投与量最大で 8 mg/週とすること．

- 高齢者および体重 40 kg 以下．
- 軽度の骨髄抑制（WBC 4,000 以下，Plt 100.000 以下）．
- 軽度腎障害（簡易 GFR で 30〜60 mL/分）．
- 低アルブミン血症（Alb が 3.0 g/L 以下）．
- 易感染患者（コントロール不良の DM，感染の既往が多い場合）．
- X 線写真にて陳旧性肺結核像がある場合には INH の予防投与下に MTX を投与する（INH ＝ イスコチン®〈イソニアシド〉，300 mg/日，6〜9 か月間）．
  注：INH 投与では高頻度に肝機能障害が現れるため，頻回の採血検査が必要
- β-D-グルカン陽性の場合にはバクタ®（ST 合剤）予防投与と同検査のフォローが必要．

通常投与

上記慎重投与に当てはまらない場合には，8 mg/週から開始し，1 か月ごとに評価(後述)し 2 mg/週ずつ容量を上げる．発症早期にタイトコントロール，深い寛解にもってゆくことが患者の予後(＝骨破壊予防)にとって重要であるため，この増量にはスピード感が大事である．

MTX 投与方法と葉酸併用方法

- MTX は 12 時間ごと投与，24 時間以内(計 3 回以内)に全量投与を終了する．
- 葉酸は全例に投与する方法と，8 mg/週以上にのみ投与する方法がある．葉酸はフォリアミン®5 mg を最終 MTX 服用 48 時間後に 1 錠投与する．
- 葉酸用量は基本的には 1 錠 5 mg/週とし，肝酵素の上昇などの MTX による副作用がある場合には，用量を上げるが，MTX の投与 mg を超えない量とする．
- 葉酸の替わりにロイコボリン®（ホリナートカルシウム）投与を行う場合もあるが，同薬剤は 1 錠単価が約 2,168 円と高価であり，保険診療上もコメントなしでは査定される可能性が高い．過剰誤服用や骨髄抑制など重要な副作用時にのみ使用したい．
- 服薬コンプライアンスの向上は重要である．飲み忘れ防止として，骨粗鬆症合併例では，MTX 服用と葉酸服用の間の 1 日に骨粗鬆症治療薬であるビスフォスフォネート製剤を週 1 回服用させ，たとえば月・火・水と 3 日連続で「お薬の日」とする方法もある．また，一般的には朝に服用するほうが忘れにくいので，MTX の服用時間を工夫して，最後に MTX を服用するタイミングを朝とし，48 時間後の葉酸服用も朝とするのもコツである．

実際の投与例

① 6 mg/週
  例 1：3 回法)
    月曜午前 7 時＝ 2 mg—午後 7 時＝ 2 mg
    火曜午前 7 時＝ 2 mg
  例 2：2 回法)
    月曜午前 7 時＝ 4 mg—午後 7 時＝ 2 mg

② 8 mg/週
  例 1：3 回法)
    月曜午前 7 時＝ 4 mg—午後 7 時＝ 2 mg
    火曜午前 7 時＝ 2 mg
  例 2：2 回法)
    月曜午前 7 時＝ 4 mg—午後 7 時＝ 4 mg

③ 10 mg/週
  例1：3回法）
    月曜午前7時＝4 mg―午後7時＝4 mg
    火曜午前7時＝2 mg
  例2：2回法）
    月曜午前7時＝6 mg―午後7時＝4 mg

④ 12 mg/週
  例1：3回法）
    月曜午前7時＝4 mg―午後7時＝4 mg
    火曜午前7時＝4 mg
  例2：2回法）
    月曜午前7時＝6 mg―午後7時＝6 mg

⑤ 14 mg/週
  例1：3回法）
    月曜午前7時＝6 mg―午後7時＝6 mg
    火曜午前7時＝2 mg
  例2：2回法）
    月曜午前7時＝8 mg―午後7時＝6 mg

⑥ 16 mg/週
  例1：3回法）
    月曜午前7時＝6 mg―午後7時＝6 mg
    火曜午前7時＝4 mg
  例2：2回法）
    月曜午前7時＝8 mg―午後7時＝8 mg

　筆者の感覚であるが，諸外国に比して日本人では，副作用（吐き気や肝酵素上昇，脱毛が主）が多くみられるため，用量増量はせいぜい12 mgから14 mg程度が限界だと思われる．当院では，MTX 16 mg/週使用者は全体の5％にすぎない．
- 副作用のためMTX用量を上げられない，あるいは16 mg/週にしても，なお疾患活動性が高い場合には，生物学的製剤の併用を考慮する．

保険請求のポイント

　上記投与量，方法で保険診療上問題はなく，葉酸併用も一般的であり，コメントなしでも問題はない．16 mg/週より多い量の投与は諸外国と異なり，保険診療上は認められていない（DIに適宜増減とは書いていないため）．また，RAに適応がないメトトレキサート錠の使用も不可であり，増量分を一部自費として患者からもらうことも混合診療となり違反である．

疾患活動性評価

- DAS28（disease activity score 28関節評価），SDAI，CDAIなどがある．これらには患者VAS測定が含まれ，患者立脚型評価と言われている一方，患者の性格に左右されることが多く，悩ましいところである．詳しくは「第2章3．関節リウマチの評価方法（p.43）」を参照いただきたい．
- ESR, CRPの炎症評価，MMP-3，エコー検査（含むドップラー法）による滑膜炎活動所見評価，X線写真所見からの骨破壊評価は客観性評価に富む．他にHAQなどのQOL評価がある．

副作用モニタリングと対処方法

　長期的投与で約73％に副作用が現れるが，減量などで対処できる場合も少なくない．
① 消化器症状（用量非依存）…制吐薬や制酸剤などの胃薬で対応する．
② 肝機能障害（用量依存）…MTXの一時減量あるいは葉酸増量，肝酵素が正常の3倍程度までであれば，用量維持で様子をみる場合もある．
③ 脱毛（用量非依存）…MTXの減量か休薬．
④ 口内炎（用量非依存）…うがい液や葉酸の増量で対処する．ただし，血球減少のサインであることもあり，CBC（特にMCV）を頻回に測定する．
⑤ 骨髄抑制（用量非依存）…特にWBC低下，Plt低下，MCVの上昇に注意．軽度であれば，MTX中止にて様子を見ることもあるが，明らかな低下では，入院してロイコボリン®（ホリナートカルシウム）レスキューが必要である．重症例では，G-CSF製剤の投与となる場合もある
⑥ MTX肺炎（間質性肺炎）（用量非依存）…空咳が特徴である．酸素飽和度が低下する．検査ではKL-6が急激に上昇する．聴診にてラ音聴取され，X線像では全肺野から一部の肺野にびまん性浸潤像を呈する．入院治療が必要となる．通常から肺X線撮影やKL-6の測定を行い，それと比較することが診断の決め手

となる．外来診療室に血液酸素飽和度を測る器械（高価ではない！）があると便利である．

⑦ **ニューモシスチス（PCP）肺炎，TB など種々の肺感染症**…直ちに呼吸器専門医にコンサルトする．また，近年非定型抗酸菌症が増加しており，この場合には MTX を投与するか否かの判断は難しいが，これも専門医との連携が重要となる．クリプトコッカス肺炎では β-D-グルカン値は上がらないため注意を要する．肺炎の種類は肺ヘリカル CT と培養が決め手となる．

⑧ **その他の感染症**…蜂窩織炎などが多い．特に糖尿病を合併している患者ではその頻度が高いため，よりいっそうの注意が必要である．

⑨ **MTX 関連リンパ球増殖症，悪性リンパ腫**…血液内科へ紹介する．

⑩ MTX 服用 1 年以内の副作用発現率が有意に高いので，特に注意したい．

⑪ 採血頻度は，服用開始後 3 か月は毎月，活動期では 2 か月に 1 回，安定期では 3 か月に 1 回は必要．

文献

1) 日本リウマチ学会 MTX 診療ガイドライン策定小委員会編．関節リウマチ治療におけるメソトレキサート（MTX）診療ガイドライン．羊土社；2011．
2) 小川法良ほか編．MTX 使いこなし自由自在．南山堂；2012．
3) 日本リウマチ実地医会編．リウマチのすべて―患者と家族への説明ポイント．プリメド社；2007．

27 創傷治療のコツ―湿潤療法

堀口泰輔（堀口整形外科医院）

POINT
- 感染を起こさずに湿潤環境をつくる．
- 適切な創傷被覆材を選択する．

日常診療で擦過創，熱傷，切創など外傷を扱う機会は多い．一昔前まで浸出液の多い創はガーゼを当て，乾かして治す．または痂皮ができたら治ったと考えられていたが，約10年前頃より適当な湿潤環境をつくるほうがより早くきれいに治る（上皮化する）ことが認識されるようになった[1]．

自己再生能力を最大限に発揮し創を治癒に至らしめるには感染を防止し，適切な創傷被覆材を使用する必要がある．今日の医療保険制度を考慮したとき，外来での患者教育も大切である．ここでは，当院における擦過創，熱傷に対する湿潤療法について述べる．

キズの状態を知る

いつ，どこで受傷したかは感染リスクを考えるうえで重要である．受傷当日に来院することが多いが，なかにはしばらく自宅で処置を続けていたが治らないため来院するケースもある．高感染リスクの動物による咬創や実際に化膿している創にも創傷被覆材を使用し，治らないからと来院するケースがある．

熱傷は発症からの時間経過，原因，来院までの初期治療を問診したうえ，深達度を評価するが，初期にはⅡ度熱傷の浅達性Ⅱ度熱傷（superficial dermal burn：SDB）と深達性Ⅱ度熱傷（deep dermal burn：DDB）を判別することは困難なため，頻回に来院してもらいその評価をする．

感染徴候を示す創周囲の腫脹・熱感・発赤・圧痛があるかないかは抗生剤の使用，創傷被覆材を使うか否かの判断材料となる．使用可能となれば，予想される浸出液量を評価し，どのタイプの創傷被覆材が適当かを判断する．

治療

異物の除去と創の洗浄

早くきれいに治すためには異物の除去は必須である．肉眼では確認できなくても拡大鏡を用いると認識できる異物がある．痛みを伴う場合にはキシロカイン®（リドカイン塩酸塩）ゼリーの塗布や局所麻酔薬の皮下注射が必要な場合がある．

浸透圧の関係から生理食塩水による洗浄が最も良いが，浅い創では洗浄でなくても生理食塩水を湿らせた綿球で拭くだけでも十分である．

創傷被覆材の選択

創傷被覆材は予想される浸出液の量に応じて使い分ける（❶）．例として初期の浸出液が多いときにはハイドロポリマーを使い，浸出液が少なくなってきた時期にはハイドロコロイドを使用する．指先の切創など新鮮出血がある場合には，止血機能をもったアルギン酸塩を当てた上にポリウレタンフィルムで被覆する．浸出液が多いときにハイドロコロイドを用いたときや創傷被覆材の粘着剤で皮膚炎を起こすことがあるので注意する．浸出液量に合わない創傷被覆材を使用した場合や

浸出液	
多い	・ハイドロポリマー（ティエール®） ・ハイドロファイバー（アクアセル®）
	・ポリウレタンフォーム（ハイドロサイト®） ・アルギン酸塩（アルゴダーム®）
少ない	・ハイドロコロイド（デュオアクティブ®ET） ・ポリウレタンフィルム（バイオクルーシブ®）

❶ 創傷被覆材の分類

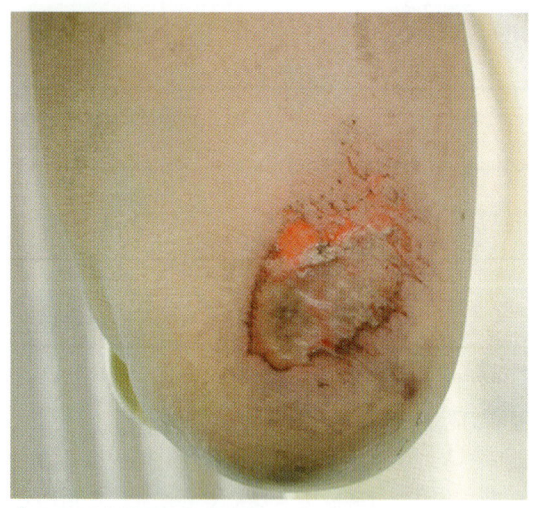

❷ **初診時（受傷後 3 日目）**
66 歳男性．自宅で消毒処置をしていたが，治らないので来院．創部に異物，創部周囲に発赤・熱感を認めたため創傷被覆材の使用は不適当と判断し，拡大鏡使用下に異物除去後，ゲーベン®（スルファジアジン銀）クリームを塗布してガーゼを当て，抗生剤内服を行った．

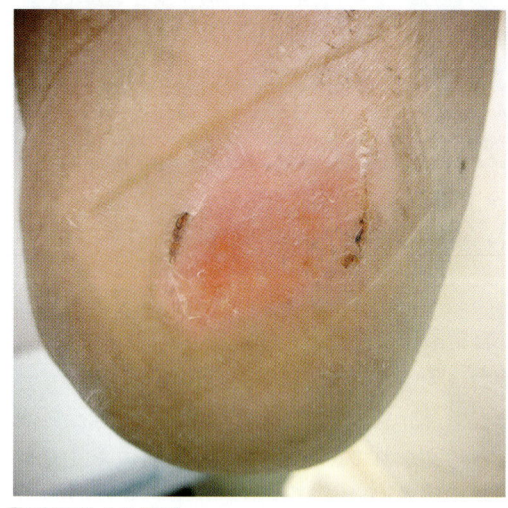

❸ **受傷後 12 日目**
初診日から 2 日目には感染徴候が消失したためティエール®による湿潤療法を開始した．開始後 1 週目には中心部を残しほぼ上皮化が完成し，浸出液は著しく減少している．同日よりデュオアクティブ®ETに変更した．

大きすぎるものを貼付したときに，創周囲が浸軟し感染母体になる危険性がある．大きさは貼付する部位が限られる指先部や顔面などを除けば創の辺縁より 1～2 cm 大が適当と考えている．

熱傷の場合には創傷被覆材で被覆する以外に，プラスチベース塗布後に非固着性フィルムパッドのモイスキンパッド®で被覆している．

感染徴候がある場合

汚染創や初診時にすでに発赤など感染徴候を示す創には無理に創傷被覆材を使わず（❷），抗菌剤軟膏塗布，抗菌剤の処方を行い感染がないことを確認のうえ，後日より湿潤療法を開始する（❸）．

屋外で受傷した創に対しては，10 年以内に破傷風の予防接種歴がなければ，破傷風の感染予防目的で，沈降破傷風トキソイド®の追加投与をしている（基礎免疫が済んでいる場合には，多くは 1 回の追加接種で最小発病防止水準を超える）[2]．

患者教育

今日の医療保険制度では創傷被覆材を医療機関から渡すことはできず，使用期間も制限されている．さまざまな理由で定期的に通院できない場合でも，早くきれいに治すためには自宅での処置を継続する必要がある．

消毒薬は使用せず，水道水・シャワーで洗ってもらうかティッシュを湿らせて創部を拭いたのちに適当な創傷被覆材を貼付してもらう．薬局やインターネットから購入できる商品を紹介しておく（例：ニチバン ケアリーヴ®治す力®，BAND-AID®キズパワーパッド®，3Mネクスケア®など）．創部周囲が発赤したときや浸出液がゲル状になり膿かどうか不明な場合は，直ちに来院するよう指導する．

以上のことをコピーして患者に渡すよう努めている．

文献

1) 夏井　睦編．創傷治療の常識非常識．三輪書店；2004.
2) 岡部信彦ほか編．〈予防接種に関する Q & A 集〉百日咳・ジフテリア・破傷風・ポリオ［DPT］，［DPT-IPV］，［IPV］，［OPV］．一般社団法人日本ワクチン産業協会；2013. p. 54-74.

4章 保存療法の実際と成功の秘訣／主な疾患における保存療法の実際とコツ

28 褥瘡治療の実際

岡部勝行（おかべ形成・整形外科クリニック）

POINT

- 汚染防止・感染予防を徹底する．
- デブリードマンは全身状態に影響がでない範囲で速やかに行う．
- 創状態に適した薬剤とドレッシング材を選択して治療を変えていくことが治癒への近道である．
- 他職種連携で褥瘡悪化予防と発生予防を徹底する．

　褥瘡とは「身体に加わった圧縮応力（荷重），せん断応力（ずれ力）で骨と皮膚表層のあいだの軟部組織の血流を低下または停止させた状態が継続されることで，組織が疎血性壊死となった状態である」と定義される．

　治療するにあたっては創部の処置を行うだけでなく，褥瘡の原因・発生機序を解明し，予防措置を講じなければならない．体圧分散寝具やクッションの使用,ポジショニングや体位変換の頻度，栄養管理，便尿管理，スキンケア，関節拘縮予防リハビリテーション等の予防措置を行わずして局所治療だけを行ってもよくならない．

　褥瘡発症の危険因子の評価スケールとしてはOHスケール[1]が最適である（❶，❷）．褥瘡経過評価ツールとしては日本褥瘡学会のDESIGN-R[2]があり治療効果の判定に便利である．

　局所においては，保存療法か手術療法かの早期の見極めが大切である．同じ保存療法を長期に漫然と続けることは患者のためにならない．

　巨大褥瘡，多発褥瘡，化膿性骨髄炎，化膿性関節炎を併発している褥瘡では手術可能な褥瘡専門医の指示を受けながら連携を密にして治療を進めるべきである．

褥瘡の治療方針

- 褥瘡は予防が大切である．
- 褥瘡治療においては在宅と手術可能な施設とのきめ細かい連携の構築は必須である（❸）．
- 褥瘡治療では保存療法を長期間漫然と行うべきでなく，手術療法の選択を考慮すべきである．
- できるだけ短期間に治癒させて，多職種連携のなかで予防を徹底的に行うことが大切である．
- 褥瘡管理でまず大切なことは感染コントロールである．
- 化膿性髄膜炎や敗血症にならないように創傷管理を常に心がけ，患部の清浄化を図るべきである．
- 栄養管理，全身管理を積極的に行い，治療・手術のタイミングを失うことがないようにすべきである．
- 糖尿病等の褥瘡悪化要因となる合併症には厳密な管理が必要である．

治療法の選択

　在宅で創治癒傾向が停滞している場合や治癒に長期間かかる場合は積極的に手術療法を選択すべ

❶ OHスケール

OHスケール			
1. 自力で体位を変えることができるか？	できる 0点	どちらでもない 1.5点	全くできない 3点
2. 病的骨突出	なし（中央にへこみあり） 0点	軽度・中等度（ベンチ状態） 1.5点	高度（シーソー状態） 3点
3. 浮腫（むくみ）	なし0点		あり3点
4. 関節拘縮関節が固まって動きにくい状態	なし0点		あり1点

❷ OHスケール体圧分散寝具の選び方

危険要因の程度 OHスケールレベル	マットレス	体位変換 (病的骨突出 高度な場合)
軽度 (1〜3点)	静止型マットレス 厚さ10cm以上	家族ができる場合 45〜60°側臥位 家族ができない場合 自動体位変換 マットレス
中等度 (4〜6点)	高機能タイプ	家族ができる場合 60〜80°側臥位
高度 (7〜10点)	自動体位変換 マットレス	家族ができない場合 自動体位変換 マットレス

※病院と在宅の介護力の差を考慮する

❸ 地域連携の中での形成外科医・褥瘡専門医の在宅褥瘡患者へのかかわり

きである．一般に次のような項目が治療法の選択の基準となる．

褥瘡の深さによる治療法の選択
① 真皮までの褥瘡は保存療法．
② 皮下組織より深い褥瘡は形成外科的見地からは手術療法または陰圧閉鎖療法[3]．

通常，急性感染性炎症症状が治まり，肉芽が完成され次第，手術療法を行うのが理想．浅層で小範囲の褥瘡は保存療法でもよい．また広範囲の褥瘡も手術療法を選択．

脊髄損傷患者
脊髄損傷患者の褥瘡は手術療法がよい．

放射線皮膚炎の合併
放射線皮膚炎を合併した褥瘡は保存的には治癒は不可能なので手術療法が必須である．

ポケットを有する褥創
ポケットを有する褥瘡は手術療法がよい．不規則な形のポケットを有する褥瘡は深部に壊死感染組織が残っているのでデブリードマン・手術療法を選択する．

踵部褥創
踵部褥瘡は保存療法がよい（踵部皮膚は再生能力が高いため）．

褥瘡処置における基本

いずれの時期においても石鹸と多量のお湯で洗浄し，皮膚および創部を清浄化する（❹）．

皮膚壊死の場合
浸出液がみられない場合は感染予防のみでよいので滅菌フィルム貼付して経過観察を行う．

わずかながら浸出液がみられたら感染予防として壊死組織の辺縁にイソジン®（ポビドンヨード）ゲルを塗布して創をコントロールする．周囲からの上皮化に合わせてデブリードマンを少しずつ行う．

浸出液が増えてきて皮膚壊死に可動性がみられてきたら，積極的にデブリードマンを行い，ユーパスタ®等のイソジン®シュガー製剤で浸出液の吸収と感染予防を行ってゆく（❺）．

深部で感染を起こしている場合
デブリードマン・切開を行い，感染部位に殺菌作用の強い薬剤を投与することと処置回数を増やすことによって短期間での感染コントロールが必要である．イソジン®ゲルやヨードホルムガーゼやゲーベン®（スルファジアジン銀）クリーム等が有用である．

壊死組織が残っている場合
デブリードマン（壊死組織除去）と感染予防が主体となる．
① 外科的デブリドマンと化学的デブリードマン（ブロメライン軟膏，ゲーベン®クリーム等）とで短期間に完了する．
② 感染コントロールとして殺菌消毒作用のある薬剤（イソジン®ゲル，ユーパスタ等）を使用する．

28 褥瘡治療の実際

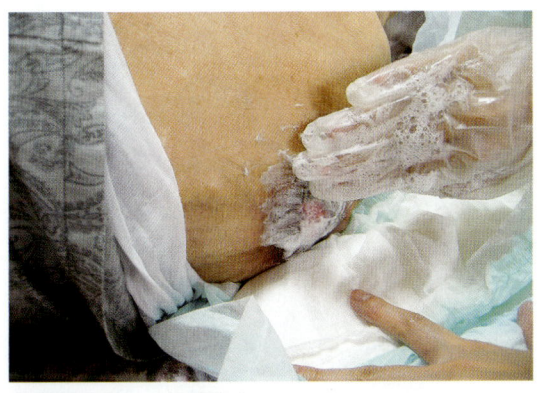

❹創部洗浄による清浄化
温水・石鹸洗浄で汚染物質・壊死物質・細菌等の除去を行い、感染予防と血流改善・創環境の改善になり良性肉芽の形成を促進する．

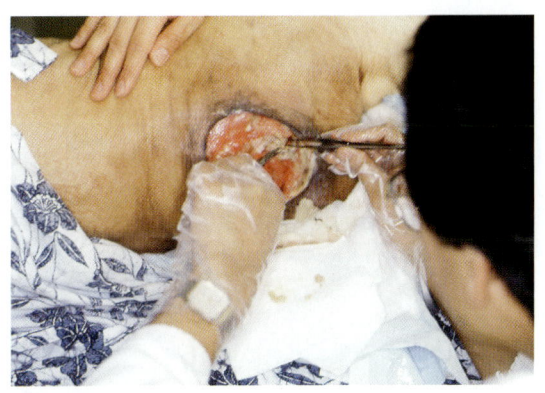

❺デブリードマン
ベッドサイドで出血させないように少しずつ行う．

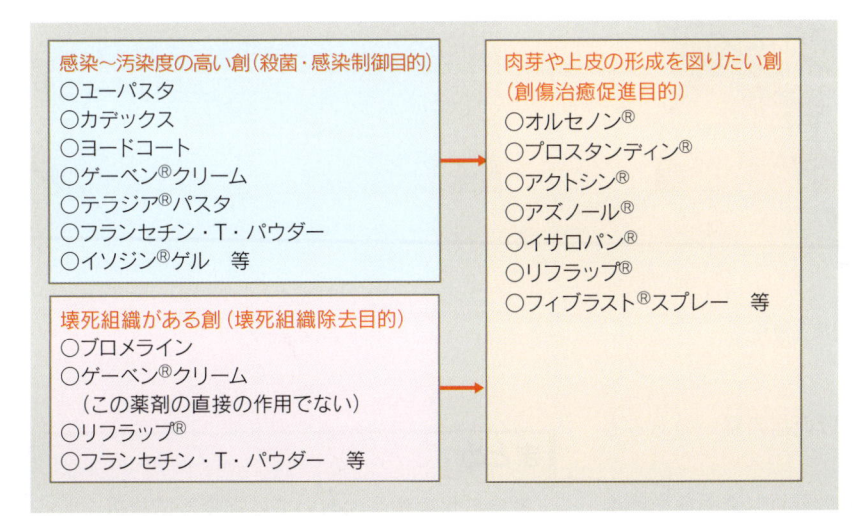

感染～汚染度の高い創（殺菌・感染制御目的）
- ユーパスタ
- カデックス
- ヨードコート
- ゲーベン®クリーム
- テラジア®パスタ
- フランセチン・T・パウダー
- イソジン®ゲル　等

壊死組織がある創（壊死組織除去目的）
- ブロメライン
- ゲーベン®クリーム
  （この薬剤の直接の作用でない）
- リフラップ®
- フランセチン・T・パウダー　等

肉芽や上皮の形成を図りたい創（創傷治癒促進目的）
- オルセノン®
- プロスタンディン®
- アクトシン®
- アズノール®
- イサロパン®
- リフラップ®
- フィブラスト®スプレー　等

❻外用薬の使い方
創状態や目的により使い分ける．併用も可．

❼創傷被覆材の使い方

創傷治癒促進と創汚染・感染予防として使用
● 真皮に至る創傷用（保険適応）
アブソキュア®サージカル，デュオアクティブ®ET，ベスキチン®W，ビューゲル®　等
● 皮下組織に至る創傷用（保険適応）
アブソキュア®ウンド，デュオアクティブ®，アクアセル®，ハイドロサイト®，ティエール®　等
● フィルム材（保険適応でない）
滅菌済（パーミエイド®，オプサイト®ウンド等）無滅菌（パーミロール®，エアウォール®　等）

③肉芽形成を促進するための薬剤（プロスタンディン®軟膏，フィブラスト®スプレー等）の併用も可．

壊死組織なく十分な肉芽増生がみられる場合

消毒薬の創部への使用は控える．ただし，手術療法を選択する場合は感染予防として使用可．

● 浸出液が多い時期

　肉芽促進させる薬剤（プロスタンディン®軟膏，フィブラスト®スプレー等）（❻）．

● 肉芽が成熟して浸出液が少ない時期

　ハイドロコロイドドレッシング（アブソキュア®ウンド，デュオアクティブ®等），ティエール®等の創傷被覆材を使用し，数日に1回の交換でコントロールする（❼）．

褥瘡悪化時の対応

即入院治療適応

褥瘡部の感染・炎症症状が強く全身衰弱症状の

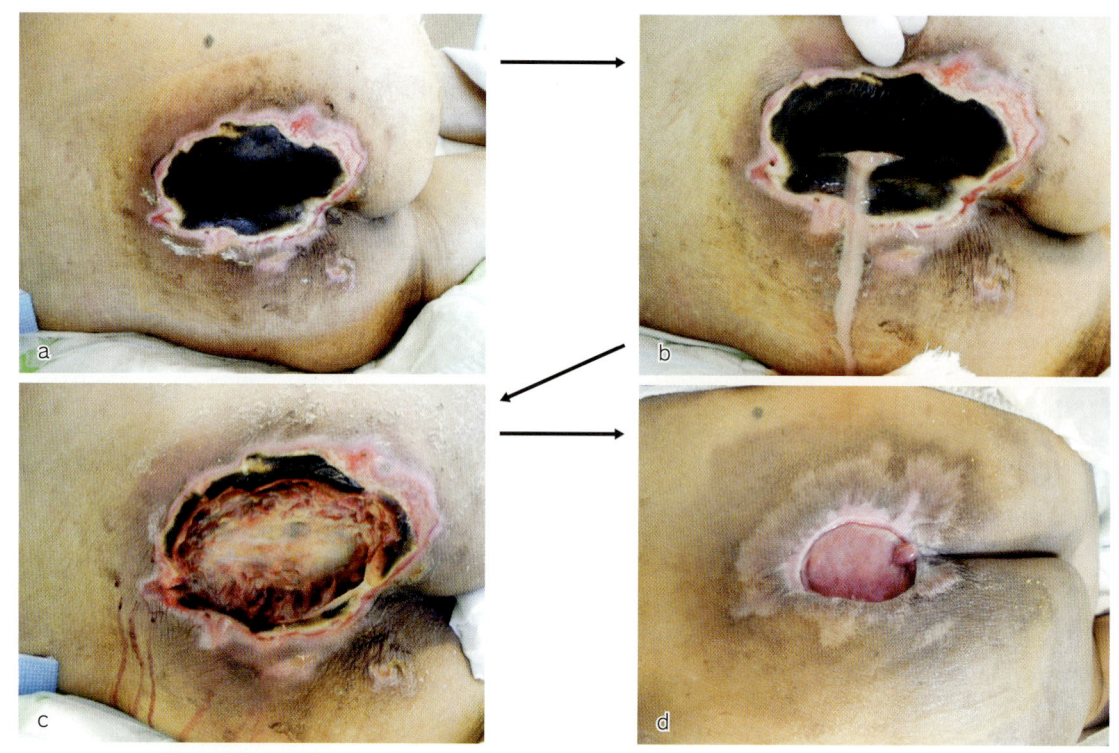

❽ Ⅳ度（D4）褥瘡の保存的治療
a：仙骨部褥瘡・蜂窩織炎・膿瘍
b：切開排膿
c：切開後デブリードマン（初回）
d：成熟した肉芽と周囲からの瘢痕上皮化

あるもの（体温38℃以上で敗血症の疑いのあるもの）．

敗血症予防のための抗生物質の点滴や多量の滲出液の漏出に対して栄養管理を積極的に行うなどの全身管理が必要である．

外科的デブリードマンと局所管理（❽）

① 壊死組織の下に膿瘍形成や周囲に発赤炎症がみられる場合はすみやかにデブリードマンを行う．
② 壊死組織の範囲が確定しないうちはデブリードマンを行わないで感染防御と浸出液の漏出をコントロールする．
③ 壊死組織が広範な場合や多数箇所の場合は全身状態に影響を及ぼさないように少しずつデブリードマンを行う．
④ デブリードマンと創洗浄で感染予防に努め，肉芽が成熟した段階で再建手術を行わないのであれば退院となり在宅にて保存治療となる．

まとめ

褥瘡の保存療法においては褥瘡予防措置をしっかりと行ったうえで，それぞれの病態の変化に適した治療法を選択してゆくことが治癒への近道である．創部の清潔・不潔を無視したいわゆるラップ療法は簡便な方法であるが，敗血症などの重篤な合併症引き起こす危険性が高く，選択すべきメリットはないので行うべきでない．何より患者虐待に他ならない．

文献

1) 堀田由浩．OHスケールの使い方と在宅におけるマットレスの選び方．新床ずれケアナビ．日本在宅褥瘡創傷ケア推進協会．中央法規出版；2011．p.93-102.
2) 日本褥瘡学会編．DESIGNツールについて．褥瘡予防・管理ガイドライン．照林社；2009．p.24-33.
3) 日本褥瘡学会編．ポケットがある褥瘡．在宅褥瘡予防・治療ガイドブック．照林社；2008．p.104-105.

5章

保存療法の限界と手術適応を考えるポイント

5章 保存療法の限界と手術適応を考えるポイント

1 頚髄症

植山和正（弘前記念病院）

> **POINT**
> - 頚椎由来の脊髄症状が神経学的所見，画像診断と一致するかを見極めることが大切である．

手足のしびれや脱力，鈍重感，足をうまく運べないなどの歩行障害の場合，頚椎疾患由来かを診断する．頚髄症では手指の巧緻性障害すなわち書字がうまくいかない，箸が使いづらい，ボタン掛けで衣服の着脱がたいへんなどと訴える．

多くは加齢的変化による頚椎症性脊髄症である．首の痛みや後頭骨，肩周辺のこりなどと肩から上腕，前腕への強い痛みやしびれを伴うものに頚椎症性神経根症，頚椎椎間板ヘルニアがある．頚髄症と神経根症を区別し，保存的治療を進めていくことが大切である．

脊髄症か神経根症か？

頚部の伸展（ジャクソンテスト，スパーリングテスト）で上肢や肩甲背部に疼痛やしびれが出現する場合は神経根症状である（❶）．これらは片側に認められ，C6/7，C5/6，C7/T1レベルでの神経根障害が一般的で，頻度的にC7＞C6＞C8の順に根症状を認める．頚椎疾患の神経根症は下肢症状がない点がポイントである．

上肢症状が両側にある場合や下肢症状を伴う場合は頚髄症と診断され，C5/6，C4/5レベルでの障害が多い．しびれは手袋型から上肢全体まである．脊髄症状を見分けるポイントとして上肢ではグー，パーを繰り返すgrip and release testを10秒間行い，20回以下は疑わしい（❷）．同様に回内・回外運動を早く行わせると左右バラバラになってくる．また下肢の痙性にて階段の下り，坂道の下り時に不安を感じ，片足ケンケンが困難に

なることがある．病的反射の上肢ホフマン反射陽性，下肢バビンスキー反射陽性を見ることもあり，排尿障害では頻尿や残尿感の訴えがある．

脊椎と脊髄節間の高位差があるため，頚髄症のしびれや筋力低下は障害椎間板レベルより1椎間下位のレベルからの症状が出現してくることを念頭に入れて障害高位診断を行う[1]．

画像診断のポイント：圧迫部位と神経症状が一致するか？

障害高位と画像診断が一致するかどうかが大切．頚椎X線写真では後縦靱帯骨化症の有無，前後屈での椎体のすべりの有無，脊柱管前後径の計測が必要である．特に頚椎伸展位で脊柱管前後径が12 mm以下になれば脊髄圧迫が疑われる．

CTでは骨化症の有無，また骨化巣の占拠率も考慮する．脊柱管占拠率60％以上は脊髄損傷のおそれがある[2]．

MRIでは脊髄の圧迫状態とT2強調画像での高輝度域（snake eye）の有無をみる（❸）．また，くも膜下腔の有無で狭窄状態をみる．最狭窄部位，脊髄圧迫部位が障害レベルと一致するか外来診察時に判断することが大切である．

❶障害高位と神経根症状の関係

神経根障害	C5	C6	C7	C8
椎間板高位	C4/5	C5/6	C6/7	C7/T1
筋力低下	肩外転 肘屈曲	手首伸展	肘伸展 指伸展	指屈曲
知覚異常	肩から上腕	前腕から母指	正中神経領域	尺骨神経領域

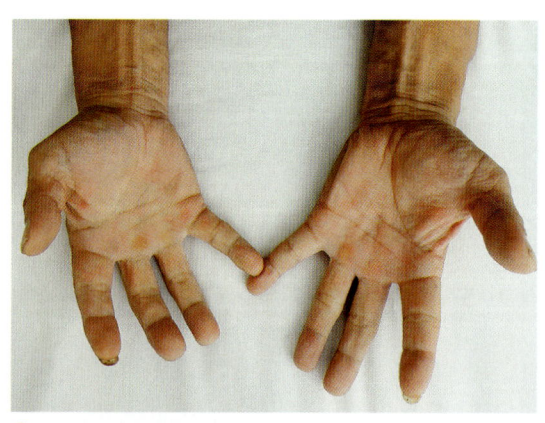

❷grip and release test
パーにしたとき右指伸展が遅れ，前腕の張りを訴える．

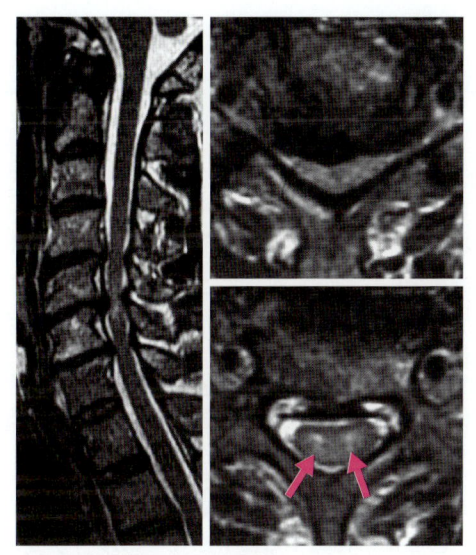

❸ 上肢巧緻性障害の MRI 画像
52歳男性．歩行障害，上肢巧緻性障害．C4/5，5/6での狭窄を認め，C5/6の最狭窄，C6椎体高位にT2高輝度領域（snake eye，➡）をみる．JOAスコア9点．手術適応である．

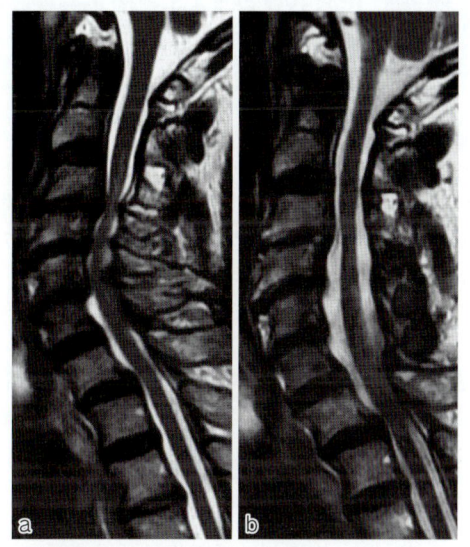

❹ 多椎間狭窄で椎弓形成術前後の MRI 像
72歳男性．a：手術前，b：手術後

外来指導のポイント

　症状が悪化しないよう日常生活指導を行うことが大切．首を後ろにそらす姿勢や上を見る仕事は避ける．デスクワークでの長時間のパソコン操作は避ける．夏場はクーラーに直接あたらないなど，冷え対策にも注意．

　神経根症状は安静を図る意味で就寝時以外はソフトカラーを2～3週間装着し，徐々に外していく．ジャクソンテスト，スパーリングテスト陽性例は頸椎伸展，圧迫で症状が出現するため，屈曲位の牽引による安静は有効だが，頸椎牽引で疼痛やしびれが強くなる場合には適応はない．

　疼痛やしびれの軽減は筋力低下のないことが改善方向の条件である．筋力低下は悪化・麻痺の方向に進んでいることになり，頸髄症状では日常生活指導，特に転倒や頭部打撲などを起こさないような指導が大切である．軽微な外傷で症状の悪化を見ることがあり，頸部や肩周囲の張りなどは外固定で治まることもあるが，脊髄症状自体の軽減は見込めない．

　手足の痛みが少なく，しびれが長期に続く場合は末梢神経障害よりも頸髄症が疑われ，手術でもしびれはとれづらいことを説明する．排尿障害，筋力低下，巧緻性障害がある場合は早急に障害高位を確定して手術治療を勧める．

手術を勧める時期：JOA スコアが 12 点以下は手術的治療

　頸椎症性神経根症では，上肢筋力低下や筋萎縮が生じていれば前方除圧固定術や後方椎間孔開放術を勧める．特にC5やC8神経根障害は筋萎縮が認められる場合が多く，手術的治療を勧める．

　排尿障害，歩行障害時はすでに脊髄症状の進行期で，手術的に完全回復は困難である．上肢のしびれに筋力低下がある時期に手術的治療を勧める．しびれのみで筋力低下を自覚しないこともあり，徒手筋力検査が重要となってくる．

　多椎間狭窄例は後方から頸椎椎弓形成術（❹）を，単椎間圧迫例には前方除圧固定術を勧める．頸椎後縦靱帯骨化症や多椎間狭窄で脊髄圧迫が強い場合は軽微な外傷で脊髄損傷を来しやすく，脊髄損傷後の手術治療は回復が悪いため，症状が軽度であっても予防的早期に手術治療を勧めることもある．

文献
1) 國分正一．頸椎症性脊髄症における責任椎間板高位の神経学的診断．臨整外 1984；19：417-424．
2) Matsunaga S, et al. Trauma-induced myelopathy in patients with ossification of the posterior longitudinal ligament. J Neurosurg 2002；97：172-175．

5章 保存療法の限界と手術適応を考えるポイント

2 腰部脊柱管狭窄症

西村行政（島原整形外科西村クリニック）

POINT

- 患者のおかれた環境，歩行に対する必要性を考える．
- その部位の筋力低下がどの程度生じているのかを考える．
- 症状，臨床所見，神経障害形式，画像所見，保存的治療への反応などを総合的に判断する．

腰部脊柱管狭窄症は，高齢化社会に入り日常的にみられる疾患である．保存的に対処可能な場合も多いが，手術的治療を選択せざるをえない場合もある．保存的治療として，通常は，薬物療法，装具療法，ブロック治療などが行われることが多い．これらの保存的治療を行っても痛みやしびれが持続し，歩行や日常生活に支障がある場合には手術が適応される．

3つの病態分類

腰部脊柱管狭窄症では症状のタイプによって手術適応のタイミングが異なる．脊柱管狭窄症においては，神経障害形式，すなわちその症状によって3つの病態に分けられる．①片側性の殿部から下肢の痛みが主体の神経根型，②両殿部から両下肢，会陰部のしびれや異常感覚，脱力による間欠跛行や膀胱直腸障害を呈する馬尾型，③両者が混在する混合型である．

このなかで，殿部痛や下肢痛を主訴とする神経根型の場合には，保存的治療に反応する例も多いが，馬尾型の場合は一時的に症状の改善が得られても，徐々に悪化していくことが多い．

手術適応を考えるポイント

患者の環境を考える

その患者のおかれている環境や社会的条件，日常生活における必要性で手術のタイミングは異なる．都会に暮らす人と田舎で暮らす人では，歩行に対する必要性が異なるために，一様に間欠跛行の距離だけでは手術適応は決められないところがある．

田舎暮らしの人たちは，隣近所のちょっとした所にも車で移動し，また仕事の種類は前屈位で行うものが多いために，さらには下肢症状が出現すればいつでも休むことができる環境にある人が多く，間欠跛行距離が100mほどでも，それほど不自由を訴える人は少ない．

逆に都会暮らしの人は，公共の乗り物に乗るにも，どこかへ移動するにもかなりの歩行が要求されるため，間欠跛行距離が500mでもその不自由度は大きい．

よって，間欠跛行距離からみた手術適応は，個人個人の生活の場所やスタイルでかなり異なってくるといえる．

馬尾症候群を来した場合

膀胱直腸障害などの馬尾症候群を来した場合には早期の手術が必要になる．

下肢筋力低下と手術適応

下肢筋力低下そのものは，筋力低下の程度が強くても直ちには手術適応とはならない．どの筋力が低下しているかが問題である．麻痺が高度な場合は手術適応とされることが多いが，必ずしもそうではない．長母趾伸筋や長趾伸筋，長母趾屈筋や長趾屈筋の筋力低下はMMT1であっても普通に生活している人も多くいる．また，片側の下垂足だけでは，多くの人は歩行にそれほどの不自由は訴えない．

両側の下垂足や，逆に足関節の底屈筋のMMT3以下の筋力低下の場合は，歩行に不自由があるため早期の手術がよいと思われる．さらに大腿四頭筋のMMT3以下の筋力低下が生じた場合も歩行に不自由があるため，比較的早めの手術が望ましい．

疼痛に対する手術適応

下肢痛が強くて，保存的に改善が困難であれば，より高齢であるほど手術にて早期の除痛を図り，ADLの改善を求めたほうがよい．また，臥位でも両殿部から下肢の痛み，しびれが強く，睡眠に

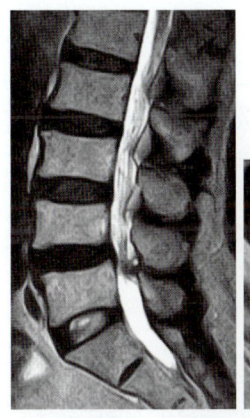

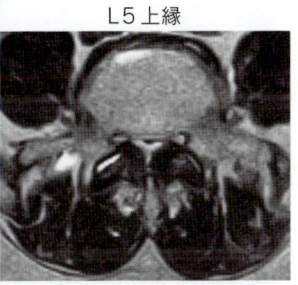

❶ 88歳男性．腰部脊柱管狭窄症（多椎間狭窄例）
右側優位の両下肢痛があり，間欠跛行は 50～100 m であった．本人がどうしても手術を希望しなかったため，内服治療と神経根ブロックや硬膜外ブロックで経過をみたが，一時的な痛みの改善しかなく，徐々に症状は悪化した．

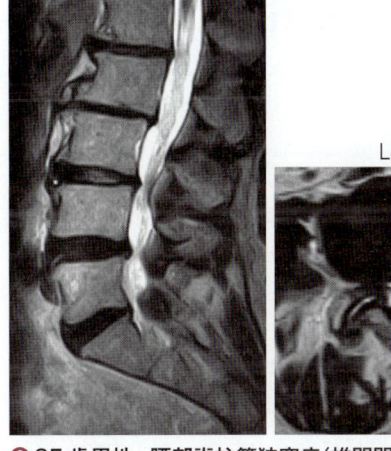

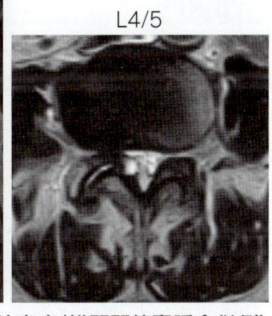

❷ 85歳男性．腰部脊柱管狭窄症（椎間関節嚢腫合併例）
右下肢痛のため歩行困難であったが，右 L5 神経根ブロックにて痛みは消失し，1年後も効果が持続していた．

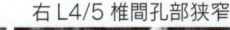

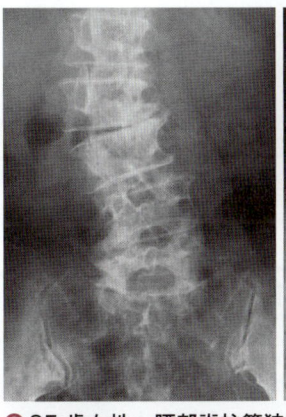

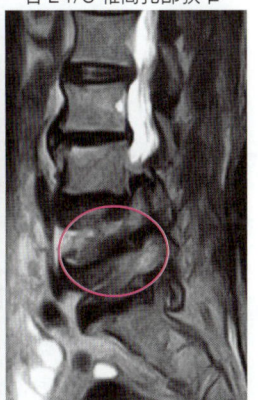

❸ 85歳女性．腰部脊柱管狭窄症（右 L4/5 椎間孔部狭窄例）
右下肢痛のため間欠跛行 50 m であった．MRI では右 L4/5 椎間孔部狭窄による右 L4 神経根の圧迫を認めた．右 L4 神経根ブロックにて痛みは消失し，3年後も痛みの再発はみられなかった．

支障がある状態が持続するような場合も手術適応であろう．

　神経根型の場合には，神経根ブロックなどで痛みは軽減することも多いが，数度の神経根ブロックでもどうしても痛みが強く日常生活に支障があるようであれば，手術適応となるであろう．しかし，下肢痛における手術適応は絶対的なものはなく，本人がどれだけ痛みのために不自由であり，その痛みにどう対処したいかである．早く痛みが楽になって残された時間を痛みなく過ごしたいと思う患者もいれば，手術は嫌だからなんとか痛みをほかの方法でいくらかでも軽減させながら，痛みと付き合っていくことを選択する患者もいる．

治療成績からみた手術適応

　高齢者における神経根ブロックの治療成績を見た場合に，多椎間に高度の狭窄がある例（❶）や，変性すべり症で黄色靱帯の肥厚が著しい例では，やはり長期的な成績は劣っていた．
　一方，単椎間の狭窄例や狭窄の程度が著明でない例，椎間関節嚢腫合併例（❷），椎間孔部狭窄例（❸）では長期的にも痛みの改善が得られる例も多かった．
　自覚症状のうち，安静時にも存在する両足底部のしびれ，砂利を踏んだような違和感を訴える場合は，保存的には改善することはないし，残存しやすい．これは，神経組織の不可逆的な変化が生じていることを示しているものと思われる．さらに，intermittent priapism や会陰部症状を示す場合も自然改善することはなく，手術したほうがよいと思われる．腰部脊柱管狭窄症のなかには，腰殿部痛のみを呈する例もまれながらあり，その程度が強く，保存的治療でどうしても改善がみられないときには，下肢症状を伴わなくとも手術適応となることもある．

5章 保存療法の限界と手術適応を考えるポイント

3 腰椎椎間板ヘルニア

西村行政（島原整形外科西村クリニック）

POINT

- 患者のおかれた社会的環境，年齢層を考える．
- 高度の筋力低下だけで手術適応となるのではなく，どこの筋力低下かが問題となる．
- 腰痛のみでも手術適応となることもある．

腰椎椎間板ヘルニアは，約70〜80％の症例では保存的治療で痛みの軽減が得られ，日常生活に支障がない程度にはなる．しかし，手術が必要になる例もあり，どのタイミングで手術に踏み切るかが問題である．

手術の絶対適応

基本的に絶対適応となるのは膀胱直腸障害などの馬尾症候群を呈したときのみであろう．それ以外は相対的適応になり，保存的治療を行っても持続する腰殿部痛，下肢の痛み，しびれあるいは筋力低下によりどれだけ本人が困り，不自由であるかである．

手術適応を考えるポイント

患者の環境を考える

まずその患者のおかれた社会的環境で異なる．社会的に忙しく，一刻も早く社会復帰して通常の生活・仕事に戻る必要がある人にとっては，早期の手術も適応になるであろうし，時間的に余裕がある人では，ヘルニアの自然吸収がみられる例も多いことから，3か月以上の保存的治療も適応になるであろう．

また痛みが持続しても，患者本人が痛みを我慢しながら手術をせずに経過をみたいということであれば，それも適応されるであろう．

しかし，その際には手術をした場合の経過（どういう症状が改善して，どういう症状が残存しやすいのか）と手術をしなかった場合の経過をきちんと説明しておく必要がある．最終的には，個人個人がどのようにしたいかであり，われわれは神経の圧迫を解除する一つの手段として，手術という方法を提供するだけである．

筋力低下と手術適応

筋力低下の程度が強いだけでは手術適応とはならない．神経所見からみた，手術を考慮したほうがよい目安としては，これまでよくMMT3以下の筋力低下などと言われているが，長母趾伸筋や長趾伸筋，長母趾屈筋や長趾屈筋の筋力低下がMMT3以下でも日常生活に不自由を訴える人はほとんどいない．注目すべきなのは，どこの筋力が落ちているかである．

よくいわれる前脛骨筋の筋力低下は，下垂足になっても片側であれば，普通に生活できる人が多い．MMT2−までならそこまでの不自由は訴えない．しかし，両側下垂足では支障がある．足関節底屈筋の強い筋力低下であれば踏み返しができないため歩行に支障がある．最も筋力が低下して問題になるのは大腿四頭筋，腸腰筋の筋力低下であり，これらの筋力低下が起これば，立ち屈みが困難になったり，踏ん張りが利かず転びやすくなったり，歩行に支障が大きい．

また，大腿四頭筋の筋力低下と筋萎縮がいったん生じれば，回復には時間がかかり，回復も不十分なことがある．このことからすれば，筋力低下のなかでも，膝伸展筋と足関節底屈筋のMMT3以下の筋力低下が存在しそれが持続すれば，またその部分の筋萎縮が存在するなら，手術をしたほうがよいと思われる．

椎間板ヘルニアの場合は，前脛骨筋，長母趾伸筋，長趾伸筋や長母趾屈筋，長趾屈筋の筋力はいったんMMT2−程度になっても改善することが多い．

MRI像と手術適応

MRI画像からみた手術の適応例．MRI画像所見上，ヘルニアが椎間板レベルから脱出遊離してmigrationしているようなもの，またヘルニア腫

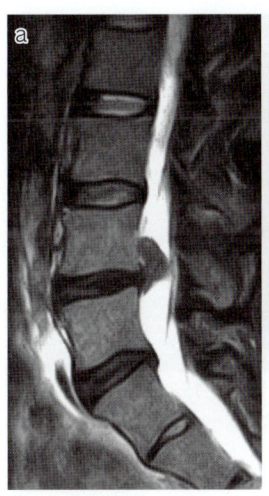

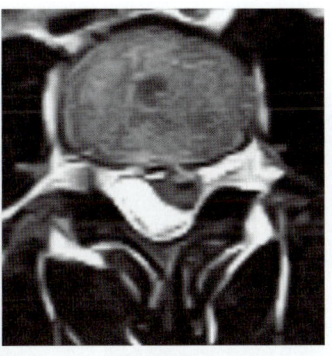

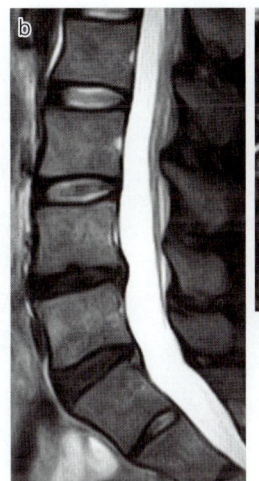

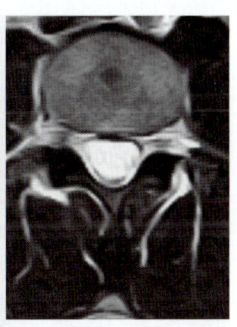

❶ 48歳男性．左L4/5ヘルニア
a：初診時．激しい左下肢痛としびれがあった．MRIにて大きな左L4/5ヘルニアを認めた．
b：内服治療後．内服治療にて6週間で痛みは改善し，4か月後のMRIでヘルニアの消失が認められた．

瘤がT2強調像でisoからhighのものは，自然吸収しやすいため時間を待ってもよいかと思われる（❶）．その間を，内服，神経根ブロックなどで対処するということでよいであろう．

しかし，椎間板レベルだけに一致して強く突出する，T2強調像でlowのものは早期の自然吸収はなかなか期待できないために，本人の希望があれば，手術を適応してもよいと思われる．特に，椎間板レベルに一致して中心性に強く突出するヘルニアはなかなか自然吸収は起こりにくい．

患者の年齢層と手術適応

ヘルニアの年齢層で考えた場合，若年者のヘルニアは保存的に良くなる例も多いが，なかには頑固な症例がある．この年齢層は学校の授業や体育に支障があることが多いので，保存的に改善の傾向がみられなければ，若年者のヘルニアの手術成績は良好であるため，早期に手術に踏み切ってもよいと思われる．

中壮年期のヘルニアの場合は，脱出例も多く自然吸収を来す例も多いため，また仕事の中心にいる年齢でもあるため，本人が我慢できるようであれば，保存的治療を少し長く頑張ってもよいかと思う．ただ，大腿四頭筋の筋力低下が目立つ場合は早めに手術したほうがよい．その後の仕事に支障がでることがある．

次に，高齢者のヘルニアであるが，基本的には中壮年者と変わらないが，この年齢のヘルニアは変性線維輪のみならず軟骨終板や骨性終板を含む例も多く，そのようなものでは早期の自然吸収は期待しがたい．保存的治療にこだわると高齢者はNSAIDsの副作用で問題を起こすこともあり，また，痛くてあまり動かなくなり活動性が低下し全身的に弱っていくこともあるため，本人の痛みが強く困っているようであれば，早期に除痛を図り，残された余命を痛み少なく快適に過ごしてもらうのがよいのではと思う．つまり，高齢者ほど早期の除痛を図り，中壮年層に比べ早めに手術を適応し，ADLの再獲得を目指したほうがよいと思われる．ただ，高齢者は神経根ブロックなどの保存的治療にも反応しやすいので，それらの治療を一度は行ってみる必要はある．

保存的治療では時間を要してしまう例

脊柱管がdevelopmental stenosisを呈する例に生じたヘルニアでは，保存的治療では時間を要する場合がある．

腰痛のみでも手術を適応したほうがよい場合

腰痛のみでは手術適応にならないということはない．腰殿部痛のみでも手術適応となることがある．通常の腰椎椎間板ヘルニアは下肢症状を伴うことが多いが，若年者のヘルニアや中心性のヘル

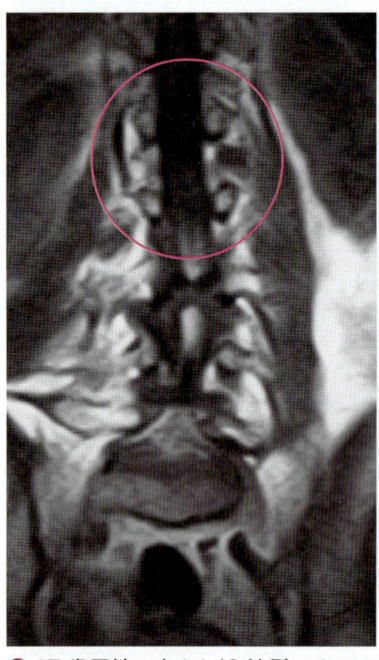

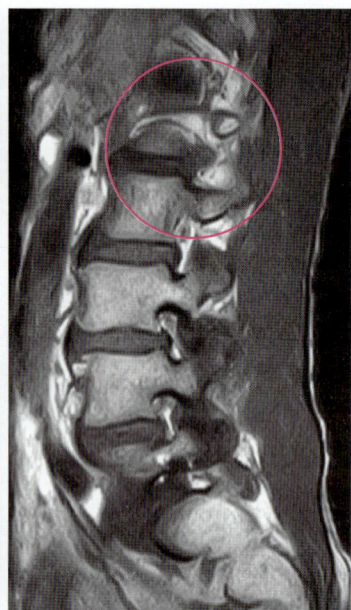

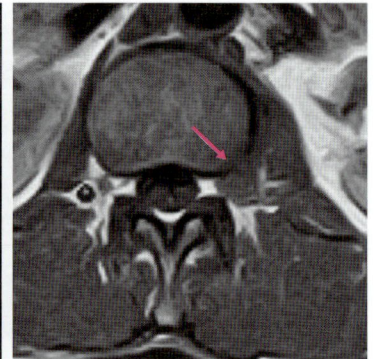

❷ **47歳男性. 左L1/2外側ヘルニア**
症状は，左後方腸骨稜部の強い腰痛と左鼡径部痛であった．MRIの冠状断像で，左L1/2椎間孔外にヘルニア腫瘤を認めた．また，axial像でも，左L1/2椎間孔外にヘルニア腫瘤を認め，左L1神経根の圧迫を認めた．左L1/2外側開窓術によるヘルニア摘出術によって，すみやかに術前の腰痛と鼡径部痛は消失した．

ニアの場合は腰痛のみのことがある．また，上位腰椎ヘルニアによる上位腰椎神経根障害の場合も下肢症状がなく，片側の後方腸骨稜部の腰痛や，鼡径部痛や大転子外側までの痛みしか伴わないものがある（❷）．よって，下肢症状がないから手術適応とはならないということはない．

腰痛の程度が強く，長期にわたって日常生活に支障がある場合には，その原因がヘルニアであることが明らかであれば，腰痛のみであっても手術適応となるであろう．

5章 保存療法の限界と手術適応を考えるポイント

4 肩関節腱板損傷

杉本勝正（名古屋スポーツクリニック）

POINT
- 腱板由来の痛みか否かを診断し，合併症を含めた保存療法でも数か月間改善しない症例に手術を考える．

診断の基本

drop arm sign，painful arc sign などの臨床所見は腱板断裂以外の疾患でも出現する．腱板断裂の大きさや部位を把握するとともに，合併する病態を確認することが重要である．

不全断裂の診断は画像を組み合わせても困難な症例がある．棘上筋のみならず肩甲下筋断裂も念頭において診断する．肩甲下筋断裂は挙上動作は可能であるが，後方や側方への動作時痛を訴える症例が多い．

腱板の石灰化，関節唇損傷，上腕二頭筋長頭腱炎（断裂），関節拘縮，肩鎖関節炎，頚椎症などの合併は，腱板に対する保存療法と並行して治療しなければ成績不良となる．ブロック注射を少なくとも肩峰下滑液包内，関節内，結節間溝内，肩鎖関節内に施行し疼痛変化を見極め，責任病巣を診断する．外来での initial check として超音波診断は有用である．

腱板と痛み

腱板断裂があるから痛みがあったり，可動域が減少しているとは限らない．腱板断裂症例の 2/3 は無症候性断裂であり[1]，症候性断裂が無症候性腱板断裂になることもある．

痛みを強く訴える症例は，①骨頭上方移動で断端が肩峰下で押さえ込まれる症例（肩峰下impingement，❶），②滑液包面断裂端が反転したり（めくれ上がった状態），滑液包でカバーされず，円滑な滑動性が獲得されていない症例，③ pulley system が破綻し，長頭腱の不安定性が著明な症例（pulley lesion, ❷），④断裂部が安定せず少しずつ断裂が拡大しつつある症例，などである．

断裂があっても痛みがない症例では，断裂端が安定かつスムースで滑液包が断裂面を連続的に覆って円滑な滑動性がある．

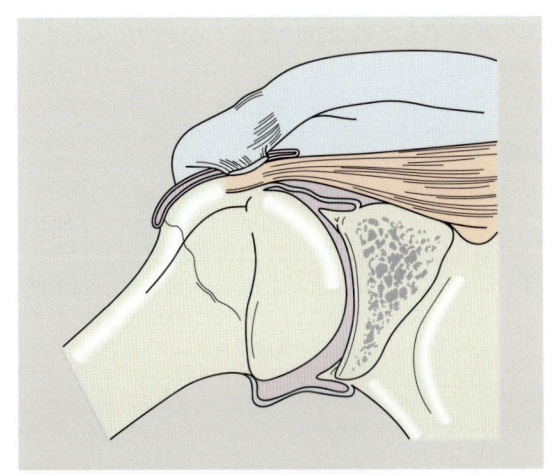

❶ 肩峰下インピンジメント症候群
骨頭上方移動で断端が肩峰下で押さえ込まれる．

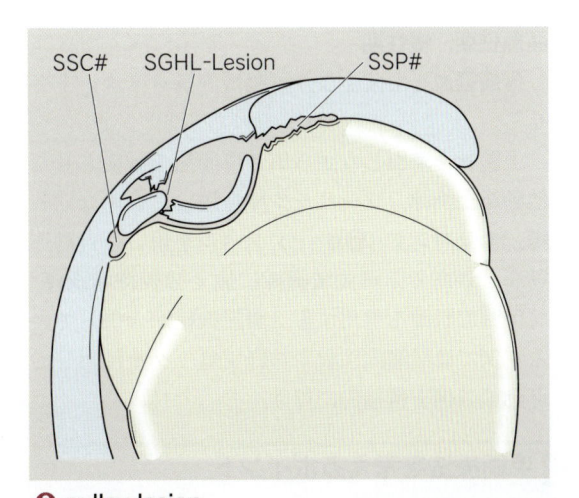

❷ pulley lesion
上腕二頭筋長頭腱の安定化機構が破綻し腱が不安定となる．

❸ 肩関節腱板損傷に対する腱板訓練
a：コッドマンの stooping exercise
b：セラバンドを利用した腱板訓練

保存療法の基本

理学療法，注射，内服などの疼痛管理，合併症の治療を並行して進める．

急性期

断裂部の疼痛，挙上制限がある場合には拘縮予防の愛護的な可動域訓練，低負荷での腱板訓練と注射，内服薬などによる疼痛コントロールが主体となる．時に肩甲上神経ブロックなどの神経ブロックも併用する．コッドマンの stooping exercise（❸a），関節モビライゼーションを防御反射を誘発しない程度の強さで行う．筋緊張が強い症例では温熱などの物理療法に加えマッサージやストレッチを施行する．筋活動の改善には低負荷での腱板訓練が主体となる（❸b）．

亜急性期，慢性期

疼痛軽減した時点より可動域訓練をスタートさせる．

上腕骨を牽引しながら第 2 肩関節を弛緩させた他動挙上訓練，プーリーや棒を用いた自動介助訓練，セラバンド（❸b），ダンベルを用いた自動運動などがある．可動域訓練に加え腱板機能訓練，肩甲胸郭訓練を併用する．関節拘縮が合併している症例では関節内注射や神経ブロックを併用して可動域訓練を積極的に行う．

手術療法を考えるポイント

腱板断裂症例のうち 2/3 は無症候性であることから，画像的に断裂があるから手術するということにはならない．高齢者や活動性の低い症例は保存療法の成績がよい．一方，比較的若年者で活動性が高い症例では保存療法の成績が悪く断裂サイズが拡大する症例が多い[2]．手術において高齢者の術後再断裂は頻度が高い．

以上の報告を考慮し，筆者は活動性の高い症例において症状が保存的治療で患者本人が満足できない状態が数か月以上続く場合，手術適応があると考えている．70 歳以上の高齢患者には再断裂率が高いことを示し，それでも手術を希望する患者に施行している．活動性の低い症例でも保存療法にもかかわらず疼痛のため夜間痛や ADL が低下している症例に対しては手術を勧めている．

また断裂の大きさと疼痛は比例せず，不全断裂や小断裂でも疼痛が強い症例では手術を適応する場合がある．

文献

1) Yamamoto A, et al. Prevalence and risk factors of a rotator cuff tear in the general population. J Shoulder Elbow Surg 2010；19：116-120.
2) Safran O, et al. Natural History of nonoperatively treated symptomatic rotator cuff tears in patients 60 years old or younger. Am J Sports Med 2011；39：710-714.

5章 保存療法の限界と手術適応を考えるポイント

5 橈骨遠位端骨折

貞廣哲郎(ハンズ高知フレッククリニック)

POINT

- 「第4章 21 コーレス骨折の保存的治療法」に述べた遺残変形が患者に受容されない変形の範疇に入る場合には手術療法を考える。また、整復後に再度転位した症例も手術療法を考える。

「第4章 21 コーレス骨折の保存的治療法」で治療終了後の許容される変形の指標を示したが、基本的には保存療法でこの基準を満たすことができないものは原則手術療法の適応になる。しかし、現実的には高齢者や全身状態などで手術療法ができないこともあるが、これは例外としておく。

手術適応と考える type

橈骨遠位端骨折に対する手術適応は6種類のtypeに分類できる。以下にそのtypeを示す。

Type 1
橈骨の変形矯正位保存が困難であり、特に背側皮質の破壊が強いもの。関節内骨折面の転位が大きいもの。

Type 2
遠位橈尺関節が離開しているもの。

Type 3
矯正はできるが、外固定のみでは不安定でKirschner-pin などの補助固定の併用が望ましいもの。

Type 4
保存療法で十分治療可能であるが、内固定により外固定なしでの早期社会復帰を望むもの。

Type 5
疼痛が強く複合性局所疼痛症候群（complex regional pain syndrome：CRPS）を生じる前徴の症例。コーレス骨折で昔からいわれるSudeck骨萎縮、いわゆるCRPSの多くは手根管症候群によると考えられるようになっており、ギプス固定

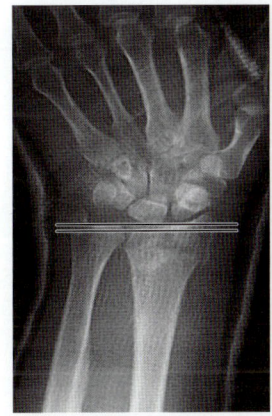

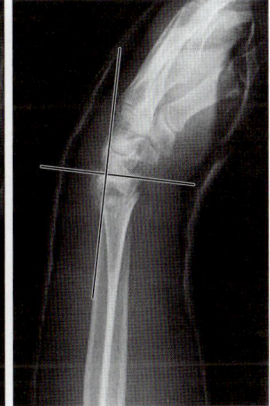

❶ 保存的治療が可能かに見える症例

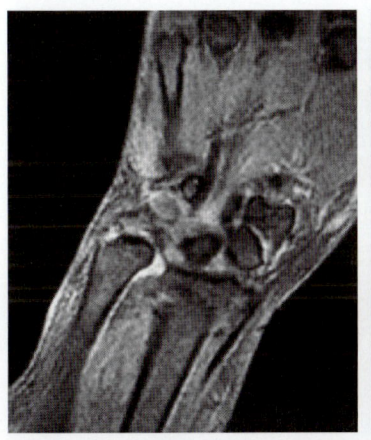

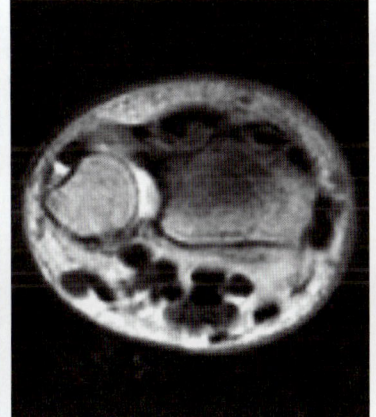

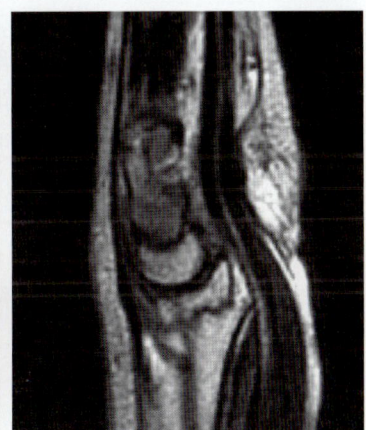

❷ MRI 画像では観血的整復固定後の必要性を示す

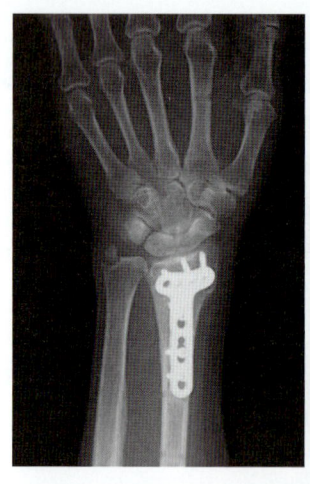

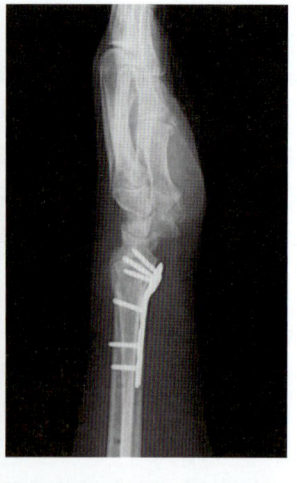

❸ 観血的整復固定術後のX線写真

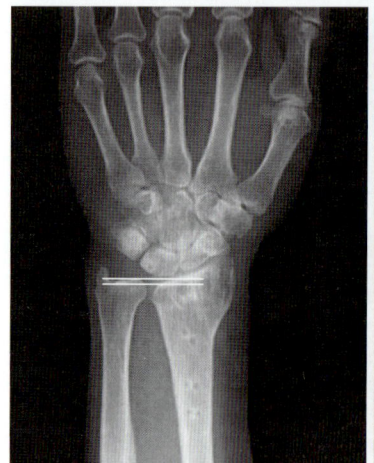

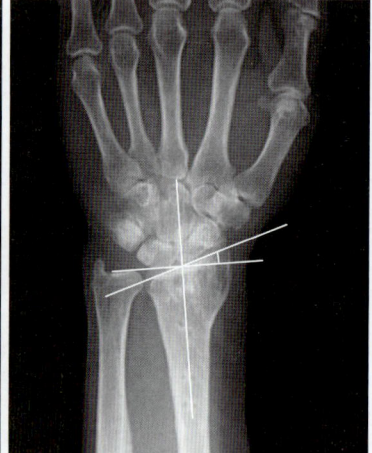

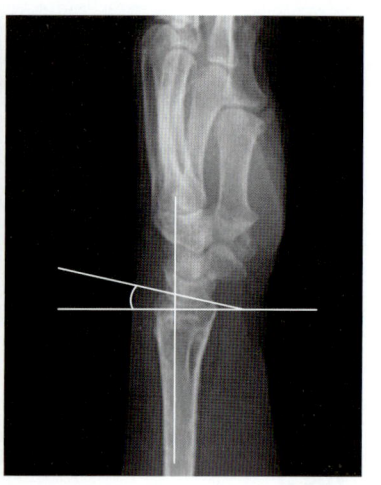

❹ 抜釘後のX線写真

により手関節掌屈位にすることでPhalenテストの肢位に固定することになるので，できるだけ電気診断を行うが，検査ができなくても強い痛みはその徴候と考え保存療法の限界と考えるほうがよい．

Type 6

認知症例の一部．外固定での管理が難しい認知症患者では内固定による管理が望ましい場合があり，家族の承諾が得られれば観血的整復固定術を行うこともある．

症例提示

ここでは当院で経験した橈骨遠位端骨折の症例を紹介する．

腋窩神経ブロック下に徒手整復を行いギプス固定を行ったところ，UV：2 mm，PT：2°，橈骨短縮±0 mm，掌側傾斜角減少13°と許容範囲を得た．MRI検査ではType 2, Type 3の状態であった（❶）．

しかし受診時MRIで大きな尺骨茎状突起骨折を伴う三角線維軟骨の尺骨頭窩よりの断裂を認め，遠位橈尺関節の離開を伴い，橈骨の背側皮質の破壊が強い（❷）ことから観血療法を勧めた．

観血的整復固定術後のX線写真を示す（❸）．その後，変形はUV3 mm，RI20°，PT10°と受容できる変形にとどまった（p.141 ❶を参照）．茎状突起では骨癒合を得ている（❹）．

5章 保存療法の限界と手術適応を考えるポイント

6 舟状骨骨折

今村宏太郎（いまむら整形外科）

POINT
- 手術適応を判断するポイントは骨折の部位と受傷からの期間．

　舟状骨骨折は日常診療で診ることの多い骨折である．転位のない新鮮例であれば保存的治療であり，偽関節であれば手術の適応となる．しかし，新鮮安定型であっても手術を選択することもある．筆者が日頃より気をつけている治療上の留意点や手術適応について述べる．

まずは骨折を見逃さないこと

　特殊な場合を除き，ほとんどの患者は「転んで手をついた」と言って来院する．手関節の疼痛，腫脹，可動域制限などがみられたら，snuff boxや舟状骨結節部の圧痛を確認する．また，他の部位（橈骨遠位端，尺骨遠位端，TFCC，有鉤骨鉤など）にも圧痛がないかを確認しておくことも重要である．

　X線写真は通常の2方向（正面，側面）撮影のほかに回内斜位像，最大尺屈像などを撮ると骨折部を判読しやすい．しかし，初診時には骨折の有無を判定できないこともあるので，骨折が疑われるならば1～2週間後に必ずX線撮影を行わなければならない．また，初診時に患者にも再検査の必要性について十分説明しておくことがトラブル回避に重要である．早期に骨折の有無を知りたければMRIが有効であるが，コストの面から躊躇することが多い．

手術適応について

　手術適応については，骨折の部位と受傷からの期間を考慮して決定している．

遠位1/3

　骨癒合が得られやすい部位であり，基本的には保存療法でよい．しかし，しっかりとしたギプス固定（thumb spica plaster cast：母指IP関節も含めて固定する）を行わないと骨癒合しないこともあるので注意を要する（❶）．ギプス固定期間は約4～6週間である．

中央1/3

　新鮮例であれば保存的治療でもよい．子どもで約6週間，大人で約8週間ほどのthumb spica plaster cast固定が必要である．しかし，ギプス固定によって仕事や日常生活が著しく制限されるため，外固定の必要がない小切開によるscrew固定を勧めることが多い（❷）．

　陳旧例では保存的治療で骨癒合することは難し

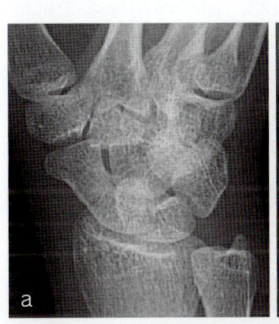

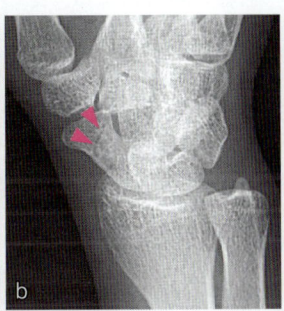

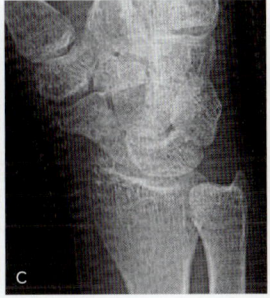

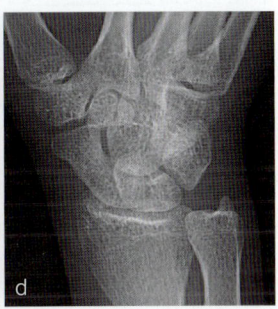

❶ 遠位1/3の新鮮例に対するギプス固定
16歳女性．バスケット中に転倒して受傷．
a：初診時，明らかな骨折線はみられなかったがsnuff boxに圧痛を認めたためシーネ固定を行った．
b：17日後．シーネを装着していないことが多く，骨折線（▶）がはっきりとしてきた．
c：そこで，thumb spica plaster castを巻いた．
d：1.5か月で骨癒合が得られた．

175

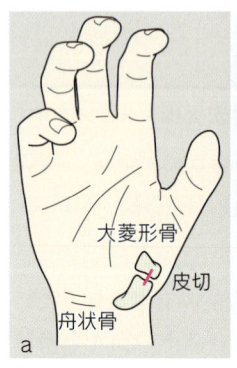

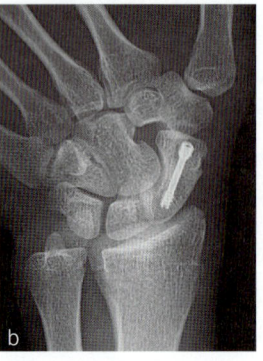

❷ 中央 1/3 の新鮮例に対する小切開による screw 固定
18 歳男性．サッカー中に転倒して受傷．
a：皮切
b：術後 X 線像

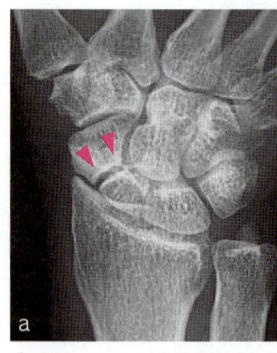

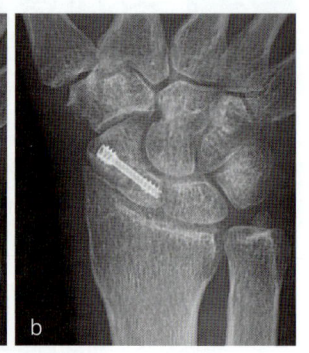

❸ 中央 1/3 の陳旧例に対する骨移植と screw 固定
57 歳男性，大工．10 年前にバイク事故で転倒したことあり．その後，カナヅチを使いすぎると痛みが出ていたとのこと．
a：初診時．舟状骨中央 1/3 の偽関節（▶）．橈骨手根関節に変形を認める．
b：術（骨移植 + screw 固定）後 1 か月．

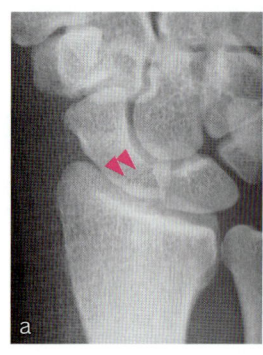

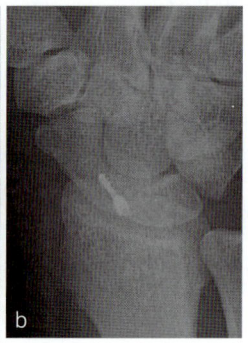

❹ 中枢 1/3 の新鮮例に対する背側アプローチによる screw 固定
29 歳男性．バイク走行中，転倒し受傷．
a：初診時．舟状骨中枢 1/3 の骨折を認める．
b：背側アプローチにて mini Herbert screw で固定．

く，手術（骨移植 + screw 固定）が必要となる（❸）．

長期経過例では偽関節部の骨吸収が進み舟状骨長の短縮と DISI 変形がみられるので，その矯正に努める．一方，受傷より長期経過し SNAC（scaphoid nonunion advanced collapse）wrist とよばれる変形性手関節症を発症していても，多少の痛みや可動域制限に慣れ仕事もできるからと手術を希望しないものも存在する．

中枢 1/3

骨癒合が得られにくい部位なので，screw によって骨折部位を強固に固定したほうが，骨癒合が確実に得られるため手術を勧めることが多い．手関節背側よりアプローチし骨片を中枢側より mini-screw で固定する（❹）．

当然のことながら，治療法の選択は最終的には患者の希望による．その際，保存的治療と手術的治療のメリット，デメリットについて，就労，就学，ADL，部活動などの具体的な局面を想定しつつ，十分に説明し治療法を決定することが重要である．

5章 保存療法の限界と手術適応を考えるポイント

7 手根管症候群・肘部管症候群

貞廣哲郎（ハンズ高知フレッククリニック）

POINT

- 保存療法が適切になされたか．神経が不可逆性変化に陥る前に手術がなされるべし．
- 手の感覚障害を調べる際に環指の橈側と尺側に違いがないか丁寧にチェックし，違いが明らかであれば，本症を支持するものである．
- 手根管症候群，肘部管症候群の患者が手のしびれを感じると，多くの患者が脳疾患と考え脳外科を受診し，脳に異常がないと頚椎疾患と診断されていることが多い．また，手根管症候群の初期に5本の指全体にしびれを訴え，少し進行して正中神経領域に限局することが知られているので時間経過をみることも重要である．

手根管症候群

原因・病因についての誤解が多い

原因のうち最も多い特発性のものは妊娠，産後，更年期女性に多く，これはばね指や狭窄性腱鞘炎（de Quervain病）との合併も多い手根管内の滑液包炎である（❶）．

保存療法として一般によく用いられる手根管内にステロイドホルモンの注射をする際，この滑液包内で正中神経から離れた部位にすべきところを，正中神経の近くにするべきと誤解され，神経損傷を来して受診する患者が散見される．また，夜間のしびれの増強は就寝中の手関節掌屈テスト（Phalenテスト）の肢位によると考えられるので，掌屈防止の手関節中間位スプリントの使用が有用である．さらに屈筋腱鞘炎であるので屈筋腱のストレッチを習慣づけさせる．

これらを行っても改善しないものが，手術適応と考えられる．次に，除圧手術を行っても神経回復が困難な不可逆性変化が考えられる場合，患者の自覚症状が改善していたとしても手術適応となる．患者は初期には，夜間激痛を感じるが，進行するとその激痛が軽減されるので手術を嫌がることも多い．

手根管開放術のみでは十分な神経回復が望めなくCamitzの長掌筋腱移行術のようなsalvage手

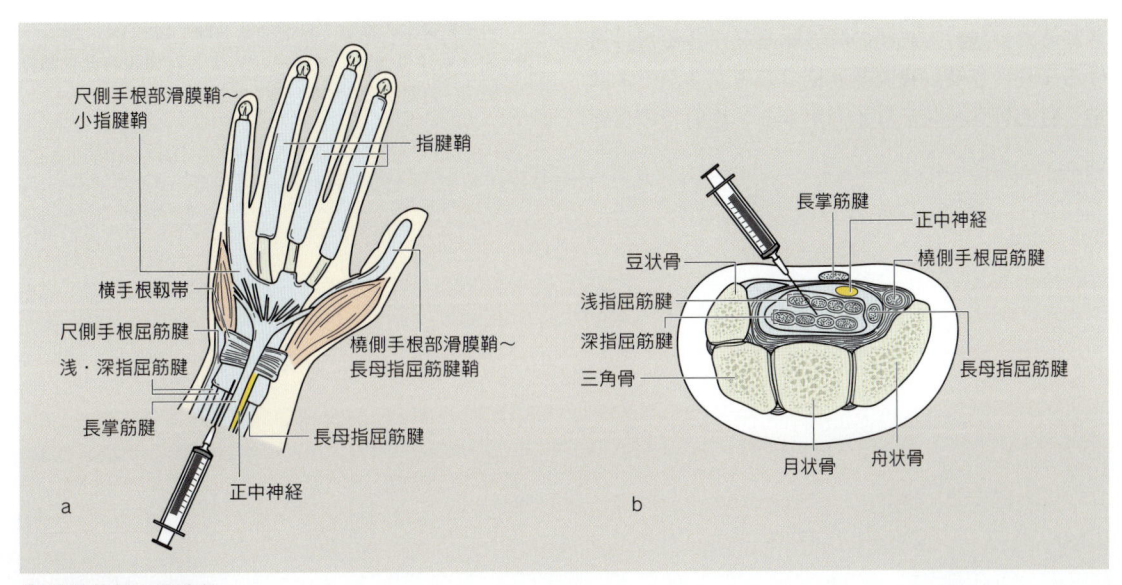

❶ 手根管部の滑液包

177

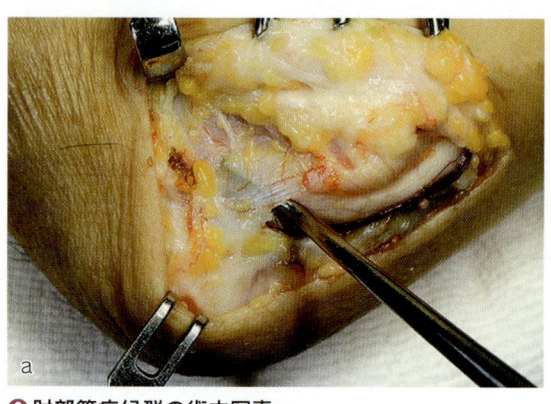

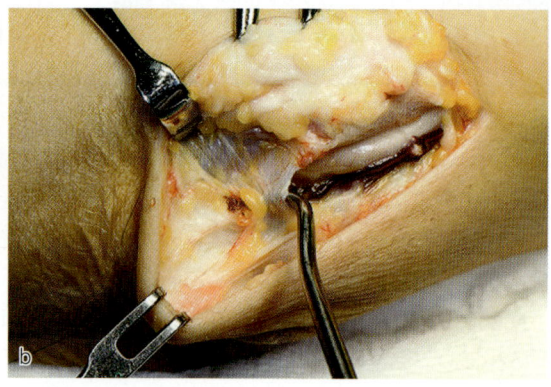

❷ 肘部管症候群の術中写真
a：肘関節屈曲位では三角靱帯が緊張し尺骨神経と絞扼するが，b：伸展位では靱帯は緩んでいるのがわかる．

術を考慮しなければならない場合，当院では第2虫様筋の運動神経活動電位（CMAP）が0.4 mV以上，週末潜時が7.0 mS以下であれば回復の可能性ありと判断している[1]．

肘部管症候群

肘部管症候群にはOsborneの提唱するいわゆるOsborne靱帯（尺側手根屈筋の上腕骨頭と尺骨頭の間の三角靱帯）によって絞扼されるのが狭義の肘部管症候群であり，これが大半を占める．

一方，末梢の深部屈筋回内筋群腱膜の圧迫や，中枢のStrutherの靱帯，その他，上腕三頭筋内側頭による後方からの圧迫などのものがあるが，その頻度は少ない．狭義の肘部管症候群では肘関節屈曲によって尺骨神経がOsborne靱帯に絞扼されるため（❷），昼間の肘の屈曲をできるだけ避けるようにさせ，夜間伸展位でのギプスシーネ固定，肘部管へのステロイドホルモン注射での保存療法を試みる．

しかし，手根管症候群に比べて改善が乏しいことが多く，何らかの理由で手術ができない場合を除き，肘部管症候群の診断がつけば早期に手術を勧めることが多い．肘部管症候群については初期にしびれが認められるものの，その症状は軽いことが多く，進行して不可逆性変化となって再来受診するものが多いからである．

高原らはスポーツ整形外科領域の肘内側痛は尺骨神経障害の合併が多いとし，電気診断の結果が軽度でも臨床テスト陽性なら手術を勧めている[2]．

文献
1) 坪屋英志ほか．重度手根管症候群に対する母指対立再建術適応の検討．日手会誌 2006；23：13．
2) 佐々木淳也ほか．スポーツによる肘周辺の尺骨神経障害．日肘会誌 2006；13：9-10．

5章 保存療法の限界と手術適応を考えるポイント

8 変形性関節症

吉田研二郎（整形外科吉田クリニック）

POINT
- 保存療法を実施する経過中に，膝関節の疼痛や機能障害に対する患者の満足度を評価して，手術療法を提示する．

　変形性関節症は年齢とともに徐々に増悪するが，疼痛が急に発生して受診する場合は，局所の安静や免荷などを行えば経過とともに軽快することが多い．除痛しながら筋力を保持して関節機能の低下を起こさないように保存療法を続けるが，進行して関節軟骨が消失してしまうと，なかなか保存療法に反応しなくなってくる．疼痛による機能障害が保存療法を行っても持続する場合は，根治的な手術療法を説明して選択できるようにする．

　手術は痛くて動けなくなってから行う最後の手段ではなく，元気に動く能力があるときに痛みを軽減して機能回復し，正常の生活を取り戻す方法であることを伝えなければならない．保存療法の効果が十分上がらず満足度が低いときは手術療法を検討する．

年だから仕方がないのか

　手術療法の情報を伝える際に，患者の満足が得られるだけの十分な内容を伝える．加齢により関節軟骨の消失した機能を再建する今のところ最も確実な方法は人工関節置換である．しかし，人工関節による手術療法は保存療法の敗北としてとらえられ，"最終的には人工関節しかありません"と最後の選択としてネガティブな情報として伝えがちで，いつまでも行われない最終治療にならないようにすべきである．

保存療法から手術療法へ

　足底板の装着，筋力強化，温熱療法などの理学療法に加え，薬物療法や関節注入などを組み合わせて保存療法を行っているが，多忙な外来診療のなかで患者の満足度を十分に把握せず，手術方法の説明をしないまま漫然と続けがちである．患者も痛みが続いても老人性の変化なのだからと諦めて不自由な生活に甘んじていることが多い．

　生活環境を整え，体重を減らして膝の退行変性に適合した生活を過ごすように指導することも保存療法の一つであるが，患者にとって困難な選択肢であることが多い．

　保存療法を組み合わせて実施していくなかで，その効果と患者の満足度を汲み取りながら治療の選択肢として手術療法を説明していく必要がある．変形性関節症の手術適応は患者の疼痛の軽減，QOLの改善などの満足度によって評価される．膝関節に疼痛がありさまざまな生活に制限が生じているのであれば，それを改善できる方法はすべて説明する．変形性関節症の治療法選択は，疼痛がどれだけ改善して歩行機能などのQOLが増すかという点から選択する．

疼痛の原因を改善する

　変形性膝関節症は膝関節の軟骨が消失し，関節機能が低下して疼痛が生じたものとすれば，軟骨機能を再建することが最も合理的な治療法である．軟骨が消失する原因でメカニカルな理由として，内反変形による加重の偏在，前十字靱帯機能不全による関節破壊，半月板断裂，骨壊死などの骨軟骨損傷などが挙げられる．

　それぞれの原因を除去するために，骨切りで内反を矯正し，消失した前十字靱帯を再建することで軟骨の損傷を少なくし修復することは合理的選択である．関節軟骨の消失の原因である炎症性の病変では，薬物療法で炎症を少なくすることが重要であることは言うまでもない．

　内側型変形性関節症ではその経過中にしばしば内側半月板が変性断裂する．断裂した半月板がロッキングし挟み込まれることで鋭い痛みを訴えることが多い．時間とともに軽快することが多いが，不安定な半月板フラップを切除することで疼痛と運動障害を軽減することができる（❶）．

179

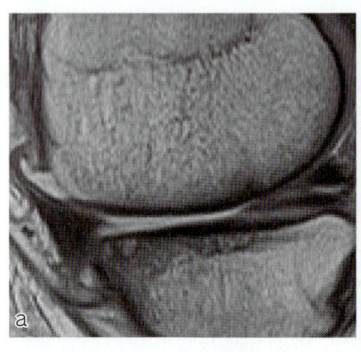

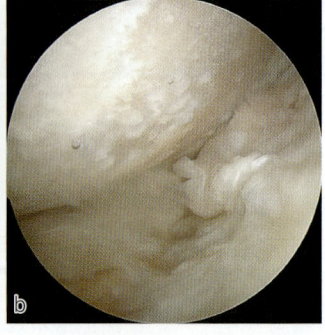

❶疼痛の原因であった半月板の切除
MRI（a）では中後節に水平断裂を伴う変形性関節症である．強いクリックを訴えるので関節鏡検査（b）を行い，挟み込まれたフラップ状の内側半月板断裂を切除形成した．

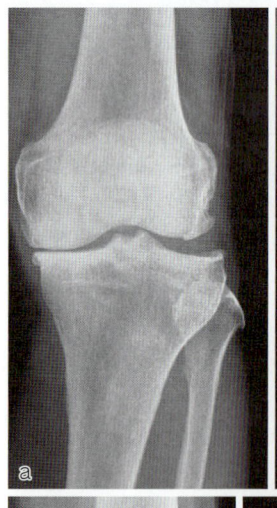

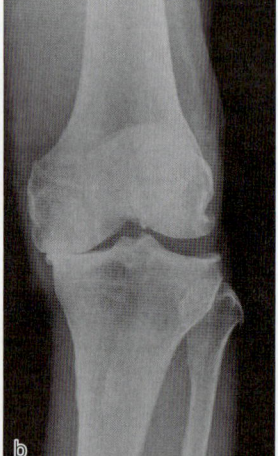

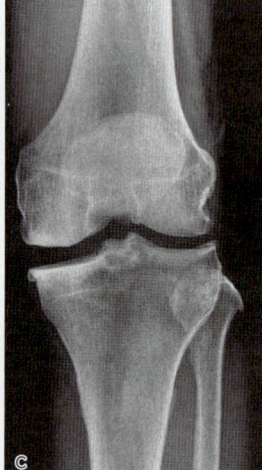

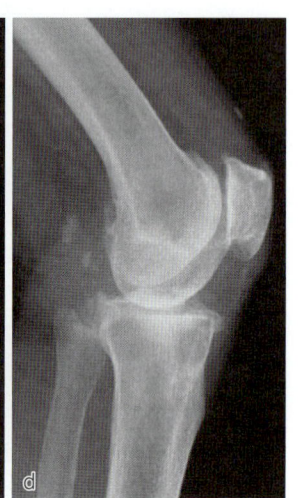

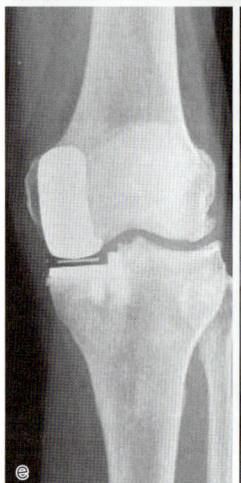

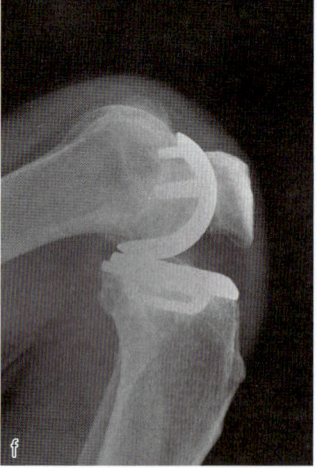

❷内反変形に対する単顆型人工膝関節の適応
a：伸展位では内側関節裂隙が狭い．
b：屈曲20°内反強制で内顆関節軟骨が消失している．
c：屈曲20°で外反強制して矯正可能．
d：前十字靱帯が機能している前内側型である．
e, f：Oxford型単顆型人工関節．

軟骨の機能再建

　軟骨の組織培養，移植が現実味を帯びてきたが，加齢による広範囲の軟骨の消失したものへの応用は一般的ではない．今のところ，臨床的に確実に有効な結果が得ることができる方法は人工膝関節である．

　わが国で最も多い内反型変形性膝関節症では，疼痛や歩行障害などの臨床症状があって，荷重時または内反強制して内顆の軟骨が消失していれば，人工関節置換の適応である．X線で軟骨が消失している状態が明らかでも，疼痛が少なく日常の生活に困らないこともしばしばあり，保存療法すら必要性がないことがある．しかし，保存療法

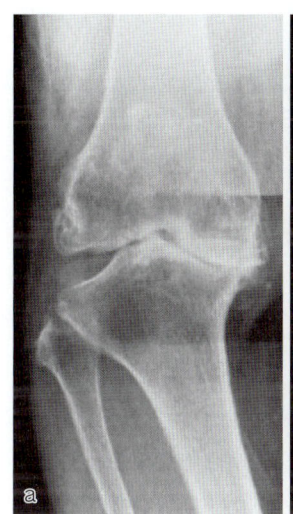

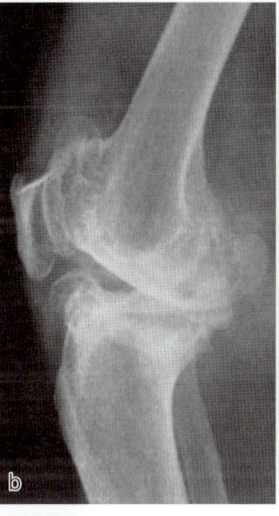

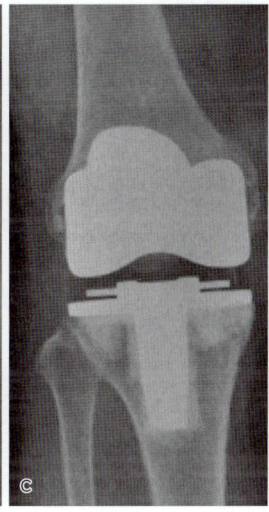

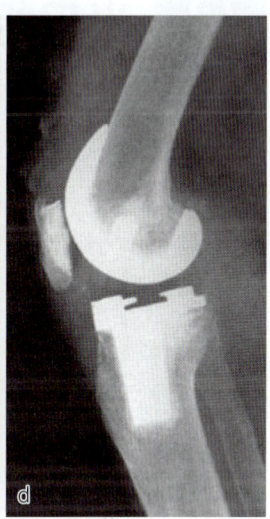

❸ **高度な内反変形を伴う変形性関節症**
変形が強く前十字靱帯消失していたので全人工膝関節を適応.

が奏効せず疼痛が持続する場合には人工関節を適応する.

内反型変形性関節症に対する単顆型人工膝関節の適応

関節包の拘縮などの影響を受けにくい屈曲20°で内反強制してX線を撮ると,内顆軟骨が消失して大腿骨顆部と脛骨顆部が骨性に接触していることがある.伸展位での内反強制位では軟骨が残存しているように見えても,屈曲20°位では消失していることが多い.

また屈曲20°で外反強制すると,外顆軟骨には損傷がなく内反が矯正され内顆の関節裂隙が回復する.前十字靱帯が機能していれば脛骨の前方軟骨が摩耗して後方の部分は温存されている.このような状態は前内側型変形性関節症と定義され,単顆型人工膝関節の適応である(❷).保存療法を

ある程度続けても疼痛が十分軽快せず,QOLが低下している変形性膝関節症の患者に対しては,もう一度このようなX線評価を行う必要がある.

さらに,内反変形が高度になると脛骨に骨欠損が大きくなり,大腿骨が内側にずれ込むようなスラストが生じてくる.前十字靱帯は摩耗して脛骨の軟骨は後方まで破壊が進行する.変形が進行して前十字靱帯の機能が消失し脛骨関節面の後方まで関節破壊が進行すれば,単顆型人工関節は不適当で全人工膝関節に置換する.

骨棘などの骨的変形を完全に取り去ると内側側副靱帯の解離をしなくても靱帯バランスも適切にできることもある.高度な変形になる前になるべく早く再建置換術を行うほうが侵襲も少なく,十分に骨・靱帯機能を温存でき早く機能回復を図ることが可能となる.(❸).

5章 保存療法の限界と手術適応を考えるポイント

9 半月板損傷

吉田研二郎（整形外科吉田クリニック）

POINT
- ロッキング，クリックなどの半月板症状があれば早期に MRI で損傷の部位，程度や形態を診断して手術療法の必要性とタイミングを判断する．

半月板断裂の治療は，断裂部の疼痛と不安定になった半月板フラップが関節に挟まれる状態を合理的に解消することである．

半月板損傷部の疼痛は神経・血管の存在するレッドゾーンが損傷することで生じるので，急性期の症状は時間とともに軽減して局所は治癒する．断裂部が不安定なままであれば，関節を屈伸することで半月板損傷部位が引き裂かれる疼痛が続き治癒しない．保存療法として局所安静で治癒するのを待つ場合でも，損傷部位の広がりと安定性を診断しておくことが必要である．

ホワイトゾーンでの半月板フラップそのものに疼痛はないが，ロッキングして挟み込まれるために牽引痛が生じる．局所の安静によりホワイトゾーンの損傷は癒合しないので，症状に応じて関節鏡視下の処置が必要になる．生活環境によってロッキングの頻度が少なく障害がないのであれば，そのまま放置することになるが，スポーツなどに差し支えるのであれば縫合や切除を考慮する．

半月板断裂診断に応じた治療計画

症状のある不安定な半月板断裂は縫合して安定にするか切除する．スポーツ損傷などの外傷では経過や臨床症状による診断はもちろんであるが，半月板損傷が疑われればMRIや関節鏡検査で診断して早期に必要な処置を判断する．

前十字靱帯損傷の合併は確実に診断して二次的な損傷を避ける．半月板縫合はなるべく早期に，切除は最小限に行う．半月板断裂は断裂の部位，程度で治療方法を考慮するが，縫合できる新鮮断裂は二次損傷を生じないように早期に処置する．

日常診療で最も頻度の高い変形性関節症はしばしば半月板変性断裂を併発する．変形性関節症の多くは保存療法により軽快するので半月板損傷として診断されることが少ない．明らかに半月板症状を伴う場合は，MRI診断でその形態を把握して保存療法の継続の適否を判断する．X線上軽度な変形性関節症では，合併する半月板症状が改善しないまま保存療法を続けがちであるが，はっきりしたロッキングや疼痛を伴うクリックが続く場合はMRIや関節鏡検査を積極的に行う．

半月板切除は長期的には変形性関節症の進行を遅らせる方法ではないが，疼痛の原因が半月板損傷にあれば積極的に診断処置することで疼痛やロッキングによる機能障害を軽減できる．

内側型変形性関節症に伴う内側半月板変性断裂

内反型の変形性膝関節症の進行に伴って，主として内顆の軟骨が擦り切れていくと同時に半月板も摩耗損傷して水平断裂が生じ，薄く不安定になったフラップが関節にインピンジして疼痛を発生する．ロッキング症状が明確で外来での徒手テストでも陽性のことがある．変形性関節症に対す

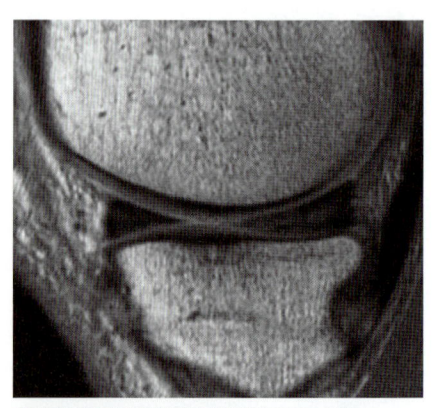

❶ 変性型内側半月板断裂の MRI 像
内側半月板は中央より後方が水平に断裂している．この状態はほとんどの変形性膝関節症のMRIで得られる所見であり，必ずしもロッキングなどの症状を生じるわけではない．

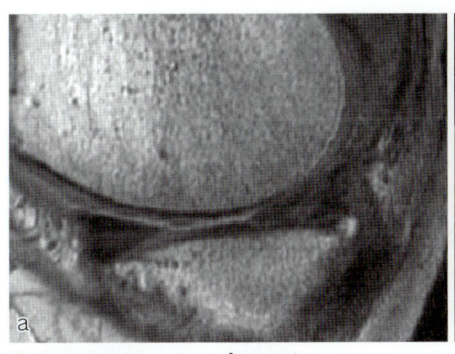

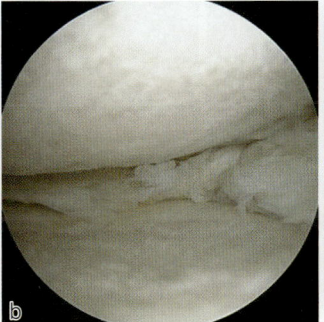

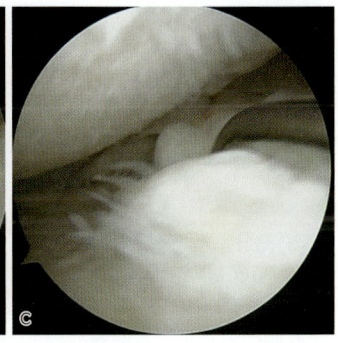

❷ 内側半月板フラップ型断裂
a：術前 MRI 像
b：断裂部
c：フラップのプロービング
変形性関節症の保存療法を行ったが，ロッキング症状が続いたので関節鏡検査を行った．不安定な内側半月板フラップを認め切除した．

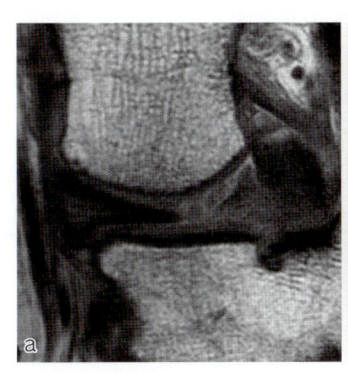

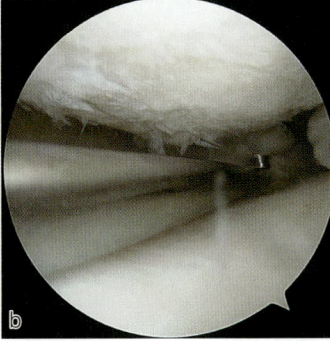

❸ 内側半月板後角断裂
a：術後 MRI 像．後角部の断裂
b：関節鏡像
MRI では内側半月板の後角の断裂を認め，膝窩部の疼痛，圧痛部と一致する．関節鏡検査で診断できるが，後角部をプローブで触診してフラップの安定性と広がりを確認する．

るMRI検査では内側半月板の水平断裂の頻度はきわめて高い．存在は明らかでも不安定なフラップを伴うものかどうかは臨床症状をよく検討することが重要であり，ロッキング症状やクリックの少ない変性に伴う安定した水平断裂に関節鏡視下手術は必要がない（❶）．

保存療法を行ってもロッキング症状が続いている場合は，不安定なフラップがあると考えられ，関節鏡による診断と不安定なフラップの切除がきわめて有効である．X線上も変形性関節症が明らかな場合でもロッキング症状を強く訴えることがあり，装具療法などでも軽快しない場合には，変性した半月板がフラップ状になって挟み込まれていることがあり関節鏡視下に切除する（❷）．

階段昇降などの日常動作で突然膝関節の後面に強い疼痛が生じ来院する高齢の女性が，内側半月板の後角損傷を起こしていることをしばしば経験する．臨床症状だけでも診断はできるが，MRI検査を行うことで明確に把握することができる．装具などで1か月程度局所の安静をしっかりさせると疼痛は軽快してくることが多い．鎮痛剤や関節注入などの効果が小さく，保存療法に時間が必要なことを患者が理解してくれないことが多い．MRI画像を示して関節後面の鋭い痛みが断裂部分の痛みであることをよく理解してもらい，装具や杖の使用などによって局所の安静を行う．関節鏡視下の後角切除は急性の疼痛の軽快に役立たないことが多く，保存療法で断裂部分が安定しないものにのみ後角の切除形成を行うようにしている（❸）．

外側半月板断裂

外側半月板断裂は外側関節裂隙に圧痛やクリックを触知し臨床的に診断できることが多いが，断裂の形態の詳細はMRIでもわかりにくいことがある．急性にロッキングしている場合は診断を

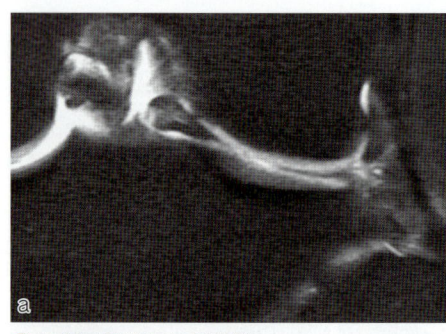

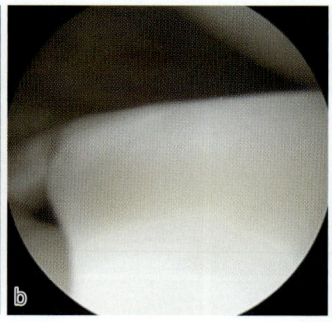

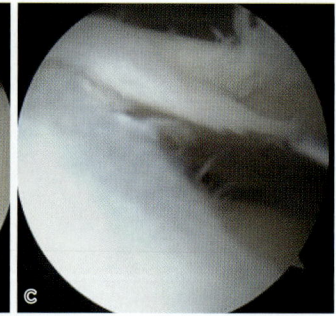

❹ 外側円板状半月板断裂
a：術前 MRI 像
b：円板状半月板内縁
c：円板状半月板断裂部
関節鏡所見では外側半月板は辺縁で断裂していたので嵌頓したフラップを切除した．

　MRIで確定でき，整復して縫合や切除などの関節鏡処置が有用である．外側円板状半月板の断裂は，局所の安静などで疼痛や腫脹は軽快するので保存療法が有効なことも多いが，ロッキングや伸展屈曲障害などの症状が持続する場合は不安定なフラップを形成的に切除する(❹)．

　高齢者の変形性関節症を伴う場合は装具療法や関節注入で症状が軽快することが多いので，十分な保存療法を行ってもロッキング症状が頻回に起きる場合はその不安定なフラップを切除する．経過とともに外顆軟骨は変性し消失することがあるが，消失部位を伸展位正面の単純X線で確認できないことがある．症状が少ないといって靱帯の拘縮が生じるまで変形が進行すると，人工関節置換の際に変形矯正が困難になりやすい．

5章 保存療法の限界と手術適応を考えるポイント

10 足関節果部骨折

寺本 司（大洗海岸病院）

POINT
- 圧痛などの理学的所見および足関節2方向撮影から正確な受傷機転および診断を行うことが重要である．
- 整復操作にあたっては解剖学的整復をめざすが，特に腓骨の整復は重要で，腓骨の短縮や外反変形などの変形癒合は将来の関節症の原因になるので十分に注意する．

　足関節果部骨折の分類は，受傷機転から分類したラウゲ-ハンセン分類や腓骨の高さから分類したAO分類などが用いられている．足関節果部骨折の治療目標は完全な脛骨腓骨の解剖学的な整復である．しかし完全な解剖学的な整復を術中・術後に評価することは困難な場合もある．腓骨外果の整復の評価については時に困難な場合もあり，回旋変形の評価は特に難しい．

　また粉砕骨折を伴う場合など，どの部位を指標に整復するのかわからない場合もある．さらに整復を行う場合，腓骨を先にやるのか，それとも脛骨が先なのか議論のあるところである．ここでは保存療法の限界と手術療法の適応について述べる．

解剖を知る

　足関節果部骨折に関係するのは，足関節内側では三角靱帯，外側では前脛腓靱帯，骨間靱帯，後脛腓靱帯，脛骨腓骨間の骨間膜が関係する．

　三角靱帯は足関節の内側にある靱帯で，脛骨と舟状骨・距骨・踵骨を連結する靱帯であり，前脛距部，脛舟部，脛踵部，後脛距部に分かれている．

　前脛腓靱帯は腓骨外果と脛骨を連結し，この靱帯の脛骨付着部の骨折をChaput骨折とよぶ．後脛腓靱帯は後方の腓骨外果と脛骨を連結し，この靱帯の脛骨付着部の骨折を後果骨折とよぶ．脛骨腓骨間の骨間膜は脛骨と腓骨間の遠位から近位まで連結し，PERタイプの骨折では骨間膜は最も遠位から腓骨骨折部の高さまで断裂する．

分類を知る

　ラウゲ-ハンセン分類は受傷機転によって，4つのstageに分類される．最初の用語が「足部の肢位」，その後が「受傷時の下腿に対する距骨の動き」を示している．

supination-external rotation（回外-外旋型）
　足部が回外位で距骨が外旋し，骨折を生じる．回内したことで三角靱帯は緊張せず，距骨が外旋することで最初に前脛腓靱帯または脛骨付着部の裂離骨折（Chaput骨折），腓骨の螺旋骨折，さらに進めば後脛腓靱帯損傷または後果骨折，最後に三角靱帯の損傷か脛骨内果の裂離骨折が生じる．腓骨の螺旋骨折は関節面の高さから後上方に骨折する（❶）．

pronation-external rotation（回内-外旋型）
　足部が回内位で距骨が外旋し，骨折を生じる．回外したことで三角靱帯に緊張がかかり，最初に三角靱帯の損傷か脛骨内果の剥離骨折が生じる．次に距骨が外旋することで，前脛腓靱帯または脛骨付着部の剥離骨折（Chaput骨折），高位の腓骨の螺旋骨折，さらに進めば後脛腓靱帯損傷または後果骨折が生じる．骨間膜は最も遠位から腓骨骨折の高さまで断裂する（❷）．

supination-adduction（回外-内転型）
　足部が回外位で距骨が内転する．足部が回外することで外側の靱帯が緊張し，外果の横骨折が生じ，次に距骨が内果を突き上げることで内果の垂直方向に骨折線が入る（❸）．

pronation-abduction（回内-外転型）
　足部が回内位で距骨が外転する．最初に三角靱帯が緊張することで内果の横骨折が生じ，次に腓骨外側に粉砕した斜骨折が生じる（❹）．

手術適応を考える

　足関節果部骨折はすべて関節内骨折であることから，完全な解剖学的な整復を考える．基本的に「ずれ」があれば手術適応と考えている．

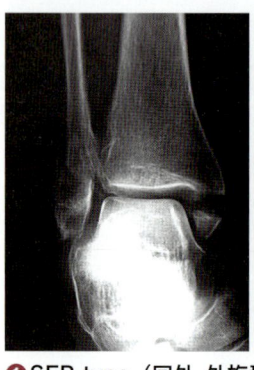

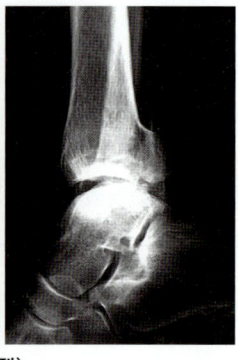

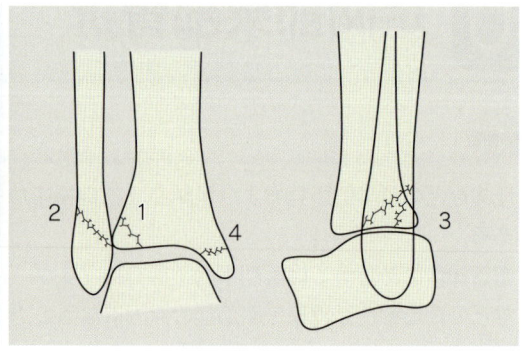

❶ **SER type（回外-外旋型）**
足部が回外位で距骨が外旋し，骨折を生じる．回内したことで三角靱帯は緊張せず，距骨が外旋することで最初に前脛腓靱帯または脛骨付着部の裂離骨折(Chaput 骨折)(stage 1)，腓骨の螺旋骨折(stage 2)，さらに進めば後脛腓靱帯損傷または後果骨折（stage 3)，最後に三角靱帯の損傷か脛骨内果の裂離骨折が生じる（stage 4)．腓骨の螺旋骨折は関節面の高さから後上方に骨折する．

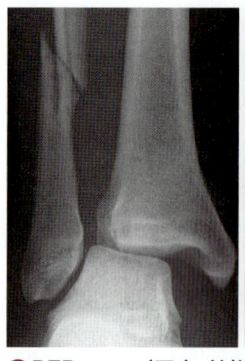

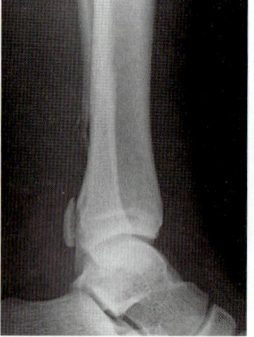

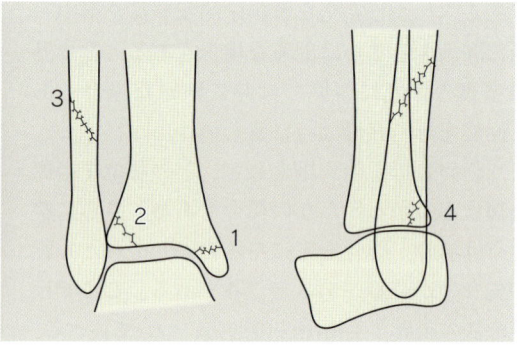

❷ **PER type（回内-外旋型）**
足部が回内位で距骨が外旋し，骨折を生じる．回外したことで三角靱帯に緊張がかかり，最初に三角靱帯の損傷か脛骨内果の剥離骨折が生じる（stage 1)．次に距骨が外旋することで，前脛腓靱帯または脛骨付着部の剥離骨折（Chaput 骨折）(stage 2)，高位の腓骨の螺旋骨折（stage 3)，さらに進めば後脛腓靱帯損傷または後果骨折が生じる(stage 4)．骨間膜は最も遠位から腓骨骨折の高さまで断裂する．

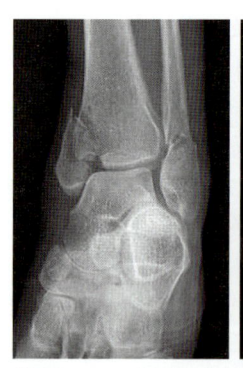

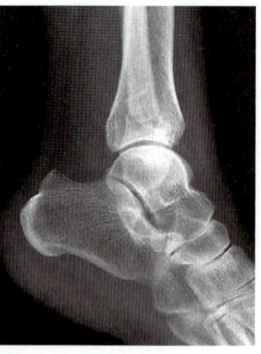

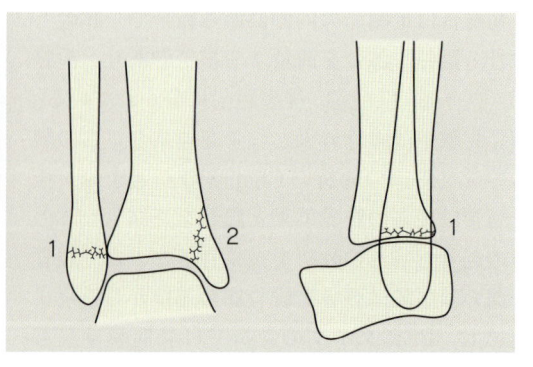

❸ **SA type（回外-内転型）**
足部が回外位で距骨が内転する．足部が回外することで外側の靱帯が緊張し，外果の横骨折が生じ（stage 1)，次に距骨が内果を突き上げることで内果の垂直方向に骨折線が入る(stage 2)．

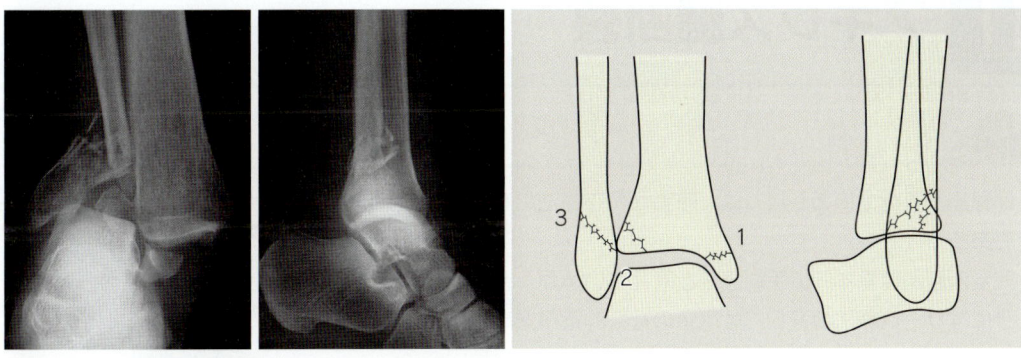

❹ PA type（回内−外転型）
足部が回内位で距骨が外転する．最初に三角靱帯が緊張することで内果の横骨折が生じ（stage 1），前後脛腓靱帯損傷またはその付着部骨折(stage2)，次に腓骨外側に粉砕した斜骨折が生じる(stage 3)．

「ずれ」がない場合や徒手整復により整復位が得られれば，外固定で保存療法可能である．しかし治療期間の短縮を目的に手術を行う場合もある．

「ずれ」がない場合や徒手整復により整復位が得られたようでも，その整復位の評価が重要で腓骨の短縮・回旋・わずかな外反など難しい場合もある．

「ずれ」の評価にはX線を用い，足関節2方向（10°内旋位とする正面＋側面像）で撮影する．まれに透視を用いる場合もある．

脛骨腓骨間の離開については，受傷機転とともに重錘やストレスを加えることにより確認する．

5章 保存療法の限界と手術適応を考えるポイント

11 アキレス腱断裂

寺本　司（大洗海岸病院）

POINT

- 保存療法を行うにあったては，患者が保存療法の利点や方法を理解し，協力を得られることが前提である．
- 完全断裂例は基本的に手術療法と考えているが，装具などの保存療法でも良好な結果が得られるようになり，治療法の選択には患者の社会的背景を十分考慮する．

　アキレス腱断裂はスポーツ外傷で生じることが多く，30〜50歳代のスポーツ愛好家に好発する．これまで男性が多かったが最近では女性のスポーツへの参加も多くなり，女性患者も徐々に増加している．受傷時「バットでたたかれた」などふくらはぎに衝撃を訴えることが多く，時には断裂時の音を自覚することもある．受傷直後は体重をかけたり歩けないことも多いが，足関節を動かすことは可能で，しばらくすると歩行可能になることも多い．今回はアキレス腱断裂における保存療法の限界や手術適応を述べる．

解剖を知る

　アキレス腱は下腿三頭筋の腱性部分で末梢は踵骨隆起に付着する．下腿三頭筋は腓腹筋とヒラメ筋からなり，腓腹筋の起始は内側頭と外側頭に別れ，大腿骨顆部の後面から始まる．末梢になるとヒラメ筋と合流し，下腿中央よりアキレス腱となる．

　アキレス腱は腓腹筋の踵骨付着部であることから，足関節の底屈が主な機能であるが，正常では内返し筋として作用するが，扁平足では外返し筋として作用する場合もある．

　歩行時は立脚中期に活動し，走行や跳躍などの場合も，ほかの足関節屈筋と共同してつま先を蹴り出すときに，踵を持ち上げたり，つま先を地面に踏み込ませたりなど，体を移動させるのに重要な働きがある．

　アキレス腱の周囲はパラテノンで覆われている．パラテノンは腱を保護し，腱の滑りをよくしている．アキレス腱断裂はほとんどが皮下断裂であり，パラテノン内で断裂していることが多い．

診断方法を知る

　アキレス腱断裂のほとんどが皮下断裂であることから，完全断裂の場合，断裂部に一致してアキレス腱部の陥凹を触れる．また同部に圧痛が存在する．腫脹は軽度のことが多い．

　トンプソンテストは患者を腹臥位で，膝を90°屈曲位で行う．ふくらはぎを強くつまむと正常では足関節が底屈するが，アキレス腱完全断裂の症例では足関節は底屈しない（❶）．

　ほとんどの場合通常のX線検査では異常はない．

　エコー検査ではアキレス腱の滑動が確認でき，有用な検査法である．足関節を底屈すると断裂したアキレス腱同士が接着するのが確認できる．

　アキレス腱の部分断裂の確認は圧痛以外確認できないが，エコーやMRIで確認できることもある．腱内に異常信号を確認できることがある．

手術適応を考える

　保存療法にはギプスを用いる方法と装具を用いる方法とがあり，手術療法は断裂アキレス腱を直接縫合する（❷）．

　以前は完全断裂の症例に保存治療を行うことはほとんどなかったが，保存療法の技術や理学療法の技術の向上により，保存療法が近年増加傾向にある．しかし保存療法を行うにあたっては，患者が保存療法の利点や方法を理解し，治療に対して協力することが前提である．

　部分断裂は保存療法を行う．完全断裂は基本的には手術療法と考えている．しかし足関節を底屈した場合アキレス腱の断裂断端が接着すれば，保存療法の可能性がある．

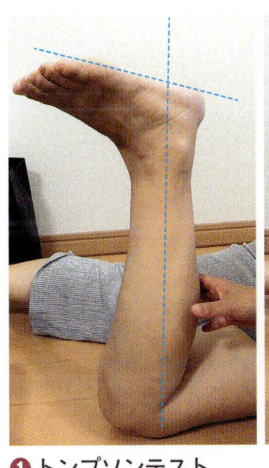

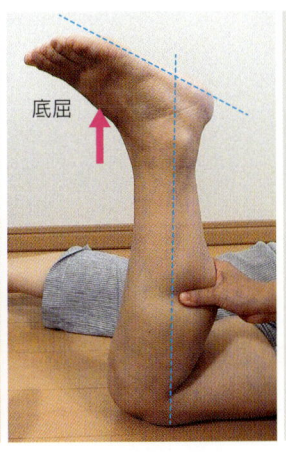

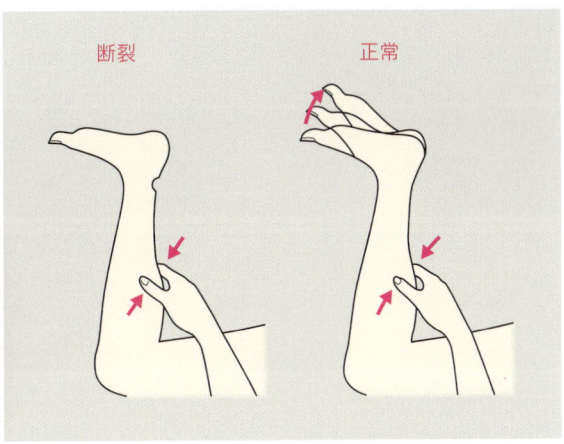

❶ **トンプソンテスト**
トンプソンテストは患者を腹臥位で，膝を90°屈曲位で行う．ふくらはぎを強くつまむと正常では足関節が底屈するが，アキレス腱完全断裂の症例では足関節は底屈しない．

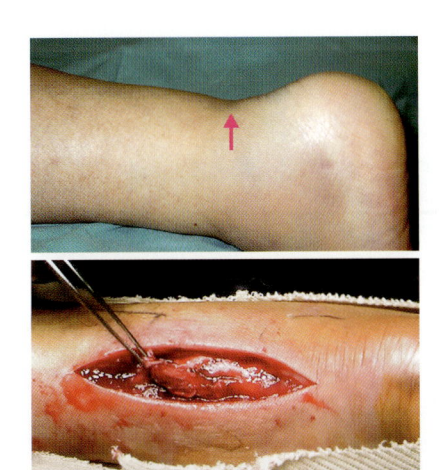

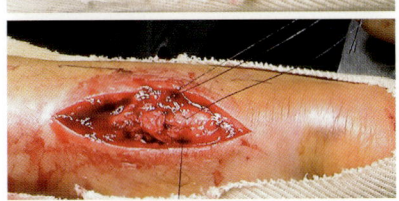

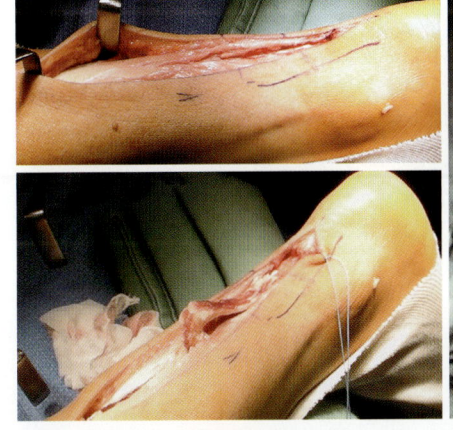

❸ **陳旧性アキレス腱断裂例の再建とMRI所見**
MRIではアキレス腱部に断裂と肥厚を認めた．手術時アキレス腱は肥厚・瘢痕化し，腓腹筋腱性部分の反転により再建した．

❷ **アキレス腱断裂例の断裂部の陥凹とアキレス腱縫合例**
外観では断裂部に一致して陥凹を認め，アキレス腱は断裂していた．断裂部位を展開し縫合した．

　足関節を底屈した場合，アキレス腱の断裂断端が接着しないようであれば積極的に手術療法と考えている．
　足関節を底屈した場合，アキレス腱の断裂断端が接着しているかしていないかの判断は触診かエコー検査で行っている．
　陳旧例の場合，足関節の過剰な背屈や歩行時立脚期の延長により，踵離床が遅れ，下腿痛などを訴える．陳旧例の場合は腓腹筋腱性部分の反転などにより再建を行う（❸）．

6章

外来処置・外来小手術の工夫とコツ

6章 外来処置・外来小手術の工夫とコツ

1 局所麻酔の実際
―四肢末梢の手術に対する麻酔法

吉村光生（吉村整形外科医院）

POINT

- 外来での手術や処置は各種神経ブロックおよび局所麻酔の組み合わせで行い，術後の疼痛管理や疼痛疾患の治療にも有効である．
- 浸潤神経ブロックは手技が容易で，麻酔時の疼痛が少なく年少例にも利用可能である．
- 局麻薬はリドカイン®の単独または長時間作用性局所麻酔薬と混合して使用する．
- 下肢では坐骨神経や大腿神経ブロック，膝部や足関節部での腓骨神経や脛骨神経ブロックなどを利用する．

　外来での手術や処置は神経ブロックや局所麻酔で行うことが多い．四肢のほとんどの手術が可能で，術後の疼痛管理にも有効である．特に滴下法による浸潤神経ブロックや浸潤麻酔は患者の苦痛も少なく，有効性は高い．

利用目的

- 手術や処置時の麻酔
- 術後の除痛
- 疼痛疾患の鎮痛
- リハビリ時の除痛

局所麻酔法の種類

　局所麻酔法には表面麻酔，浸潤麻酔，血腫内麻酔，局所静脈内麻酔，伝達麻酔，浸潤神経ブロックなどがある．「局所麻酔」や「神経ブロック」は一般状態の悪い患者にも麻酔法の工夫や注意により施行できる．血腫内麻酔や局所静脈内麻酔は有用性が少なく利用していない．

局所麻酔薬の選択

リドカイン塩酸塩（リドカイン®）やプロカイン塩酸塩注射液：麻酔持続時間は短く約30分であるが，効果の発現が早い．エピネフリンを添加すると，50％延長するとされる．

ロピバカイン塩酸塩水和物（アナペイン®）やブピバカイン塩酸塩水和物（マーカイン®）：持続時間は3時間以上と長いが，効果の発現が遅い．エピネフリン（アドレナリン）の効果はないとされる．心血管系疾患をもつ人にはアナペイン®が安全とされている．

　使用量は添付文書より，最も代表的なリドカイン®の場合，最高容量は4 mg/kg，1回200 mg，エピネフリン添加リドカインは1回500 mg，アナペイン®7.5 mg 1回40 mL．適宜増減あり．

局所麻酔薬中毒

　血管内注入や大量投与により，まれに中毒を起こし，不安，興奮，多弁，嘔気，血圧上昇などに始まり，全身の痙攣発作を来す．処置はジアゼパム（セルシン®）5〜10 mgの静注，酸素投与などである．

各局所麻酔の方法

浸潤麻酔

　組織に局所麻酔薬を注入・浸潤させる方法である．まず細い皮内針26 Gで皮下浅部を麻酔し，この部位から25〜23 G針に変えて，周囲に向けて針を進め麻酔薬を注入する．1.0％のリドカイン®を用いることが多いが，広範囲に麻酔が必要な場合は0.5％製剤を使用する．滴下法は最も苦痛が少なく，筆者はもっぱら利用している．エピネフリン添加リドカインは指・趾やその近くには禁忌である．

伝達麻酔

　各種神経ブロックの単独またはその組み合わせで行うが，多数に浸潤神経ブロックを利用している．
　従来の直接神経幹内に注入する方法は効果が確実で，麻酔薬の量が少なくてよいが，神経への針の刺入時および麻酔薬注入時に疼痛が強いなどの欠点がある．超音波ガイド下神経ブロックは，目標とする神経周囲とブロック針の位置関係を把握

❶ 従来の神経ブロックと浸潤神経ブロックの違い

	従来の神経ブロック	浸潤神経ブロック
ブロック針の尖端	神経幹内	神経幹周囲
放散痛	確認	不要
局麻薬の注入	ワンショット	ゆっくり滴下
局麻薬の注入時痛	強	無
神経損傷の可能性	有	無
麻酔効果の発現	早	遅
麻酔薬量	少	多
同一神経ブロックの追加	困難	容易

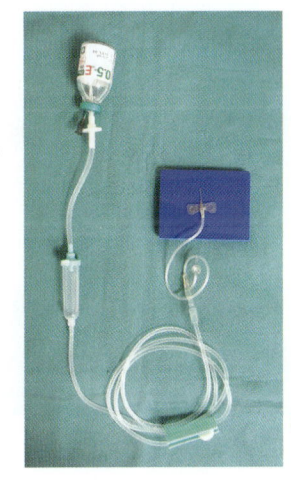

❷ 浸潤神経ブロックのセッティング

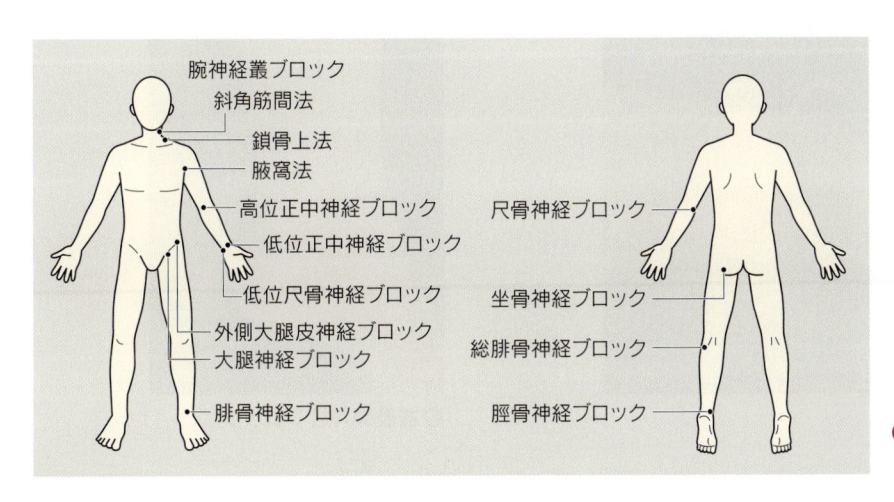

❸ 手術に利用する神経ブロック

しながら施行できる．

浸潤神経ブロックの特徴

浸潤神経ブロックは神経内に刺入しないで，目的の神経幹周囲に刺入し，局所麻酔薬をゆっくり滴下浸潤させる神経ブロック法である．浸潤神経ブロックと従来の神経ブロックとの違いを❶で述べる．

● 利点

放散痛の確認は不要で手技的に容易，神経に刺入しないため疼痛が少なく，神経損傷の可能性がない，ゆっくり浸潤させるため痛みがないことなどきわめて有用な麻酔法である．疼痛が少ないので5歳くらいの年少例にも利用可能である．

● 欠点

麻酔効果の発現までに1時間以上を要し，麻酔剤量もある程度必要であるが，麻酔薬中毒などの合併症は経験していない．

浸潤神経ブロックの準備

麻酔薬を入れたボトルに輸液セットを接続し，27 G 翼付静注針を付ける（❷）．局所麻酔薬 20～30 mL を約 30 分かけてゆっくり滴下するが，これは拡散範囲を神経周囲の狭い範囲に限定するためである．リドカイン® を単独で使用することもあるが，麻酔持続時間の延長を図り，リドカイン® とアナペイン® を混合して使用することが多い．

浸潤神経ブロックの適応

すべての四肢の手術症例が対象となり，従来の伝達麻酔が行われている多くの部位に利用できる（❸）[1]．本法は手技が簡単で，繰り返し利用できるので，術後や拘縮のリハビリテーション，複合性局所疼痛症候群（CRPS）などの治療に併用する．

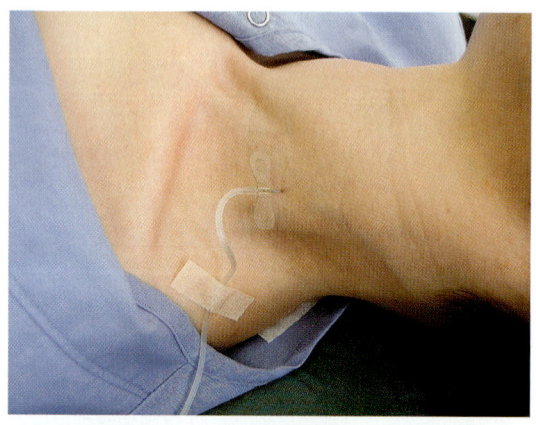

❹ 腕神経叢ブロック（斜角筋間法）

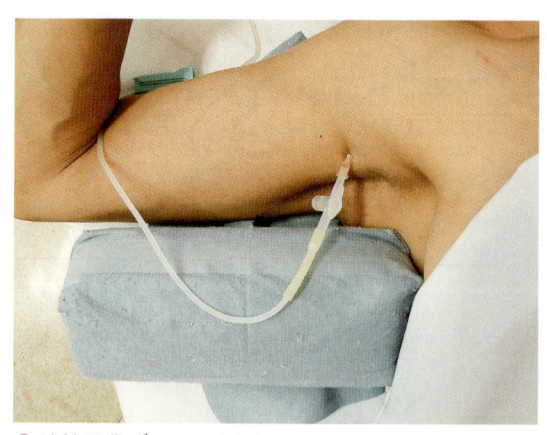

❺ 腕神経叢ブロック（腋窩法）

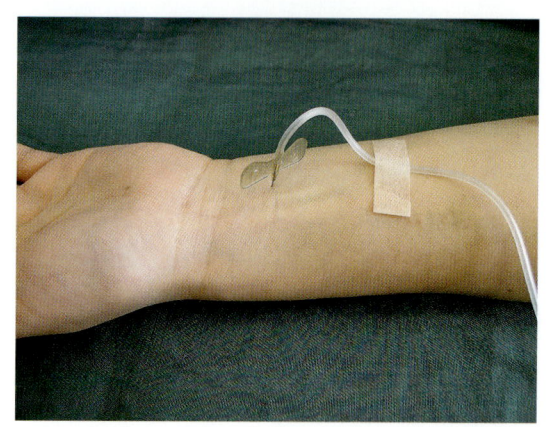

❻ 正中神経ブロック

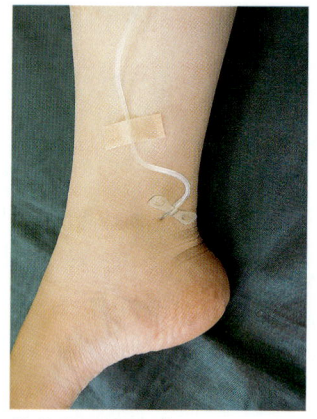

❼ 後脛骨神経ブロック

浸潤神経ブロックの実際

以下に代表的な浸潤神経ブロックを例に挙げる．
浸潤腕神経叢ブロック

斜角筋間法，鎖骨上法，腋窩法がある．❹に斜角筋間法を示す．肩や上肢の手術に適応となる．

25 G翼付静注針を用い，腋窩法では，腋窩動脈を触れ神経血管鞘内に針を刺入し，神経の放散痛を確認する必要はない（❺）．

上肢末梢部での神経ブロック
① 浸潤正中神経ブロック

高位正中神経ブロックは上腕骨内・外上顆を結ぶ線で上腕動脈のやや内側．

低位正中神経ブロックは長掌筋腱と橈側手根屈筋腱の間か，長掌筋腱の尺側で（❻）で行う．深度は約 0.5〜1 cm とし，深すぎないことが大切である．

② 尺骨神経ブロック

中枢は尺骨神経溝で，末梢は手関節部の尺側手根屈筋の外側・後方刺入する．

③ 指神経ブロック

指基部皮線の中点で1回皮下注入法．

下肢末梢部での神経ブロック

下肢では坐骨神経，下腿上部（脛骨神経，総腓骨神経）および足関節部での（❼），腓骨神経や脛骨神経など，単独あるいはその組み合わせで利用する．

足関節部でのブロック

後脛骨神経ブロックはアキレス腱の内側で，深・浅腓骨神経ブロックは前脛骨筋外側縁と長母指伸筋腱内側縁間で穿刺する．

文献
1) 吉村光生ほか．浸潤神経ブロックの整形外科への対応．日臨整誌 2009；34：243-247.

6章 外来処置・外来小手術の工夫とコツ

2 外来で行う経皮的ピンニングのコツ
―指関節内骨折,脱臼骨折に対して

麻生邦一(麻生整形外科クリニック)

POINT
- 症例に応じていかなる最小侵襲手術法が適切かを考え,工夫することが大事である.

　指の関節内骨折や関節近傍の骨折は日常多くみられる外傷である.手術的に治療すべき症例も多く,整形外科開業医としてX線TVを装備して対処しなければならない.私の経験からピンニング手術のコツについて述べる.

ピンニング手術の適応

　ピンニング手術の適応は,指関節内骨折,脱臼骨折で,骨片の転位が許容範囲を超えて関節面の不適合が生じている場合である.許容できない骨片の転位とは,骨片の大きさが関節面の1/4以上を占めるもの,転位の回転がおよそ45°以上,もしくは転位の距離(step off)が2mm以上のものと考えている.これ以下の場合にはたとえ変形癒合しても,ROMが良ければ,ほとんど日常生活には支障がない.

　ここでは頻度の多い指の骨折,脱臼骨折のなかから指PIP関節側副靱帯性裂離骨折,PIP関節脱臼骨折を取り上げ,症例を提示しながら解説する.

骨折に対するピンニングのコツ

　手術の成否は骨片の整復にかかっている.21G注射針で根気よく,多方向から押しながら骨片を整復位に持っていく.ほぼ整復されたら,18G針で押さえ,再転位しないように骨片を保持しながら0.7mmのK-wire(キルシュナー鋼線)を針の中へ通して骨片を固定する.注射針で骨片を押さえながら挿入すると骨片がずれないで刺入できる.ピンが貫通したら,手前のピンを切って骨片の表面まで引き抜くが,この際30〜45°くらいピンを曲げ,曲げた境目でカットすると,わずかに曲がったピンが骨の表面にひっかかり,安定して固定性が増す.

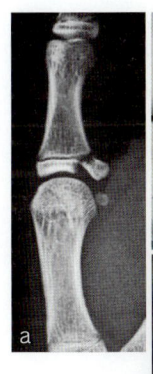

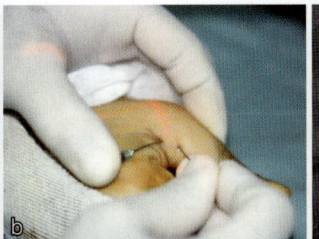

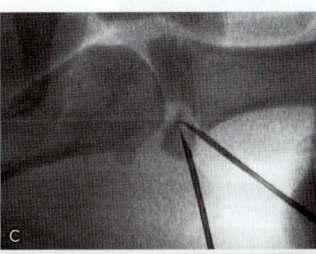

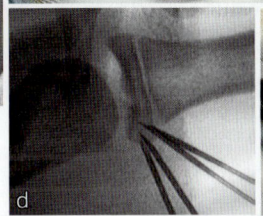

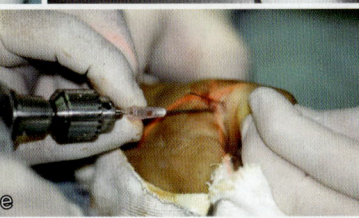

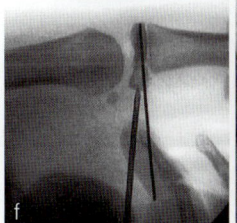

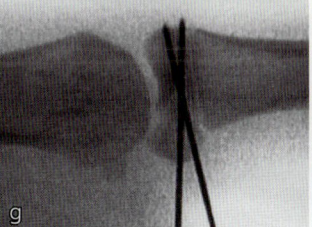

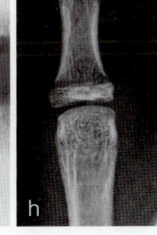

❶側副靱帯性裂離骨折の症例
12歳男児.バスケットボールで転倒し,右母指を突き指した.8日後に来院した.
a:右母指基節骨骨端線損傷(Salter-Harris type Ⅲ)である.関節面の不整と骨端線の転位は許容範囲を超えており,手術適応とした.
b,c:X線TV下に,21G注射針にて経皮的に整復を行う.注射針は必要に応じて2〜4本と追加していく.
d:4本の注射針を駆使して整復位が得られた.
e,f:18G注射針で骨片を保持しつつ,注射針の中を0.7mm K-wireを通して固定する.
g:2本のK-wireで固定した.固定性は良好であった.
h:術後5週,骨癒合は良好で,疼痛なく,運動制限も認められなかった.

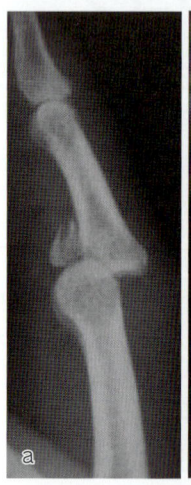

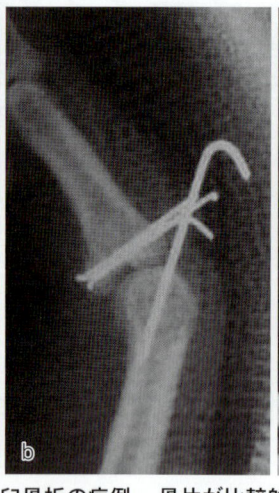

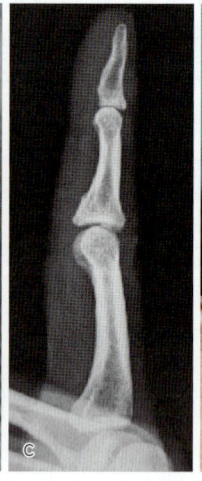

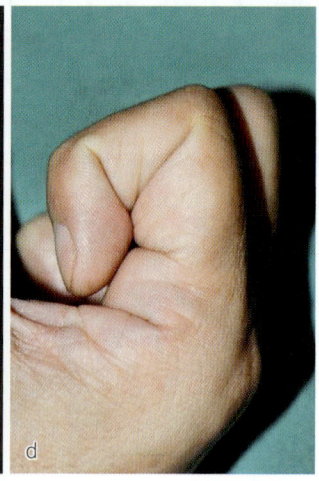

❷ PIP関節背側脱臼骨折の症例―骨片が比較的大きく,骨接合可能な場合
38歳男性.野球で右示指を突き指して,4日後に来院した.
a：骨折占拠率が56％と不安定型の脱臼骨折である.
b：指を牽引,注射針を用いて掌側より経皮的に骨片を整復し,0.7mm径のK-wire3本で固定した.さらに伸展ブロックピンを刺入した.中央の陥没は整復しえなかったが,関節面がよく適合しているので,問題はない.
c,d：術後6年9か月,疼痛なく,ROMは0/113°と良好であった.

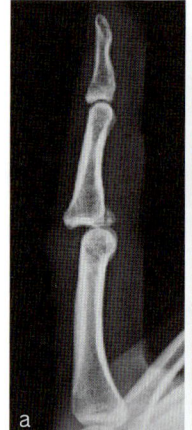

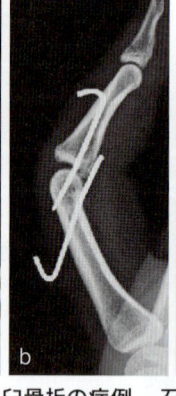

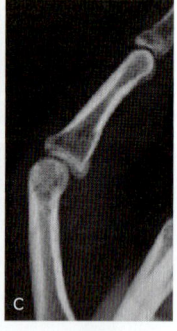

❸ PIP関節背側脱臼骨折の症例―石黒法の応用
29歳男性.サッカーのキーパーをしていて突き指をし,3日後に来院した.
a：背側に亜脱臼し,残った骨片は小さく粉砕されている.
b：骨性槌指に対する石黒法を掌側に応用した.まずPIP関節の亜脱臼を整復し,整復位を保ちつつ伸展位に持ってくる.次いで遠位方向から1.2mm径のK-wireを骨片の掌側に接して挿入し,骨片を保持できる所まで近位方向へ抜いておく.次に関節を屈曲位に持ってきて,骨片と密着させる.その肢位で関節を1.2mm径のK-wireで固定する.
c：術後6週で,骨癒合は良好で,関節適合性も良い.この時点ではROMは−26/87°とまだ伸展が不足であるが,その後ほぼ正常になった.

ピンニングの一般原則

① どちらか迷うときには細いほうのピンを使う.
② 骨折線に直交するように挿入する.
③ 小さな骨から大きい骨の方向へ入れる.すなわち骨片の側から入れる.その後,反対側から抜いて,骨表面で,あるいは関節であれば軟骨内で止める.決して関節軟骨の外には出さない.
④ 入れ替えを繰り返さないで,なるべく1回で決める.

実際の症例から解説する

症例1：母指MP関節内の側副靱帯の牽引による裂離骨折に対して,TVイメージ下に注射針を用いて骨折を整復し,ピン2本で経皮的に固定した(❶).

症例2：PIP関節背側亜脱臼骨折に対して,TVイメージ下に注射針を用いて経皮的に骨片を整復し,鋼線固定を行った.さらに脱臼予防に伸展ブロックピンを追加した(❷).

症例3：PIP関節背側亜脱臼骨折に対して,石黒法を応用して経皮的に骨片を整復・PIP関節固定を行った(❸).

6章　外来処置・外来小手術の工夫とコツ

3　関節穿刺法—肩関節

杉本勝正（名古屋スポーツクリニック）

POINT

- 肩関節の解剖，特に神経血管の局在を理解し，超音波ドプラで血管の局在を確認して注射すると，安全かつ的確に行うことができる．

肩関節の注射部位（❶）

肩関節に対して外来で行う注射穿刺部位として，関節内，肩峰下滑液包，肩鎖関節，結節間溝，これら4つの部位へのブロック注射は肩関節診断治療の基本であるので確実に行えるようにする．

特殊な部位として腱板などの石灰化部位，投球障害で生じるベネット骨棘，肩関節唇損傷に伴うparalabral ganglion，肩峰骨（os acromiale）の肩峰分離部などがある．いずれも以前は透視下で行われてきたが，超音波下で行うと無侵襲かつ安全に行うことができる．

肩周辺の神経ブロックとして肩甲上神経，後方四角腔（腋窩神経），斜角筋間（C4, 5, 6）などがある（❷）．神経ブロックにおいても最近超音波下で安全に行えるようになってきた．肩関節周辺の疼痛コントロールにおいて，これらのブロックを外来で行えると非常に有益である．そのためには肩関節周辺の神経，血管の解剖を理解し超音波操作にも慣れる必要がある．

エコー下穿刺法

エコー下インターベンションにおける穿刺法には平行法と交差法の2種類の方法がある（❸）．

平行法は，プローブの外側から針を平行に刺入する方法である．針全体が見えるので，安全かつ確実であるが，皮膚に浅い角度で刺入していくので深部組織や骨などで覆われた部位では困難である．

交差法は，プローブ中央の上下から針を刺入する方法で，深さと角度に注意して刺入する必要があるが，標的組織の短軸像を描出しながら刺入するときに便利である．

一般に滑液包や腱，腱鞘のようにターゲットがある一定の幅をもったものであれば，これら組織の長軸像を描出しながら平行法によって刺入したほうが有利である．また，関節裂隙や周囲が骨で覆われた深部の狭い範囲にターゲットがある場合は，組織の短軸像を画面中央に撮像しプローブ中央から刺入する交差法のほうが適している．

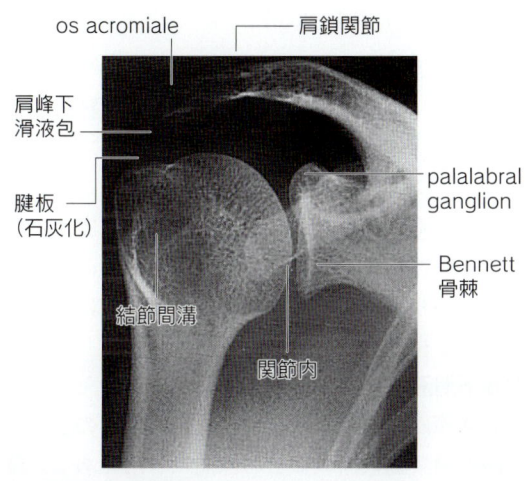

❶肩関節の注射部位

❷注射穿刺部位

腱板	石灰化部位（棘上筋腱，肩甲下筋腱，棘下筋腱）
関節唇	上方(paralabral ganglion)，後方(Bennett骨棘)
肩峰下滑液包	impingement症候群（関節内，関節外の鑑別）
結節間溝	上腕二頭筋長頭腱炎，断裂
肩峰	肩峰骨（os acromiale）
肩鎖関節	肩鎖関節炎
肩関節	internal impingement（関節内，関節外の鑑別）
神経ブロック	肩甲上神経，後方四角腔（腋窩神経）斜角筋間（C4, 5, 6）

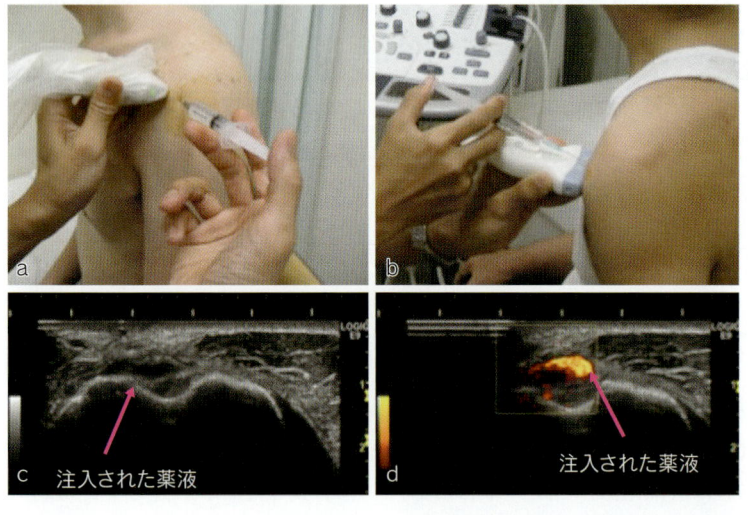

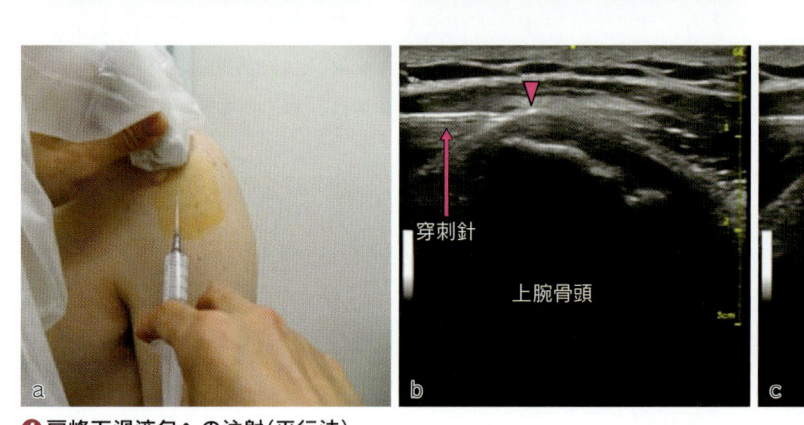

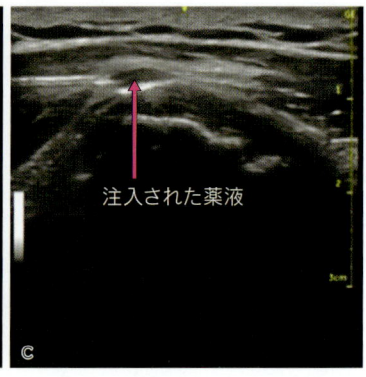

❸ 長頭腱への注射
a, c：平行法，b, d：交差法

❹ 肩峰下滑液包への注射（平行法）

肩関節穿刺の実際

結節間溝（上腕二頭筋長頭腱腱鞘）（❸）

　肩関節周囲炎，上腕二頭筋長頭腱炎に有効である．同部の圧痛のほか，エコーや MRI で長頭腱周囲に水腫を認め，スピードテストやヤーガソンテストが陽性であれば同部の病変を疑い注射治療を行う．注意深く触診し結節間溝の局在を確認し，その直上から穿刺する．結節間溝に沿って前回旋動脈の分枝が走行しているのでエコー下穿刺を推奨する．エコー下では平行法，交差法どちらでも施行可能であるがドプラで血管の位置を確認しておく必要がある．

● 平行法

　刺入部位は上腕骨前外側である．肩関節下垂位で内外旋やや外旋位として針の刺入の際に大結節が邪魔にならないようにする．画面の中央部あるいは注射部位と反対側の位置に上腕二頭筋長頭腱短軸像を描出し，腱のやや外側部をターゲットに定めて，プローブの端から角度に注意して刺入する．プローブに正しく注入されると薬液が腱鞘内に広がる様子が確認される（❸c）．腱に直接当たると疼痛を訴えることが多いので注意する．

● 交差法

　肩関節下垂位で内外旋中間位あるいはやや外旋位とする．画面の中央に上腕二頭筋長頭腱短軸像を描出し，腱のやや外側部をターゲットに定めて，プローブの中央頭側から角度に注意して刺入する．正しく注入されると薬液が腱鞘内に広がる様子が確認される（❸d）．針先の深さや薬液の広がりがわかりにくいときは，ドプラモードにして注入すると視覚的にとらえやすい．

肩峰下滑液包（❹）

　肩関節周囲炎，肩峰下滑液包炎，疼痛の強い肩関節拘縮，腱板断裂などの除痛に有用である．筆者はやや後方側面より肩峰下面に注射針を当て，

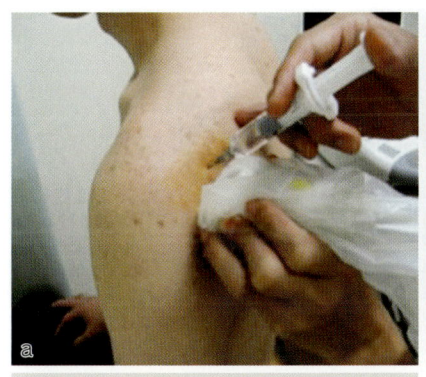

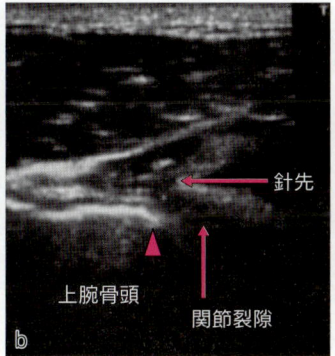

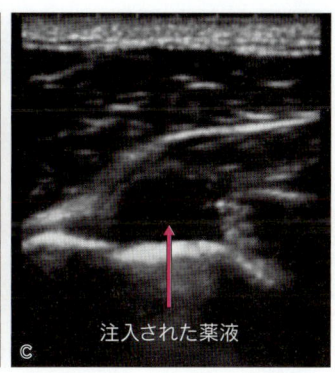

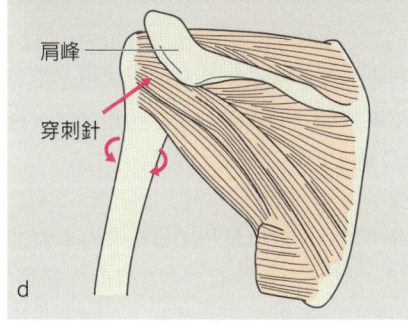

❺ 肩関節内への注射（交差法）

そこから方向を下方に向けて滑液包内に刺入している．エコー下では平行法により上腕骨前外側から行う．

まず，棘上筋腱の長軸像を描出し，三角筋と棘上筋腱の間にある線状高輝度領域（peribursal fat）の直下で，棘上筋腱の頂部よりやや手前（深さ約1cm）にターゲットを定める．これより深いと針が上腕骨に衝突する危険があり，これより浅いと腱板に対して接線方向に針が進むことになり滑液包に注入することが難しくなるためである．

ターゲットを定めたらプローブの方向に平行に針を進める．皮下および三角筋は比較的抵抗なく針を進めることができるが，腱板に針が当たるとわずかな抵抗感が針先に感じられる（患者が疼痛を訴えることもある）．正しく注入されると薬液によって滑液包が膨張しながら，針先から滑液包全体に広がる様子が確認される（❹c）．また腱板完全断裂症例であれば断裂部をターゲットにして直接注入するほうが簡便であり，除痛効果も得られやすい．この場合は薬液が関節内へと浸透していくため逆に薬液の広がりがみられない．

肩甲上腕関節（関節内）（❺）

肩関節周囲炎，肩関節拘縮，変形性肩関節症などの除痛に有用である．筆者は後方より骨頭中心に向けて刺入し，骨頭軟骨に針が当たったら上腕を内旋か外旋し注射液が容易に注入できる肢位で行っている（❺d）．エコー下穿刺では肩関節は深部に存在するため交差法で行う．前方あるいは後方どちらからでも穿刺可能であるが，筆者は座位で後方穿刺を主に行っている．

● 後方穿刺

まず肩甲棘下にプローブを当て，棘下筋腱の長軸像および後方の関節裂隙を描出する．画面の中央に関節裂隙を描出し，関節唇に刺入しないように関節裂隙よりやや外側の骨頭にターゲットを定めて，プローブの中央から角度に注意して刺入する．骨頭に針先が触れたらわずかに針先を内側に向ける．正しく注入されると薬液が関節内に広がる様子が確認される（❺c）．

● 前方穿刺

前方からの穿刺は筆者の場合は臥位で行うことが多い．肩関節前方にプローブを当て肩甲下筋腱の長軸像と前方の関節裂隙を描出する．前方の肩関節は関節裂隙がかなり深い位置にあるので，裂隙のやや外側の骨頭にターゲットを定めて，画面の中央に関節裂隙を描出し，プローブの中央やや内側部から外側に向け，さらに角度に注意して刺入する．骨頭に針先が触れたらわずかに針先を内

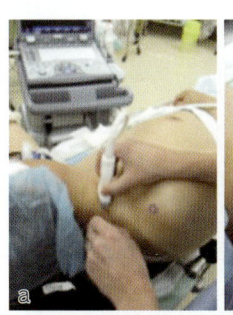

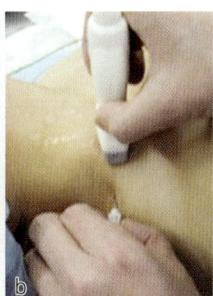

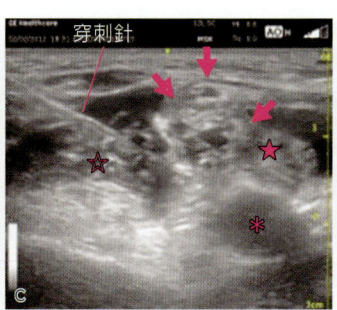

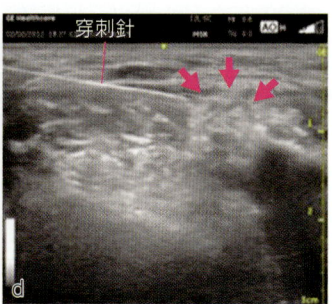

❻ 前斜角筋間ブロック
★：前斜角筋, ☆：中斜角筋, ＊：鎖骨下動脈, ➡：腕神経叢.

側に向ける．正しく注入されると，薬液が関節内や烏口下滑液包に広がる様子や上腕二頭長頭腱の関節内の腱鞘部（pulley）に広がるのが確認される．

身体の大きな場合や高度の肥満の場合は深さに応じてカテラン針を使用する．

肩鎖関節

鎖骨を遠位に触知していくと肩鎖関節の間隙を確認できるので，鎖骨端中央部に注射する．エコー下では長軸で肩鎖関節を描出し平行法，交差法どちらでも比較的容易に刺入できる．

石灰沈着性腱板炎に対する穿刺

単純 X 線像やエコーで腱板内に石灰化を認め，インピンジメントサインや著しい疼痛が続く場合には石灰化の穿刺を行う．従来透視下で行われてきたが，エコーを用いれば穿刺部位の特定ができるため非常に有用である．まず肩峰下滑液包に局所麻酔薬を注入する．石灰化の場所に応じて上腕前外側方向から平行法で刺入する．18 G 針を使用し，最初は局所麻酔薬を石灰化部に軽く注入しながら穿刺する．石灰化が軟らかい場合は刺入のみで石灰化が穿刺される．石灰化が硬い場合はエコー下に 18 G 針で石灰化部を乱刺しながら薬液を注入，吸引を繰り返し穿刺していく．

肩甲部後上方に発生したガングリオン穿刺（paralabral ganglion）

paralabral や spinoglenoid notch にガングリオンが発生すると肩甲上神経を圧迫し，棘下筋の筋萎縮をもたらすことがある．このような場合はエコー下穿刺が有効である．

まず，肩甲棘に平行にプローブを当て肩関節後方部分を描出し，ガングリオンの位置，大きさを同定する．関節唇損傷を合併することも多いので動態観察を行う．ガングリオンを刺入部位と反対側の画面に位置させ，外側から深さ，角度に注意しながら 18 G 針を用いて平行法で刺入する．

神経ブロック

種々の神経ブロックは麻酔科では広く行われているが，整形外科領域でも除痛や全身麻酔の補助，上肢の手術の際に一般的に行われる．エコー下に行うとターゲットである神経の位置が把握できることや，周辺の血管などの重要組織との位置関係から適切な方向，深さに針を刺入することができ，安全かつ確実に施行できる．

エコー下腕神経叢ブロック（斜角筋間アプローチ）❻

半側臥位で頭部を対側に回旋させる．プローブを頚部に短軸操作で当て，鎖骨上部で鎖骨下動脈とそれに隣接する腕神経叢を描出する．次にプローブを頭側に向け，前斜角筋と中斜角筋間に腕神経叢を描出する．さらにプローブを頭側に移動させれば頚椎椎体横突起から分枝する神経根を確認することが可能である．

前斜角筋と中斜角筋間の神経根レベルの部位が同定できたら，周囲血管と神経との間の距離が保たれるよう，さらに微調節して最も刺入しやすい画像を得る．頚部後方の刺入部位に局所麻酔を行った後に血管の位置に注意しながら，深部に針先を進めて薬液を注入し神経全体を深部組織から浮き上がらせる．さらに針の深さ，角度を変えて神経の周囲に薬液を注入する．外来でブロックした後肩関節のマニピュレーションを施行すると，拘縮肩を短期間で改善することができる．

6章　外来処置・外来小手術の工夫とコツ

4 関節穿刺法—膝

吉村光生（吉村整形外科医院）

POINT

- 膝関節穿刺は整形外科医にとって，日常的に行われている医療行為であり，痛くない注射を目指し，滅菌操作も厳重に行う．
- 膝関節穿刺を最小限の痛みで，確実に関節腔に刺入するために，誰もが独自の工夫を重ねているはずであるが，ここでは筆者の方法を述べる．
- 穿刺部位として膝蓋骨の上外側・上内側・下外側・下内側の4部位から，症例に応じて選択する．
- 関節液の逆流は針先が関節内にあることの最も簡単で確実な確認法であり，多くの症例で確認可能である．逆流のない場合は，関節包を通過した手応えや薬剤注入時の抵抗や疼痛で判断する．

関節穿刺の目的

　関節穿刺は整形外科医にとって，日常的に行われている医療行為である．この必須の手技である関節穿刺の痛みを最小限に抑え，効果的に行うために，独自の工夫を重ねているはずである．関節注入のなかでも膝関節注入は最も頻度が高い．膝関節の穿刺は4部位から選択し，1回の手技で確実に関節腔に刺入する．貯留した関節液の採取や排液では膝蓋骨上外側を穿刺するが，薬剤の注入には4部位から選択する．関節液の逆流は針先が関節内にあることの最も簡単な確認法である．逆流のない場合は，関節包を通過した手応え，薬剤注入時の抵抗や疼痛で判断する．痛くない注射を目指し滅菌操作も厳重に行う．

関節穿刺の要点

①1回で確実に関節腔に刺入する．
②疼痛を最小限にするための工夫をする．
③穿刺部位を症例に応じて選択する．
④合併症を防止する．

合併症の予防

　関節穿刺の最も重篤な合併症は感染であり，滅菌操作を厳重に行う．
　穿刺部位を中心に半径5cmをポビドンヨードなどで皮膚消毒し，25秒待ってから穿刺している．穿刺後は滅菌したものを当て，当日は入浴を避けるように指導している．関節注入後数日して疼痛が増強した場合，感染と考え対策を取ることにしている．

穿刺部位

　膝関節穿刺部位として以下の4部位がある（❶）．
　膝蓋骨上方穿刺は2部位で，仰臥位で膝裏に高さ10cmの枕を置いて行うことが多いが，伸展位としたり，逆に枕を2段重ねにする症例もある．穿刺を一番確実に行える関節間隙の部位を決めやすくなる．膝蓋骨上方および周囲を圧迫し，関節液を穿刺部位に集めるようにした後に，確認しておいた膝蓋大腿関節のピンポイントを穿刺する（❷，❸）．
① **膝蓋骨上外側**：膝蓋骨上外側で，膝蓋骨と大

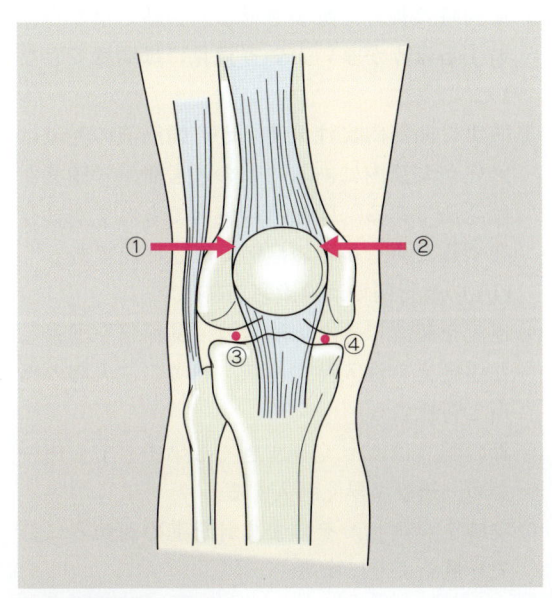

❶膝関節穿刺4部位

❷ 膝関節注射の実際（2000年5月の10日間）

注射部位 \ 冷却	冷却なし	冷却あり	合計
膝蓋骨上外側	510	37	547(86.4%)
膝蓋骨上内側	51	17	68(10.7%)
膝蓋骨下外側	9	3	12(2.0%)
膝蓋骨下内側	0	6	6(0.9%)
合計	570(90.0%)	63(10.0%)	633(100%)

❸ 穿刺部位（2013年8月の6日間）

膝蓋骨外側のみ	405膝 (76.0%)
〃 内側のみ	98 (18.4%)
〃 片側外，他内側	14 (2.6%)
〃 混合	13 (2.4%)
〃 前下方	3 (0.6%)
計	533症例

現在選択している関節穿刺部位．

腿骨の間隙を水平に刺入する．排液はこの部位で行う．
② **膝蓋骨上内側**：膝蓋骨上内側で，水平に刺入する．

膝蓋骨下方穿刺は[1]，仰臥位で膝関節90°屈曲位で行う．関節液が少量の場合は逆流の確認は困難であるが，針刺入時痛は最も少ない．
③ **膝蓋骨下外側**：膝蓋骨下縁で膝蓋靱帯の外側大腿骨と脛骨の間隙を触れ，10°末梢に向けて穿刺する．
④ **膝蓋骨下内側**：膝蓋骨下縁で膝蓋靱帯の内側大腿骨と脛骨の間隙を触れ，やや末梢に向けて穿刺する．

関節液の検査

肉眼的観察，細胞数の算定，細胞の種類，生化学的検査，結晶の証明などから診断する．
変形性膝関節症：黄色透明，曳糸性．
関節リウマチ・痛風：混濁，曳糸性低下．痛風では黄色あるいは白色．
偽痛風：ピロリン酸カルシウム結晶．
化膿性関節炎：褐色混濁膿様，曳糸性低下．
血性関節液：外傷，出血性素因，出血性腫瘍（色素性絨毛結節性滑膜炎，血管腫，特発性関節内血腫）．
油滴の浮遊：関節内骨折．
検査
白血球数：正常 $100 \sim 300/mm^3$，外傷性関節炎や変形関節症 $2,000/mm^3$，関節リウマチ $5,000 \sim 6,000/mm^3$，化膿性関節炎 $50,000/mm^3$ 以上．
細菌検査，尿酸結晶，ピロリン酸カルシウムの結晶の有無を確認する．

関節注入療法

① 排液は20 mL以上を排液の対象とし，18 G針を用いる．
② ヒアルロン酸製剤の注入は，23 Gまたは22 G針を用い，ステロイドや局所麻酔薬の注入は23 G針を用いている．
③ 薬剤を関節内に確実に注入するため，注入時に疼痛を訴えたり，抵抗を感ずる場合，関節腔内でなく他の組織内に針先があるので，針先を前後させる．
④ リドカイン塩酸塩（キシロカイン®）の併用はあまり効果がなかったので[2]，逆流を確認できない症例に限っている（❹）．

注射に対する基本

① 穿刺部位を目線近くにする．
② 穿刺時に神経を集中させる．会話しながら注射するほうがよいという意見には同意できない．
③ 確実に関節内に注入するが，関節液の逆流は針先が関節内にあることの最も簡単で確実な確認法である．関節液は健常でもわずかに存在するため，多くの症例で確認可能である[3]．OAの進行例では逆流率が高い．
④ 逆流を確認できない場合は，関節包を通過した手応えや注入時の抵抗，患者の注入時の疼痛で判断する．
⑤ 針の刺入はゆっくりすぎても早すぎても痛いため，適度に早く刺入する．
⑥ 皮膚を穿刺し，そのまま針を進め関節内に針先を置くようにする．
⑦ 刺入時の痛みを軽減するために，8分以上冷却

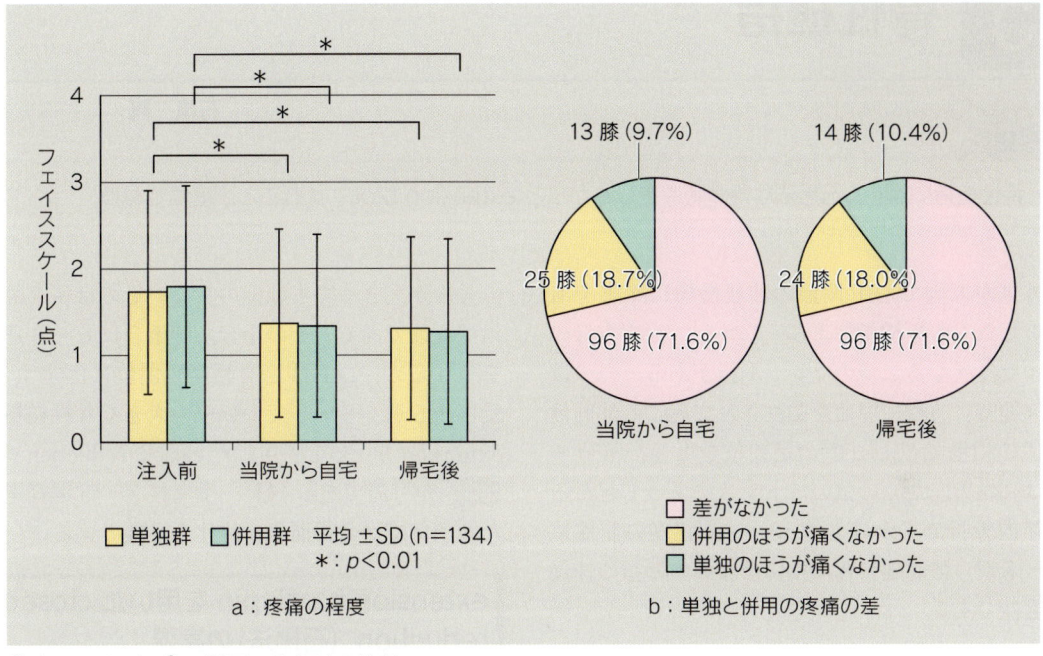

❹ キシロカイン®の併用，歩行時の比較
a：注射前後のフェイススケールの平均点を単独群，併用群で示し，単独群，併用群間に有意差は認められないが，注射前後では，単独群，併用群ともに有意に疼痛の軽減が認められた．
b：アンケートの結果より，当院から自宅，帰宅後での単独と併用の疼痛の差を示す．

している．麻酔薬の貼付はあまり効果がなく，患者のほうから中止した．
⑧ 穿刺時局所麻酔は行わない．採血に際しても局所麻酔を行わないのと同じである．
⑨ 各々最も穿刺しやすい部位を記載しておく．

文献
1) Jackson DW, et al. Accuracy of needle placement into the inter-articular space of the knee. J Bone Joint Surg 2002；84-A：1522-1527.
2) 長谷川慎太郎ほか．関節腔内注射時の感染予防―局麻剤併用の有効性とその可能性．日臨整誌 2010；35：180-186.
3) 吉村光生ほか．膝関節腔内注射時の疼痛対策―関節内の確認．日臨整誌 2009；34：158-162.

6章 外来処置・外来小手術の工夫とコツ

5 骨性槌指

石黒　隆(いしぐろ整形外科)

POINT

- 骨性槌指に対する石黒法は背側骨片をしっかりとextension blockすることが重要である.

外傷が原因でDIP関節の伸展機構に障害をもたらしたものを槌指とよぶ. しかし, 治療方針のまったく異なる二つのマレット指がある. 一つは指伸展時に急激に屈曲を強制されて起こる伸筋健自体の損傷で30〜50°の屈曲位をとる. もう一つは長軸方向からの強いストレスによって起こる関節内骨折で見かけ上約10〜20°程度の屈曲位をとるが, 伸筋健自体に損傷はないので指の伸展は可能である.

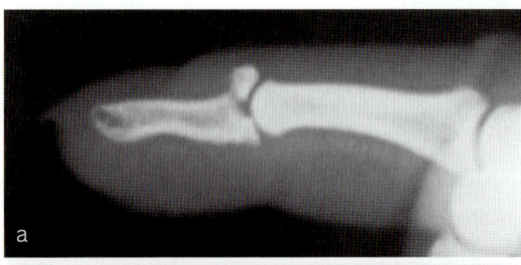

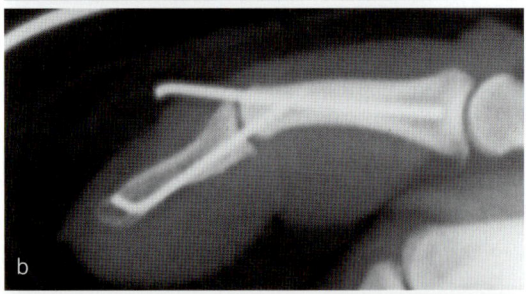

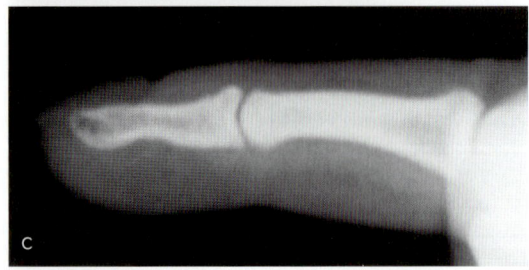

骨片が大きくても転位の少ないものは保存的に治療可能である. その場合, 骨癒合に6〜8週を要するが, DIP関節を軽度屈曲位に固定する. 受傷後5週くらいまでの転位の大きな骨性槌指はextension blockを利用したclosed reduction（石黒法）が可能である（❶）. 受傷後3〜5週経過した陳旧例では骨折面の新鮮化を必要とする.

extension block pinを用いたclosed reduction（石黒法）の実際

本法は局所麻酔下に行う. 視野を拡大するためイメージの上下を逆にして透視する. ハンドドリルを用い, extension block pinとして1.1 mm, DIP関節固定用として0.9 mm径のキルシュナー鋼線あるいはZ-wire（C-wire）を用いる. 鋼線切断用にペンチをあらかじめ消毒する. 術後は外固定としてアルフェンスシーネを用いる.

手技の説明

受傷から3〜5週経過した陳旧例は, 注射針による経皮的な骨折面の新鮮化を行う.

① extension block pinの刺入（❷a）

指をしっかりと屈曲位に保ち, extension block pinを中節骨骨頭から刺入する. その際, 鋼線と骨片との間にはわずかな隙間をもたせるように中節骨骨頭から鋼線を刺入する.

② 整復操作（❷b）

末節骨を把持し, 末節骨基部を持ち上げるようにして末梢に引っ張りながら整復する. ガーゼを当てがうと手が滑らず整復がやりやすい. 新鮮例ほど整復が容易である.

③ DIP関節の経皮的固定（❷c）

骨折面をできるだけ貫通しないように, 末節骨の側面からDIP関節を経皮的に固定する. 4回骨皮質を貫通する手ごたえを感じたらしっかりした固定が得られたことになる.

❶ 手術症例（新鮮例）
a：初診時のX線所見.
b：石黒法施行後のX線所見.
c：術後4週で鋼線を抜去した. 術後8週の時点におけるX線所見.

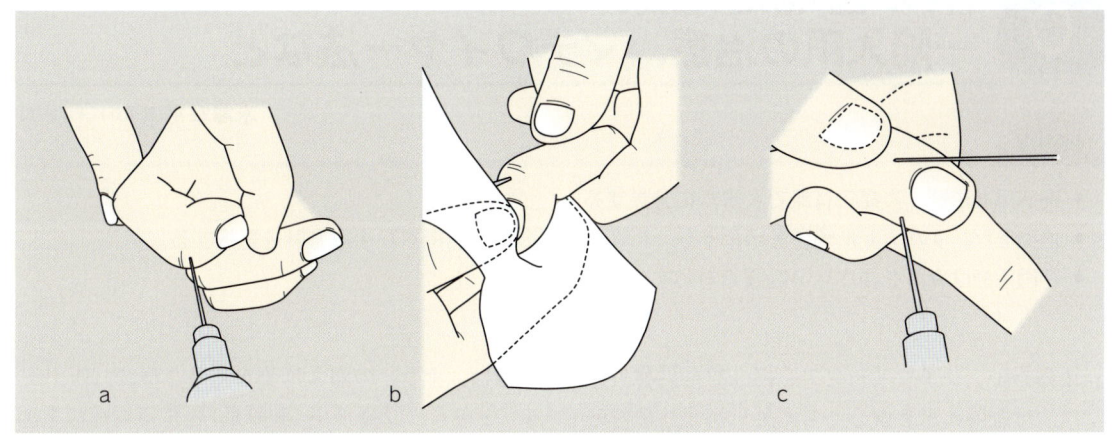

❷ extension block pin を用いた closed reduction（石黒法）の手技
a：extension block pin の刺入．extension block pin の刺入は DIP・PIP 関節屈曲位で，骨片との間に隙間をもたせるように中節骨骨頭から刺入する．
b：整復操作．末節骨を把持し，末節骨基部を持ち上げるようにして末梢に引っ張りながら整復する．ガーゼを当てがうと滑らない．
c：DIP 関節の経皮的固定．整復位を保持したまま，末節骨の側面から鋼線を刺入する．末節骨の基部を持ち上げるようにして整復位を保持する．

④ 鋼線の断端処理
　皮膚より突出した鋼線は少し長め（5〜10 mm 程度）に残して切断する．骨折面への圧迫力を損ねないことが重要である．鋼線を保護する目的でアルフェンスシーネによる外固定を行う．

⑤ 術後の注意と後療法
　術後は指を強く握らないように指導し，鋼線は原則として4〜5週で抜去する．鋼線抜去直後は屈曲位拘縮がみられるので，末節骨基部を持ち上げるようにする他動的な伸展運動を術者自身により一度行う．伸展制限がみられる症例には night splint を使用する．

文献
1) McMinn DJ. Mallet finger and fractures. Injury 1981；12：477-479.
2) 石黒　隆ほか．骨折を伴った mallet finger に対する closed reduction の新法．日手会誌 1988；5：444-447.
3) 石黒　隆ほか．骨折を伴う槌指変形．三浦隆行編．整形外科 MOOK 64 手・手関節の骨折・脱臼．金原出版；1992．p.195-213.
4) Ishiguro T, et al. Extension block with Kirschner wire for fracture dislocation of the distal interphalangeal joint. Tech Hand Up Extrem Surg 1997；1：95-102.
5) Ishiguro T, et al. Extension block with Kirschner wire for fracture dislocation of the distal interphalangeal joint. Orthop Traumatol 1999；7：105-111.

6章 外来処置・外来小手術の工夫とコツ

6 爪の管理と治療
―陥入爪の治療，マチワイヤー法など

米澤幸平（整形外科米澤病院）

POINT
- 罹患爪を形態，炎症の有無で大まかに分類する．
- 消炎を目指すか，変形矯正を目指すか，爪切り・爪研磨を目指すか治療方針を選択する．
- 初回治療は麻酔を要さない処置で対応すべきである．

運動器のプライマリーケアを担う整形外科外来では，母趾陥入爪を中心とする足爪疾患への対応はきわめて重要である．

❶は，上竹[1]の陥入爪第1型と2型に，西山[2]，東[3]を参考に厚硬爪甲（肥厚爪）と爪甲鉤弯症を加えたものである．上竹の陥入爪第1型は狭義の陥

❶ 整形外科外来で遭遇する母趾陥入爪などの分類と治療

型・種類	陥入爪第1型（上竹分類）	陥入爪第2型（上竹分類）	厚硬爪甲（肥厚爪）	爪甲鉤弯症
シェーマ				
病態	狭義の陥入爪．爪甲変形なし．深爪が原因．スポーツなどの外的因子．	巻爪変形ある．形態的細分類（ステープル型，半ステープル型，半月型，ピンサー型，トランペット型）	何らかの原因で爪甲の成長が障害．厚くなる．沈下爪　全抜爪後後遺症	種々の原因（遺伝性，後天性，症候群に部分症状）
爪甲の成長	あり	あり	なし	あり
真菌症の可能性	少ない	あり	あり	あり
症状	圧痛　炎症（疼痛，腫脹，発赤，膿汁，肉芽）	圧痛　爪切り困難　炎症（疼痛，腫脹，発赤，膿汁，肉芽）	圧痛　爪切り困難　炎症（疼痛，腫脹，発赤，膿汁，肉芽）	圧痛・運動痛　爪切り困難
治療方針	除痛　消炎　深爪の指導	除痛　消炎　爪甲変形の矯正　爪切り　必要時真菌症の治療	除痛　消炎　爪甲変形の矯正，除去　爪切り　必要時真菌症の治療	除痛　爪甲変形の矯正，除去　爪切り　必要時真菌症の治療
処置（麻酔不要）	抗菌剤投与と創処置　挿入治療（綿花，アルミホイル，塩化ビニールチューブなど），コットン充填固着法　陥入矯正（十川法）	抗菌剤投与と創処置　変形の矯正（マチワイヤー法，VHO法，十川法，スパンゲ治療など）　挿入治療（綿花，アルミホイル，塩化ビニールチューブなど），コットン充填固着法　爪切り　グラインダー法	爪切り　グラインダー法　抗菌剤の投与と創処置	爪切り　グラインダー法
手術（麻酔必要）	アクリル人工爪療法　楔形切除法　フェノール法	爪母爪床形成術　慶応-岡田法　フェノール法（片側のみ）	爪床形成術　フェノール法	爪床形成術　全抜爪

（上竹正躬．日本医事新報 1986[1]に西山茂夫．爪疾患カラーアトラス．1993[2]および東　禹彦．MB Orthop 2007[3]を参考に追加）

206

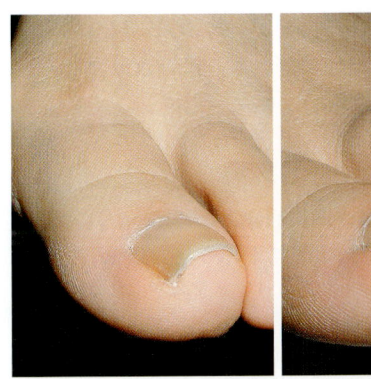

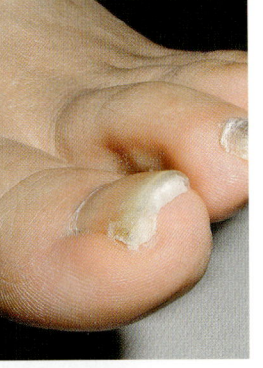

6 爪の管理と治療 —陥入爪の治療，マチワイヤー法など

❷ コットン充填固着法例（処置前/処置後）
61歳女性例，左母趾内側陥入爪．2～3週間前より痛みがある．圧痛あるも，発赤なし，膿汁なし．小綿球を2個使用．処置後17日間綿球の脱落なく，痛み軽快．

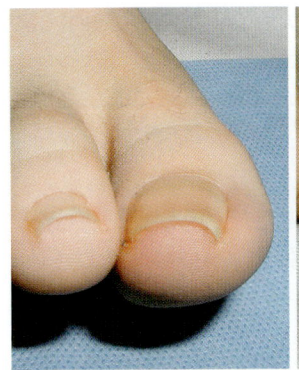

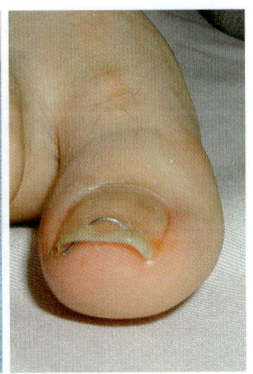

❸ マチワイヤー例（処置前/処置後）
24歳女性例，右母趾陥入爪2型．直径0.45 mmのマチワイヤーを使用．

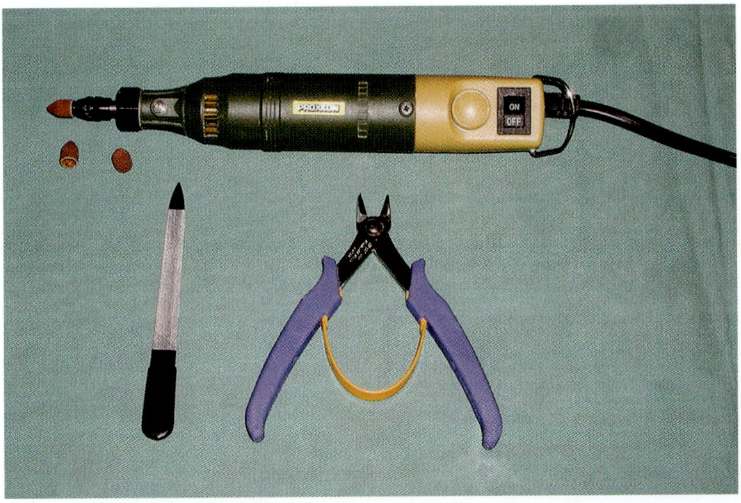

❹ 筆者が使用する爪切り・爪研磨（グラインダー法）の道具
下段左は爪用のやすりで仕上げ用．下段右は工具用ニッパー（プラスチック用）で，爪切り時にきわめて多用．上段はPROXXON社製ミニルーター（高速ミニグラインダー），先端はロールペーパー，爪研磨（グラインダー法）に利用．爪切り，爪研磨の程度は，術者の指先の感触で判断．

入爪で，爪甲に変形がなく，深爪を契機として炎症が悪化する．炎症は，爪甲の辺縁と皮膚との異常な接触，刺激から始まるが，感染状態となると，一気に悪化する．

上竹の陥入爪第2型は巻爪変形を有するもので，ステープル型など[4]の細分類が可能である．この型は，巻爪変形の矯正が治療の目標となり，近年マチワイヤー[4]に代表される種々の方法が考案，実践され成果をあげている．一方，この陥入爪2型も1型と同様に炎症（感染）を起こす．

厚硬爪甲は爪甲が厚くなり，成長しないものを指す．病因は種々である．爪甲鉤弯症は羊の角の外観と表され，形態が特徴的である．厚硬爪甲，爪甲鉤弯症を本分類に加えた理由は，疼痛，爪切り困難が深刻で治療の意義が大きいからである．

以下，筆者の経験した各種治療について述べる．

コットン充填固着法（長谷川）❷

爪甲縁と皮膚との間に綿花を挿入する方法は以前から報告がある．長谷川はこれに瞬間接着剤（アロンアルファ®）を併用し，固着させた[5]．爪甲縁と皮膚との接触はピンポイントであり，数個の小綿球の挿入で除痛と消炎が得られる．処置直後から入浴可能で，早期例にはきわめて簡便で有用であるが，炎症が強いと時に対応困難となり，フェノール法に移行した．

マチワイヤー法（町田）[4,6] ❸

爪甲変形の矯正効果は十分である．最近は❶のように種々の材料による矯正法があり，それぞれ

207

に良好な成績である．ただし，矯正を中止すると変形は再発する傾向がある．

爪切り・爪研磨(グラインダー法)

陥入爪2型の重症例，厚硬爪甲，爪甲鉤弯症では爪切り困難と圧痛，運動痛を訴え，適応となる．母趾に限らず，全趾が対象となる．高齢者に多い．工具用ニッパー，ミニルーターが有用である(④)．爪甲を薄くすることで疼痛が軽減する．開業整形外科医は積極的に爪切り・爪研磨（グラインダー法）を行うべきである．この手技は積極的に行うと出血を生じうる外科的処置である．ネイルサロンなどの後塵を拝してはいけない．

フェノール法(上竹)[1,7]

陥入爪部を部分抜爪し，その爪母をフェノールで焼灼する．炎症の強い陥入爪1型，2型，厚硬爪甲に適応があり，再発例，難治例には有用である．除痛性と根治性に優れる．最近はサルベージ手術としての位置づけである．

文献

1) 上竹正躬．陥入爪（爪刺）の治療—爪母基フェノール法の紹介—．日本医事新報 1986；3244：14-18.
2) 西山茂夫．爪疾患カラーアトラス．南江堂；1993. pp. 71-76.
3) 東　禹彦．爪の疾患．MB Orthop 2007；20：1-8.
4) 町田英一．足の痛みと変形を治す本，マキノ出版；1999. pp. 71-83.
5) 長谷川徳男ほか．陥入爪・巻き爪の保存治療から手術まで—コットン充填固着法の紹介—．日臨整誌 2011；36：342-346.
6) 塩之谷香ほか．ひょう疽・爪周囲炎．MB Orthop 2007；20：17-25.
7) 米澤幸平ほか．爪の小手術2題．手術 2010；64：1793-1799.

7章

予防的介入の知と技

7章 予防的介入の知と技

1 ウォーミングアップとクーリングダウン

古谷正博(古谷整形外科)

POINT
- ウォーミングアップは，ストレッチから始めて，全身運動・体操，行う競技種目に合わせた運動へと進める．
- クーリングダウンは，運動を終える際に少しずつ運動の強度を下げて運動を継続しながら収束させていくことである．

ウォーミングアップとはいわゆる準備体操である．つまり，運動を始める前に筋肉をほぐし，それによって外傷や障害を少なくしようとするものである．したがってストレッチを始める際にもウォーミングアップは必要であろう．

それではウォーミングアップにはどのような効果があるのだろうか．ウォーミングアップを適切に行うことにより心拍数が徐々に増加し，血圧も上昇する．それにより体温が上昇し筋肉の血流量も増加することによって筋肉の弾性を高め，運動能力を向上させ，外傷・障害を少なくすると考えられる．

逆にいきなり運動を始めると，準備のできていない筋肉に急に伸縮を強制することになり，肉離れや捻挫さらには骨折を起こすことさえある．

ウォーミングアップの手順

まずはストレッチから

それではどのようなウォーミングアップをすればよいのだろうか．まずは反動をつけずに，筋肉をゆっくり伸長していき，その伸張した状態を維持するという静的なストレッチングから始めるべきであろう．その際にはどのくらいの時間がとれるかなども関係する．静的ストレッチが終了したら続いて動的なストレッチへと進む．ストレッチについては，次項で説明する．

ストレッチの次は体操

体操については，図に示すように，頸部・肩関節・上肢・体幹・腰部・下肢と進めてゆくのがよいだろう（❶〜⓫）．その後，これから行う競技種目についての特別な動きやテクニックの動作に進めて行くのが通常の手順である．

ウォーミングアップに必要な時間

ウォーミングアップに必要な時間は30分程度といわれている．また夏季と冬季では，冬期のほうが10分ほど長く行ったほうがよいとされている．ウォーミングアップができてくると，汗が出て，体温が上がり，脈拍も増加してくる．脈拍が100〜120に達すれば激しい運動に対する準備ができたと考えられる．したがってウォーミングアップはストレッチ，全身運動・体操，行う種目のための補助運動と進めて行くべきである．

クーリングダウン

クーリングダウンとは以前は整理体操ともよばれていたもので，運動を終える際に少しずつ運動の強度を下げて運動を継続しながら徐々に収束させていくことである．クーリングダウンを行うことで筋肉内の疲労物質である血中乳酸濃度を早く低下させ，疲労回復効果が認められるとされている．

クーリングダウンとして行う運動はジョギングや速歩を行った後，ストレッチを行うのが一般的である．ストレッチとしては静的なものが主となる．

1 ウォーミングアップとクーリングダウン

❶首の屈曲・伸展
頭を前後に10回倒す．

❷首の側屈
頭を左右に10回倒す．

❸首の回旋
ゆっくり一方向に5回連続回す．

❹肩の挙げ下げ
肩の挙げ下げを10回繰り返す．

❺肩の回旋
後方から前方，前方から後方へ各10回ずつ連続して回す．

❻腕の回旋
後方から前方，前方から後方へ各10回ずつ連続して回す．

❼体幹のひねり
両肘を肩の高さに保持し，左右に上体をひねる．10往復繰り返す．

❽腰の側方移動
移動するほうの脚に体重をかけ，左右に腰を移動する．10往復繰り返す．

❾腰の回旋
左右各方向に10回ずつ連続して腰を回す．

❿体の回旋
左右に5回ずつ連続してゆっくり上体を回す．

⓫膝の屈伸
肩幅に足を開き，かかとを浮かさないで膝の屈伸を10回繰り返す．

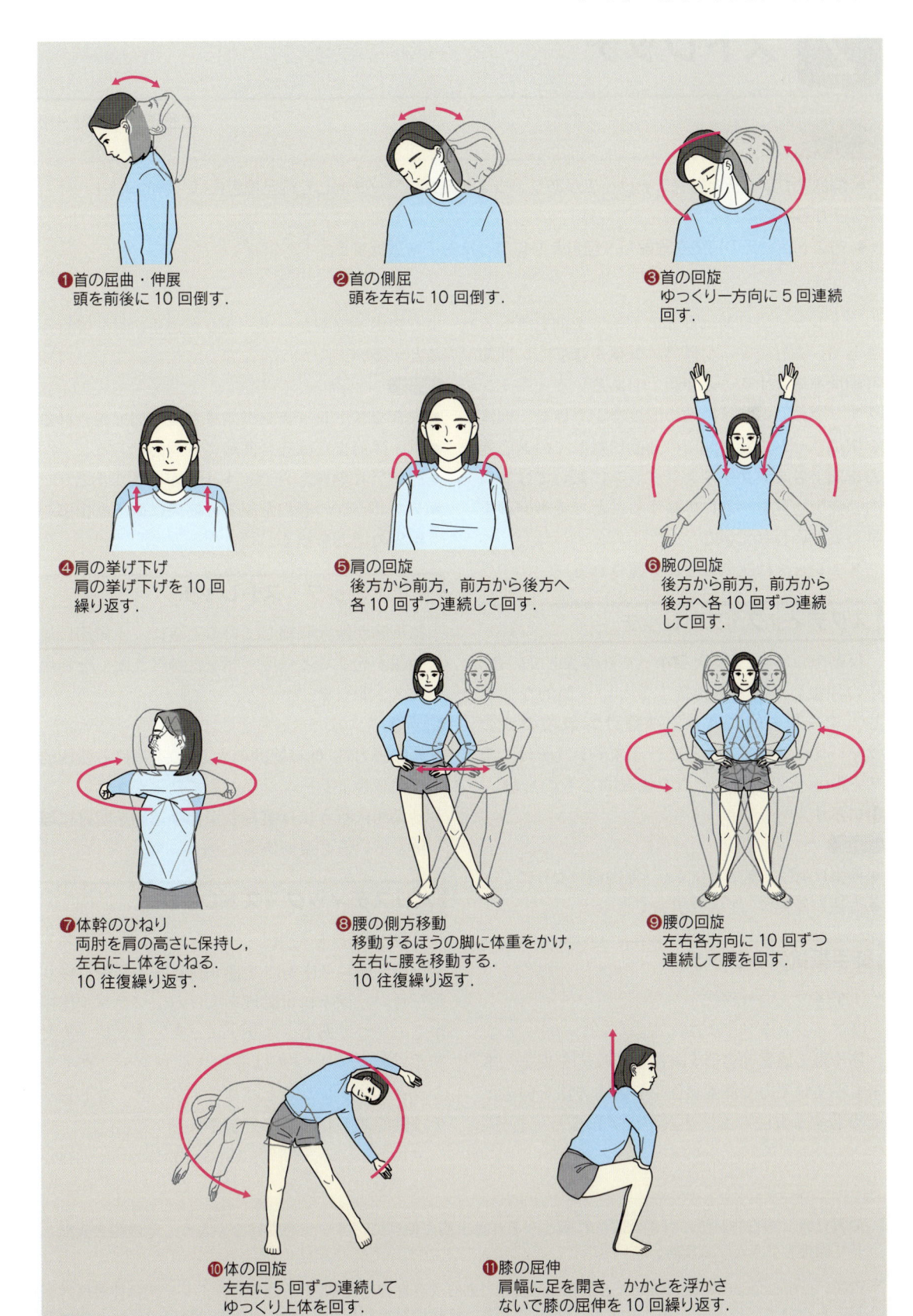

7章 予防的介入の知と技

2 ストレッチ

古谷正博（古谷整形外科）

POINT
- 静的ストレッチと動的ストレッチがあり，ウォーミングアップとして行う場合には，静的ストレッチから始める．
- 各ストレッチの特徴を理解し，自分たちにあったものを選択する．

ストレッチの目的は身体の柔軟性を向上させることで，これによって筋肉の緊張をほぐし，関節可動域を増大することが狙いである．ウォーミングアップにおいては筋肉の温度を上昇させ，血流を増加させることが筋肉の運動に対しての適応能力を向上させ，クーリングダウンにおいては筋肉内の疲労物質を早急に排除することで疲労回復を早めるといわれている．

ストレッチは次のように分類される．

スタティック・ストレッチ

反動をつけずに，筋肉をゆっくり伸長していき，その伸張した状態を維持するという静的なストレッチ．基本的には多くの種目で競技の前のウォーミングアップとして行うストレッチはこのストレッチである．そこで代表的なものを❶～⓫に示す．

特徴
- 伸張反射[*1]が起こりにくく，筋肉痛になりにくい
- 方法が簡便で，1人で実施できる

徒手抵抗ストレッチ

①アイソトニック法
②アイソメトリック法

筋や腱の感覚受容器を刺激して反応を促し，本来もっている力で筋弛緩作用を得る方法を引き出そうとする方法．主に2人がペアになって行う．よくスポーツトレーナーなどが選手に対して行うことが多い．

特徴
- 大きなストレッチング効果が短時間で得られる
- 単一関節または複合関節にも適応できる
- PNF[*2]に熟練したパートナーが必要である
- テクニックの選択を誤ると筋肉に微小な損傷や疼痛の増大を招く

ダイナミック・ストレッチ

拮抗筋が最大収縮しているときに，主働筋に最大弛緩が起こるという「相反性神経支配」を利用したストレッチ．

特徴
- 筋の弾力性（伸縮範囲の大きさ）を高める積極的な柔軟性トレーニングとして効果が大きい
- 効果的に行うには実施者が伸張運動を明確に理解している必要がある．

バリスティック・ストレッチ

反動や弾みを利用し，リズミカルに行うストレッチ．軽いストレッチ感が得られる範囲で繰り返し行い，徐々に可動域を広げる．ブラジル体操がその一つである．スタティック・ストレッチと徒手抵抗ストレッチは静的ストレッチ，ダイナミック・ストレッチとバリスティック・ストレッチは動的ストレッチに分類される

[*1] 伸張反射：ある筋が急に引きのばされると，それ以上筋が伸びてダメージを受けないよう，その筋を収縮させて保護しようとする反射．

[*2] PNF（proprioceptive neuromuscular facilitating：固有受容性神経促進法）：通常のストレッチは伸張反射が起こらないようにゆっくりと行うが，PNFは，逆に伸張反射を利用して行う．PNFは筋肉の収縮と伸展をバランスよく繰り返すことで運動系の神経が刺激され，柔軟性と同時に筋力も鍛えることができる．

2 ストレッチ

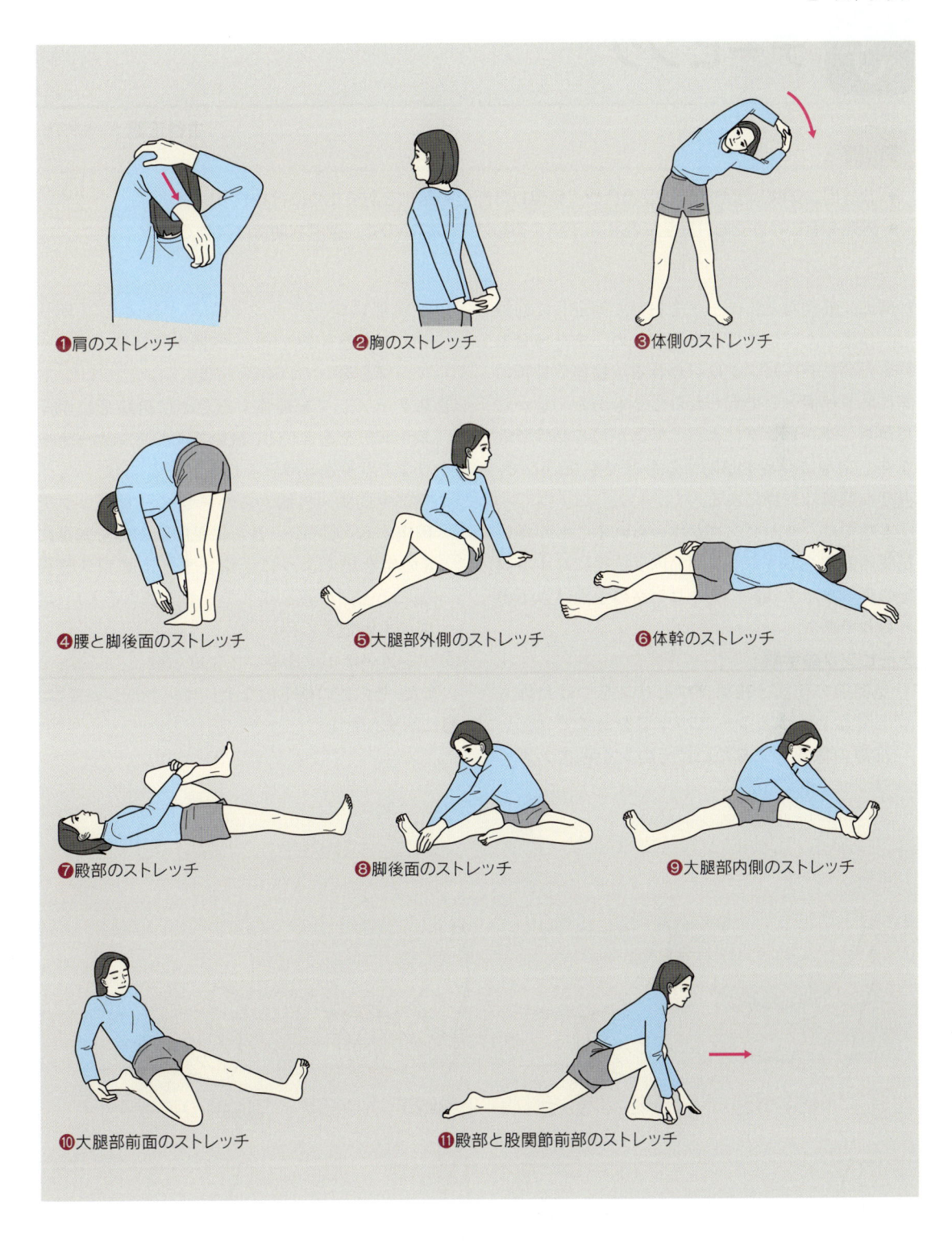

❶肩のストレッチ

❷胸のストレッチ

❸体側のストレッチ

❹腰と脚後面のストレッチ

❺大腿部外側のストレッチ

❻体幹のストレッチ

❼殿部のストレッチ

❽脚後面のストレッチ

❾大腿部内側のストレッチ

❿大腿部前面のストレッチ

⓫殿部と股関節前部のストレッチ

213

7章 予防的介入の知と技

3 テーピング

古谷正博(古谷整形外科)

POINT
- テーピングは，予防的に行う場合や，負傷した部位の悪化を防ぐために行われる．
- 外傷を治すわけでも，完全に怪我を予防するわけでもないので，過度な期待は禁物である．

　関節，筋肉などにテープを巻いて固定して補強し，負傷した部位の悪化を防ぐため，また再発を防ぐためにテーピングは行われる．捻挫や骨折の際に応急処置として行われることもある．しかしながら，テーピングによって外傷が治るわけでもなく，完全に怪我を予防するわけでもないので，過度な期待は禁物である．

　本項では，テーピングが用いられることが多い足関節固定法のうち，足関節内反捻挫に対する固定の実際を示す（❶）．テーピングの手順は以下のとおりである．

テーピングの手順

① 足関節の前面と後面にワセリンをつけた綿もしくはヒール＆レースパッドをあてて（ⓐ），皮膚の保護をするためにその上からアンダーラップを巻く（ⓑ）．

② 下腿部にテーピングの基準となるアンカーテープを巻き（ⓒ，ⓓ），内側から外側へスターアップを巻いていく（ⓔ〜ⓗ）．

③ スターアップを補強するために馬蹄形にホースシューを巻き（ⓘ），続いてⓒのアンカーテープまでサーキュラーを巻き上げる（ⓙ）．

④ 踵部を内側・外側からハーフヒールロックで固定する（ⓚ，ⓛ）．さらに足関節内側を基点に8の字を描くように土踏まずとアキレス腱後部にテープを通して（フィギュアエイト），足関節を固定する（ⓜ〜ⓞ）．

⑤ アンカーテープを巻いて完成（ⓟ）．

　また，その他の基本的なテーピングについては，❷に示す．

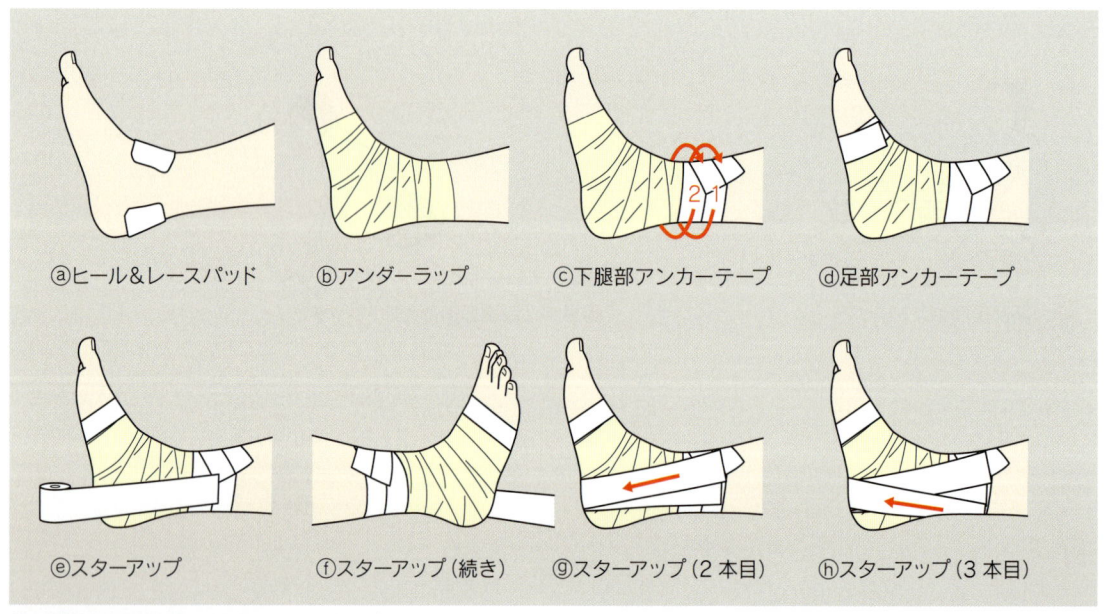

ⓐヒール＆レースパッド　ⓑアンダーラップ　ⓒ下腿部アンカーテープ　ⓓ足部アンカーテープ

ⓔスターアップ　ⓕスターアップ（続き）　ⓖスターアップ（2本目）　ⓗスターアップ（3本目）

❶足関節内反捻挫に対するテーピング

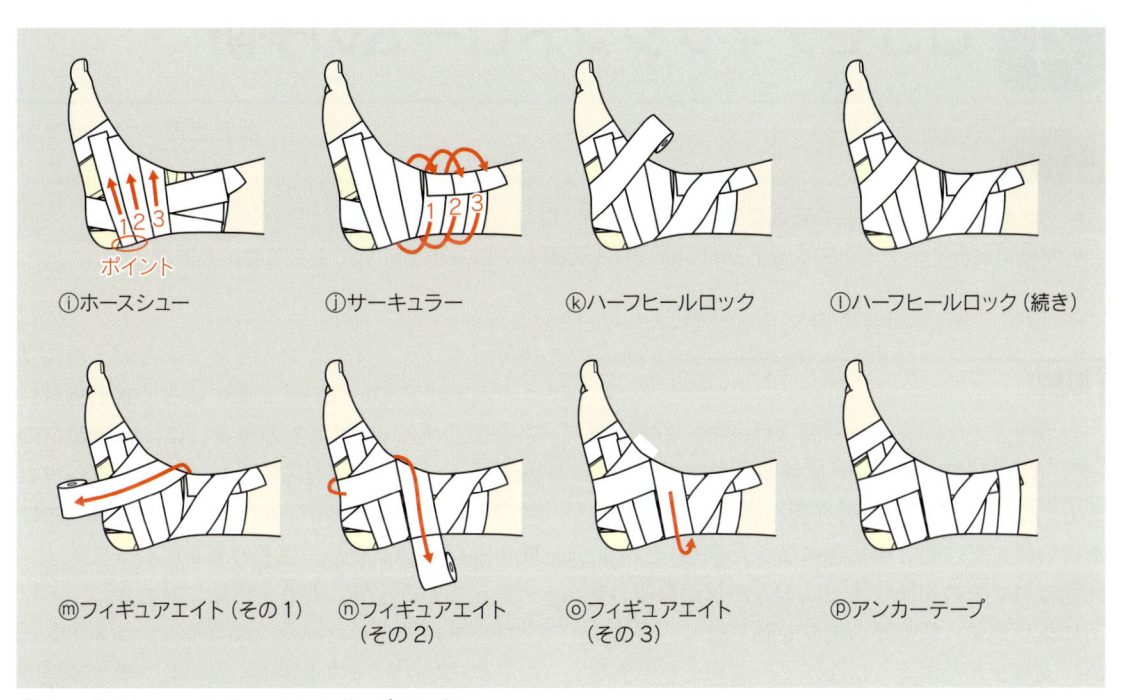

3 テーピング

ⓘホースシュー　　ⓙサーキュラー　　ⓚハーフヒールロック　　ⓛハーフヒールロック（続き）

ⓜフィギュアエイト（その1）　　ⓝフィギュアエイト（その2）　　ⓞフィギュアエイト（その3）　　ⓟアンカーテープ

❶ 足関節内反捻挫に対するテーピング（つづき）

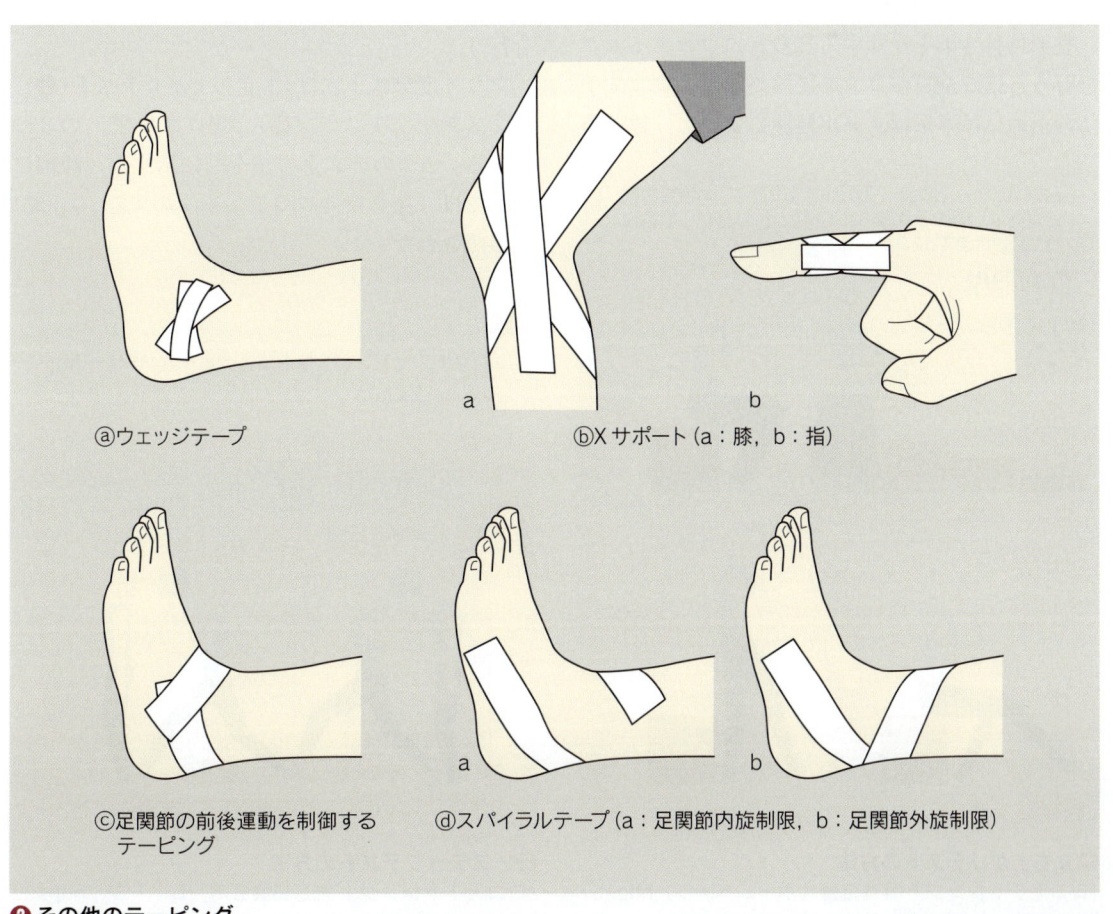

ⓐウェッジテープ　　ⓑXサポート（a：膝，b：指）

ⓒ足関節の前後運動を制御するテーピング　　ⓓスパイラルテープ（a：足関節内旋制限，b：足関節外旋制限）

❷ その他のテーピング

215

7章 予防的介入の知と技

4 ロコモティブシンドロームの予防

藤野圭司(藤野整形外科医院)

POINT
- できるだけ早期に足腰の衰えに気づいてもらい，ロコトレを開始する．
- 足腰の痛みを訴えて外来を受診した40代以上の患者にロコチェック，ロコモ度テストを!!

概説

ロコモティブシンドローム（ロコモ）の概念は「骨，関節，筋肉といった運動器の機能が加齢とともに衰え，放置すれば要介護や寝たきりになる，あるいはすでに要介護状態になった状態」をいう．問題はロコモの初期状態では本人が運動機能の衰えに気づかず，膝や腰の痛みが強くなり，日常生活に支障をきたすようになって，初めて整形外科を受診することである．

ロコモであることを認識してもらおう

整形外科外来を受診する高齢者にロコチェックを行うとほぼ全員がロコモに該当する．ロコモ予防のためには本来はメタボ健診のように，健診事業等でチェックすることが重要であるが，現在はまだ実施されていない．足腰の疾患で整形外科外来を受診する40歳以上の患者には，疾患部位の診断のみでなく，できるだけロコチェック，ロコモ度テストを行うのがよいだろう．またロコモに関するパンフを渡し，患者の家族にもロコチェックをしてもらう等，普及・啓発に努める．

ロコモに該当した場合，ロコモーショントレーニング（ロコトレ）の重要性を説明し，まず家庭で実践してもらう．ロコトレで膝や腰に痛みがでたり，転倒の危険がある場合は，運動器不安定症として医療機関において運動器リハビリテーションを行う．

ロコモ度テストには，①立ち上がりテスト（❶），②2ステップテスト（❷），③ロコモ25，の3つがある．2つのテスト方法を図に示すが，詳細については「第2章4ロコチェックの実際」(p.36)を参照されたい．

文献
1) ロコモチャレンジ！推進協議会ホームページ．https://locomo-joa.jp/

❶立ち上がりテストの方法
(ロコモチャレンジ！推進協議会ホームページ．https://locomo-joa.jp/check/test/stand-up.html より)

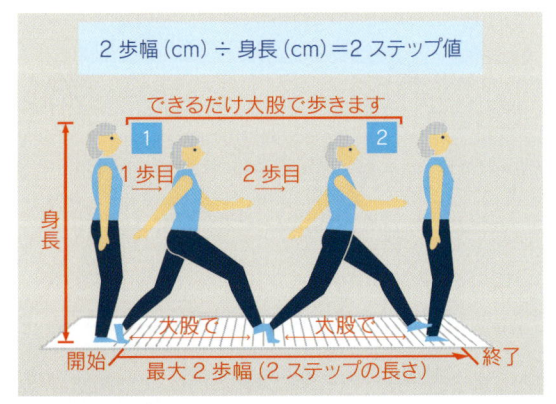

❷2ステップテストの方法
(ロコモチャレンジ！推進協議会ホームページ．https://locomo-joa.jp/check/test/two-step.html より)

7章 予防的介入の知と技

5 ロコトレの実際

藤野圭司（藤野整形外科医院）

POINT
- ロコトレの目的は転倒・骨折予防であり，歩行能力の改善である．
- 筋トレだけでは目的は達成できず，バランス，柔軟性なども訓練する．

概説

ロコモーショントレーニング（ロコトレ）は家庭でも簡単に，危険なく行うことができ，膝関節や腰への負担が少ないもので，足腰の筋力強化，バランス力の向上を目的としており，現在「開眼片脚立ち」と「スクワット」を推奨している（❶）．

ロコトレの実際と注意点

開眼片脚立ち（❷）

① 転倒しないように必ずつかまるものがある場所で行う．無理になにもつかまらずに行う必要はなく，バランスが悪い場合，上げた脚側の手を机などに添えて行う．それでも不安な場合は両手を机についても構わない．片脚立ちテストが1〜2秒しかできなくても指1本机に置くだけで1分できることも多い．

② 床につかない程度に片脚を上げる．高くあげる必要はない．

③ 左右1分ずつ，1日3回行うよう指導する．

スクワット（❸）

① ゆっくりと椅子に座る気持ちで行う．しゃがみ込みから立位に戻るまで5秒以上かけることが望ましい．

② 膝の屈曲角度は痛みの出ない程度までとする．

③ 膝はつま先より前に出ないように注意．膝が前に出ると膝への負荷が大きくなる．

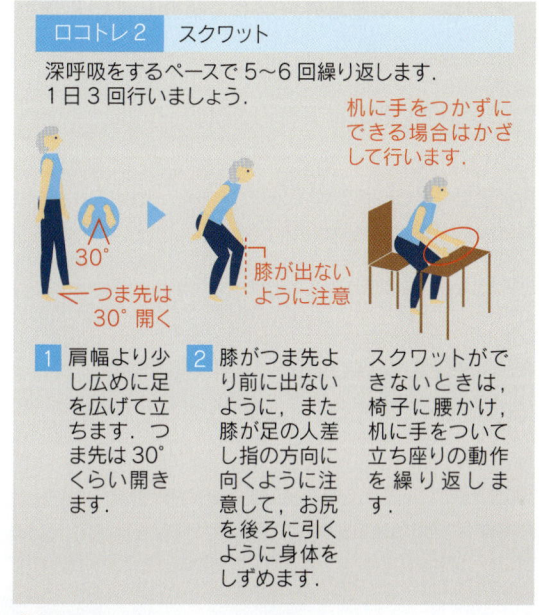

❶ ロコモーショントレーニング（ロコトレ）

要件	①足腰の筋力の強化 ②バランス力の向上 ③膝関節や腰への負担が軽い
家庭でも簡単にできる方法	「開眼片脚立ち」 「スクワット」

ロコトレ1 片脚立ち

※左右1分間ずつ，1日3回行いましょう．

ポイント
- 姿勢をまっすぐにして行うようにしましょう．
- 支えが必要な人は，十分注意して，机に手や指をついて行います．

転倒しないように，必ずつかまるものがある場所で行いましょう．

床につかない程度に，片脚を上げます．

指をついただけでできる方は，机に指先をついて行います．

❷ 開眼片脚立ち
（ロコモチャレンジ！推進協議会ホームページ．https://locomo-joa.jp/check/locotre/ より）

ロコトレ2 スクワット

深呼吸をするペースで5〜6回繰り返します．
1日3回行いましょう．

机に手をつかずにできる場合はかざして行います．

30°　つま先は30°開く　膝が出ないように注意

1 肩幅より少し広めに足を広げて立ちます．つま先は30°くらい開きます．

2 膝がつま先より前に出ないように，また膝が足の人差し指の方向に向くように注意して，お尻を後ろに引くように身体をしずめます．

スクワットができないときは，椅子に腰かけ，机に手をついて立ち座りの動作を繰り返します．

❸ スクワット
（ロコモチャレンジ！推進協議会ホームページ．https://locomo-joa.jp/check/locotre/ より）

❹ ロコトレにプラスする運動
(ロコモチャレンジ！推進協議会ホームページ. https://locomo-joa.jp/check/locotre/ より)

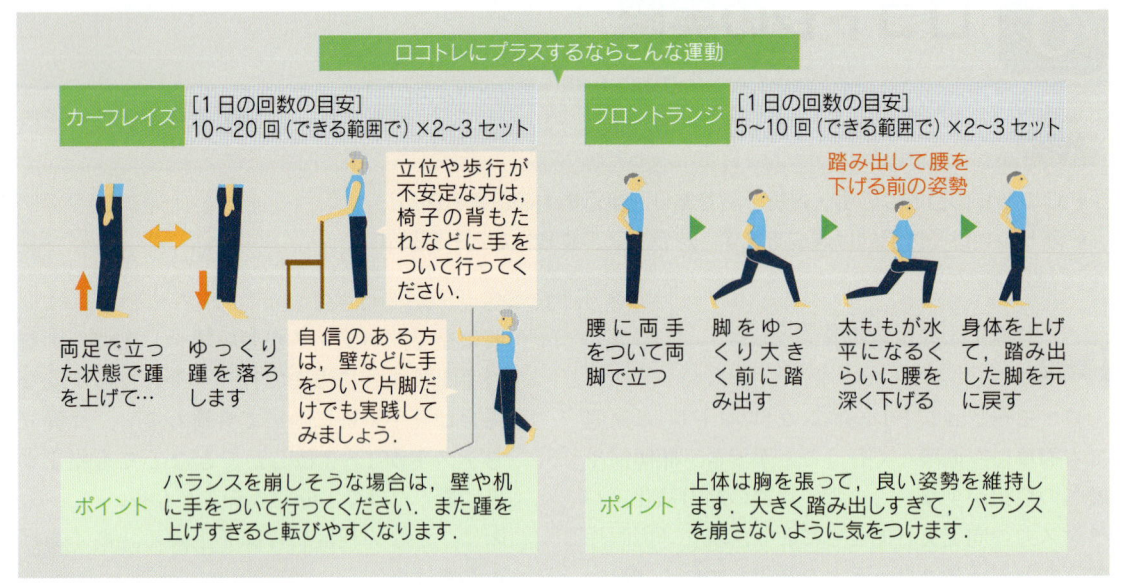

④ 両足は肩幅くらいに開き，つま先は30°開く．
⑤ 普通のスクワットが困難な場合，椅子からゆっくり立ち上がり，スクワットの姿勢をとり，また椅子に腰を下ろす動作でもよい．
⑥ できるだけ背筋を伸ばして行う．
⑦ 一度に5～6回，1日3回行うよう指導する．

ロコトレにプラスする運動

その他，日本整形外科学会で紹介している運動を紹介するが(❹)，大事なことは，気づかないうちに運動器が衰え，転倒・骨折の危険があることを認識してもらい，日々の運動習慣を身につけてもらうことである．

実施してみて膝や腰に痛みが出る場合や転倒の危険がある場合は，医療施設でのリハビリテーションを勧める．

7章 予防的介入の知と技

6 職場における腰痛に対する予防的介入

川上俊文（かわかみ整形リハビリテーションクリニック）

POINT

- 職業性腰痛を災害性腰痛と非災害性腰痛に分け，さらに，災害性腰痛は作業動作起因性腰痛と作業形態起因性腰痛に分けて考えた．
- 作業動作起因性腰痛は，非特異的急性腰痛管理ガイドラインに従って治療するが，その原因となりそうな作業環境にも配慮する．
- 作業形態起因性腰痛は，疲労が関連しており，何らかの荷重軽減措置をとるべきである．
- 非災害性腰痛は慢性的な腰痛であり，労働者自身に内在する形態的・心理社会的危険因子のスクリーニング，および高負荷作業環境下での作業形態の見直しが根本的に必要であり，安全衛生委員会で議論される事柄が多く，その場合の着目点を述べた．

腰痛のなかで，職業に関連する危険因子に関係して発生し，それを改善すれば発生を予防できる腰痛を「職業性腰痛」という．ここでは，職業性腰痛を行政上の分類に従い，ぎっくり腰のような災害性腰痛と慢性腰痛的な非災害性腰痛に区分して述べる．

災害性腰痛

災害性腰痛は診断上，急性腰痛となるが，急性腰痛の発生時の様子を尋ねると，高いところのものを取ろうとした，後ろのものを取ろうとした，下のものを取ろうとした，なかには歩いていてなど，日常的な動作を契機に発生する作業動作起因性腰痛と，非日常的な重量物の抱え上げなどの比較的高負荷の作業や慣れない作業により発生した作業形態起因性腰痛に大別できる．

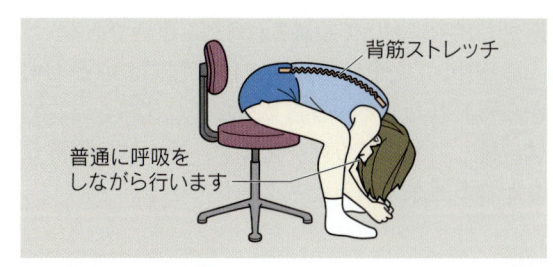

❶アクティブレスト
少しの腰椎屈曲では背筋は働いているが，45°以上屈曲すると背筋は活動を停止し，靱帯がこの姿勢を保つ．これを背筋の屈曲弛緩現象という．したがって，背筋を休息させるには，横臥するのみでなく，椅子に座り背中を丸めてかがみこむ姿勢も有効である．これは，同時に背筋ストレッチにもなる．
（川上俊文．図解腰痛学級．改訂第5版．医学書院 2011[1]）より）

作業動作起因性腰痛

作業動作起因性腰痛に対する介入は，主に医院においてなされる非特異的急性腰痛管理に従う．つまり，腰痛の長期化・再発を防ぐために，鎮痛療法をしながら就労を継続するようアドバイスすることが基本になるが，狭い・不安定・段差・照明・高低差など作業環境にも配慮する．

作業形態起因性腰痛

作業形態起因性腰痛においては，作業および作業環境の変化が一時的なものであれば，筋疲労した部位にトリガーポイントブロックをし，比較的短時間の休息がアドバイスできる．方法としては，横臥するのも良いことであるが，できない場合も多く，その場合アクティブレスト（積極的休養）[1]が有効な手段といえる（❶）．したがって，休息時間/場所，労働時間/形態にも目を配る．

筆者は，傍腰筋に圧痛がなければ前者，あれば後者と診断して対処している．

非災害性腰痛

医院においてなされることは，まず，脊柱の構造的欠陥（分離すべり症，変性すべり症，不安定症，側弯症，変形性股関節症など），過去の腰痛既往のスクリーニングであり，これらの危険因子を内在する労働者には，職種変更，労働時間変更，日常的な腰痛予防習慣・運動[1]などの指導で介入したほうがよい．

厚労省は，腰椎に高負荷を課す作業形態として，①重量物取り扱い作業，②立ち作業，③座り作業，

219

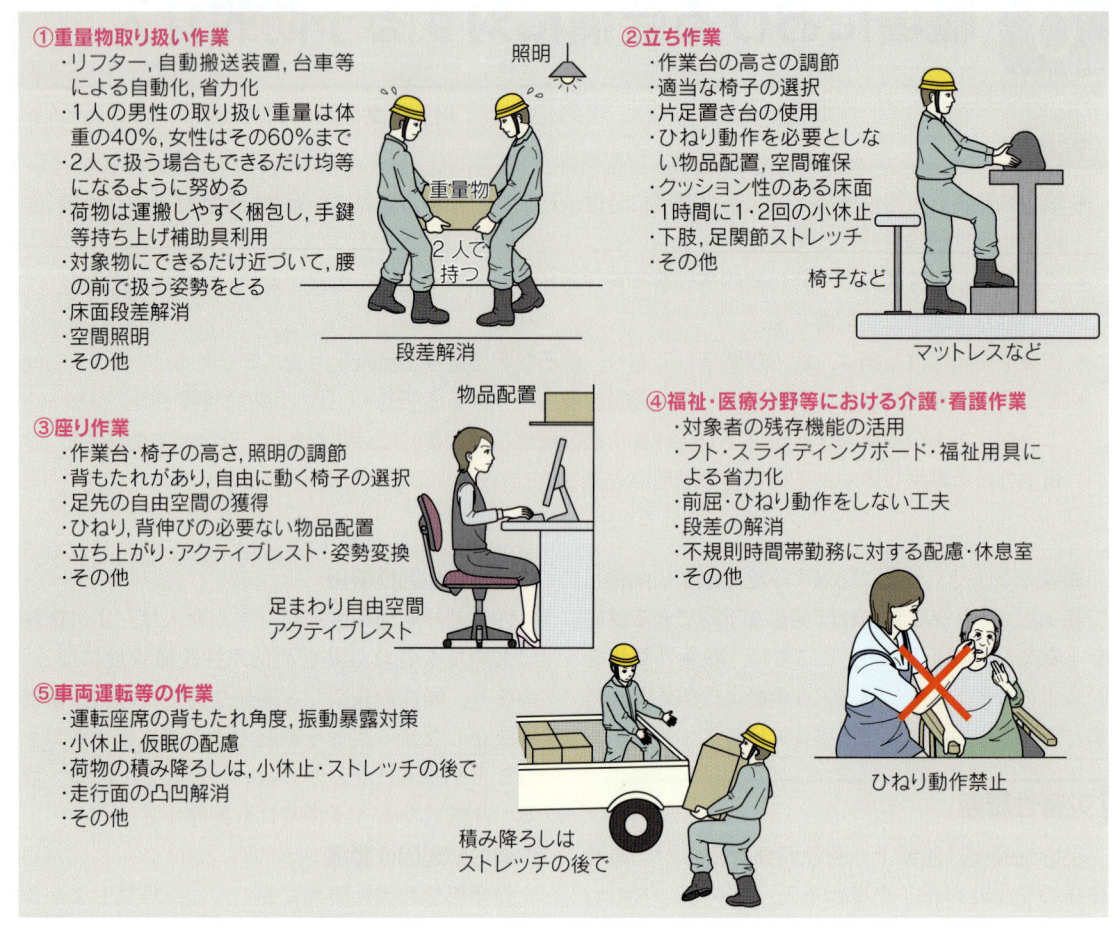

① 重量物取り扱い作業
- リフター，自動搬送装置，台車等による自動化，省力化
- 1人の男性の取り扱い重量は体重の40%，女性はその60%まで
- 2人で扱う場合もできるだけ均等になるように努める
- 荷物は運搬しやすく梱包し，手鉤等持ち上げ補助具利用
- 対象物にできるだけ近づいて，腰の前で扱う姿勢をとる
- 床面段差解消
- 空間照明
- その他

② 立ち作業
- 作業台の高さの調節
- 適当な椅子の選択
- 片足置き台の使用
- ひねり動作を必要としない物品配置，空間確保
- クッション性のある床面
- 1時間に1・2回の小休止
- 下肢，足関節ストレッチ
- その他

③ 座り作業
- 作業台・椅子の高さ，照明の調節
- 背もたれがあり，自由に動く椅子の選択
- 足先の自由空間の獲得
- ひねり，背伸びの必要ない物品配置
- 立ち上がり・アクティブレスト・姿勢変換
- その他

④ 福祉・医療分野等における介護・看護作業
- 対象者の残存機能の活用
- フト・スライディングボード・福祉用具による省力化
- 前屈・ひねり動作をしない工夫
- 段差の解消
- 不規則時間帯勤務に対する配慮・休息室
- その他

⑤ 車両運転等の作業
- 運転座席の背もたれ角度，振動暴露対策
- 小休止，仮眠の配慮
- 荷物の積み降ろしは，小休止・ストレッチの後で
- 走行面の凸凹解消
- その他

❷ 職場における腰痛に対する予防的介入

④福祉・医療分野等における介護・看護作業，⑤車両運転等の作業の5分野を挙げ，それぞれの職場における腰痛予防対策指針を2013年に19年ぶりに改定して発表している（❷）．詳細はウェブで検索参照するとよい．

職場における介入[2]を概括的に述べると，①作業形態として，腰ひねり・中腰・前かがみ姿勢・力仕事・立ち仕事・車運転・運搬・押す・下ろす・前屈・持ち上げ，②作業環境として，狭さ・不安定な足場・振動・高温・低温・段差/障害物・休息場所/時間・危険を伴う作業・不規則な勤務体制などが，職場における腰痛の危険因子として認められているので配慮することになる．

さらに最近では心理社会的危険因子として，働きがい，生活の満足度，仕事のコントロール度，労働者自身が感じている身体的負担/適正・ストレスが認められており，労働者が覚える疲労感，身体的愁訴，活気なさ，不安，イライラなどの心身反応は注意信号であることを認識しなくてはならない．

以上の危険因子は多元的[3]であるため，多様な危険因子のなかで該当する職場において最も密接に関係していると思われる危険因子を抽出し，解決の方向を求めなくてはならない．これは，職場の安全衛生委員会において論議されるべき事柄である．

診療中，「完全に治るまで休職してよいと上司から言われた」という言葉をたびたび聞く．これは，優しい配慮にも聞こえるが，多くは無理解ともとれる言葉であると常々感じている．

文献

1) 川上俊文．図解腰痛学級．改訂第5版．医学書院；2011．
2) 川上俊文．腰痛患者に対する教育的介入―腰痛学級．米延策雄，菊池臣一編．非特異的腰痛のプライマリ・ケア．三輪書店；2009．p.184-217．
3) 栗原 章．職業性腰痛の現状と展望．日本腰痛会誌 2002；8：10-15．

7 骨粗鬆症性骨折の予防

鶴上 浩（鶴上整形外科リウマチ科）

POINT

- 骨粗鬆症性骨折の予防には，①未治療者に治療を介入すること（治療率の向上）と，②治療継続率を維持することが重要である．

骨粗鬆症による骨折は，QOLを低下させるのみならず，生命予後にも影響する．特に骨粗鬆症による大腿骨近位部骨折は諸外国においては減少してきているが，わが国では2007年の調査でも約15万人と依然増加している．骨折するまで症状がない骨粗鬆症による骨折が減らない理由は，骨粗鬆症患者約1,280万人に対して約20％といわれる「治療率の低さ」と，1年間で約半数が治療を脱落するという報告もある「治療継続率の低さ」によると考えられる．

骨粗鬆症性骨折の予防には，「いかに骨粗鬆症治療へ介入するか」と同時に，「いかに治療を継続するか」が重要である．本項では，骨粗鬆症治療介入のコツと治療継続のコツについて，当院で実際に行っている方法を交えて述べる．

治療率の向上

脆弱性骨折後の治療を徹底する

整形外科外来診療においては，骨粗鬆症に対する啓発を行い，治療率を向上させることが重要である．骨粗鬆症の診断は，「原発性骨粗鬆症の診断基準（2012年度改訂版）」[1]に基づいて行う（❶）．診断基準では，「脆弱性骨折」が重要視されており，脆弱性骨折の診断が治療介入において鍵となる．

しかし，脆弱性骨折後の治療は決して十分ではなく，大腿骨近位部骨折や脊椎椎体骨折において，骨折後の薬物治療が行われている症例は約20％といわれている．重要な骨折危険因子である骨折の既往がある患者には，積極的に介入していく必要がある．また，新鮮骨折症例は骨折治癒後に来院しなくなることが多く，骨折治療と平行して早期に骨粗鬆症治療の計画・介入を検討することが重要である．

骨粗鬆症自己評価ツールの利用

骨粗鬆症は骨折発症までは症状に乏しく，患者自身が治療を求めてくるケースは比較的まれである．骨折を起こす前に治療介入を行うために，骨粗鬆症の認知のためにさまざまな自己評価ツールが提唱されている（❷）．

身長の低下や腰の曲がり（wall-occiput distanceやrib-pelvis distance）[2]は，女性患者には特に関心が高く，積極的な啓発に役立つ．また，体重と年齢で骨折危険性を推定できるFOSTA（Score）[3]は，特別な器具も診察も必要なく，問診で推定

❶ 原発性骨粗鬆症の診断基準（2012年度改訂版）

低骨量をきたす骨粗鬆症以外の疾患または続発性骨粗鬆症を認めず，骨評価の結果が下記の条件を満たす場合，原発性骨粗鬆症と診断する．

I. 脆弱性骨折（注1）あり
1. 椎体骨折（注2）または大腿骨近位部骨折あり
2. その他の脆弱性骨折（注3）があり，骨密度（注4）がYAMの80％未満

II. 脆弱性骨折なし
骨密度（注4）がYAMの70％以下または－2.5 SD以下

YAM：若年成人平均値（腰椎では20～44歳，大腿骨近位部では20～29歳）

注1：軽微な外力によって発生した非外傷性骨折．軽微な外力とは，立った姿勢からの転倒か，それ以下の外力をさす．

注2：形態椎体骨折のうち，3分の2は無症候性であることに留意するとともに，鑑別診断の観点からも脊椎X線像を確認することが望ましい．

注3：その他の脆弱性骨折：軽微な外力によって発生した非外傷性骨折で，骨折部位は肋骨，骨盤（恥骨，坐骨，仙骨を含む），上腕骨近位部，橈骨遠位端，下腿骨．

注4：骨密度は原則として腰椎または大腿骨近位部骨密度とする．また，複数部位で測定した場合にはより低い％値またはSD値を採用することとする．腰椎においてはL1～L4またはL2～L4を基準値とする．ただし，高齢者において，脊椎変形などのために腰椎骨密度の測定が困難な場合には大腿骨近位部骨密度とする．大腿骨近位部骨密度には頸部またはtotal hip (total proximal femur) を用いる．これらの測定が困難な場合は橈骨，第二中手骨の骨密度とするが，この場合は％のみ使用する．

（日本骨代謝学会，日本骨粗鬆症学会合同原発性骨粗鬆症診断基準改定検討委員会. Osteoporosis Japan 2013より）

❷ 骨粗鬆症における自己評価ツール

自己評価ツール	調査項目	基準（カットオフ値）	参考
身長の低下	身長	2～4cm低下	生涯最大身長との差
腰の曲がり	wall-occiput distance rib-pelvis distance	0cm以上 2横指以下	感度60%，特異度87% 感度88%，特異度46%
FOSTA	年齢，体重	−4以下	高リスク群が25%存在し，その約45%が骨粗鬆症
FRAX®	年齢，身長，体重，その他全9項目	15%	75歳未満は薬物治療を検討 WHOのホームページを参照

❸ 主な骨粗鬆症治療薬の骨折抑制効果

薬剤	椎体骨折	非椎体骨折	大腿骨近位部骨折
結合型エストロゲン	33%	27%	―
エルデカルシトール	26%*	前腕骨折71%* 非椎体（3部位）48%*	―
エチドロン酸ニナトリウム	44%	―	―
アレンドロン酸ナトリウム水和物	45～55%	16～49%	40～53%
リセドロン酸ナトリウム水和物	36～49%	27～40%	40%
ミノドロン酸水和物	59%	―	―
ラロキシフェン塩酸塩	30～50%	―	―
バゼドキシフェン酢酸塩	42%	―	―
テリパラチド	65～69%	53～54%	―

*：対照群はアルファカルシドール投与．―：データがないもしくは推奨できる根拠を認めない．
（「骨粗鬆症の予防と治療ガイドライン2011年版」に基づき骨折予防効果推奨グレードAの薬剤を抜粋）

することができるため，医療スタッフ全員が骨粗鬆症の啓発に活用できる．FRAX®は，「骨粗鬆症予防と治療のガイドライン2011年版」[4]では薬物治療開始基準の一部に使用されているが，将来の骨折リスクが数字で表示されるため，骨粗鬆症の啓発，積極的な治療介入のツールとしても使用できる可能性がある．これらの自己評価ツールを利用し，骨粗鬆症や骨折のリスクを認知してもらい，薬物治療を積極的に介入していくことが重要である．

生活習慣病と骨粗鬆症

糖尿病，高血圧，慢性腎臓病（CKD），慢性閉塞性肺疾患（COPD）などの生活習慣病は，骨折リスクを増加させることが知られている[5]．特に糖尿病においては，大腿骨近位部骨折リスクが，I型で約6.3倍，II型でも1.7倍に増加するといわれており，積極的な骨粗鬆症治療が必要である．

生活習慣病関連骨粗鬆症の治療は，①原疾患の治療と，②骨粗鬆症薬物治療が重要である．骨粗鬆症薬物治療を開始する際には，原疾患を悪化させない薬剤を選択するとともに，原疾患のコントロールも重要である．治療開始基準は，生活習慣病関連骨粗鬆症として特別に定められていないが，骨密度だけでなく骨質の低下が関連している生活習慣病関連骨粗鬆症では，早期に薬物治療を開始する必要があると思われる．

治療継続率の向上

薬物治療の効果と薬剤選択

骨粗鬆症による骨折は，❸に示すような薬剤により予防・減少することが明らかになっている．これらのガイドラインで推奨グレードAの薬剤を中心に骨折リスクを考慮して行う．

骨折リスクは，臨床の現場においては「年齢」と「既存骨折の有無」によって判定されていることが多い．つまり，年齢が高く，既存骨折がある

❹ 骨粗鬆症治療薬の重症度/年齢別使い分け

	椎体骨折なし（骨減少例含む）	既存椎体骨折1個	既存椎体骨折2個以上
65歳未満	1st：ED, SM 2nd：BP	1st：ED=SM 2nd：≧BP 3rd：TP	ED=TP=SM=BP（症例によって）
65〜75歳未満	1st：ED 2nd：SM 3rd：BP	ED=TP=SM=BP（症例によって）	1st：TP=BP 2nd：ED 3rd：SM
75歳以上	1st：ED 2nd：SM, BP (3rd：TP)	1st：BP, TP, ED 2nd：SM	1st：TP 2nd：BP 3rd：ED

骨折リスクは左から右、上から下に増大

ED：エルデカルシトール，SM：SERM，
BP：ビスフォスフォネート，TP：テリパラチド

❻ 骨粗鬆症薬物治療中に留意すべき症状

薬剤	留意すべき症状
全薬剤	腰背部痛（新規椎体骨折の可能性）
カルシウム剤	便秘，胸焼け
女性ホルモン剤	ホルモン補充療法ガイドラインを参照
SERM	深部静脈血栓（下肢浮腫・息切れ）や視力障害
活性型ビタミンD製剤	高カルシウム血症（便秘，食欲減退，精神障害），腎・尿管結石
ビタミンK₂製剤	ワーファリン服用例は禁忌
カルシトニン製剤	悪心，顔面紅潮
副甲状腺ホルモン製剤	骨悪性腫瘍，便秘，食欲減退，精神障害，尿路結石，関節痛，こむら返り，注射部位反応
ビスフォスフォネート製剤	胃腸障害，長期間服用者で顎骨壊死*（特に抜歯時），非定型大腿骨骨折（両下肢痛）

*ビスフォスフォネート関連顎骨壊死に対するポジションペーパー（改訂追補2012年版）ならびにビスホスホネート系薬剤と顎骨壊死（監修社団法人日本口腔外科学会）を参照

症例ではビスフォスフォネート製剤やテリパラチド製剤が選択され，比較的若年で骨折の既往がない症例は，選択的エストロゲン受容体モジュレーター（SERM）やビタミンD製剤が選択される（❹）．

しかし，患者のコンプライアンスを考慮し，合併症や患者の嗜好に合わせて選択することにより治療継続率を維持することも考慮しなくてはならない．

❺ 骨粗鬆症治療開始時に聴取すべき患者情報

医療面接での質問事項	FRAX®に用いられる危険因子
受診の目的	年齢
症状およびADL	性別
年齢および閉経時期	体重，身長（実測値）
既往歴および現在治療中の疾患	現在の喫煙
過去の骨粗鬆症検査の有無と結果	ステロイド薬の使用
現在の服薬状況	関節リウマチ
骨粗鬆症・骨粗鬆症性骨折の家族歴	続発性骨粗鬆症の有無
骨折の既往	アルコール摂取（1日3単位以上）
食事内容・嗜好品	【大腿骨近位部骨密度】
運動の程度および頻度	
子どもの有無	

治療計画の告知と骨代謝マーカー・服薬指導によるフィードバック

骨粗鬆症治療薬の継続率は，治療開始直後と2〜3か月後に低下することが報告されている．これは，①有害事象，②治療効果の実感と治療目標の欠如が要因にあることが多い．

有害事象に対しては服薬指導や検査により早期に発見し対処していき，時には薬剤の変更も検討する．服薬指導時には❺や❻に示すような項目を重点的に聴取する．

治療効果をフィードバックするには骨代謝マーカーが有効である．薬剤効果を確認することにより治療継続のモチベーションを維持する．❼に示すような治療カスケードを患者に示し，治療計画を患者と医療者が共有することが重要である．治療目標の設定には中期的な治療・検査計画表（❽）が有効である．次回の検査予定や有害事象の状況が，患者自身とともに医療者も一目で確認できる．服薬指導の際に活用することが重要である．

治療連携による治療途絶の予防

対象患者の多くが高齢者である骨粗鬆症は，骨折や合併症の治療などのさまざまな理由によって転院もしくは入院することが多く，転院を機に治療が中断することがしばしば起こる．治療継続のためには，一医療機関のなかだけに限らず，周囲の医療機関との治療連携や，地域のケアマネ

❽ 治療・検査 計画表

ID＿＿＿＿＿＿ 氏名＿＿＿＿＿＿＿＿ 開始　／　～　／　終了

	開始日	4W(4か月)	8W	12W(3か月)	16W	20W	24W(6か月)	28W	32W	36W(9か月)	40W	44W	48W(12か月)
処方日(28日ごと)	カルテバックしす主表作成・カレンダー記入アンケートお願い用紙・投与前アンケートフォルテオ手術説明DVD中フォルテオ準備スーツケース・フォルテオ・針・アル綿	予定日／	／	／	／	／	／	／	／	／	／	／	／
		来院／	／	／	／	／	／	／	／	／	／	／	／
診察(3か月ごと)		○	○	○	採血結果	○	○	採血結果	○	○	採血結果	○	○
採血(3か月ごと)			スピッツ渡し	○			スピッツ渡し	○		スピッツ渡し	○	スピッツ渡し	○
DEXA(6か月ごと)					DEXA予約13:30			／13:30～			DEXA予約13:30		／13:30～
備考				アンケート		アンケート		アンケート					アンケート

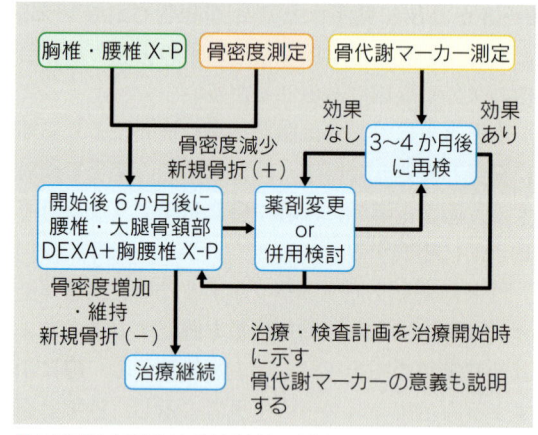

	52W	56W	60W(15か月)	64W	68W	72W(18か月)	76W	80W(20か月)	84W	88W	92W	96W(24か月)	97W～終了
処方日(28日ごと)	／	／	／	／	／	／	／	／	／	／	／	／	
診察(3か月ごと)	採血結果	○	○	採血結果	○	採血結果	○	○	○	採血結果	○	○	採血結果
採血(3か月ごと)		スピッツ渡し	○			スピッツ渡し	○		スピッツ渡し	○	スピッツ渡し	○	
DEXA(6か月ごと)		DEXA予約13:30			／13:30～			DEXA予約13:30			／13:30～		
備考						アンケート					アンケート		

❼ 骨粗鬆症薬物治療開始後の流れ

ジャーなどとの情報共有が重要となる．

　2006年から保険適応されている「大腿骨近位部骨折地域連携パス」は，地域連携診療計画として各地で普及してきている．大腿骨近位部骨折は再骨折を起こすことが多く，骨折後に骨折の連鎖を防ぐことが重要であるが，各地域で行われている連携パスのなかには骨粗鬆症の評価や治療に関する情報が組み込まれている例はまだ少ないのが現状である．

　整形外科診療所は，かかりつけ医として治療連携の中心として機能していく必要がある．医師以外の看護師，薬剤師，栄養士，理学療法士などの多職種が連携することにより，治療率と治療継続率の向上を目的とした骨粗鬆症リエゾンサービスは，日本骨粗鬆症学会を中心に提唱されており，今後の治療連携に重要な役割を果たすと思われる．

文献

1) 日本骨代謝学会，日本骨粗鬆症学会合同原発性骨粗鬆症診断基準改定検討委員会．原発性骨粗鬆症の診断基準(2012年度改訂版)．Osteoporosis Japan 2013；21：9-22.

2) Green AD, et al. Does this woman have osteoporosis? JAMA 2004；292：2890-2900.

3) Fujiwara S, et al. Performance of osteoporosis risk indices in Japanese population. Current Therapeutic Res 2001；62：586-594.

4) 骨粗鬆症の予防と治療ガイドライン作成委員会（編）．骨粗鬆症の予防と治療ガイドライン2011年版，ライフサイエンス出版；2011.

5) 日本骨粗鬆症学会 生活習慣病における骨折リスク評価委員会（編）．生活習慣病骨折リスクに関する診療ガイド，ライフサイエンス出版；2011.

7章 予防的介入の知と技

8 下肢静脈血栓塞栓症に対する予防的介入

王寺享弘(福岡整形外科病院)

POINT

- 術前よりDVTが10%前後に存在することは認識すべきであり,かつ4例に巨大血栓を認め,これが術後の致死性PTEの原因になりうる.
- 術後のDVTは85%以上が抗凝固療法を使用できない術後から翌日にかけて発生するが,これは大きさからみて許容されるものであり,血栓が成長して症候性のPTEにならないようにする.
- 下肢人工関節のVTE対策として,術後に有効なXa阻害薬が使用可能となっているが,出血有害事象に注意する.

　肺動脈が何らかの塞栓子により閉塞する疾患が肺塞栓症であるが,塞栓子が血栓である場合には肺血栓塞栓症(pulmonary thromboembolism:PTE)という.整形外科領域で問題となるのは急性のPTEであり,肺動脈内の器質化血栓により生じる慢性のPTEは対象外である.

　このacute PTEの原因のほとんどは深部静脈血栓症(deep vein thrombosis:DVT)であり,PTEはDVTによる合併症といえる.したがってPTEとDVTは一つの連続した病態と考えられ,これを併せて静脈血栓塞栓症(venous thromboembolism:VTE)とよんでいる.特に外科手術におけるPTEの原因となるDVTの大部分は,下肢深部静脈から発生している.これはPTE剖検例で下肢深部静脈に残存した多くの血栓がみられることより明らかであり,予防のためには下肢のDVTを検索することが重要である.

静脈血栓塞栓症の病態と現状

下肢の深部静脈系

　下肢には,①足底から血流をうける前脛骨静脈・後脛骨静脈・腓骨静脈と,②下腿の筋肉から派生する腓腹静脈・ヒラメ筋静脈の2つの深部静脈系があり,これらは合流して膝窩静脈,大腿静

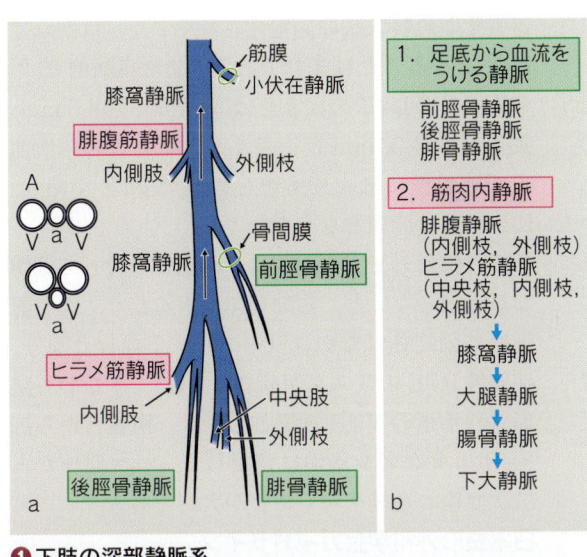

❶下肢の深部静脈系
足底から血流をうける前脛骨静脈・後脛骨静脈・腓骨静脈と下腿の筋肉から派生する腓腹静脈・ヒラメ筋静脈の2つの深部静脈系があり,これらは合流して膝窩静脈,大腿静脈となり下大静脈に注ぎ込む.
(a:赤木將男.Pharma Medica 2007[1]より)

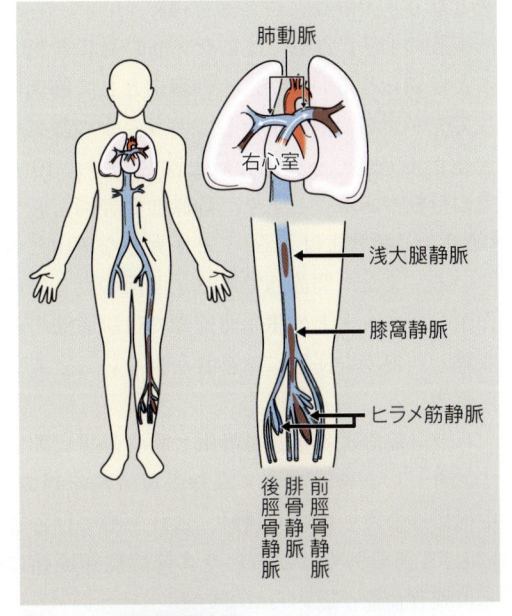

❷ヒラメ筋静脈還流路
ヒラメ筋静脈は後脛骨静脈と腓骨静脈に開口しており,ヒラメ筋静脈還流路を形成し,中枢に進展していく.

225

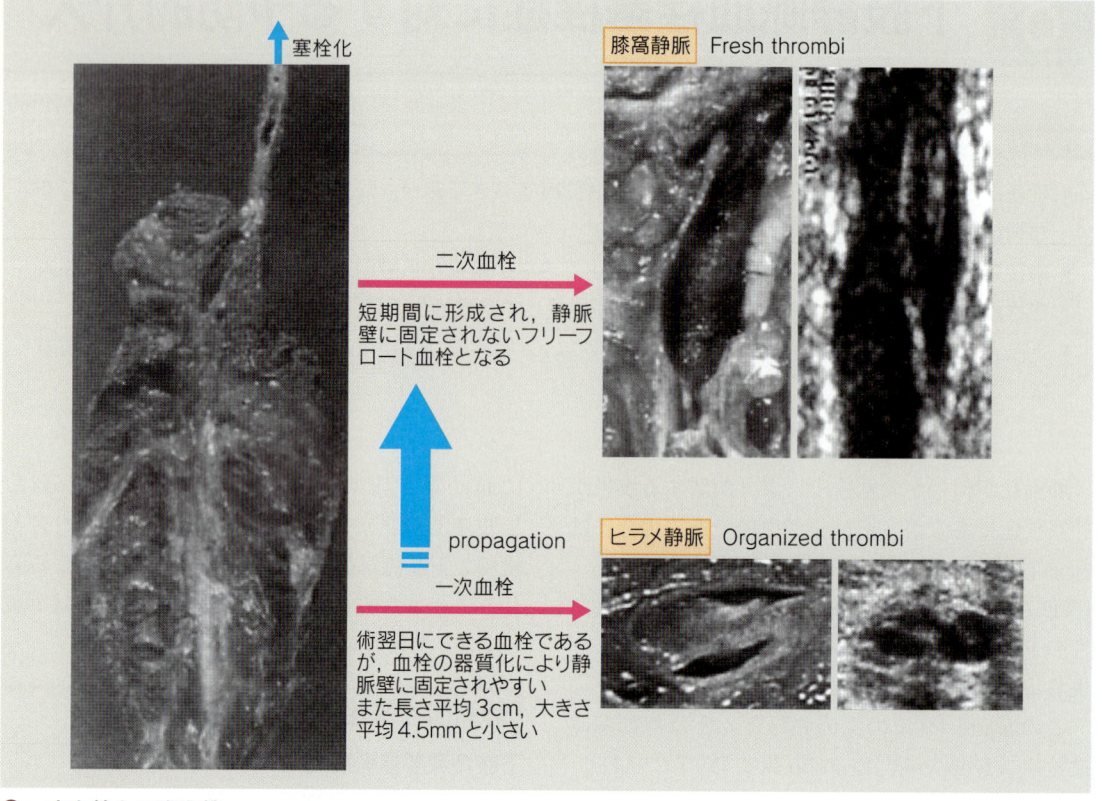

❸ **一次血栓と二次血栓**
術翌日に発生する血栓は，一次血栓と呼ばれ，器質化され静脈壁に固定化されやすく，はがれてPTEとなることはまれである．これに対して二次血栓は短期間で大きくなり，かつ静脈壁に固定されないフリーフロート血栓となり，症候性PTEのリスクとなる． （呂　彩子．Pharma Medica 2007[2)]より．エコー画像：新潟大学榛沢和彦氏）

脈となり下大静脈に注ぎ込む（❶）．

　下肢のDVTの多くはヒラメ筋静脈に発生することが知られているが，その理由として筋肉内派生で先が盲端で洞構造をしており，かつ静脈弁の発達が不完全であり，分岐と吻合が多く10本以上の分枝があることより，静脈血が停滞しやすい（第2の心臓とよばれる）ことが大きな理由とされている．また単関節筋であり足関節の動きのみに作用し，ベッド上の膝屈曲運動では腓腹筋のみが収縮し，血流の促進には影響が少ないことも挙げられる．

　ヒラメ筋静脈は後脛骨静脈と腓骨静脈に開口しており，いわゆるヒラメ筋静脈還流路を形成し，中枢につながっていく（❷）．これを裏づけるようにPTE剖検例ではこのヒラメ筋静脈還流路に多くの残存血栓が認められている．

一次血栓と二次血栓

　術翌日に発生する血栓は，一次血栓とよばれ，器質化され静脈壁に固定化されやすく，はがれてPTEとなることはまれである．また自験例69例の術翌日のDVTの大きさは，直径が平均4.5 mm，長さが平均30 mmと小さく，たとえこの一次血栓が肺動脈に飛んでも無症候性のPTEであり，臨床的には問題とならない．

　これに対して二次血栓は一次血栓に対して適切な対応をしないと，短期間で大きくなり，かつ静脈壁に固定されないフリーフロート血栓となり，症候性PTEのリスクが高まる（❸）．すなわち整形外科手術のVTE対策としては，術翌日から抗Xa阻害薬などを適切に使用して，一次血栓から二次血栓の進展を防ぐことが大切である．

日本整形外科学会ガイドライン

　2008年に日本整形外科学会はVTE予防ガイドラインを策定した．これは2004年に10の学会が協力してできたわが国初のガイドラインを発展させて，リスク階層化の高リスク群に従来の下肢の

❹ 日本整形外科学会 VTE 予防ガイドライン

a：ガイドラインにおける静脈血栓塞栓症のリスク階層化

リスクレベル	手術
低リスク	上肢手術
中リスク	腸骨からの採骨や下肢からの神経や皮膚の採取を伴う上肢手術 脊椎手術[*1]，脊椎・脊髄損傷[*2] 下肢手術，大腿骨遠位部以下の単独外傷[*3]
高リスク	人工股関節置換術・人工膝関節置換術 股関節骨折手術（大腿骨骨幹部を含む） 骨盤骨切り術[*4] 下肢手術に VTE の付加的な危険因子が合併する場合 下肢悪性腫瘍手術 重度外傷（多発外傷）[*5]・骨盤骨折[*5]
最高リスク	「高リスク」の手術を受ける患者に静脈血栓塞栓症の既往あるいは血栓性素因の存在がある場合

[*1]：下肢麻痺があれば高リスクとなるが，抗凝固療法は出血リスクのため適応の是非は不明
[*2]：脊椎脊髄損傷は中リスクあるいは高リスクに分類されると考えられるが，急性期の抗凝固療法は出血リスクのために適応の是非は不明
[*3]：エビデンスのある報告は少ないためリスクの階層化は困難であるが，報告されている発生率から中リスクと判断される
[*4]：キアリ骨盤骨切り術や寛骨臼回転骨切り術など
[*5]：重度外傷と骨盤骨折は高リスクと考えられるが，安全で効果的な予防法を指摘できない

b：ガイドラインにおいて推奨する予防法

リスクレベル	推奨予防法
低リスク	早期離床および積極的下肢運動
中リスク	弾性ストッキングあるいは間欠的空気圧迫法
高リスク	間欠的空気圧迫法あるいは抗凝固療法
最高リスク	抗凝固療法（間欠的空気圧迫法あるいは弾性ストッキング併用）

高リスクに対しては間欠的空気圧迫法あるいは抗凝固療法を推奨するが，間欠的空気圧迫法にはすでに形成された血栓を遊離させて肺血栓塞栓症を惹起する可能性や，コンパートメント症候群を来す可能性が存在し，抗凝固療法には出血性リスクが存在するので，症例に応じて予防法を選択するか，あるいはこれらの予防を行わないという選択も存在する．

抗凝固療法：
- エノキサパリンナトリウム：（クレキサン® 皮下注キット 2,000 IU）2,000 単位を 1 日 2 回皮下注，術後 24 時間経過後投与開始，術後 10〜14 日間投与
- フォンダパリヌクスナトリウム：（アリクストラ® 皮下注 2.5 mg・1.5 mg）2.5 mg（腎機能低下例は 1.5 mg）を 1 日 1 回皮下注，術後 24 時間経過後投与，術後 10〜14 日間投与
- 未分画ヘパリン：（カプロシン®）5,000 単位（1 バイアルは 20,000 単位）を 1 日 2〜3 回皮下注，開始時期・投与期間未記載
- 未分画ヘパリン：APTT でモニタリングして使用
- ワルファリン：PT-INR でモニタリングして使用

（日本整形外科学会 静脈血栓塞栓症予防ガイドライン 2008 より）

人工関節，股関節骨折に加え，骨盤骨切り，骨盤骨折や多発外傷を加えている．しかし高リスク群の推奨する予防法としては，間欠的空気圧迫法および抗凝固療法としており，従来通り一歩退いた

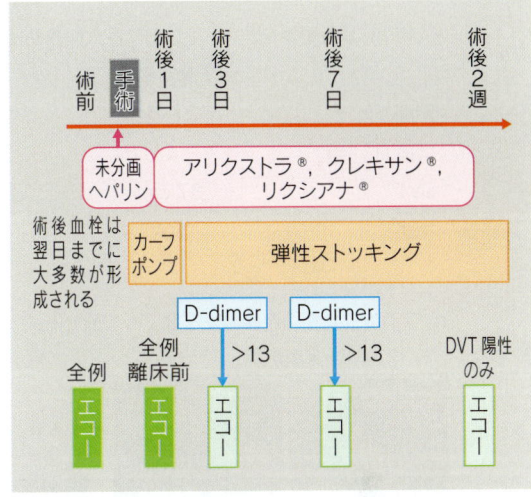

❺ 当院の下肢人工関節に対する VTE 予防プロトコール

膝人工関節置換術では駆血帯をせず，術中に下腿のマッサージを行っている．術後から術翌日に多くの DVT が形成されることより，空気圧迫法は翌朝までの一日だけとしその後は弾性ストッキングを着用させている．下肢の超音波検査は術前と術翌日に必ず行い，その後も DVT 陽性例や D-dimer 高値例には検査を追加している．

対策となっているが，これは抗 Xa 凝固薬の副作用としての出血有害事象を懸念したものと思われる（❹）．

このガイドラインに沿って，日常の診療で VTE 対策を行うことは大切である．なぜなら VTE に関する医事紛争案件では，このガイドラインがその当時の医療水準の根拠となるからである．

当院の下肢人工関節に対する VTE 予防プロトコール

2006 年に人工膝関節全置換術（TKA）の術翌日に fatal PTE を経験し衝撃をうけ，2007 年から新たな下肢人工関節症例の VTE 予防プロトコールを開始した（❺）．これ以外にも下肢手術や脊椎手術などの中リスク以上の症例にもすべてに，術前に VTE を説明し承諾書を書いてもらっている．

実際に膝前十字靱帯再建 35 例の術後にも超音波検査を行い，3 例 8.6％に DVT がみられ 1 例は症候性であった．この症候性 DVT の例では，術前に十分に VTE の説明をしており，その後の治療に協力的であった．また最近では長時間になる肩関節の鏡視下手術でも術前に説明を行っている．

TKA や人工膝単顆置換術（UKA）では駆血帯を

a：術前に膝窩静脈を超え，近位部に巨大血栓を認めた4例

	77歳, 女性	74歳, 女性	80歳, 女性	65歳, 女性
BMI	27.6	20.8	25.7	22.2
術前 D-dimer	43.8 μg/mL	9.0 μg/mL	2.2 μg/mL	5.8 μg/mL
DVT	37 cm	20 cm	17 cm	26 cm
術式	TKA	TKA	revision UKA	revision THA

b：77歳，女性．原疾患：左膝OA．予定術式：primary TKA

Total 37cm 長
BMI 27.6 kg/m²
D-dimer 43.8 μg/ml

❻ 術前にみられた巨大血栓の4例

せず，術中に下腿のマッサージを行っている．空気圧迫法は術後から術翌日に多くのDVTが形成されることより翌朝までの一日だけとし，その後は弾性ストッキングを着用させている．最も重要なものは下肢の超音波検査であり，術前と術翌日に必ず行い，その後もDVT陽性例やD-dimer高値例にはfollow-up超音波検査を行っている．

超音波検査による結果

対象および方法

下肢人工関節の全例に術前と術翌日に，両下肢の下腿から鼠蹊部まで超音波検査を実施し，その後も必要に応じて検査を追加した．また一時期には手術室において術直後にも超音波検査を行った．調査対象は2013年3月までに超音波検査を施行した2,347例中，結果が分析できた1,465例であり，VTE予防として術翌日からXa阻害薬を2週間使用した[3]．

結果

① 術前

術前にDVTを1,465例中185例，12.6%（近位2，遠位184，重複あり）に認めた．このうち4例に膝窩静脈を超える大きな血栓（17～37 cm）を認め，すべて無症候性のDVTであった（❻）．

② 術直後

248例に実施したが，全例にDVTはみられなかった．おそらく血栓は形成しつつあると思われるが，超音波上では形態としてとらえるほどの大きさではないと考えられる．それ以後は手術直後の煩雑さもあり行っていない．

③ 術翌日

DVTが術前から存在した例を除く新規発生率は1,465例中625例，42.6%（近位5，遠位624，重複あり）であった．このうち人工股関節全置換術（THA）28%，UKA 38.7%，TKA 48.8%の頻度であり，いずれもヒラメ筋静脈に多く認めた．

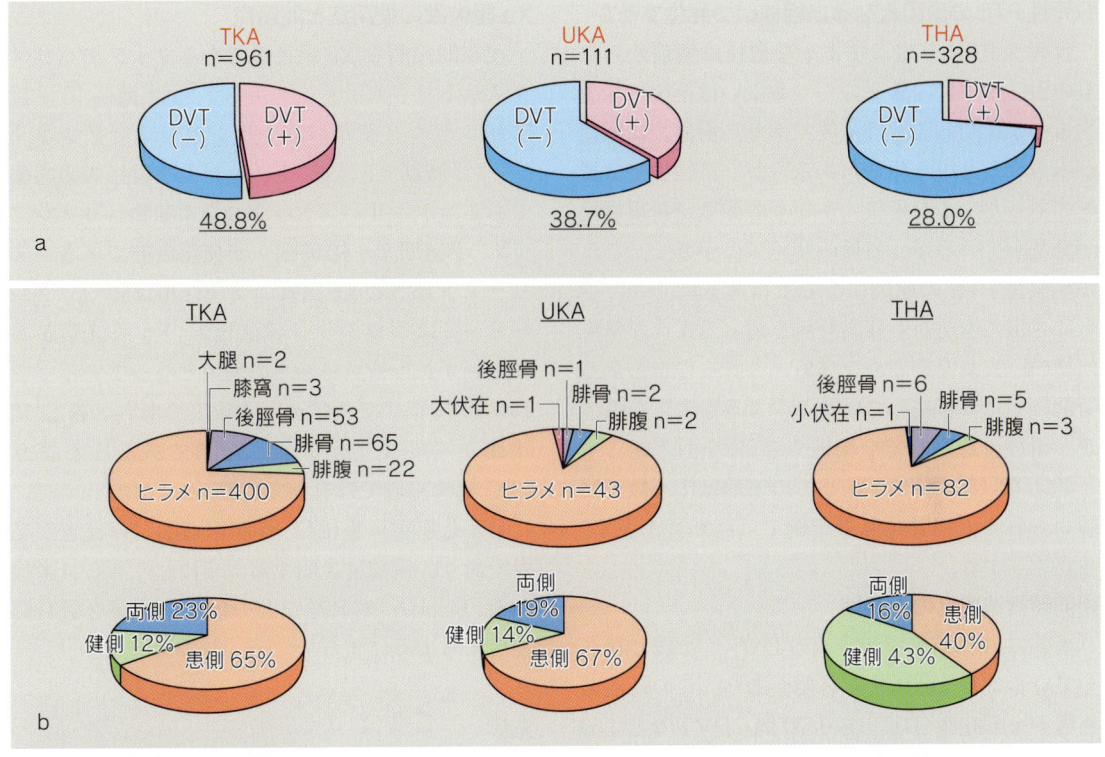

❼ 術翌日の新規 DVT の発生
a：新規発生率は 1,465 例中 625 例，42.6％であり，THA 28％，UKA 38.7％，TKA 48.8％の頻度であった．
b：いずれもヒラメ筋静脈に多く認め，TKA および UKA では患肢に多く発生したが，THA では健肢に逆に多くみられた．
　しかし術翌日の新規血栓のサイズは小さく，すべて無症候性の DVT で，症候性 PTE の発症はなかった．

人工膝関節では駆血帯を使用しないにもかかわらず，人工股関節よりも多い発生頻度であった．また TKA および UKA では患肢に多く発生したが，THA では健肢に逆に多くみられ，側臥位の手術体位が一要因と思われた（❼）．しかしこれらの術後の新規血栓は前述したように小さく，すべて無症候性の DVT で，症候性 PTE の発症はなかった．

Maynard は 1991 年に 76 例の TKA 術後に，静脈造影にて連続的に DVT の検索を行っている．このなかで 86％に術翌日までに新規の DVT がみられたと報告している[4]．同様に 59 例の TKA 術後で DVT の発生時期を調べた自験例でも，術前・術翌日・3 日・7 日・14 日・21 日と計 6 回の連続した超音波検査を行い，33 例 56％に新規の DVT が発生し，このうち 28 例 85％が術翌日までの発生例であった．

線溶系のマーカーである D-dimer と比べ，凝固系マーカーである可溶性フィブリンモノマー（SFMC）は凝固系の活性を直接的に反映する．この SFMC は術翌日の値は高いことが知られており，これは術直後から翌日にかけては"過凝固状態"を示しており，術後の DVT が発生しやすい時期と思われる．

VTE に対する予防的介入

わが国では食生活の欧米化や超高齢化社会を迎え，かつ医療技術の高度化と相まって，血流の停滞・血液凝固能の亢進・静脈内皮の傷害を引き起こし，VTE の頻度は増加傾向にある．しかし新しい抗 Xa 阻害剤の使用が可能になってからは，致死性の PTE は報告されていない．しかし急性の PTE がいったんショック症状を伴って発症すると半数以上は亡くなり，その多くは 1 時間以内に突然死という最悪の結果をもたらす．つまり大学病院や総合病院でも救命は困難であることから，予防に全力を挙げることが大切であり，突然発症する予期せぬ疾患から予防すべき疾患ととらえる必要がある．

致死性 PTE の原因となる血栓はいつ発生するか

致死性 PTE を起こすような血栓は術前からのものか，術中にできるのか，あるいは術後に発生するのかを知ることは重要である．術直後に血栓がみられたという報告はある[5]が，自験例では皆無であった．また術後にかなりの頻度で新規血栓が発生しているが，血栓のサイズは小さく，これが症候性 PTE の原因になるとは考えにくい．さらに 4 例に術前から膝窩静脈を超えるような無症候性の巨大血栓を認めた(❻)．これらのことから術前にすでに存在していたこのような大きな血栓が，術後に遊離して症候性の PTE を引き起こすと考えている．特に手術までの安静臥床を数日間強いられる大腿骨頚部骨折例では高齢者が多く，注意を要する．

術前超音波検査の重要性

術前に 10％前後で無症状の DVT が下肢に存在していることは認識する必要があり，この術前発生因子を 636 例（DVT あり 70 例，DVT なし 566 例）で検討したが，年齢・BMI・ヘモグロビン・血小板数・コレステロール値などは関係なく，術前の D-dimer 値にのみ有意差を認めた．よって術前より D-dimer 値が正常値以上であれば超音波検査は行い，下肢の DVT の検索を行うようにしている．

また術前より存在する DVT の対策として，器質化された固い血栓や，サイズの小さなものは，血栓の存在を十分に説明して，手術に移行している．一方，急性期の柔らかい血栓，大きな血栓，近位にある血栓，D-dimer 高値例などは，カプロシン®などの未分画ヘパリンを投与して，その後もう一度超音波の検査を行い，安全性を確認して手術を行っている．

Xa 阻害薬の使用法と問題点

現在間接的な Xa 阻害薬であるフォンダパリヌクスナトリウム（アリクストラ®：半減期 16〜17 時間）とエノキサパリンナトリウム（クレキサン®：半減期 4.5 時間）と，直接的な経口の阻害薬であるエドキサバントシル酸塩水和物（リクシアナ®：半減期 8〜10 時間）が使用可能である．アリクストラ®は Xa 阻害の薬理作用は強く，クレキサン®はプロタミン硫酸塩という拮抗薬があり，いずれも術翌日からの使用となっている．これに対してリクシアナ®は経口であり，術後 12 時間からの使用ができ，安価であることより DPC 標榜施設では有利である．

しかし有害事象（特に出血副作用）には注意が必要であり，術前に説明するようにし，さらに術後に H_2 blocker や PPI などの抗胃潰瘍薬を数日間使用するようにする．

文献

1) 赤城將男．PTE/DVT の発症と予防—超音波．Pharma Medica 2007．25（Suppl）；35-37．
2) 呂　彩子．肺血栓塞栓症の病因としての深部静脈血栓症—ヒラメ静脈の重要性．Pharma Medica 2007．25（Suppl）；95-98．
3) 大西慶生ほか．人工関節置換術における静脈血栓塞栓症の病態と対策．整形外科 2013；64：401-405．
4) Maynard MJ, et al. Progression and regression of deep vein thrombosis after total knee arthroplasty. CORR 1991；273：125-130．
5) 赤木将男ほか．TKA 後の深部静脈血栓症に対するリスクマネージメント；下肢深部静脈超音波エコー法による術中徐脈血栓形成の検索．日整会誌 2004；78：20-26．

7章 予防的介入の知と技

9 外傷に伴う感染予防：破傷風

川嶋眞人（川嶋整形外科病院）

> **POINT**
> - 小さな切り傷からも発症し，死亡率は新生児では80〜90％，成人では15〜60％である．トキソイドによる予防接種が重要である．

疫学からみて

　感染症施行規則で，破傷風と診断した医師は7日以内に最寄りの保健所に届け出なければならない．1950年には報告患者数1,915人，死亡率81.4％と致命率の高い感染症であったが，1952年に破傷風トキソイドが導入され，1968年にはジフテリア，百日咳，破傷風混合ワクチン（DTP）の定期接種が開始されて以降，破傷風の患者・死亡数は減少してきた．

　しかし，1975〜1981年の期間，副作用のために接種が中止されているので，その期間に生まれた人には注意を要する．1991年以降，報告患者数は年間30〜50人，致命率20〜50％であったが，1999年には65人，2000年には92人と成人になるにつれてやや増加傾向があるが致命率は変わっていない．

病態生理からみて

　嫌気性菌である破傷風菌（*Clostridium tetani*）は，好気的な環境下では生育できないために，熱や乾燥に対して高い抵抗性を示す芽胞の形態で土壌に広く分布している．指の擦過創などのささいな創傷部位からでも菌は体内に侵入して感染するが，侵入部位が特定されていない事例も23.6％にみられる．

　土壌中に棲息する嫌気性菌の破傷風菌が産生する毒素は神経毒（テタノスパスミン）と溶血毒（テタノリジン）の2種類があり，潜伏期間（3〜21日）の後に痙笑（ひきつり笑い），牙関緊急（開口障害），舌がもつれ会話に支障を来す，嚥下困難から始まる全身痙攣，後弓反張（全身が弓なりに反る：❶）などの症状は神経毒によると考えられている．さらに進行すると呼吸筋麻痺により窒息死する．

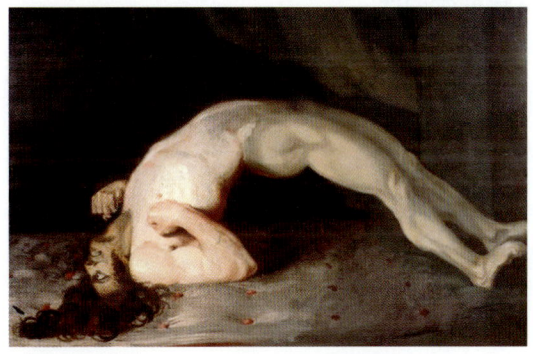

❶ 後弓反張（チャールズ・ベル 1809年）

予防法は

　土壌などで汚染された創傷部の洗浄，デブリドマンを行う．予防接種後から10年間は抗体があるとされているので必要ないが，定期予防接種後10年以上を経過している場合（2014年現在20歳以上）と，定期予防接種の非対象者に対しては沈降破傷風トキソイド0.5 mLを初回接種し，1か月後にもう1回，6〜12か月後にさらにもう1回の追加接種が勧められる．同時に受傷時にTIG（抗破傷風人免疫グロブリン〈テタガム®，テタノブリン®〉）250単位を投与する．

　少しでも破傷風の初期症状が出現するような場合は，できるだけ早期にICU施設のある病院を紹介する．

文献
1) 田村裕昭，川嶋眞人．軟部組織の感染症．越智隆弘編．最新整形外科学大系3 運動器の治療学．中山書店；2009．p.88-95．
2) 本山達男，川嶋眞人．破傷風．岩本幸英編．整形外科knack & Pitfalls 外傷の初期治療の要点と盲点．文光堂；2007．358-361．

7章　予防的介入の知と技

10　外傷に伴う感染予防：ガス壊疽

川嶌眞人（川嶌整形外科病院）

POINT

- 便臭に似た悪臭と皮膚の握雪感が診断のポイントになる．

病態生理は

クロストリジウム性ガス壊疽

軟部組織にガス産生を伴って進行性に壊疽症状をきたす感染症で，患肢切断や死に至ることもある．狭義のガス壊疽とは，嫌気性菌クロストリジウム属によって発症するものである．細菌が産生するα毒素（レシチナーゼC）により，溶血，筋肉壊死，著明な浮腫を伴いながら感染病巣が拡大し，全身虚脱やせん妄をきたして肝不全，腎不全，播種性血管内凝固症候群（DIC）を惹起して死に至る．

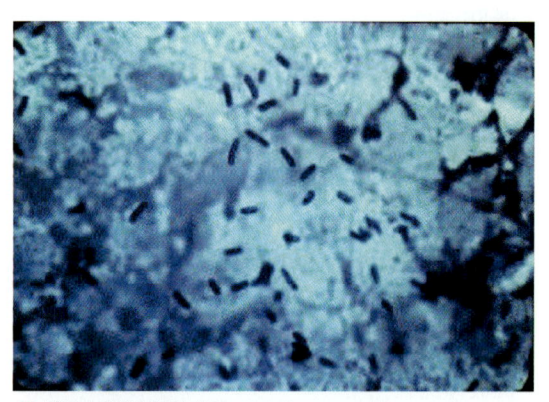

診断は創の深部から採取した分泌物のグラム染色でグラム陽性桿菌（❶）を確認すれば確実であるが，なによりも臨床症状とガス像の確認で早期診断に至ることが重要である．

近年は汚染創の洗浄やデブリドマンの徹底と予防的抗菌薬の投与により，クロストリジウム性ガス壊疽は減少傾向にある．

非クロストリジウム性ガス壊疽

しかし，近年は非クロストリジウム性ガス壊疽が増加傾向にある．1981〜2009年の期間，当院のガス壊疽症例56例中51例（91.07％）は非クロストリジウム性である．細菌の内容はレンサ球菌，MRSA，MSSA，プロテウス菌，腸球菌，緑膿菌などの一般細菌である．一般細菌のなかには，嫌気性代謝によって増殖するものがあり，ガスを産生することがある．従来の外傷によるものよりも糖尿病，肝硬変など易感染性宿主や末梢循環障害などの基礎疾患を有する例が多く，足部潰瘍や褥創などに続発して発症することが多い．

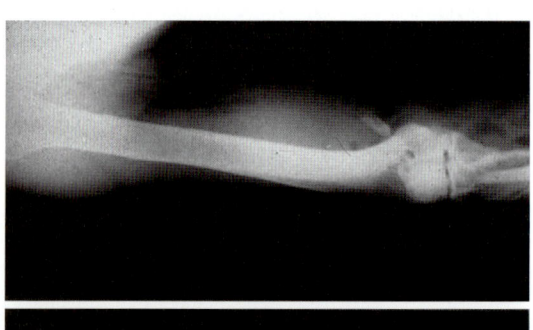

❶グラム陽性桿菌（Clostridium perfringens）

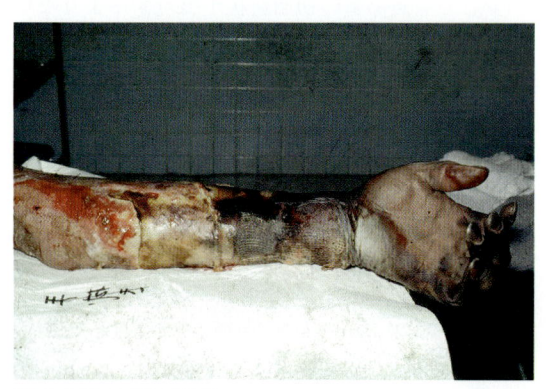

❷左上肢のガス壊疽

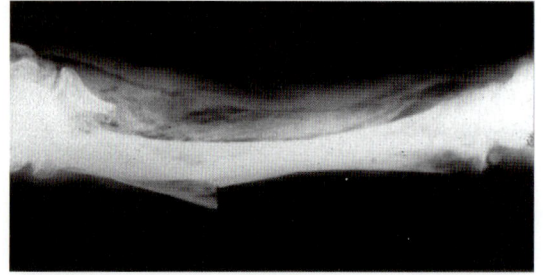

❸単純X線でガス像を確認する

臨床症状は

局所の激痛，腫脹，浮腫，便臭のような悪臭，漿液性の赤褐色の分泌物，筋肉の壊死が認められ（❷），握雪感，単純X線によるガス像（❸）が特徴的である．全身的には発熱，貧血，全身虚脱，せん妄が認められる．非クロストリジウム性のほうが進行は緩徐である．

予防法と治療法は

まず高気圧酸素治療を

予防法としては受傷時の徹底的な創洗浄とデブリドマンが重要である．しかし，ガス壊疽を疑ったら一刻も早く高気圧酸素治療を行い，抗菌薬を投与する．高気圧酸素治療は，2.8絶対気圧下60分の純酸素吸入を1日2回ガス像の消失まで行う．創の状態が悪ければ，2.0絶対気圧下60分の純酸素吸入を創の状態が改善するまで続ける．1回目の高気圧酸素治療終了後にすみやかに局所の筋膜切開排膿，過酸化水素水やオゾンナノバブル水で洗浄し，デブリドマンを施行する．壊死部の分界線が明らかになれば切断も考慮する．

文献

1) 本山達男，川嶌眞人．ガス壊疽．岩本幸英編．整形外科 Knack & Pitfalls 外傷の初期治療の要点と盲点．文光堂；2007．354-357．
2) 山口 喬ほか．当院におけるガス壊疽の治療状況．九州高気圧環境医学会誌 8：26-30；2008．

7章 予防的介入の知と技

11 CRPS（複合性局所疼痛症候群）の予防

古瀬洋一（サトウ病院整形外科）

POINT
- 外傷後の痛みと腫れが予想より長引けばCRPSの発症を懸念する．
- 受傷から2週間経過しても痛みと腫れに変化がなければ予防的治療を開始する．

打撲や骨折，捻挫，さらには手術後などのあらゆる外傷後に複合性局所疼痛症候群（CRPS）が起こる可能性がある．通常は受傷直後の数日間を過ぎると痛みも腫れも減少してくるが，2週間経過しても痛みや腫れがまったく軽快せず，患者によってはかえって悪化する場合がある．

長年，整形外科医は痛みを訴える患者に盲目的にNSAIDsを処方してきたが，このような患者をNSAIDsの投与だけで放置するとCRPSの発症に至ることがある．受傷後2週でおかしいと思ったらNSAIDsから他の薬剤へ変更したり，神経ブロックを追加したりしてCRPSの発症を予防する必要がある．NSAIDsからどの薬剤に変更するのか，そのコツについて述べる．

NSAIDsが効かない3つの理由

NSAIDsが効かないのはなぜか？　以下の3つの理由による．
① 痛みは侵害受容性疼痛であるがNSAIDsの容量が不足しているから．
② 痛みが神経障害性疼痛であるから．
③ 痛みが非器質性疼痛（いわゆる心因性疼痛）であるから．

外傷後の痛みが遷延する理由の多くが①で，次いで②である．外傷性頚部症候群などの一部では③のことがあるが，一般の骨折などの場合では③はほとんどない．

3つの理由をふまえての薬物療法（❶）

NSAIDsの容量が不足している場合

NSAIDsには抗炎症作用と鎮痛作用がある．一言でいうと「抗炎症作用が不足しているときはステロイド」，「鎮痛作用が不足しているときはオピオイド」を投与する．

重度の腫れ（浮腫）は抗炎症効果不十分の証拠であり，ステロイドを投与する（❶）．プレドニゾロン換算で20〜30 mg/日から開始する．5 mg/日では容量不足で最低20 mg/日以上が必要である．効果が認められれば1週ごとに漸減する（❷）[1]．

NSAIDsで軽快しない持続性の強い痛みを訴えるときはオピオイドを投与する（症例1：❸）．非癌性の痛みに使用できて麻薬免許が不要な薬剤は，リン酸コデイン（1%散，5 mg錠），トラマドール（トラマール®　トラムセット®），ブプレノルフィン（ノルスパン®）の3種5製剤である．麻薬免許があれば塩酸モルヒネ（10 mg錠・散剤），フェン

❶ CRPSの予防的薬物治療戦略

外傷後に遷延する痛み
↓
浮腫・腫脹
├─ 重度 → ステロイド
└─ 軽度・なし
　　├─ 侵害受容性疼痛 → オピオイド
　　└─ 神経障害性疼痛 → プレガバリン ガバペンチン

❷ 浮腫が重度の症例に対するステロイド経口投与法

プレドニゾロン 30 mg 分2（1回15 mg）	7日間
↓	
プレドニゾロン 20 mg 分2（1回10 mg）	7日間
↓	
プレドニゾロン 10 mg 分2（1回5 mg）	7日間
↓	
プレドニゾロン 5 mg 分1（1回5 mg）	7日間

注1) 1クール5日間として20日間投与でもよい．
注2) 体格，年齢，重症度を考慮してプレドニゾロン20 mg 分2（1回10 mg）から開始して3クールでも可能．
注3) 胃腸障害に対して消化性潰瘍治療薬を併用する．

234

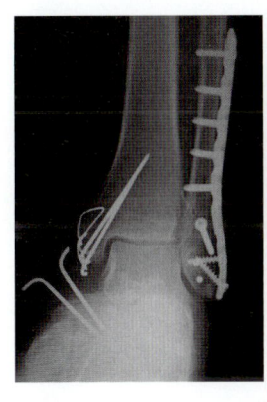

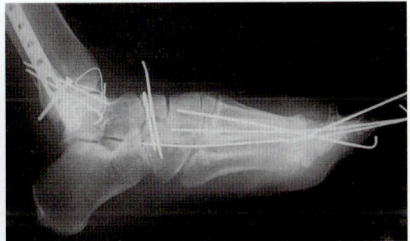

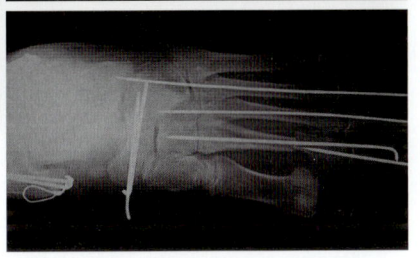

11 CRPS（複合性局所疼痛症候群）の予防

❸ 症例1：50歳代，男性．左下肢多発外傷（多発骨折，母趾切断）
他院で手術後に激痛が持続するため紹介された．NSAIDs（経口・坐剤）はまったく無効，来院時VAS100であった．ペンタゾシン筋注は一時的に効果あり．塩酸モルヒネ30mgを経口投与して5日目にVAS0になった．

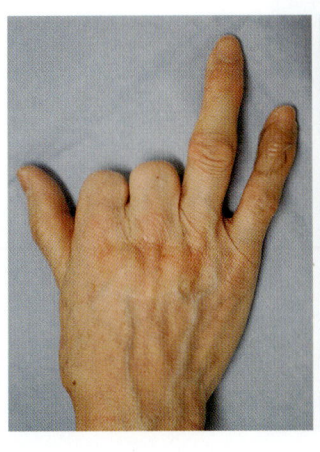

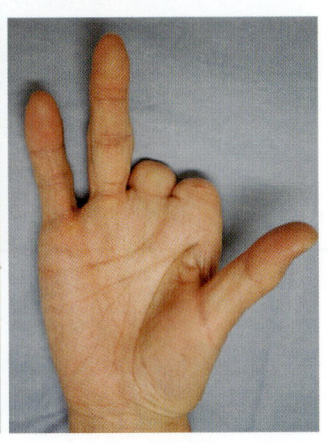

❹ 症例2：60歳代，女性
右示指・中指をプレス機で切断．他院で治療を受け，創は治癒したが断端の激痛が残存するため紹介された．初診時VAS 100であった．プレガバリン150mg分2を投与したところVAS15になった．

タニル（デュロテップ®MTパッチ）も使用できる．何を選んでもよいがオピオイド特有の副作用は共通である．

神経障害性疼痛の場合

元の外傷によって神経損傷がはっきりしていれば診断は簡単である．プレガバリン（リリカ®），ガバペンチン（ガバペン®）を第一選択として，「神経障害性疼痛の薬物療法ガイドライン」[2]に則って投薬を行う（症例2：❹）．副作用の出やすい薬剤なので開始時は少量から投与して徐々に容量を増やしていく．ステロイドの投与法とはまったく逆であることに注意する．

非器質性疼痛の場合

抗不安剤，抗うつ剤などを投与する．CRPSとは異なる病態である．

文献

1) 井関一道，古瀬洋一．CRPS（RSD）の治療―早期ステロイド療法とリハビリテーションの役割．MB Orthop 2005；18：15-21.
2) 細川豊史ほか．神経障害性疼痛薬物療法ガイドライン（日本ペインクリニック学会神経障害性疼痛薬物療法ガイドライン作成ワーキンググループ編），真興交易医書出版部；2011．p.16-30.

8章

患者指導・患者対応の心得

8章 患者指導・患者対応の心得

1 整形外科とサプリメント，栄養指導

戸田佳孝（戸田リウマチ科クリニック）

POINT
- グルコサミン等の健康食品には効果がないとする研究結果が多数ある．
- 栄養指導は重要で食事記録が効果的である．

サプリメントについて

整形外科領域のサプリメントで最も有名なものは，新聞やテレビで目にしない日はない変形性関節症（OA）に対するグルコサミンとコンドロイチンの混合剤（グルコサミン混合剤）であろう．ここでは字数の関係で，グルコサミン混合剤についてのみ述べる．

新聞・テレビではスポンサーに不利な情報は流せない

筆者がテレビ番組で「グルコサミン等の健康食品には効果がないという研究結果が多数あるという話をさせて下さい」と申し出たところ，スポンサーがグルコサミン混合剤を出している関係で断られた経験がある．つまり，新聞やテレビはグルコサミンを販売しているスポンサーに不利な情報は流せないことから，グルコサミン混合剤は廃れないという状況がある．

グルコサミン混合剤が一躍脚光を浴びたのは，1998年に健康コラムニストBrody女史がNew York Timesに掲載した「関節を痛がって走らなかった私の犬がグルコサミンとコンドロイチンの入った餌を食べたら，元気に走るようになったので，私もこれを始めたら膝の症状がよくなった」という記事のためである．その後，Brody女史は，2004年12月に人工膝関節全置換術を受け，術後2年4か月後の2007年3月には「再びダンスができるようになった．人工関節を入れて本当に良かった」という意味の記事を書いている．

問題なのは，グルコサミン混合剤販売業者の一部はBrody女史がグルコサミン混合剤をほめている記事は紹介しても，彼女が6年後に人工関節を入れた記事は紹介しない点である．

グルコサミン混合剤の臨床効果

このアメリカでのブームを受けて，1999年ごろより日本でもグルコサミン混合剤が製品化された．筆者が渉猟しえた範囲では，日本の医学雑誌

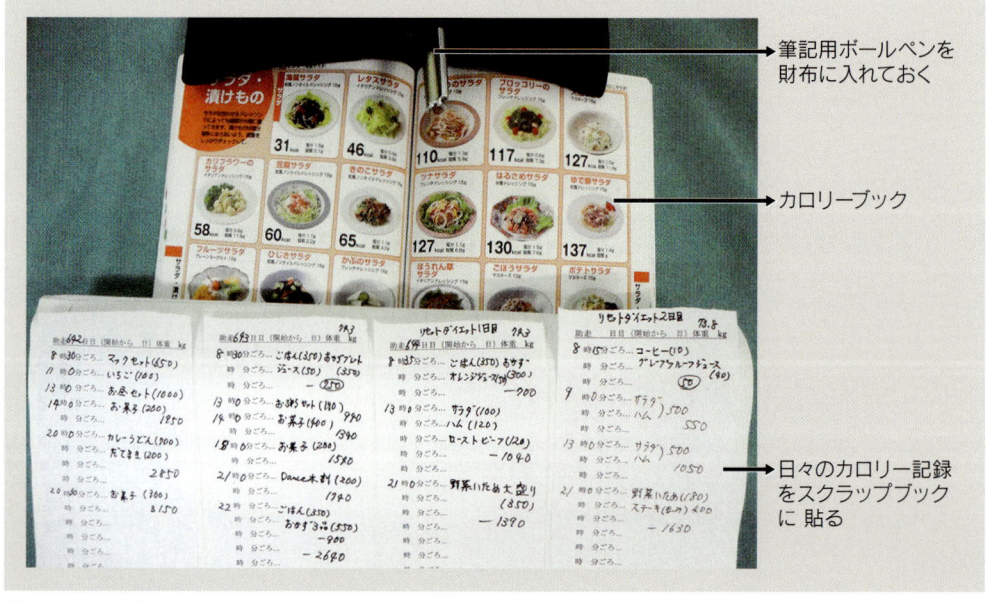

❶ カロリー記録法

で初めて臨床効果を報告したのは筆者の論文である[1]．この研究ではすべての膝OA患者には同一のNSAIDsを服用させた．NSAIDsだけを服用する15例，NSAIDsとともに1日に1,007 mgの塩酸グルコサミンも飲む28例，1日に1,200 mgの硫酸コンドロイチンも飲む23例，1日に1,007 mgの塩酸グルコサミンと1,200 mgの硫酸コンドロイチンを両方とも飲む15例に分類した．治療期間は3か月間とした．治療成績の判定には，Lequesne重症指数[2]とVASを使って3か月治療前後の改善度を計算した．

その結果，Lequesne重症指数やVASの改善度は，NSAIDsのみを服用した群に比べて，グルコサミンを併用した群もコンドロイチン併用した群もグルコサミンとコンドロイチンの両方を併用した群も統計学的に有意な差はなかった．

アメリカでの大規模調査

アメリカでは，あまりのグルコサミンブームに国立衛生研究所（NIH）が国家規模での調査を行い，2006年にNew England Journal of Medicineにその結果を掲載した．NIHが出した結論は「グルコサミンだけでの治療も，コンドロイチンだけでの治療も，グルコサミンとコンドロイチンを混ぜた治療も膝OA患者全体の痛みを軽快させる効果はなかった．部分的な評価では，グルコサミンとコンドロイチンを混ぜた治療が，中程度から重度の膝の痛みを有する患者らでは有効であるかもしれないことが示された」という玉虫色の結論であった[3]．グルコサミンの効果の支持者の一部は「中程度から重度の膝の痛みを有する患者の群では有効であるかもしれない」という文章をもって「あの論文の結果はグルコサミンには効果があることを表している」と評価する．

しかし，重症の膝OAをグルコサミン混合剤だけで治療する医師はいない．グルコサミン混合剤は健康食品であるから，軽症や初期の患者で効かなければ意味がないと筆者は考える．

栄養指導では食記が最も効果的

「癖による肥満」と「ズレが原因の肥満」

肥満の原因として，「私はイライラするとすぐ食べてしまう」，「おなかがいっぱいでも好きなものは別のところに入る」などを挙げる患者が多い．これが癖による肥満である．

ほかに「私は水を飲んでも太る体質」，「そんなに食べていないのに太る」という患者がいる．この発言は自分が食べたと思った量と実際の量がずれていることから"ズレ"が原因の肥満とよぶ．

食事記録と運動記録

この"癖"と"ズレ"を治すために，自分で食事記録と運動記録をつけることが効果的である．この方法は，2007年に話題となった岡田斗司夫氏の著書『いつまでもデブと思うなよ』でも紹介された方法である[4]．

筆者の診療所で行っている方法は1日の間に口に入れた食物とその時刻をすべて記録し，カロリーを計算してもらう．必ず身の周りに携帯するために財布に入るサイズのカロリー記録表と小さなボールペンと写真でカロリーが表示されているハンドブックを携帯するように指導する（❶）．

1日の総カロリー量は，目標とする体重（kg）×25 kcalにする．患者には「無理をしてカロリーを減らす必要はありません．ただ，無意識に食べないために記録してください」と説明する．記録表は週単位でスクラップブックに貼付塗布し，来院時に提出してもらう．摂取カロリー量が減っているときには患者をほめ，増えているときには励ます．この方法を3か月間継続できれば，必ず3〜4 kgは減量でき，膝の痛みも軽快する．

文献

1) 戸田佳孝ほか．変形性膝関節症に対する栄養補助食品の効果．—塩酸グルコサミンと硫酸コンドロイチン—整・災外 2000；43：931-937．
2) Lequesne MG, et al. Indexes of severity for osteoarthritis of the hip and knee. Validation-Value in comparison with other assessment test. Scan J Rheumatol Suppl 1987；65：85-89．
3) Clegg DO, et al. Glucosamine, chondroitin sulfate and the two in combination for painful knee osteoarthritis. N Engl J Med 2006；354：795-808
4) 岡田斗司夫．いつまでもデブと思うなよ．新潮新書．新潮社；2007．pp. 106-140．

8章 患者指導・患者対応の心得

2 クレーマー患者への対応のコツ

諫山哲郎（諫山整形外科医院）

POINT

- クレーム内容を傾聴し事実関係を把握する．
- 理不尽な要求に対しては納得させる努力より「いかに攻撃をかわすか」が重要である．

　患者からの苦情・不満などのクレームは，良好なコミュニケーションの場合は医療の質の向上に役立つものであり，一概に否定すべきものではない．本項においてはクレーマー患者を，①理不尽な要求や苦情を延々と続ける人，②不平不満を大声で威嚇する人と定義し，暴行やセクハラ行為を行う人も含めてその対応を検討する．

初期対応（クレーム内容の把握まで）

クレームの分類

　クレームには，①医療機関側に非があるクレームと②理不尽なクレームがある．前者においては誠意をもって解決すべきであるが，クレーム発生当初において事実関係は不明であり，事実を把握することに全力を尽くす．

対応の実際

　トラブルの発生直後は，必ず2人以上で対応する．1人は傍で客観的に観察し経過を報告できるよう，可能なら録音等ができる体制を整えておく．
　大枠の対応のスキームを示す．

① 「いかがされましたか？」と言い分を聴く．傾聴し内容によっては共感する．具体的要求は何かを探る．
② 相手が怒鳴り続ける場合は，他の職員とともに別室に案内しテーブルにつかせる．
③ 部門の責任者（師長，事務長，院長など）を呼ぶ．
④ 事実関係を整理し最小限の言葉で対応する．
「検討させていただきます」．
「不愉快な思いをされたことは申し訳ありません」．
これは慰謝の言葉であり，責任を認めての謝罪ではないことに注意．
⑤ 「今ご説明したことをご理解いただき，お話の続きがあれば後日伺います」．
⑥ 「診療に支障をきたしますので，これ以上の対応はできません」（話し合いから20〜30分以内）．
⑦ 「これ以上は診療妨害となりますので警察（110番）に連絡します」．

対応時の心構え

　人には「人格の承認欲求」があり，これが満たされないと「メンツ」が潰されたと思われ，トラブルが発生することになる．その背景には，患者の医療に対する過度な期待，医療行為の説明不足，医療スタッフの対応の問題などがある．どちらに非があるかという結論を出す必要はない．平行線で終わることを念頭に置く．

- 興奮した相手を客観視できるように，深呼吸をして冷静にかつ毅然と対応する．
- 相手の話を中断することなく傾聴する．合理的な要求，不満であれば共感する．
- 理不尽な要求にはくみしない．
- 事実関係がはっきりするまでは謝罪しない．
- 解決を焦らない．訴訟を過剰におそれない．

事実関係が明らかとなった後の対応

① 法的に説明責任がある場合は，「合理的相当な範囲内」で説明義務を尽くす．

　術後経過不良，薬剤による副作用，院内設備不良による怪我など．

事例
　「なぜ後遺症が残ったのか，真相を明らかにして欲しい！」と詰め寄られた．

対応
　誠実に経過説明するも，責任追及が続く場合は，医師会，弁護士，警察へ連絡する．

基本的姿勢
　情報開示を原則とする．

② 法的に説明責任がない場合は，社会的常識やサービスの一環として説明する．

思い込み，理解力不足，精神的・心因的要素によるもの．

事例
「職員の診察券を受け取る横柄な態度は何だ，許せない．謝罪させろ！」と詰め寄られた．

対応
「すみません．以後気をつけますし職員教育に注意します」．

その後も執拗に続くなら，事務的に淡々と対応する．

「すでに十分説明済みです」，「これ以上は繰り返しですからお断りします」．

追求が続けば医師会，弁護士，警察へ連絡する．

基本的姿勢
理不尽な要求に対してクレーマーの言いなりに処理は行わない．

日本臨床整形外科学会（JCOA）会員に対する院内暴力・迷惑行為のアンケート調査

対象：JCOA 会員 5,980 名
期間：2011 年 7 月 5 日〜同 12 月 31 日
回答数：326 施設（429 事例）

結果の概要
① 院内暴力・迷惑行為を 165 施設（50％）の施設で経験していた．
② 被害者は医師 91 人（30.1％），看護師 81 人（26.8％），事務職員 80 人（26.4％），リハ職員 33 人（10.9％）など．
③ 院内暴力・迷惑行為に対して対策を講じている施設は 126 施設（39％）．
④ 被害を受けた職員に対して支援を行っている施設は 77 施設（46％）．
⑤ クレームの原因は，診療内容 67 件（25％），リハビリ 28 件（11％），受付対応 23 件（9％），待ち時間 18 件（7％），診療費 17 件（6％），手術 3 件（1％），その他 107 件（41％）．
⑥ 精神的ストレスを引きずった人は 118 人（48％）であった．

具体的事例と対処法

ここでは，実際にアンケートで報告された事例を紹介し，基本的な対処法を示す．

①診療内容
事例
毎日トリガーポイント注射を希望し，「できない」というと診察室で仰向けになり，次の患者さんが入れない状況になった．これが 1 か月続いた．精神科受診を勧め，注射を拒否し続けているうちに来院しなくなった．

対処法
初回時に警察を呼んでお引き取りいただくべきである．威力業務妨害罪（刑法 234 条，3 年以下の懲役又は 50 万円以下の罰金）の適用対象．

②待ち時間
事例
躁うつ病の患者．初診時に（待ち時間 1 分）「順番はまだか！」と大声で怒鳴った．早めに診たが，興奮状態が続いた．

対処法
明らかに「精神病的」な場合（易怒的，暴力的，挑戦的，威嚇的言動，滅裂思考など）は，説得は無意味である可能性がある．ある程度の「傾聴」と「要約」をおこない，相手への不要な挑発・刺激を避け「職員と連携」して，身体的被害が及ばないよう警察，保健所への連絡を準備する．

③リハビリ
事例
頸椎牽引後に右上肢のしびれが増悪し，医療ミスと大声で暴言を吐き，胸ぐらをつかまれた．警察到着後も同じ主張を繰り返し，警察到着後 3 時間，最初からは 6 時間経過してやっと帰った．

対処法
話し合いは 30 分を限度とする．警察到着以後は威力業務妨害罪，暴行罪（刑法 208 条，2 年以下の懲役もしくは 30 万円以下の罰金または拘留もしくは科料）の適用対象．

④診断書
事例
不当な診断書の書き換えを要求され，私文書偽造になるぞと逆に詰め寄った．その後も，暴言を吐き診療中も後をつけ回された．

対処法
虚偽診断書等作成・同行使（刑法 160・161 条，3 年以下の禁錮または 30 万円以下の罰金）による医師の逮捕事例もある．強要罪（刑法 223 条，3

年以下の懲役), 威力業務妨害罪の適用と考える.

⑤セクハラ

事例

リハ室で患者の対応中, 隣の患者がスカートの中を携帯で盗撮した. 通院中止となった.

(対処法)

「迷惑防止条例」の適用となる.

⑥ストーカー

事例

受付職員に交際を迫り, 断られたのを恨んで通勤途中を待ち伏せてナイフで手・腹部を刺傷し, 逮捕された.

対処法

傷害罪 (刑法204条, 15年以下の懲役又は50万円以下の罰金) および「ストーカー行為等の規制に関する法律」.

セクハラ・ストーカー行為に対しては, 断固として許さないという被害職員の意思表示が重要である. 被害職員が報告をためらう場合もあるので, 支援体制を整える.

その他関連法規

- 強要罪　例:「殺されたくなかったら土下座しろ!」.
- 侮辱罪 (刑法231条, 拘留又は科料)　例:「この低能なヤブ医者!」.
- 軽犯罪法, 迷惑防止条例　例: 酒に酔って大声を出す. 敷地内で立ち小便をする.

応召義務について

医師法第19条1項「診療に従事する医師は, 診察治療の求があった場合には, 正当な事由がなければ, これを拒んではならない」とされる. しかし, 診療を断っても病状が悪化する危険性が少なく, 他の医療機関の受診が可能な状況では,「目に余る暴力・迷惑行為」があり, その内容を経時的に記載していれば診療を拒むことは可能と考えられる.

結論

クレーマーは予期せぬときに突然あらわれる. そのときに慌てぬよう, 以上の知識をもとに種々のクレームパターンの予行演習が必要である.

文献

1) 井上清成. よくわかる病院のトラブル 法的対応のコツ. 毎日コミュニケーションズ; 2008.
2) 相澤好治監, 和田耕治編. ストップ! 病医院の暴言・暴力対策ハンドブック. メジカルビュー社; 2009.
3) 深澤直之監編. 医療現場のクレーマー撃退法. 東京法令出版; 2012.

8章 患者指導・患者対応の心得

3 患者説明の工夫

木島秀人（木島整形外科）

POINT
- 説明はビジュアルに．
- ポイントは3つ以内，説明は3行以内で簡潔に．

患者さんに病状説明をしても正確に伝わらず，覚えてもらえないなど，外来での説明は難しい．

また，予備知識のない話（言葉）は「まるでお経のようだ」というように，知らない言葉は聞き取れない．つまり，患者さんは理解できない．

患者さんは知らない言葉を浴びせられている．説明の工夫として，病気説明のパンフレットや模型を利用して説明することは知られているが，私は Microsoft Word（ワード）ファイルと Microsoft PowerPoint（パワーポイント）ファイルを利用して説明しているので，それらを紹介する．

ワードファイルを利用することの利点

① 患者さんは文字が見えることで話す内容を理解しやすい．
② common disease の多い診療所では，同じ説明を違う患者さんに繰り返し説明することが多いので，説明用のワードファイルを準備しておくと説明する時間の節約になる．
③ 説明した内容がお互いに残る．

ワードファイルを利用した説明の実際（❶）

説明後は，プリントアウトして1枚は患者さんへ，1枚はカルテに貼る．用紙はB5サイズを使っている．A4は大きすぎるし，A5は小さすぎる（電子カルテならプリントアウトは1枚で済む）．

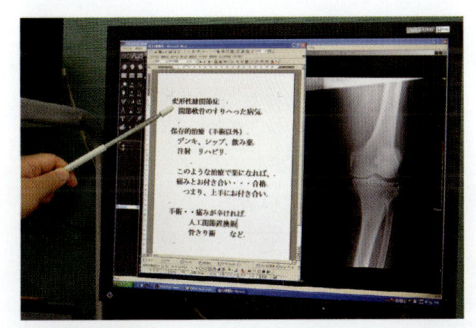

ワードファイル作成のポイント

フォントを26～30 Pt 程度の大きな文字にする．
原則として，ポイントは3つ以内，説明は3行以内として簡潔にまとめる．
以下に私が作成して当院で使用しているワードファイルを示す．

● 変形性膝関節症

変形性膝関節症 　　関節軟骨のすりへった病気
保存的治療（手術以外） 　　デンキ，シップ，飲み薬 　　注射　リハビリ
このような治療で楽になれば， 　　痛みとお付き合い…合格 　　つまり，**上手にお付き合い**
手術…痛みが辛ければ 　　人工関節置換術 　　骨切り術

● ばね指・腱鞘炎の治療方針

腱鞘炎・ばね指
1：塗り薬，はり薬 　　不確実だけれど副作用はない
2：腱鞘内注射 　　効果はあるが，半分再発 　　白斑の問題，化膿 　　腱断裂の問題がある
3：手術…確実 　　一番侵襲が大きいけれど確実 　　感染・しびれの問題 　　（今のところ発生はしてない）

● 腰部脊柱管狭窄症

腰部　脊柱管　狭窄症
腰部…腰のところ 脊柱管…神経の通り道 狭窄…細くなった
治療 飲み薬，デンキ，コルセット，など 　　薬で我慢できれば　楽になれば… 　　お付き合いできれば…合格 辛い，仕事に困る…手術の相談

❶ 実際の写真

パワーポイントでアニメーション化したスライド説明

以下に私が作成して当院で使用しているパワーポイントファイルを示す.

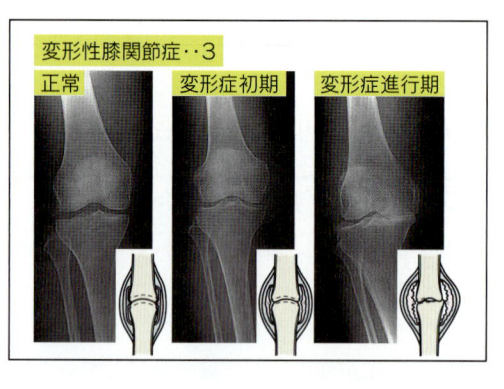

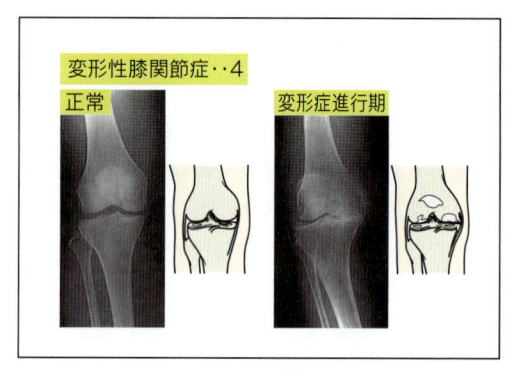

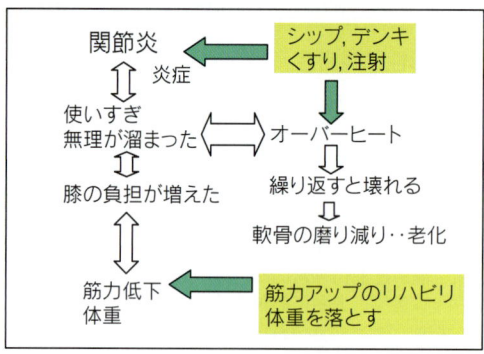

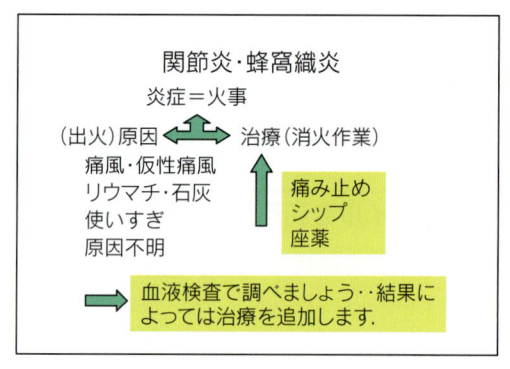

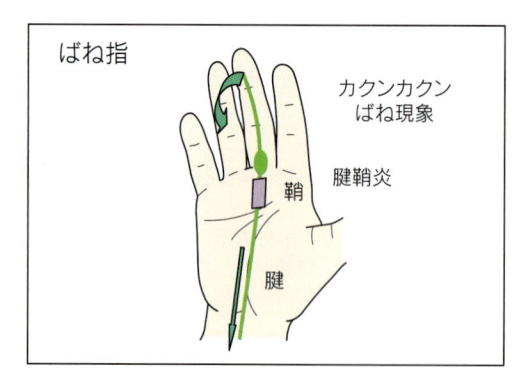

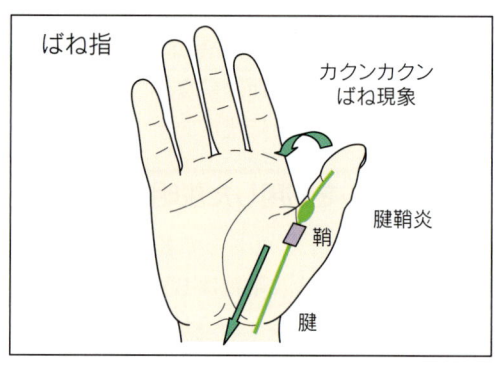

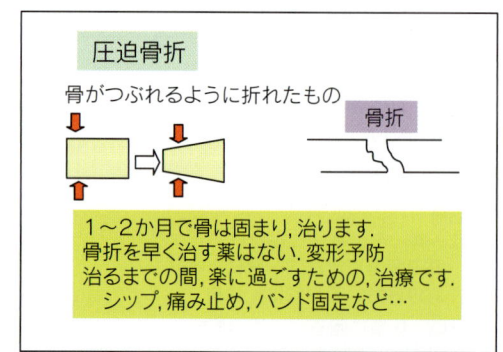

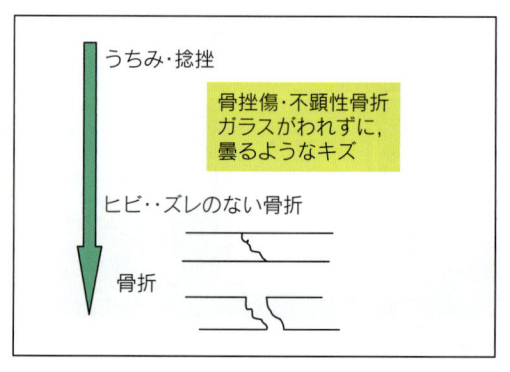

8章 患者指導・患者対応の心得

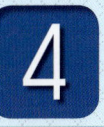

4 外来患者急変時の対応
―アナフィラキシーショック，AEDなど

木島秀人，肥田野伸子（木島整形外科）

POINT

- 急変時はチームで対応（人を集める）．
- シミュレーショントレーニングを定期的に行っておくこと．

外来患者が急変したときには，適切に対応することが肝要である．急変する多くの疾患は内科疾患が多いので，整形外科診療所では適切に対応して，病態に応じて二次病院へ搬送（転送）できるシステムを日頃から構築しておく必要がある．

本項では一次救命処置（basic life support：BLS）を行い，的確に二次救命処置（advanced life support：ALS）へ移行するまでの対応をまとめる．

急変患者が発生した場合

患者の状態（反応の有無など）を確認して，反応がある場合は応急処置，救急処置を行う．反応がない場合は一次救命処置（BLS）を行う．

患者の状態（反応の有無）を確認する

五感（特に視覚，聴覚，触覚）を使って，意識レベル，脈拍，呼吸，顔色，血圧，体温を観察し瞬時に判断する．

同時にほかの患者への心理的影響を考えて，急変患者を隔離するか，それができない場合は，ほかの患者を別の場所へ移動する．

反応がある場合は応急処置・救急処置を行う

反応がある場合は，意識レベル，脈拍，呼吸，顔色，血圧，体温を観察しつつ，急変した原因疾患を検索する．原因疾患に応じた応急処置・救急処置を行う．

反応がない場合は一次救命処置（BLS）を行う❶

反応がない場合は，まず，大きな声で周囲に伝達して人を集める．医師は，司令塔となって対応・処置の指示を出す．

複数のスタッフで対応することで，器材（AED，バッグ・バルブ・マスク，挿管セット）の収集，静脈路確保，カルテの確認などが同時進行できる．

一次救命処置

まずは，気道を確保して呼吸の有無を確認．呼吸（死戦期呼吸でなければ）が確保されていれば，呼吸を確保しながら経過観察を行う．

反応がなく呼吸が確認されない場合は，心停止とみなして心肺蘇生（cardiopulmonary resuscitation：CRP）を開始する．

*1 死戦期呼吸：心停止が起きた直後にみられる現象で，しゃくりあげるような途切れ途切れの呼吸．
*2 脈拍の有無は，確認しにくいことがある．そのことでCPR開始が遅れることは致命的なので，当初は脈拍の確認よりも，反応がなく呼吸がない場合は心停止と判断する．CPRを行いながら，脈拍を確認し，脈拍が確実にあると確認された時点で胸骨圧迫を終了する．

CPRについて

胸骨圧迫は1分間に100回のリズムである．
胸骨圧迫と人工呼吸の割合は30対2である．
呼吸はないが，脈拍を触れる場合は，気道を確保して人工呼吸を行いながら二次救命処置（ALS）へ移行する．

AEDについて

多くのAEDは電源を入れると自動音声ガイダンスが始まるので，それに従って処置を進めればよい．

しかし，急変してから初めて音声ガイダンスを聞くことはお勧めではない．事前に職員全員でシミュレーショントレーニングをしておく必要がある．

電極パッドを貼るときには，体表をよく観察してペースメーカーや除細動器が植え込まれていないかを確認する．植え込まれていたら（膨隆している）それらを避けて貼る．

植え込み型除細動器の電気ショックが作動した場合は，30秒から60秒待ってからAEDを装着する．

高流量の酸素を投与しているとき電気ショックを行うと発火するおそれがあるので高流量酸素は止める必要がある．

245

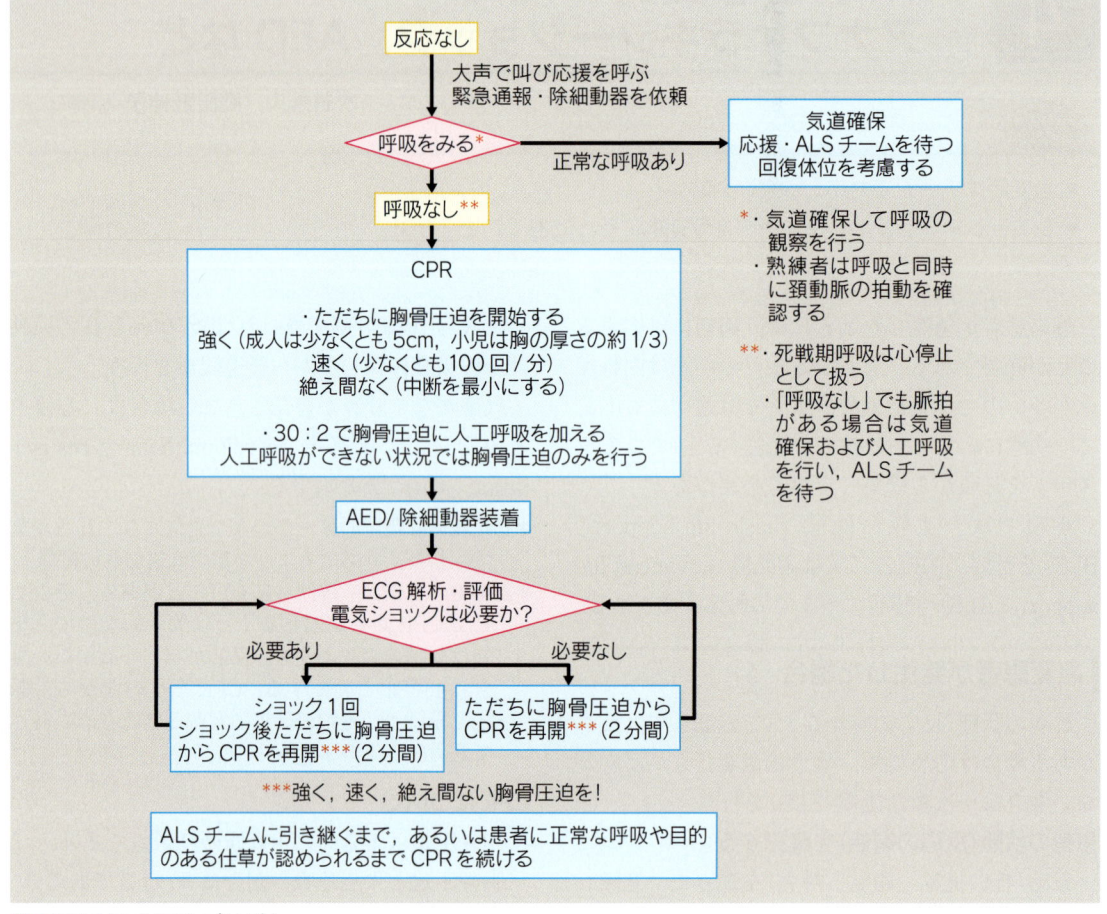

❶ 医療用 BLS アルゴリズム
(日本救急医療財団心肺蘇生法委員会〈監〉. 救急蘇生法の指針 2010.〈医療従事者用〉, へるす出版;2012[1], p13 より)

*3 AEDのバッテリーの消耗は自動アラームがある. しかし, 急変時にバッテリー切れでは話しにならないので1か月に1回はバッテリーチェックをしておくことが必要である.

アナフィラキシー

全身性急性のアレルギー反応で突然発症する.

気道浮腫が起こり気管内挿管しにくくなるので, 嗄声に注意し, 早めの挿管を考える.

輸液を行い, アドレナリンを投与する.

脈が触れるときは, 輸液, 高濃度酸素を高流量で流す.

● アドレナリンの投与

アドレナリン0.3〜0.5 mgを筋肉内注射. 症状が改善しないときは5〜20分おきに反復投与する(目安は0.01 mg/kg).

既往のある患者さんはエピペン®を持っていることがある.

*4 エピペン®とは, アドレナリン自己注射剤で, (エピペン注射液0.15 mg, 0.3 mg)は, ワンショットでそれぞれのアドレナリンが筋注されるように調整されている.

心停止した場合は気管内挿管による換気, アドレナリン投与, 輸液, CPRを行う.

薬剤による心停止は3〜5時間のCPRを行う.

文献

1) 日本救急医療財団心肺蘇生法委員会(監). 救急蘇生法の指針2010(医療従事者用), へるす出版;2012.

9章

各種必要書類作成のポイント

9章 各種必要書類作成のポイント

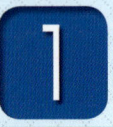

1 主治医意見書の記入のポイント

長谷川利雄（長谷川整形外科医院）

POINT
- 現状の医療と日常生活の介護の必要性を把握していることが重要である．

　介護保険制度において，「主治医意見書（意見書）」は要介護認定とケアプラン作成（同意必要）に利用される．申請者（患者）に自分を「主治医」に選んでいただいた気持ちに応えるべきである．

　医療保険による運動器リハビリテーションを施行中の申請者が要介護と認定され，介護保険によるデイケアや訪問リハビリテーションを利用した場合は，介護保険優先の原則により，運動器リハビリテーションが査定の対象となる．このような事態を避けるためにも意見書に「リハビリテーションについては医療保険による運動器リハビリテーションが必要である」などと明記する必要がある．

　以下は誤りやすい注意点のみを参考文献に従い抜粋・編集した[1,2]．

傷病に関する意見

診断名
　申請者が40歳以上65歳未満の場合は傷病が16の介護保険の特定疾病（❶）に該当するかを確認する．65歳以上では生活機能の低下の直接の要因となっている傷病名を記載する．

症状としての安定性
　傷病の急性期や慢性疾患の急性増悪等で，積極的な医学的管理を要する場合には「不安定」と記載する．当分の間，要介護度に変化のないものは「安定」とする．

傷病の経過など
　生活機能低下の状況がわかるような傷病の経過や介護上留意すべき薬剤，相互作用の可能性ある薬剤について記載する（服薬介助の必要性等を記載する）．特定疾病の場合はその診断の根拠を簡潔に記載する．

特別な医療
　申請者が過去14日間に受けた12項目の医療のうち，看護職員等が行った診療補助行為（医師が同様の行為を診療行為として行った場合を含む）を記入する．

心身の状態に関する意見

日常生活の自立度について
　障害高齢者の日常生活自立度を判定する（❷），認知症高齢者の日常生活自立度を判定する（❸）．

❶介護保険の特定疾病

	疾病		疾病
1	がん（がん末期）	9	脊柱管狭窄症
2	関節リウマチ	10	早老症（ウェルナー症候群等）
3	筋萎縮性側索硬化症	11	多系統萎縮症
4	後縦靱帯骨化症	12	糖尿病性神経障害，糖尿病性腎症および糖尿病性網膜症
5	骨折を伴う骨粗鬆症	13	脳血管疾患（脳出血，脳梗塞等）
6	初老期における認知症（アルツハイマー病，血管性認知症，レビー小体病等）	14	閉塞性動脈硬化症
7	進行性核上性麻痺，大脳皮質基底核変性症およびパーキンソン病（パーキンソン病関連疾患）	15	慢性閉塞性肺疾患（肺気腫，慢性気管支炎，気管支喘息，びまん性汎細気管支炎）
8	脊髄小脳変性症	16	両側の膝関節または股関節の著しい変形を伴う変形性関節症

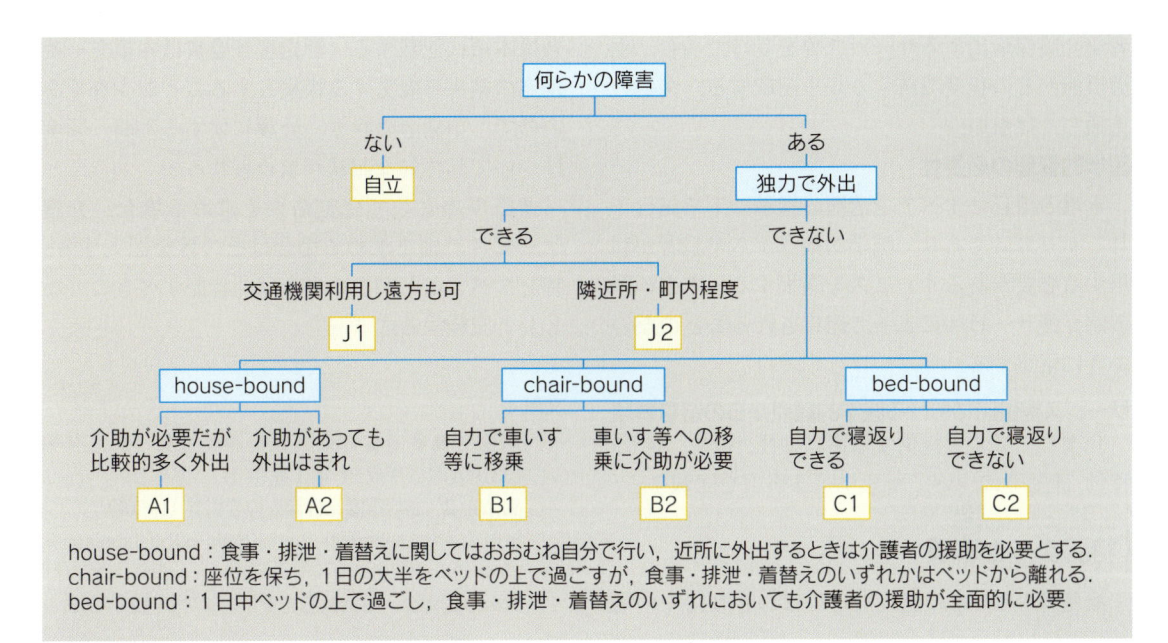

❷ 障害高齢者の日常生活自立度の判定の流れ （大阪府医師会．主治医意見書マニュアル '12．2012[2]．p.47 より）

house-bound：食事・排泄・着替えに関してはおおむね自分で行い，近所に外出するときは介護者の援助を必要とする．
chair-bound：座位を保ち，1日の大半をベッドの上で過ごすが，食事・排泄・着替えのいずれかはベッドから離れる．
bed-bound：1日中ベッドの上で過ごし，食事・排泄・着替えのいずれにおいても介護者の援助が全面的に必要．

認知症の中核症状

短期記憶，日常の意思決定を行うための認知能力，自分の意思の伝達能力について該当する項目を選択する．

認知症の周辺症状

認知症の周辺症状，その他の精神・神経症状について該当する項目があれば選択する．

身体の状態

医学的観点から，四肢欠損，麻痺，筋力の低下，関節の拘縮，関節の痛み，失調・不随意運動，褥瘡，その他皮膚疾患の有無を記載する．

生活機能とサービスに関する意見

移動

移動について該当する項目を選択する．

栄養・食生活

栄養状態が良好とは，6か月程度の体重の維持（おおむね3%未満），BMI 18.5以上，血清アルブミン値3.5 g/dLを上回る，の3項目すべてが該当する状態．上記指標が明らかでない場合は，食事行為，食事摂取量（おおむね3/4以上），食欲，顔色や全身状態（浮腫，脱水，褥瘡など）から総合的に判断する．

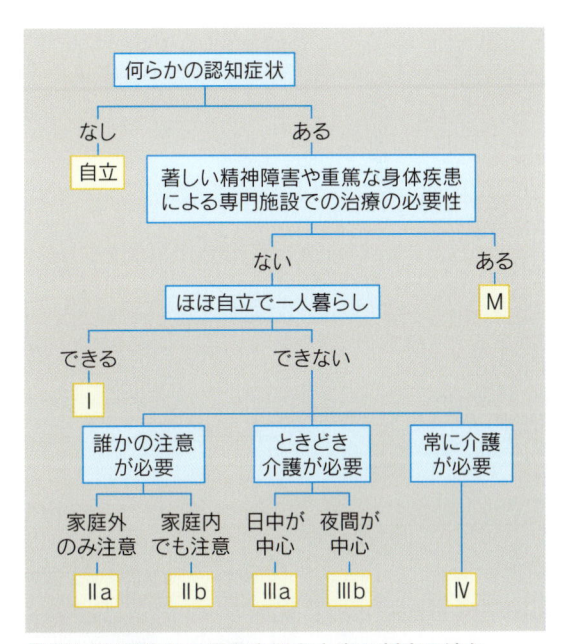

❷ 認知症高齢者の日常生活自立度の判定の流れ
（大阪府医師会．主治医意見書マニュアル '12．2012[2]．p.49 より）

現在あるかまたは今後発生の可能性の高い状態とその対処方針

今後おおむね6か月以内に発生する可能性の高い状態があれば選択する．

サービス利用による生活機能の維持・改善の見通し

現状からおおむね3か月から6か月の間，申請

者が介護保険によるサービス等を受けた場合，生活機能がどの程度改善するかを記載する．傷病の見通しではない．

医学的管理の必要性

本項の項目はすべて主治医の指示の下で施行されるサービスであり，医学的観点から申請者が利用する必要があるサービスを選択する．本来の医療が介護サービスによって阻害されることのないように留意する．

サービス提供時における医学的観点からの留意事項

介護サービスを提供する際に血圧，摂食，嚥下，移動，運動等について留意すべき事項を記載する．

特記すべき事項

意見書の1～4の記入だけではわかりにくい場合は本項に記載する．認定審査委員は本項を一次判定の結果を変更する根拠とすることが少なくないので，申請者の状態，介護に要する手間，頻度について具体的な記載が求められる．

連絡事項として認定結果を求める場合，介護サービス計画を求める場合はその旨を記入する．特記すべきことがない場合は「特記すべきことなし」と記載する．

文献

1) 厚生労働省老健局老人保健課長通知（老老発第0331001号，平成21年3月31日）
別添え2　主治医意見書記入の手引き119-169.
http://www.beppu-med.or.jp/topix/h21 kaigonintei%20 tsuchi.pdf
2) 大阪府医師会．主治医意見書マニュアル '12．2012．

9章 各種必要書類作成のポイント

2 交通事故診療における書類

山下仁司（慶仁会やました整形外科）

POINT
- 交通事故診療で扱う書類についての理解が必要である．

交通事故診療では患者の診察・治療のみならず，損害賠償事案としての対応が必要であり，そのためには，医療機関においても法律の基本的な理解が必要となる．また，損害賠償額の算定において，医師の診断書は最も重要な資料となるため，本項では，交通事故診療の過程で必要になる書類について，作成上の注意点を中心に述べる．

交通事故診療の誓約書

最初に，患者に交通事故診療の原則を十分に説明し，誓約書への署名を求めることが重要である．

誓約書には，①「被害者」であっても，患者が医療機関に診療費を支払う原則，②自賠責保険の使用が優先されること，③診療報酬の算定方法（自賠責診療費算定基準等），④公的保険使用の場合の医療機関の対応，⑤一括払い制度の原則，⑥個人情報保護法に基づく情報提供の同意，などを記載すべきである．

警察に提出する診断書

人身事故では，必ず警察へ診断書を提出する必要があり，被害者が診断書を提出することで「人身」扱いとなることを説明のうえ，診断書は早めに発行する．

治療見込み期間の記載において，3か月以上，30日以上，15日以上，15日未満の区分で加害者の処分内容が違ってくることも知っておくべきである．事故後期間を経て初診した患者に診断書を求められた場合に，客観的事実が乏しく事故との因果関係が不明であるならば，「患者の訴えによると…」という一文をいれるなどの対応が必要となる．

自賠責様式の診断書

自賠責保険への請求は，「被害者請求」，「加害者請求」，「任意一括請求」などがあり，いずれの場合も自賠責様式の診断書の提出が必要となる．特に任意一括請求の場合は，原則として毎月，診断書と診療報酬明細書を損保に送付するほうがよい．診断書には症状・他覚所見の推移をできるかぎり詳しく記載することが大事で，毎月同じ記載が続くような場合には，遡って「症状固定」と判断されることもあるので注意すべきである．ギプス固定期間は，慰謝料算定の際に必要となる．

中止と治癒の区別は明確にすべきであり，労災の「症状固定」の概念に準じ，後遺障害があっても症状が固定した場合には「治癒」と記載する．

医療機関の了承なく医業類似行為での施術も併せて受けている場合もみられる．医師の同意のない施術には，責任をもてないことを明確にする意味でも，診断書に「医業類似行為での施術の同意はしていない」と明記することもある．

健康保険を使用して治療した場合には，自賠責様式での診断書の記載義務はなく，必要なら自院所定様式の診断書で代用可能である．

後遺障害診断書

残存障害に対する補償を受けるためには，後遺障害診断書が必要となる．症状固定の時期の判断は，改善の見込みがあるかなどの医学的所見に基づき医師が主導して行い，機会を失わないようにする必要がある．診断書に基づき，損保料率算出機構が，労災保険に準じて等級を認定する．後遺障害認定の7割以上を占める12級と14級の理解が特に重要である．たとえば，神経症状においては「画像や神経症状などの他覚的所見により医学的に証明しうる」ものは12級に，「明らかな他覚的所見がなくても，受傷時の状態や治療経過により主訴の継続性と一貫性が認められる場合」は14級になるとされている．

251

損保会社からの症状照会

損保会社からの症状照会には法的な強制力はない．照会に応じる場合は，必ず患者の同意確認が必要であり，特に一括請求の場合は，損保会社の干渉（治療の打切りや病院の変更など）によって，患者の不利益にならないように回答する必要がある．できれば文書回答とすべきで，面談する場合も患者同席のもとに行うほうがよい．

法令に基づく情報提供の依頼

民事訴訟法 223 条（文書提出命令）

裁判所が「文書の所持者から強制的に文書を提出させる」ために行うもので，民訴法 225 条には「文書提出命令に従わない場合の過料」についての定めもあり，強制力がある．カルテのコピーやＸ線フィルムの提出を求められるが，必ずしも患者の同意確認なしで情報提供しても問題はないと考えられる．

刑事訴訟法 218 条（令状による捜査）

令状による捜査の場合は，必ずしも患者の同意確認なしで情報提供しても問題はないと考えられる．しかし，令状による押収の場合には，刑訴法 105 条で医師に一定の場合に押収拒絶権が認められており，正当な理由がある場合には，適切な対応が必要となることもある．

弁護士法 23 条の 2

弁護士会からの弁護士会長名での照会で，「照会内容は弁護士会で確認したうえで…」となっているが，所属弁護士の要請があれば内容は問われないのが現状と思われる．損保からの医療照会で十分と思われる内容を 23 条照会してくる例や，患者の同意書の添付もなく依頼してくるケースも見受けられる．強制力はなく，情報提供の可否については医療機関の判断となる．提供する場合は，同意書添付等を要求するとともに，可能なら患者に直接同意・確認をしたほうがよいと考える．文書料は，依頼者に請求可能である．

民事訴訟法 226 条（文書送付嘱託）

裁判所からの依頼であるが「文書の所持者にその文書の裁判所への送付を嘱託する手続」を求めたもので，任意の依頼であり強制力はない．裁判所書記官名で依頼されるが，誰からの依頼に基づく嘱託であるかが書かれている．患者と対立する相手の代理人弁護士からの依頼であることも多く，情報提供の可否については医療機関が判断したうえで，提供する場合は，必ず同意書添付等を要求するとともに，可能ならば患者に直接同意確認をしたほうが無難である．

裁判所からの依頼であっても，文書料や交付手数料等は，常識の範囲で請求できる．

刑事訴訟法 197 条 2 項（捜査関連事項照会）

警察の捜査のための照会であるが，患者の個人情報保護の観点と公益性を比較し，回答の可否・方法・範囲について医療機関が判断する必要がある．警察からの電話での照会などの場合は，慎重な対応が必要である．

医業類似行為の施術への同意

療養担当規則の規定（17 条）では，医師は専門外だからといって，みだりに施術の同意を与えてはならないとされ，また，保険医療機関と同じ負傷名での施術は，保険給付の対象にならないとされている．自賠責保険という公的な制度を使う以上，患者の求めがあるからといって，むやみに医業類似行為での施術に同意することは避けるべきで，同意のない施術は，損害賠償上の「必要かつ相当な実費」とされないこともあることは知っておくべきである．

文献

1) 羽成　守監．日本臨床整形外科学会編．Ｑ＆Ａハンドブック交通事故診療．新版．創耕舎；2012．p.408
2) 日本医師会編．診療情報の提供に関する指針．第2版．日本医師会雑誌 2002；128：p.15．
3) 日本医師会編．診療に関する個人情報の取扱い指針．日本医師会；2006．p.104．

9章 各種必要書類作成のポイント

3 診療報酬：返戻と査定，再審査と対応

子田純夫（子田整形外科）

POINT
- 保険診療は契約診療．
- 返戻照会は救済または警告．
- 返戻・査定結果によりルールを再確認．

レセプト審査の流れ

　保険診療は保険者と保険医療機関との間の契約診療であり，健康保険法等の公法により規定されている．つまり，保険診療では医療機関（保険医）は各法および「診療報酬点数表」で決められたルールにより診療を行い，診療報酬請求書（レセプト）を審査・支払機関（社会保険診療報酬支払基金，国民健康保険団体連合会）に提出し審査を受けることが義務づけられている．

　審査・支払機関は提出されたレセプトを審査し，審査決定に従い医療機関に報酬を支払う．これを後述の再審査に対し，原（一次）審査という（❶）．重要なことは，診療が医学的に正しいかではなく，保険診療のルール上正しいかどうかで審査されるということを理解する必要がある．

返戻

　審査によりレセプトに不適切な請求が認められると査定されるが，請求内容に疑義がある場合，審査会は医療機関にレセプトを戻し，内容の照会を行うことができる（診療請求内容の返戻照会）．

　この返戻照会は，請求間違いや記載不備などの問題があり審査上訂正，詳記を要求するものであるが，返戻のなかには警告や救済的要素を含んでいるものもある．請求側としては返戻照会を受けた場合，何が問題で返戻されているかを理解することが重要で，「診療報酬点数表（告示）」や「請求上の留意事項（通知）」などを確認し返答対応する．せっかくの好意的返戻も，対応によってはまったく無に帰することもあるので，返戻の意図が理解できないときは審査会に確認することをお勧めする．いずれにしても，医療機関は照会事項を十分に理解して的確に対応し，再提出を行っていただきたい．

　そのほかの「返戻」として，受給資格や事務内容によるもの（資格返戻，事務返戻），医療機関申し立て（請求不備などによる取下げ）によるものなどがある．

再審査

　審査結果に対しては支払側（保険者），請求側（医療機関）ともに異議申し立てをすることができる（再審査請求の権利）．再審査請求に対しても審査会が審査を行うが，さらにその結果に対しても被審査請求側は再審査請求をすることができる．

　また複数月のレセプトの縦覧や，処方箋内容との突合も再審査の対象となる．再審査請求手続きには請求様式が用意されているので原則これを使う．（様式は取下げ請求も兼ねる．OCR読取用やオンラインによる電子請求も準備されているが基本的に形式は同じ）．

　査定の場合は以下の事由記号とともに，保険者，

❶保険診療の仕組み

253

医療機関両者に内容が通知される．

事由としては，「A：適応外」，「B：過剰・重複」，「C：その他の医学的理由で不適」，「D：算定要件に合致しない」などがある．

査定を受けたときは，返戻時と同様まず査定の理由を十分に理解するために，冷静に内容を判断して確認する必要がある．再度請求のルールを調べても査定の理由が納得できないときは，再審査請求をしてもらいたい．審査会の過誤もあり得ることを申し添える．

再審査請求にあたっては，契約診療であるがゆえに病名の追加は原則認められていないことを理解する必要がある．適応外でA査定されていても病名の追加は認められないが，レセプト記載要領には，「記載されている傷病名から判断して，その発症が類推できる傷病については，病名を記載する必要はない」とされていて，状況によっては認められることもあるので依頼理由の記載はこれらを配慮し作成する．

縦覧点検・突合点検による審査

レセプト請求が電子請求に移行したことに伴い，支払基金では国の方針に従い平成24年（2012年）3月審査分から原審査での縦覧点検（過去6か月が適応される）．突合点検による審査が開始され，これによる返戻・査定が大幅に増し，医療機関にとっての影響は大きい．特に調剤（薬局）レセプトとの突合点検では，適応外査定（適応病名

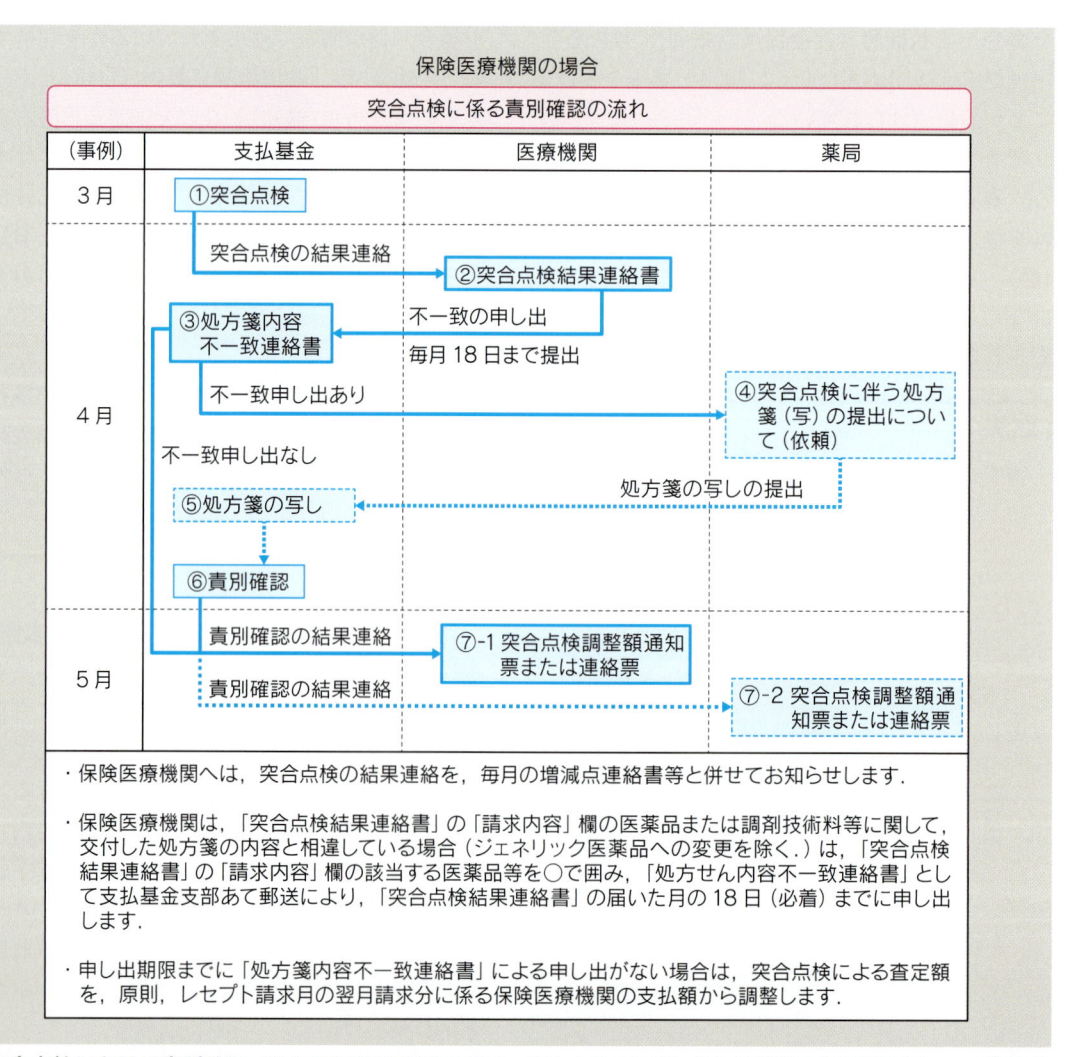

保険医療機関の場合

突合点検に係る責別確認の流れ

（事例）	支払基金	医療機関	薬局
3月	①突合点検		
	突合点検の結果連絡 →	②突合点検結果連絡書	
4月	③処方箋内容不一致連絡書 ←	不一致の申し出 毎月18日まで提出	
	不一致申し出あり →		④突合点検に伴う処方箋（写）の提出について（依頼）
	不一致申し出なし		
	⑤処方箋の写し ←	処方箋の写しの提出	
	⑥責別確認		
5月	責別確認の結果連絡 →	⑦-1 突合点検調整額通知票または連絡票	
	責別確認の結果連絡 →		⑦-2 突合点検調整額通知票または連絡票

- 保険医療機関へは，突合点検の結果連絡を，毎月の増減点連絡書等と併せてお知らせします．
- 保険医療機関は，「突合点検結果連絡書」の「請求内容」欄の医薬品または調剤技術料等に関して，交付した処方箋の内容と相違している場合（ジェネリック医薬品への変更を除く．）は，「突合点検結果連絡書」の「請求内容」欄の該当する医薬品等を○で囲み，「処方せん内容不一致連絡書」として支払基金支部あて郵送により，「突合点検結果連絡書」の届いた月の18日（必着）までに申し出します．
- 申し出期限までに「処方箋内容不一致連絡書」による申し出がない場合は，突合点検による査定額を，原則，レセプト請求月の翌月請求分に係る保険医療機関の支払額から調整します．

❷ **突合点検における責別確認**（社会保険診療報酬支払基金．突合点検の実施に伴う新規帳票（医療機関用）．p.1[1]より）

の欠落）が目立つ．突合点検では医療機関のミスか，薬局のミスかが問題となるため，医療機関に対し突合点検の結果連絡が行われ，医療機関は薬局の請求内容が処方箋内容と一致しているかを確認しなければならない．相違している場合（ジェネリックへの変更を除く）は，支払基金に申し出なければ査定される（❷）．

この縦覧点検は平成25年（2013年）10月審査分から国保連合会でも開始（過去12か月分を予定）されたが，突合点検に関しては，今のところ実施の目途は立っていないとのことである．このような審査支払機関の動向に対応するには，レセプトのコンピュータチェックは避けられないものになっている．コンピュータチェックを導入すると，得てして「対応は十分できている」と安心しがちであるが，チェックソフトはあくまでも決められた内容のみのチェックでしかないことを意識していただきたい．ただコンピュータに任せることなく，常に返戻・査定事例の分析と保険診療ルールの確認を行うことが重要と考える．

文献

1) 社会保険診療報酬支払基金．突合点検の実施に伴う新規帳票（医療機関用）．http://www.ssk.or.jp/oshirase/files/shinkityohyo_i_01.pdf

9章　各種必要書類作成のポイント

4 介護保険意見書記入：調査員と主治医の観点の違い

長谷川利雄（長谷川整形外科医院）

POINT
- 医師は認定調査の要点を理解すべきである．

以下は参考文献から医師が理解すべき認定調査の要点を抜粋・編集した．

調査員が行う認定調査

介護保険被保険者が市町村に要介護認定の申請を行うと，市町村は主治医に意見書の交付を求めるとともに，調査員を被保険者宅に派遣して認定のための調査を行う．認定調査は，1人につき原則1回で実施する．

基本調査項目について❶

5群＋その他（特別な医療12項目）からなる．
- 第1群（身体機能・起居動作）：高齢者の麻痺，拘縮，寝返りといった基本的な動作や起居に関する能力．
- 第2群（生活機能）：生活維持に必要な機能を総合化した指標．
- 第3群（認知機能）：認知機能の程度を示す．
- 第4群（精神・行動障害）：認知症等による行動障害の有無と程度を示す．
- 第5群（社会生活への適応）：地域での社会生活を維持するために必要な能力や介助の状況を示す．

評価軸について❶

以下3つの判定の基準（評価軸）によって，調査項目を判定する．

能力を確認して判定する（能力）
実際に行為を確認する．できない場合などはより頻回な状況に基づいて判断する．
福祉用具や器具類を使用している場合は，使用している状況で判断する．

他者からどのような介助が提供されているか（介助の方法）
実際に行われている介助の方法を選択するが，この介助の方法が不適切な場合は，その理由を特記事項に記載したうえで，適切な介助の方法を選択する．

障害や現象（行動）の有無（有無）を確認する
「麻痺等・拘縮」を評価する項目と，「BPSD関連」などを評価する項目がある．第4群の「精神・行動障害」のすべての項目および，第3群の「3-8徘徊」「3-9外出すると戻れない」，第5群の「5-4集団への不適応」を総称して「BPSD関連」として整理する．BPSDとは，behavioral and psychological symptoms of dementia の略で，認知症に伴う行動・心理状態を意味する．

調査内容について❶

さらに，これらの調査項目が高齢者の生活にどのような影響を与えているかを体系的に理解できるように，①ADL（生活機能）・起居動作，②認知機能，③行動，④社会生活，⑤医療，に分類されている．

主治医意見書との関係

認定調査の調査項目と主治医意見書の記載内容とでは選択基準が異なるため，類似の設問であっても，必ずしも両者の結果が一致しない．したがって，両者の単純な差異のみを理由に介護認定審査会で一次判定の修正が行われることはない．また，主治医意見書と認定調査の選択根拠が異なることにより，申請者の状況を多角的に見ることが可能になるという利点がある．

主治医意見書と選択基準が著しく異なる調査項目

いずれも医学的定義と大きく異なるので注意を要する．

麻痺について❷
「上肢」座位で肩を90°まで自動外転および屈曲し，静止可能ならば麻痺はない．

❶ 基本調査項目の選択基準について

基本調査項目		評価軸			調査内容				
		①能力	②介助	③有無	④ADL・起居動作	⑤認知	⑥行動	⑦社会生活	⑧医療
身体機能・起居動作	1-1 麻痺(5)			○	○				
	1-2 拘縮(4)			○	○				
	1-3 寝返り	○			○				
	1-4 起き上がり	○			○				
	1-5 座位保持	○			○				
	1-6 両足での立位	○			○				
	1-7 歩行	○			○				
	1-8 立ち上がり	○			○				
	1-9 片足での立位	○			○				
	1-10 洗身		○		○				
	1-11 つめ切り		○		○				
	1-12 視力	○			○				
	1-13 聴力	○			○				
生活機能	2-1 移乗		○		○				
	2-2 移動		○		○				
	2-3 えん下	○			○				
	2-4 食事摂取		○		○				
	2-5 排尿		○		○				
	2-6 排便		○		○				
	2-7 口腔清潔		○		○				
	2-8 洗顔		○		○				
	2-9 整髪		○		○				
	2-10 上衣の着脱		○		○				
	2-11 ズボン等の着脱		○		○				
	2-12 外出頻度			○				○	
認知機能	3-1 意思の伝達	○				○			
	3-2 毎日の日課を理解	○				○			
	3-3 生年月日をいう	○				○			
	3-4 短期記憶	○				○			
	3-5 自分の名前をいう	○				○			
	3-6 今の季節を理解	○				○			
	3-7 場所の理解	○				○			
	3-8 徘徊			○		○			
	3-9 外出して戻れない			○		○			
精神・行動障害	4-1 被害的			○			○		
	4-2 作話			○			○		
	4-3 感情が不安定			○			○		
	4-4 昼夜逆転			○			○		
	4-5 同じ話をする			○			○		
	4-6 大声を出す			○			○		
	4-7 介護に抵抗			○			○		
	4-8 落ち着きなし			○			○		
	4-9 一人で出たがる			○			○		
	4-10 収集癖			○			○		
	4-11 物や衣類を壊す			○			○		
	4-12 ひどい物忘れ			○			○		
	4-13 独り言・独り笑い			○			○		
	4-14 自分勝手に行動する			○			○		
	4-15 話がまとまらない			○			○		
社会生活への適応	5-1 薬の内服		○					○	
	5-2 金銭の管理		○					○	
	5-3 日常の意思決定	○				○			
	5-4 集団への不適応			○		○			
	5-5 買い物		○					○	
	5-6 簡単な調理		○					○	
その他	特別な医療について(12)			○					○

(要介護認定 認定調査員テキスト2009．改訂版．厚生労働省2009[1]．p.16より)

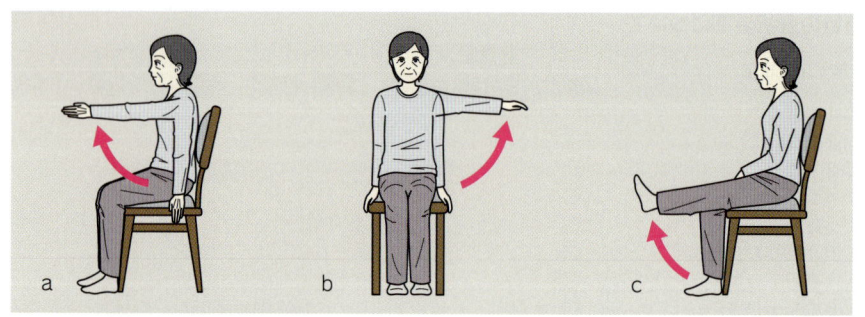

❷ **上肢の麻痺の有無の確認方法**
a：座位で肩関節を90°まで自動屈曲し，静止可能か確認する．
b：座位で肩関節を90°まで自動外転し，静止可能か確認する．
c：座位で膝関節を自動伸展したまま静止した状態で保持できるか確認する．
(要介護認定 認定調査員テキスト2009．改訂版．厚生労働省；2009[1]．p.33 より)

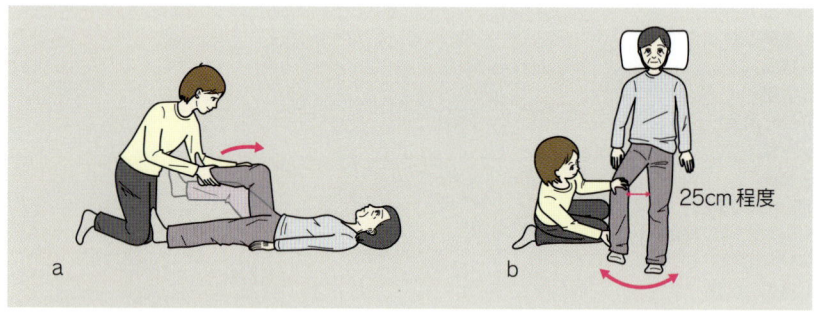

❸ **股関節の拘縮の有無の確認方法**
a：仰臥位で膝を屈曲したままで，股関節が直角(90°)程度曲がれば「制限なし」とする．
b：仰臥位あるいは座位で股関節を外転し，大腿骨内側顆間距離が25 cm保持できれば「制限なし」とする．
(要介護認定 認定調査員テキスト2009．改訂版．厚生労働省；2009[1]．p.39 より)

「下肢」座位で膝を0°まで自動伸展し，静止可能ならば麻痺はない．

「その他」いずれかの四肢の一部に欠損がある場合および上下肢以外の麻痺．

拘縮について

「肩関節」座位で90°の外転もしくは屈曲であれば拘縮はない(❸a)．

「股関節」臥位で股関節90°屈曲もしくは大腿骨内側顆間距離が25 cm保持できれば拘縮はない(❸b)．

「膝関節」90°屈曲できれば拘縮はない．

「その他」いずれかの四肢の一部に欠損がある場合および上記以外の関節．

2009年に修正された項目

「自分の体を支えにして行う場合」の規定と「介助の機会がない場合」は「類似行為」で評価できる点が修正された．

その他(過去14日間に受けた特別な医療について)

本項目は，継続して実施されているもののみを対象とし，急性疾患への対応等で一時的に実施される項目については含まない．

文献

1) 要介護認定 認定調査員テキスト2009．改訂版．厚生労働省；2009．
http://www.mhlw.go.jp/topics/kaigo/nintei/dl/text2009_2.pdf

9章　各種必要書類作成のポイント

5　運動器リハビリテーション総合実施計画書書式の新様式

三宅信昌（三宅整形外科医院）

　リハビリテーション総合計画評価料（300点/月）を算定する際には，「リハビリテーション総合実施計画書」が必要である．その書式は，診療報酬点数表の「別紙様式23」から「別紙様式23の4」，「もしくは準じた様式」となっているが，この点数表の様式は主として脳血管疾患リハビリテーションを想定して作成されたものであり，運動器リハビリテーションには要らない項目，足りない項目などがあった．

　そのため，日本臨床整形外科学会(JCOA)では，運動器リハビリテーションに特化した総合実施計画書を作成し使用してきた．しかし，一部の書式に足りないところがあったため，平成26年(2014年) 4月に「様式23」に類似するような新たな総合計画書を当局と相談のうえ改訂した（❶, ❷）．今後，リハビリテーション総合計画評価料を算定する際には❶, ❷を参考にした様式が望ましいと思われる．計画書はJCOAのホームページ（http://www.jcoa.gr.jp）の会員の部屋（学会員限定）に公開しております．

運動器リハビリテーション総合実施計画書（1）

評価年月日　年　月　日（　　　回目）　　説明年月日　年　月　日

患者氏名		様　男・女　M・T・S・H　年　月　日生		
疾患・障害名	病名	（発症日・手術日・急性増悪日　年　月　日）		
リハビリ開始日	平成　年　月　日	有効期間	一回限り・2週・1月・2月・3月	
日常生活自立度	J1, J2, A1, A2, B1, B2, C1, C2	認知症性老人の日常生活自立度	I，IIa，IIb，IIIa，IIIb，IV，M	
発症からの治療経過				
期限超の継続理由				
主目標	□移動能力向上　□上肢機能向上　□ADL自立度向上　□転倒予防　□体力増進　□生活習慣病対策　□その他（　　　）			
機能状態（機能不全の程度）1：軽度 2：中等度 3：重度	身長（　）cm　体重（　）kg　血圧（　/　）mmHg　脈拍（　）/分			
	運動障害	可動域（　）筋力（　）持久力（　）変形（　）関節不安定性（　）発達の遅れ（　）単麻痺（　）片麻痺（　）対麻痺（　）四肢麻痺（　）		
	痛み	100mmVAS：（　　　）mm		
	感覚障害	触覚（　）温度覚（　）振動覚（　）しびれ（　）		
日常生活活動	1：不自由なし 2：不自由だが困らない 3：不自由で困る 4：できない 5：していない	寝返り（　）起きあがり（　）歩行（　）階段昇降（　）床からの立ち上がり（　）食事（　）排泄（　）更衣（　）下衣の上げ下げ（　）尿禁制（　）便禁制（　）被りシャツの着脱（　）洗顔（　）歯磨き（　）入浴（　）洗髪（　）結帯動作（　）家事（　）炊事（　）外出（　）公共交通機関の利用（　）通学（　）通勤（　）スポーツ（　）旅行（　）余暇活動（　）		
機能テスト	□握力 右（　）kg 左（　）kg　□開眼片脚起立時間 右（　）秒 左（　）秒　□3mTUG（　）秒　□その他（　　　）			
使用装具等	種類	□杖　□車いす　□上肢装具　□頚椎装具　□体幹装具　□下肢装具　□サポーター		
	必要の度合い	□常時　□時々		
併存症または既往歴	□不整脈　□心臓ペースメーカー　□心筋梗塞　□高血圧　□糖尿病　□悪性腫瘍　□肥満　□変形性関節症　□骨粗鬆症　□骨折（部位：　　　）□過去1年間の転倒（　）回			
日常生活活動	ADLスコア	□Barthel Index（　　）□老研式活動能力指標（　　）□その他（　　）		
改善度	1：完全によい　2：かなりよくなった　3：少しよくなった　4：変わらない　5：悪化した			
禁忌または注意事項				
治療内容	治療部位	□頚部　□背部　□腰部　□肩甲帯　□上肢　□手　□下肢　□骨盤帯　□股関節　□大腿　□膝関節　□下腿　□足関節・足部　□四肢・体幹		
	運動療法	□可動域訓練　□筋力増強　□ストレッチング　□有酸素運動　□その他（　）		
	体操療法	□首　□肩こり　□肩　□腰　□膝　□バランス　□その他		
	動作訓練	□床上動作　□移乗　□歩行（独歩・杖・歩行器）　□階段昇降　□車いす操作　□義肢装着　□食事　□トイレ　□更衣　□上肢機能訓練　□職業前　□気晴らし的　□その他（　　　）		
	物理療法	□ホットパック　□低周波　□光線　□水治　□牽引（　kg）　□マイクロ波　□その他（　）		
	指導			
処方	治療期間（平成　年　月　日～　年　月　日）	治療頻度（　）日/週		
	運動強度（目標心拍数：　　）ボルグ指数（　　）	治療時間（　）単位/日		
説明と同意	（医師）　　　　　　　　　　　（リハビリテーション担当者）			
	署名（ご本人またはご家族）			

❶運動器リハビリテーション総合実施計画書(1)

運動器リハビリテーション総合実施計画書（2）

ご本人の希望（　　年　　月　　日）	
ご家族の希望（　　年　　月　　日）	

生活目標：その人らしく生活するためのポイント

リハビリテーションプログラム：ご本人の状態や生活環境の改善・生きがい楽しみの支援に向けての取り組み

心理・機能障害改善：

最終的な改善目標

改善までの見込期間

ご本人に行ってもらうこと

ご家族にお願いしたいこと

病気との関係で気をつけること

前回計画書作成時からの改善・変化等（　　月　　日）

備考

担当チーム

担当医：

●PT・OT・ST：（　　　　），（　　　　），（　　　　），（　　　　）

●看　護・介　護：（　　　　），（　　　　），（　　　　），（　　　　）

●　　　　　　：（　　　　），（　　　　），（　　　　），（　　　　）

（）内は職種を記入

本計画書に記載されている情報は、適切な医療・介護サービスを提供するためにのみ使用いたします。

❷運動器リハビリテーション総合実施計画書(2)

10章

診断・患者説明に役立つ画像集

1 脊椎の主な疾患の画像所見 — 264
頚椎後縦靱帯骨化症（頚椎OPLL）264／化膿性脊椎炎 264／頚椎症性神経根症 265／後縦靱帯骨化症による頚髄症 265／頚椎椎間板ヘルニア 265／骨粗鬆症性第3腰椎圧迫骨折 266／転移性脊椎腫瘍（腎癌骨転移）266／腰椎椎間板ヘルニア 267／腰椎関節突起間部骨折 267／腰椎関節突起間部疲労骨折 267／腰部脊柱管狭窄症 267

2 肩の主な疾患の画像所見 — 268
上腕骨頭 Hill-Sachs lesion と骨挫傷 268／肩関節唇損傷 268／腱板部分断裂 268／上腕骨大結節部骨挫傷 268／棘上筋腱断裂 269／肩甲下筋腱断裂 269／腱板大断裂 270／上腕二頭筋長頭腱炎 270／肩甲下筋腱異常と上腕二頭筋長頭腱の亜脱臼 270

3 肘の主な疾患の画像所見 — 271
小児尺骨肘頭の骨挫傷 271／肘内側側副靱帯損傷 271／上腕骨小頭離断性骨軟骨炎（MRI像）271／上腕骨小頭離断性骨軟骨炎（エコー像）272／肘内障 272／肘関節内側側副靱帯陳旧性損傷 272

4 手の主な疾患の画像所見 — 273
右手関節三角線維軟骨複合体（TFCC）損傷 273／キーンベック病 273／橈骨骨折と舟状骨骨挫傷 273／舟状骨骨折 274／リウマチ性手関節炎 274／手根関節部ガングリオン 274／橈骨不顕性骨折・若木骨折 275／中指屈筋腱腱鞘炎 275／総指伸筋腱周囲の滑膜炎 275

5 股関節の主な疾患の画像所見 — 276
股関節関節唇損傷 276／両側大腿骨頭壊死 276／大腿骨疲労骨折 276／単純性股関節炎 277／先天性股関節脱臼 277

6 大腿の主な疾患の画像所見 — 278
肉ばなれ 278／大腿四頭筋中間広筋血腫 278／半膜様筋の肉ばなれ 278

7 膝の主な疾患の画像所見 — 279
左膝前十字靱帯断裂 279／右膝後十字靱帯損傷 279／右脛骨近位端骨挫傷 280／左大腿骨外顆骨挫傷 280／左特発性大腿骨内顆骨壊死 280／膝内側側副靱帯損傷 281／右膝内側半月板断裂 281／軟骨損傷 281／右膝軟骨損傷 282／右変形性膝関節症 282／大腿骨外顆離断性骨軟骨炎 282／膝内側側副靱帯損傷 283／膝窩嚢腫（ベーカー嚢腫）283

8 下腿の主な疾患の画像所見 — 284
右脛骨疲労骨折 284／アキレス腱断裂 284／腓腹筋内側頭の肉ばなれ 285／脛骨疲労骨折 285

9 足の主な疾患の画像所見 — 286
左第3中足骨疲労骨折 286／前下脛腓靱帯損傷 286／小児前距腓靱帯付着部腓骨裂離骨折（エコー像）287／小児前距腓靱帯付着部腓骨裂離骨折（X線像）287／前距腓靱帯断裂 287／足根骨靱帯付着部の裂離骨折 288／二分靱帯部裂離骨折 288

10 腫瘍，その他の画像所見 — 289
右第1足趾血管腫 289／大腿骨遠位部傍骨性骨肉腫 289／背部の脂肪腫 290／右大腿神経神経鞘腫 290／リウマチ性手関節炎 290／閉塞性動脈硬化症 290

10章 診断・患者説明に役立つ画像集

鶴上 浩(鶴上整形外科リウマチ科)，堀口泰輔(堀口整形外科医院)，中村克巳(中村整形外科)

1 脊椎の主な疾患の画像所見

頚椎後縦靱帯骨化症(頚椎OPLL)

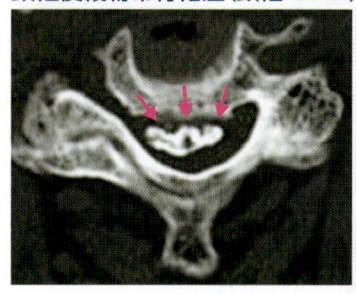

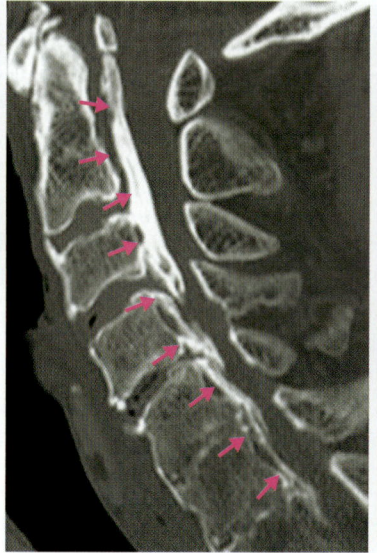

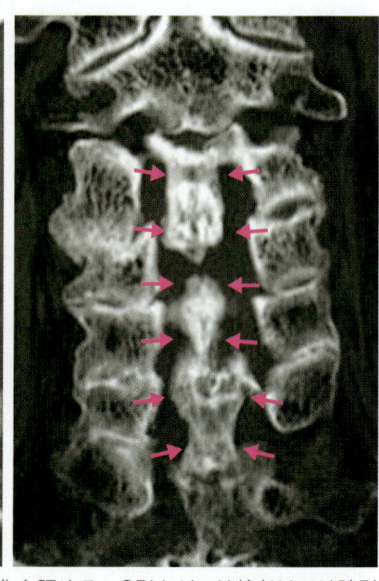

80歳，男性．軸椎から第7頚椎まで，一部分節型を含む連続型の後縦靱帯骨化を認める．OPLLは，X線だけでは読影困難なことが多く，疑わしい場合にCT撮影を行い確定診断ができる．また脊髄への圧迫の程度を評価するためにはMRIや脊髄造影後CT（CT myelography：CTM）検査を実施することもある．

化膿性脊椎炎

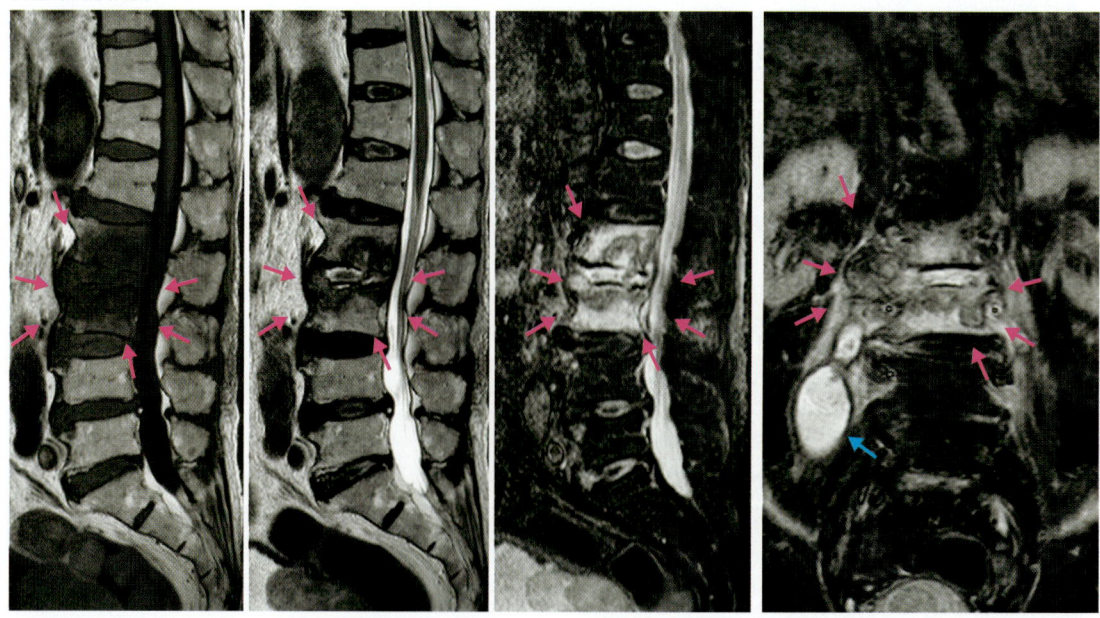

T1　　T2　　造影　　Coronal（← 右腸腰筋膿瘍あり）

85歳，男性．MRI診断のポイントは，①T2強調像で椎間板の菲薄化および高頻度で内部に高信号がみられる，②椎間板を挟んだ上下の2椎体にわたる信号変化があり，造影効果もみられることである．

頚椎症性神経根症

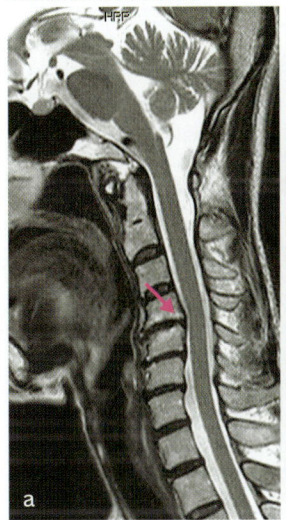

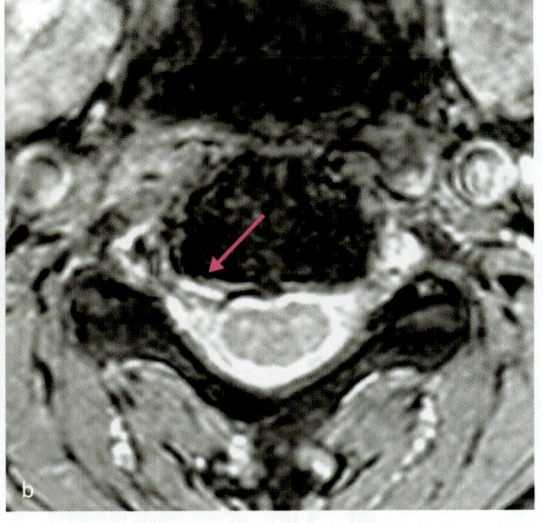

62歳，女性．
a：T2強調矢状断像．3年前に右上肢痛に対してペインクリニックで治療を受けた既往がある．1か月前から右上肢の脱力を主訴に来院．矢状断像で局所後弯変形，C4/5,5/6,6/7椎間腔狭小化を認める．さらにC4/5の椎体辺縁に骨棘形成がみられる(矢印)．
b：T2強調横断像．C4/5レベルの横断像では右ルシュカ関節に骨棘形成があり（矢印），椎間孔を狭窄し，右C5神経根を圧排している．

後縦靱帯骨化症による頚髄症

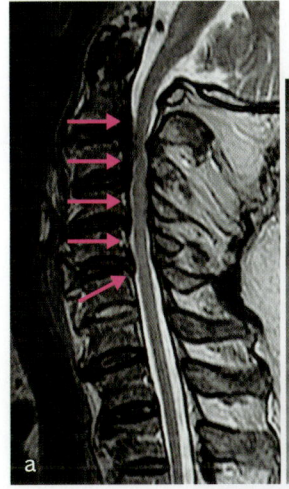

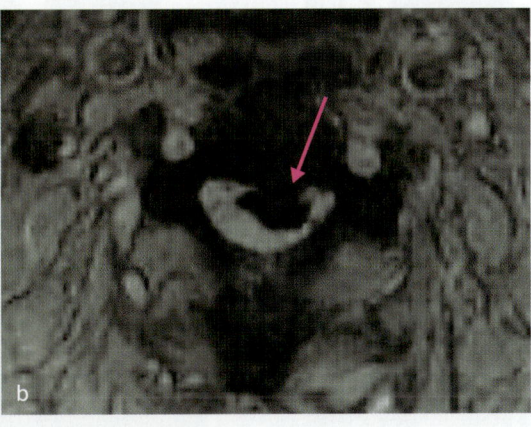

71歳，男性．
a：T2強調矢状断像．約3か月前から両側下肢しびれを自覚．上腕三頭筋腱反射・膝蓋腱反射亢進，痙性跛行を認めた．C2〜6まで椎体背側を縦走する低信号を認め(矢印)，後縦靱帯骨化と考えられ，同部で頚髄を圧排している．圧排が長期間に及ぶと脊髄内に高信号を示すことがあり，脊髄軟化症(myelomalacia)の所見である．
b：T2強調横断像．C2/3レベルの横断像では頚髄が左腹側から後縦靱帯骨化により圧排され（矢印），右背側よりに扁平化している．

頚椎椎間板ヘルニア

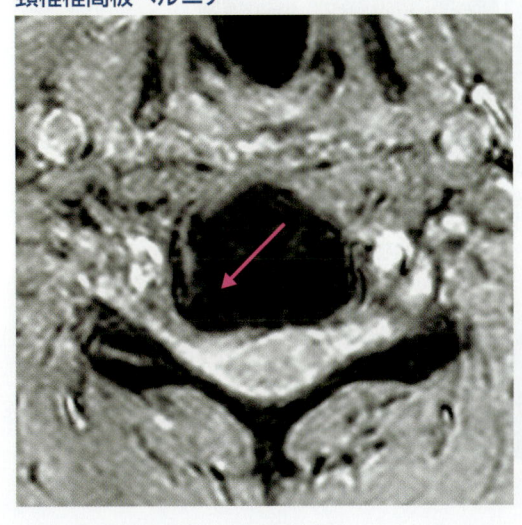

36歳，男性．T2強調横断像．以前から右上肢橈側のしびれを自覚．C5/6横断像では椎間板により右椎間孔は狭窄され（矢印），C6神経根は圧排されている．

骨粗鬆症性第3腰椎圧迫骨折

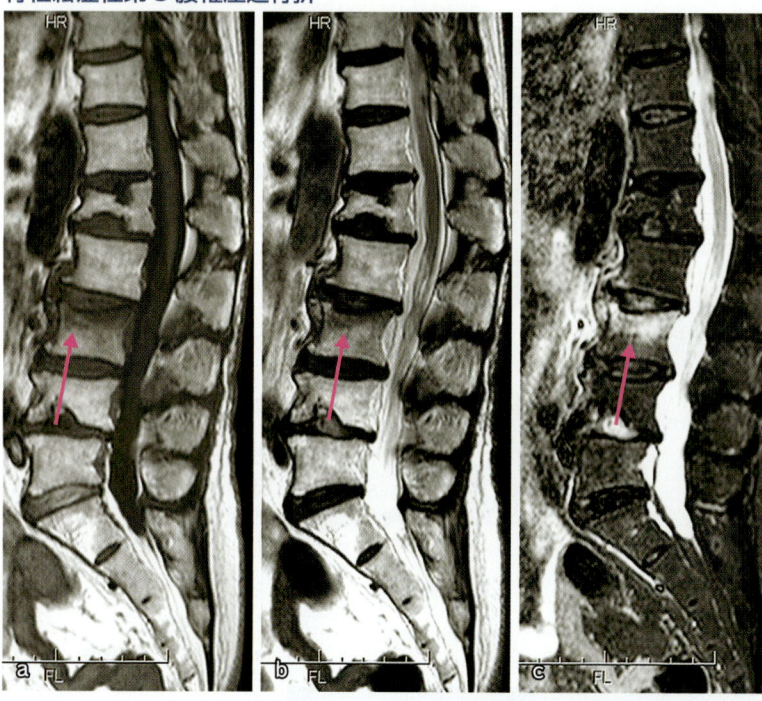

86歳，女性．
a：T1強調矢状断像．10年前に第1腰椎圧迫の既往あり．誘因なく腰痛が出現．T1強調像で第3腰椎の骨髄信号が軽度低下している．骨折の影響が残る比較的新しい骨折と考えられる．終板下に線上の低信号がみられ（矢印），修復機転を反映している．病的骨折ではこのような修復機転はみられない．転移性脊椎腫瘍による圧迫骨折の特徴として脊柱管に突出する腫瘤を認めることがある．第1腰椎の骨髄信号は正常に回復していることから陳旧性圧迫骨折と鑑別できる．
b：T2強調矢状断像．T2強調像では等信号を示している（矢印）．
c：脂肪抑制T2強調矢状断像．脂肪抑制T2強調像では高信号を示しており，骨髄浮腫の状態を表している（矢印）．

転移性脊椎腫瘍（腎癌骨転移）

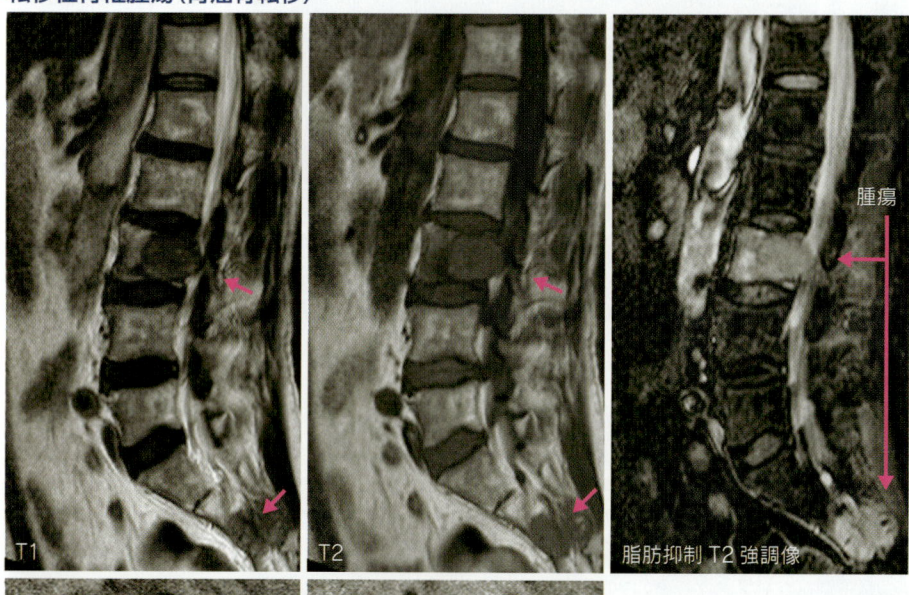

75歳，男性．第3腰椎と仙骨部に転移巣を認める．転移性脊椎腫瘍のMRI所見は，基本的にT1低信号，多くはT2等〜高信号であり，脂肪抑制T2強調像やT2-FSで高信号である．腫瘍の硬化性変化が強いと低信号となり，造影にて増強効果がみられる．多くは圧迫骨折を起こすが，①病変の分布がランダム，② posterior convex cortex：椎体背側面が凸変形，③しばしば後方要素にも病変あり．④椎体周囲の軟部腫瘤の存在などにより，骨粗鬆症性圧迫骨折と鑑別する．

1 脊椎の主な疾患の画像所見

腰椎椎間板ヘルニア

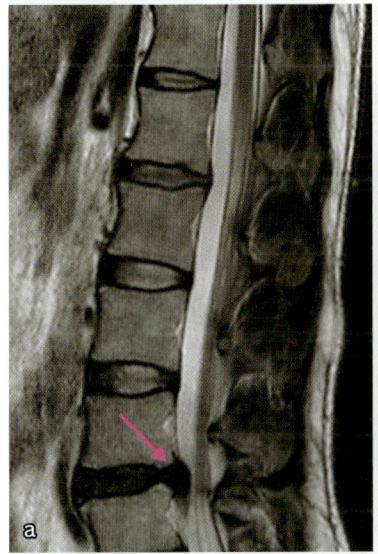

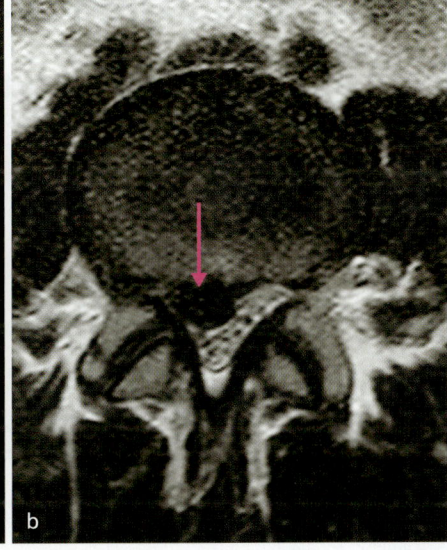

37歳，男性．
a：T2強調矢状断像．2か月前から右大腿部から下腿外側にかけてしびれを自覚．矢状断像においてL4/5椎間板が突出している(矢印)．
b：T2強調横断像．L4/5横断像において正中から右後方へ椎間板が突出しており，硬膜嚢が圧排されている．右椎間孔も狭窄しており，L5神経根が圧排を受けており右下肢しびれの責任病変である(矢印)．

腰椎関節突起間部骨折（両側）

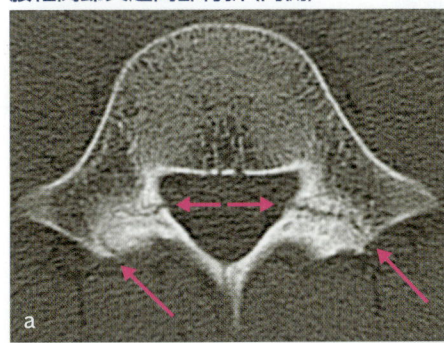

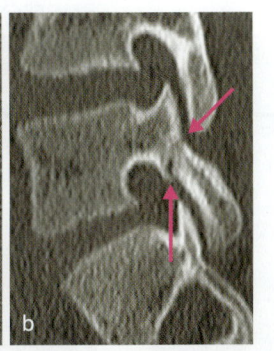

15歳，男性．
a：CT像．骨折線がみられる．骨折線の周囲には骨硬化像がみられる．
b：CT側面像．腹側末梢側が転位が大きい．

腰椎関節突起間部疲労骨折（右側）

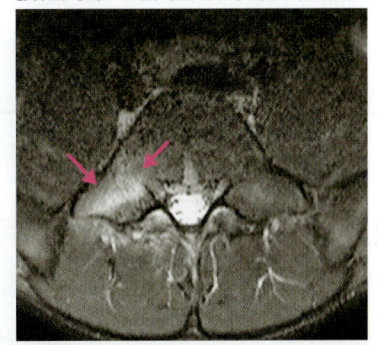

15歳，男性．
脂肪抑制T2強調像．関節突起間部の高信号が右側にみられる．

腰部脊柱管狭窄症

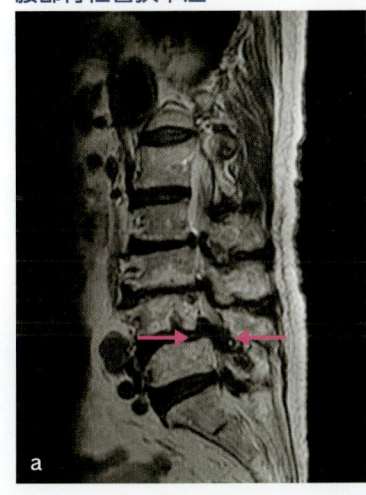

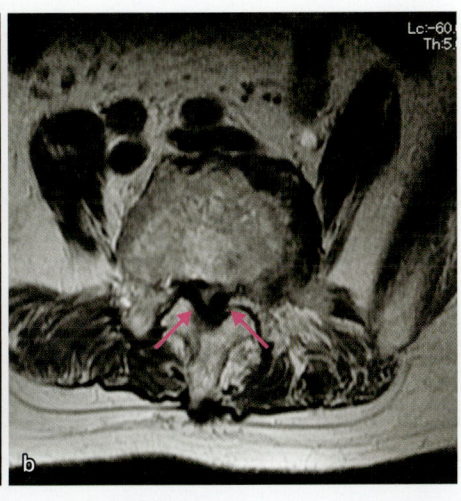

75歳，女性．
a：T2強調矢状断像．以前から腰痛と両側下肢しびれを自覚．X線で腰椎変性側弯症を認める．矢状断像ではL2/3，3/4，4/5椎間板の扁平化と脊柱管狭窄を認める(矢印)．
b：T2強調横断像．L4/5レベルの横断像では黄色靱帯肥厚が著しく，外側陥凹，硬膜嚢の著明な狭小化を認める(矢印)．

2 肩の主な疾患の画像所見

上腕骨頭 Hill-Sachs lesion と骨挫傷

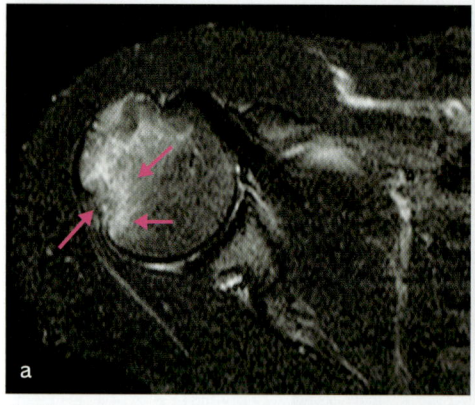

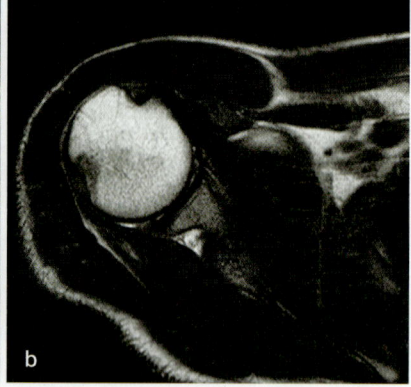

25歳，男性．
a：T2強調脂肪抑制像．上腕骨頭の後外側の陥凹およびその周囲の骨頭内の高信号区域が骨挫傷．
b：T1強調像．骨頭後外側部の骨の陥凹とその周囲の低信号がみられる．

肩関節唇損傷

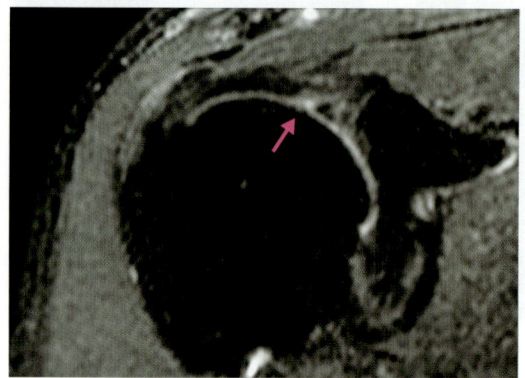

50歳，男性．T2強調脂肪抑制像．上方関節唇の損傷，臼蓋と関節唇の間に高信号あり．

腱板部分断裂

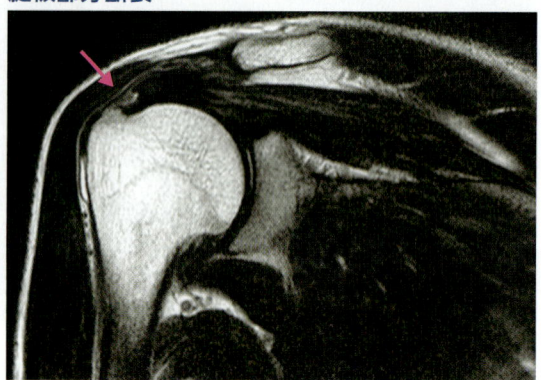

26歳，女性．T2強調像．腱板表層の高信号区域が腱板断裂部．

上腕骨大結節部骨挫傷

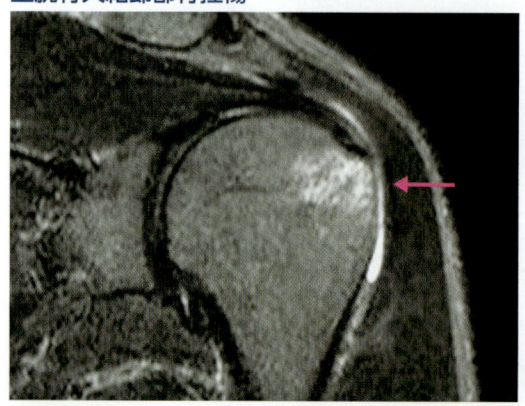

27歳，男性．脂肪抑制T2強調像．大結節部に高信号がみられる．

2 肩の主な疾患の画像所見

棘上筋腱断裂

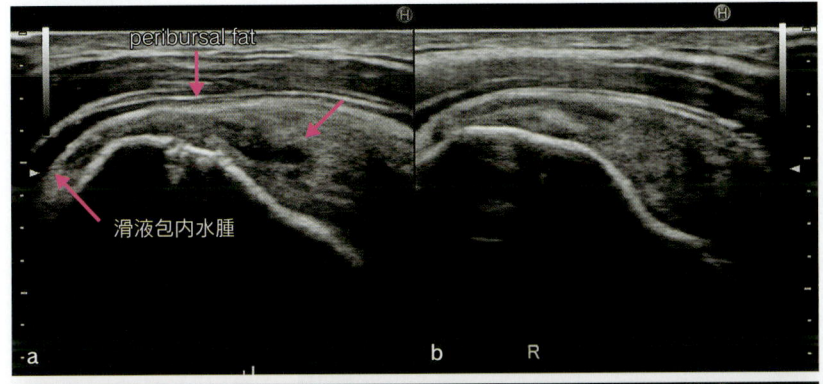

44歳，男性．棘上筋腱断裂．
a：腱板断裂側．断裂部に関節液が入って低エコーに見える．peribursal fat のラインはコンケーブしている．滑液包内に水腫がみられる．
b：健常側．

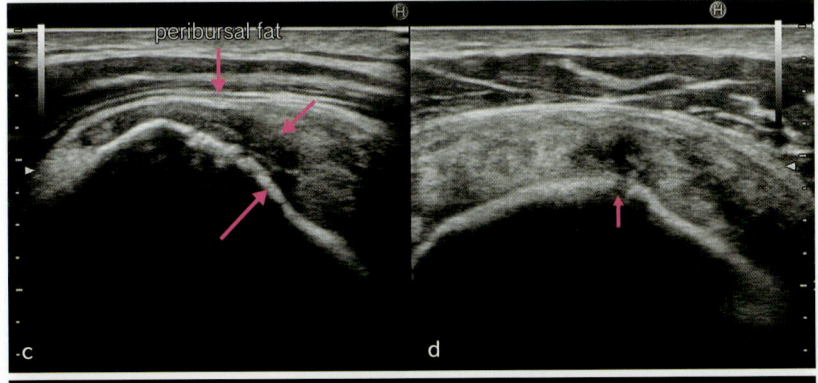

44歳，男性．棘上筋腱断裂，棘上筋腱棘下筋腱境界部付近の断裂．
c：長軸像．peribursal fat のラインがわずかにコンケーブしている．断裂部が低エコーで写っている．肩関節を伸展内旋すると，断裂部が離開し関節液が入り込んでくるので鮮明に写るようになる．
d：短軸像．断裂部が低エコーで写っている．

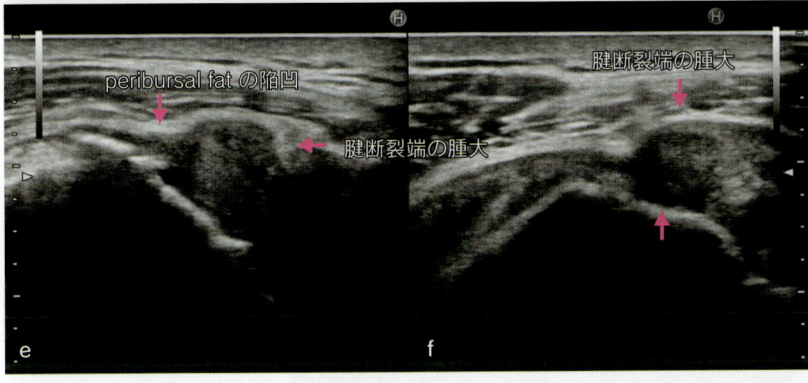

68歳，男性．棘上筋腱完全断裂．
断端部は肥大・隆起しているように写っている．
e：長軸像．**f**：短軸像．

肩甲下筋腱断裂

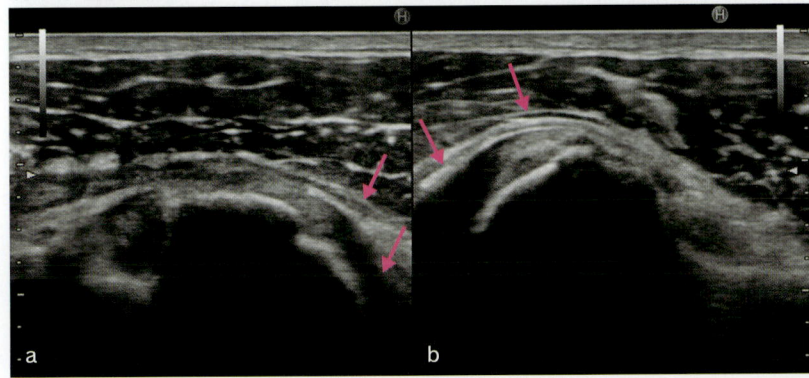

58歳，男性．
a：短軸像右．肩甲下筋腱断裂．
b 短軸像左，健常側．肩甲下筋腱のボリュームがない．

269

腱板大断裂

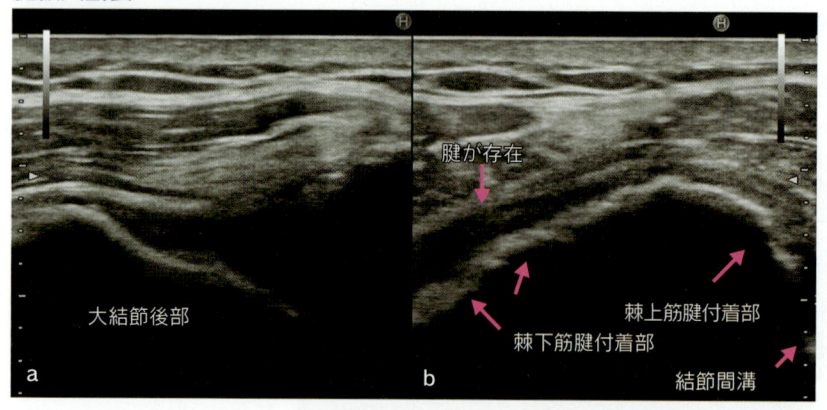

大結節後部
腱が存在
棘上筋腱付着部
棘下筋腱付着部
結節間溝

65歳，男性．
a：長軸像．大結節の棘下筋腱付着部の後方部分であるが，腱板陰影が写らない．
b：短軸像．腱板陰影がかなり後方にみられる．

上腕二頭筋長頭腱炎

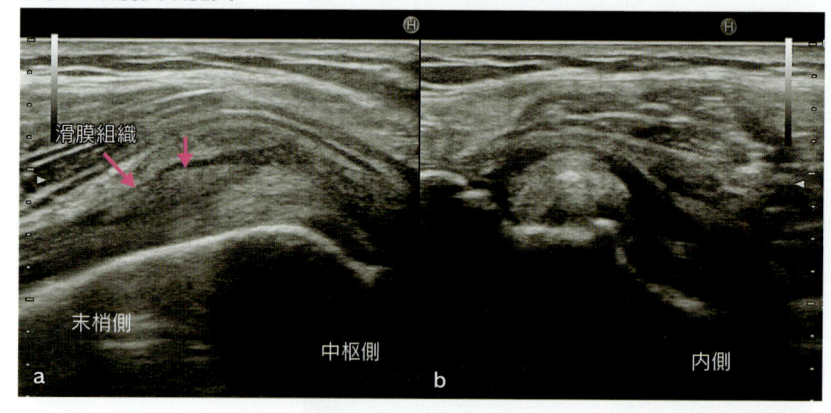

滑膜組織
末梢側
中枢側
内側

74歳，女性．
a：長軸像，上腕二頭筋長頭腱．結節間溝部．腱表層の滑膜と思われる組織増殖．
b：短軸像，上腕二頭筋長頭腱直径増大．腱周囲には低エコーの水腫がみられる．

肩甲下筋腱異常と上腕二頭筋長頭腱の亜脱臼

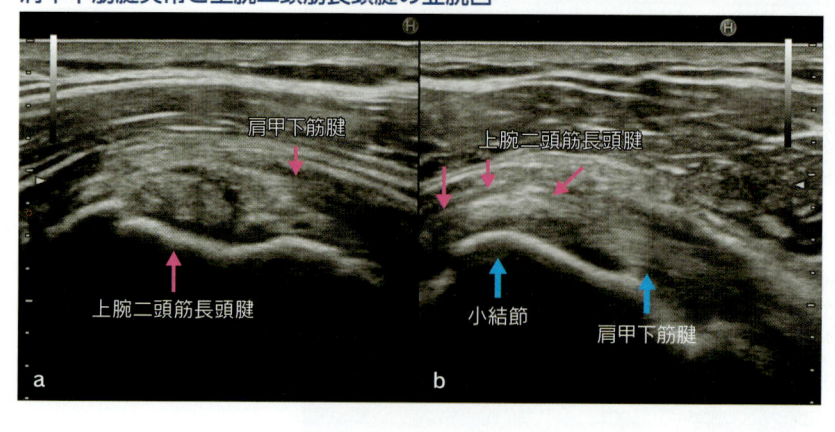

肩甲下筋腱
上腕二頭筋長頭腱
上腕二頭筋長頭腱
小結節
肩甲下筋腱

65歳，男性．
a：短軸像．結節間溝部と肩甲下筋腱の中枢部分．上腕二頭筋長頭腱と肩甲下筋腱の関係が異常である．肩甲下筋腱が断裂し，そこに亜脱臼した長頭腱が存在していると思われる．
b：短軸像(aより末梢側)．上腕二頭筋長頭腱が亜脱臼して肩甲下筋腱の表面に半分乗っている．肩甲下筋腱は正常のfibrillar patternがみられる．

3 肘の主な疾患の画像所見

小児尺骨肘頭の骨挫傷

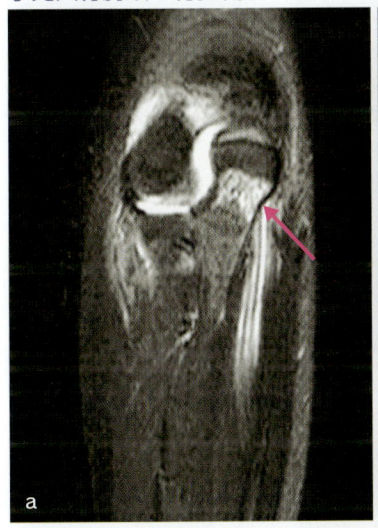

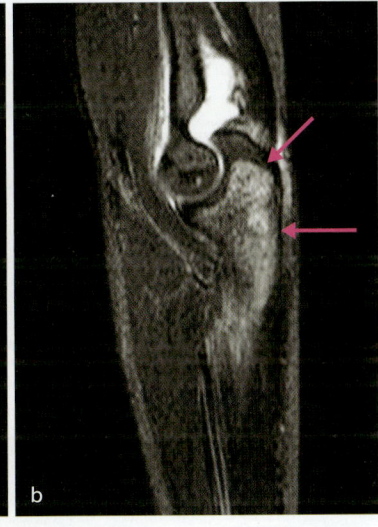

6歳,男児.脂肪抑制T2強調像.高信号部分が病変部.

肘内側側副靭帯損傷

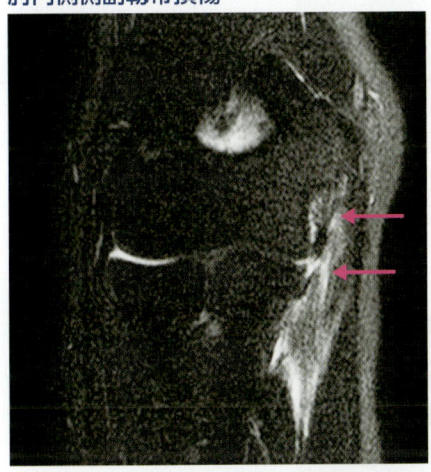

49歳,女性.脂肪抑制T2強調像.肘内側側副靭帯部に高信号がみられる.内側側副靭帯に沿った断面でないと靭帯の断裂かどうかの判断は正確にはできない.

上腕骨小頭離断性骨軟骨炎（MRI像）

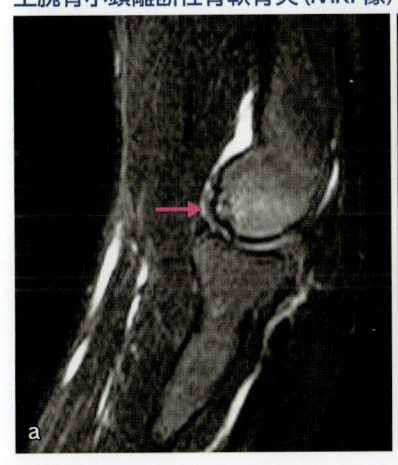

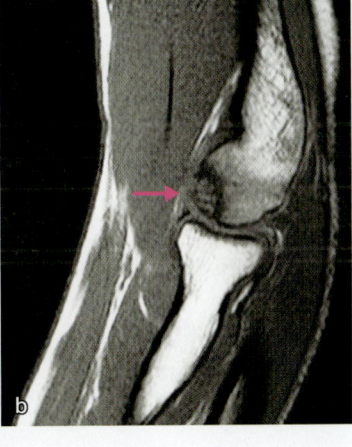

16歳,男性.
a：脂肪抑制T2強調像.関節液と上腕骨小頭の軟骨（高信号）と軟骨下骨（強い低信号）に不整がみられ,骨髄内に高信号がみられる.
b：T1強調像.上腕骨小頭は,帯状の強い低信号がみられ,その表層は低信号である.

10章 診断・患者説明に役立つ画像集

上腕骨小頭離断性骨軟骨炎（エコー像）

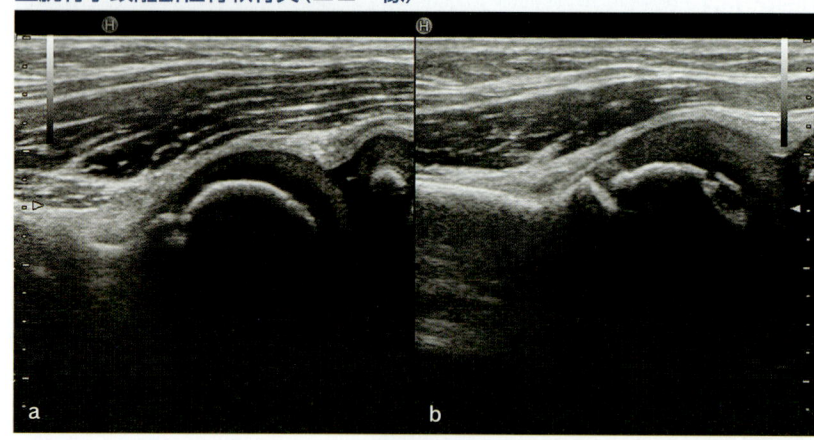

13歳，男性．
a：正常像．
b：屈側前方より撮影した長軸像．軟骨下骨の連続性がない．

肘内障

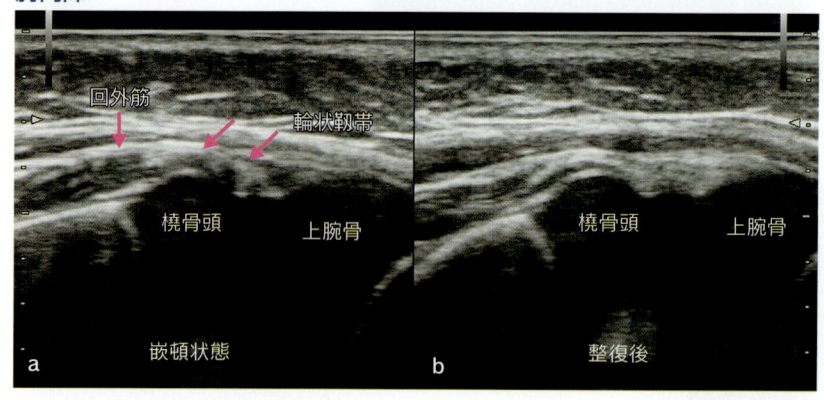

1歳，男児．
a：肘関節外側の腕橈関節部，嵌頓状態．整復前．橈骨頭の表層に低エコーの組織がみえる．これが中枢に移動し橈骨頭に乗っている輪状靱帯と回外筋である．
b：肘内障整復後．橈骨頭の表層に乗っていた輪状靱帯と回外筋はみられなくなっている．

肘関節内側側副靱帯陳旧性損傷

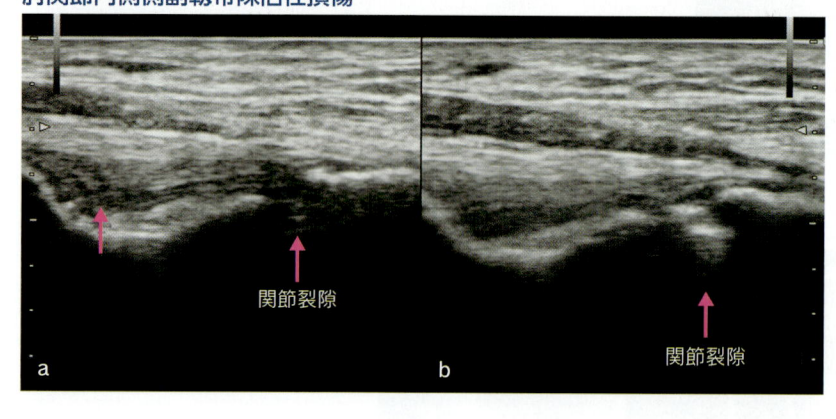

56歳，男性．
a：長軸像．末梢側での断裂．関節より中枢には靱帯組織がみえる．
b：長軸像．ストレスをかけると，関節が広がり関節裂隙に高エコー像が出現する．

4 手の主な疾患の画像所見

右手関節三角線維軟骨複合体(TFCC)損傷

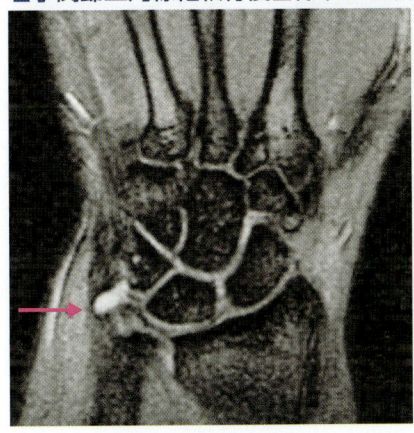

40歳, 女性. T2強調冠状断像. 交通事故で受傷. 右手関節尺側部痛が持続. T2強調冠状断像では, 尺骨茎状突起と三角骨の間に囊胞状の液貯留がみられる（矢印）.

キーンベック病

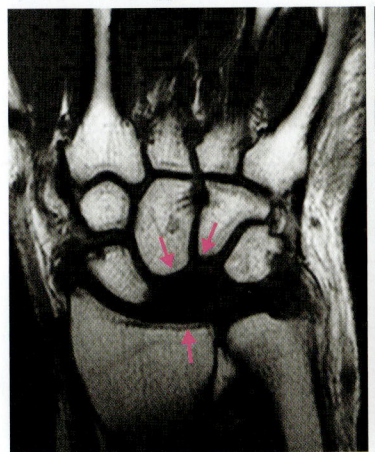

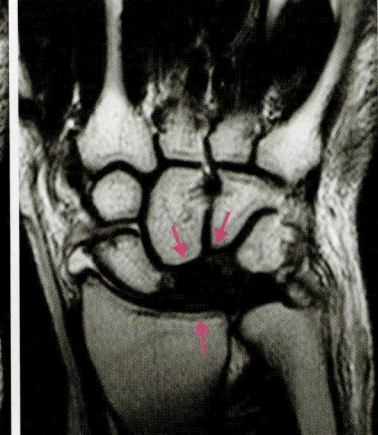

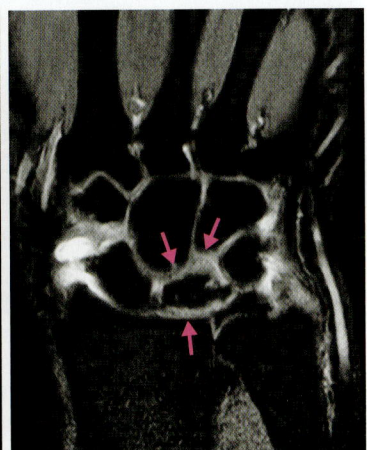

T1　　　　　T2　　　　　STIR

55歳, 女性. キーンベック病は病期により, 4期に分類（Lichtman分類）されるが, MRIが有用なのは, MRIでの異常はあるもののX線は正常である「I期」とMRIのみでなくX線でも骨硬化像がみられるが, 月状骨の圧潰がない「II期」である. 脂肪抑制像で月状骨の高信号, T1強調像で低信号が特徴的な所見で, いわゆる骨壊死の所見を示す.

橈骨骨折と舟状骨骨挫傷

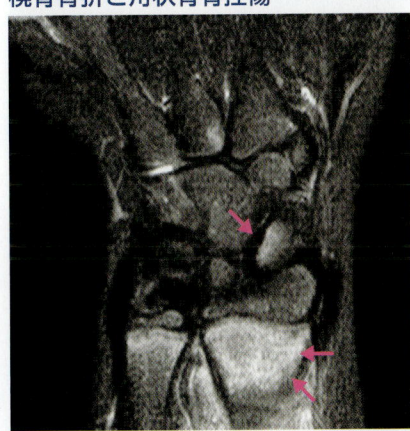

10歳, 男児. 脂肪抑制T2強調像. 橈骨骨幹端部と舟状骨の高信号がみられる. 第4中手骨基部にも高信号がみられる. この画像のみでは骨折か骨挫傷か判断はできないが, 橈骨は骨折, 舟状骨は骨挫傷であった.

10章　診断・患者説明に役立つ画像集

舟状骨骨折

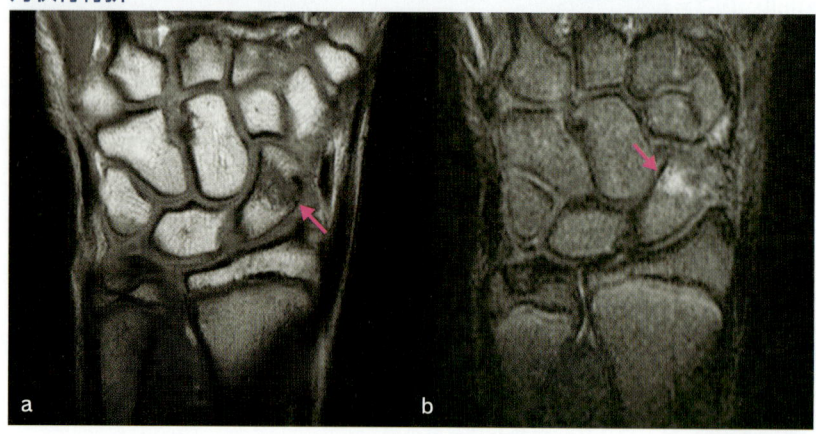

14歳，男児．
a：T1強調像．舟状骨の低信号．
b：脂肪抑制T2強調像．舟状骨の高信号．

リウマチ性手関節炎

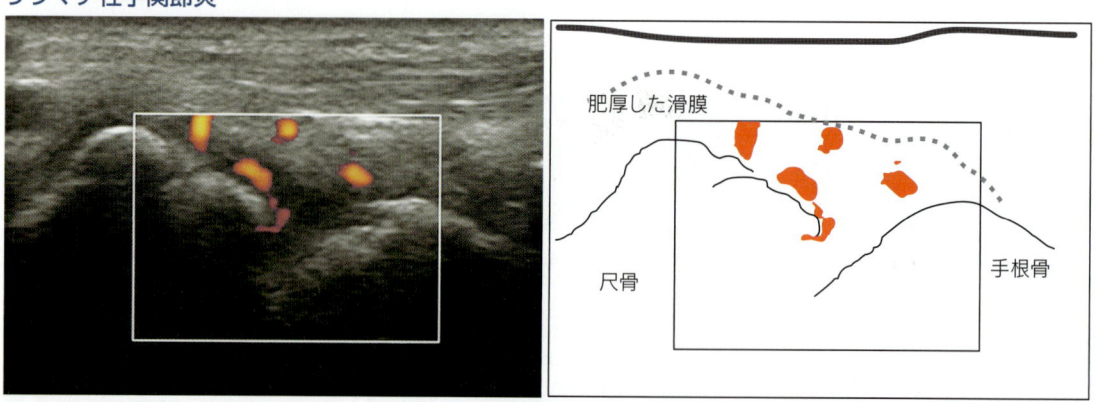

48歳，男性．超音波パワードプラ法．尺骨遠位端の肥厚した滑膜に赤い血流シグナルを認める．
関節超音波検査には，Bモード法（GSUS）およびパワードプラ法（PDUS）がある．GSUSでは，関節腔厚の計測，骨びらんと関節液貯留の有無などを観察する．PDUSでは，組織の新生血管を観察する．PDUSは，臨床的に関節腫張などの異常がみられない場合でも，異常な血流シグナルを感知することができ，関節リウマチの早期診断や治療効果の判定に有用である．

手根関節部ガングリオン

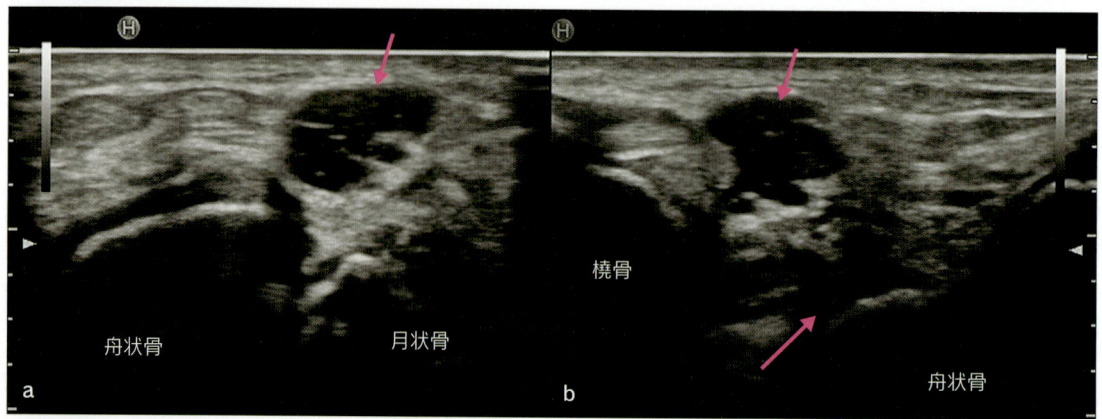

12歳，男児．
a：短軸像．低エコーの内容物をもつ多房性の腫瘤がみられる．
b：長軸像．深層の舟状骨の表面にも低エコーの腫瘤がみられる．

4 手の主な疾患の画像所見

橈骨不顕性骨折・若木骨折

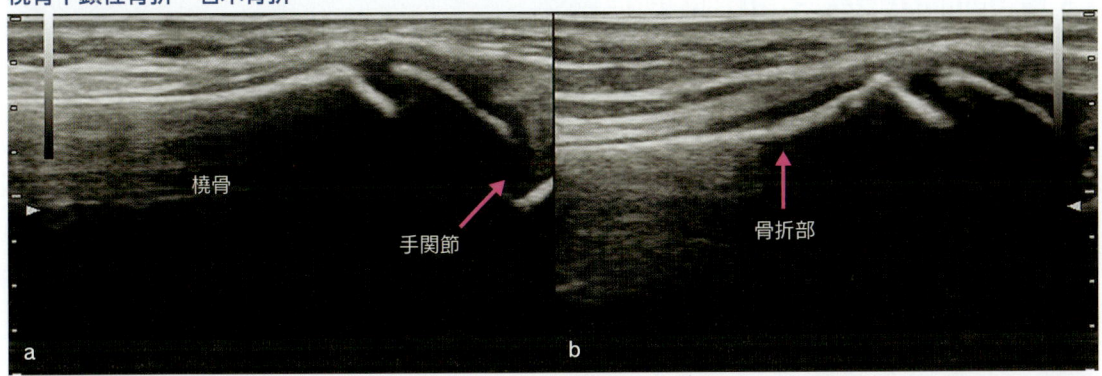

14歳, 女児.
a：長軸像, 健常側.
b：長軸像. X線ではこの程度だとほとんど骨折とはわからない. 超音波で腫脹があり, 橈骨の屈曲変形がわずかにあり, 同部に圧痛があるので骨折と判断できる.

中指屈筋腱腱鞘炎

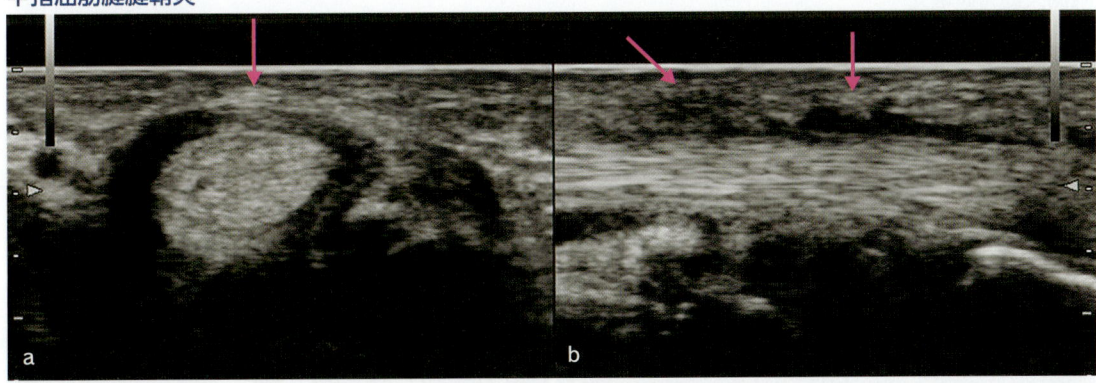

64歳, 女性.
a：短軸像. 靱帯性腱鞘の表層の肥厚もみられる. 側方の滑膜は著明に肥厚している.
b：長軸像. 中枢側に腱の表層の滑膜の肥厚, 靱帯性腱鞘の肥厚がみられる.

総指伸筋腱周囲の滑膜炎（手関節から手根関節部）

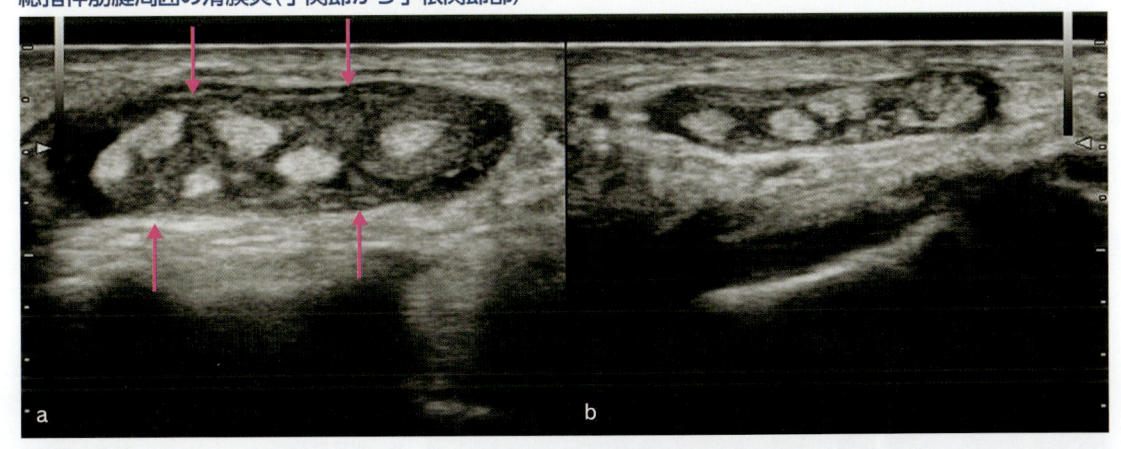

42歳, 女性.
a：短軸像. 手背のび漫性腫脹あり. 腫脹の原因が何かは, 視診や触診等の理学的検査ではわからない. 超音波検査により判断できる. 伸筋腱周囲の滑膜の腫脹あり.
b：短軸像, 健常側.

275

5 股関節の主な疾患の画像所見

股関節関節唇損傷

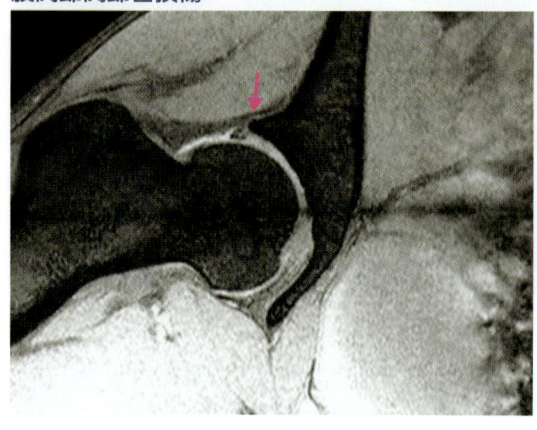

16歳,男性.関節唇損傷は臼蓋と関節唇の間に高信号が存在し関節液と連続性がある.

両側大腿骨頭壊死

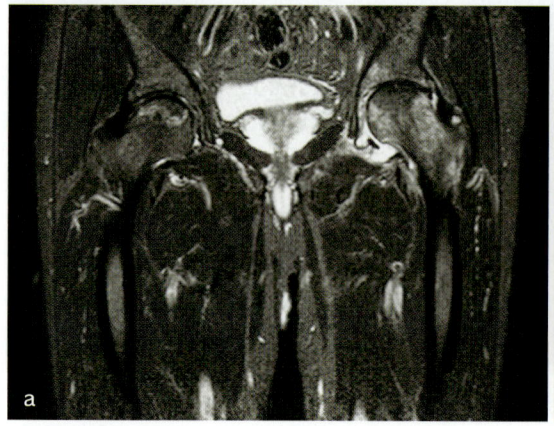

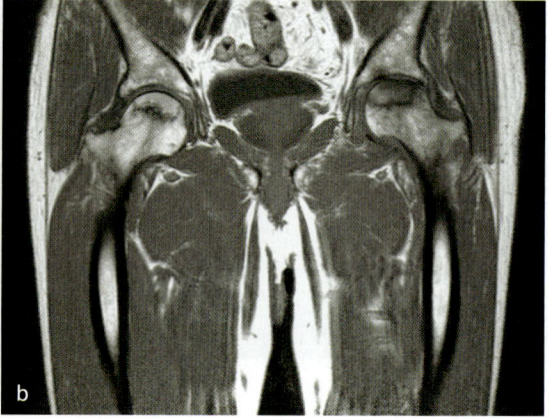

76歳,男性.
a:脂肪抑制T2強調像.
b:T1強調像.骨頭の横走する低信号が骨頭の骨折線.

大腿骨疲労骨折

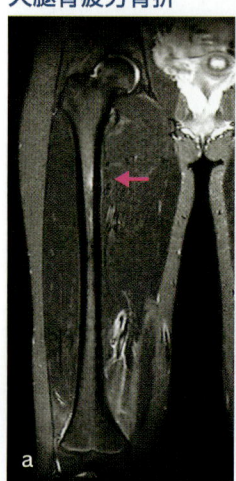

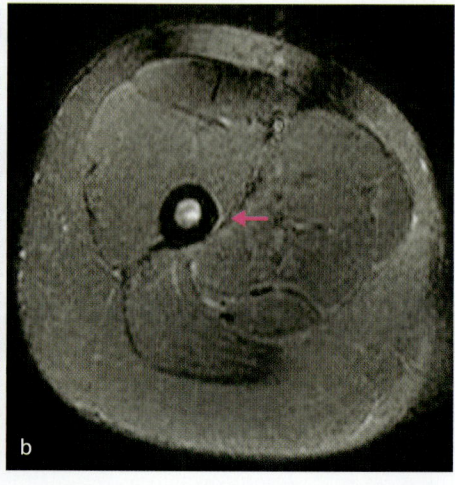

15歳,女性.脂肪抑制T2強調像.
a:冠状断像.
b:水平断像.
a, bともに骨髄内の高信号,大腿骨内側部の骨膜の高信号もみられる.

5　股関節の主な疾患の画像所見

単純性股関節炎

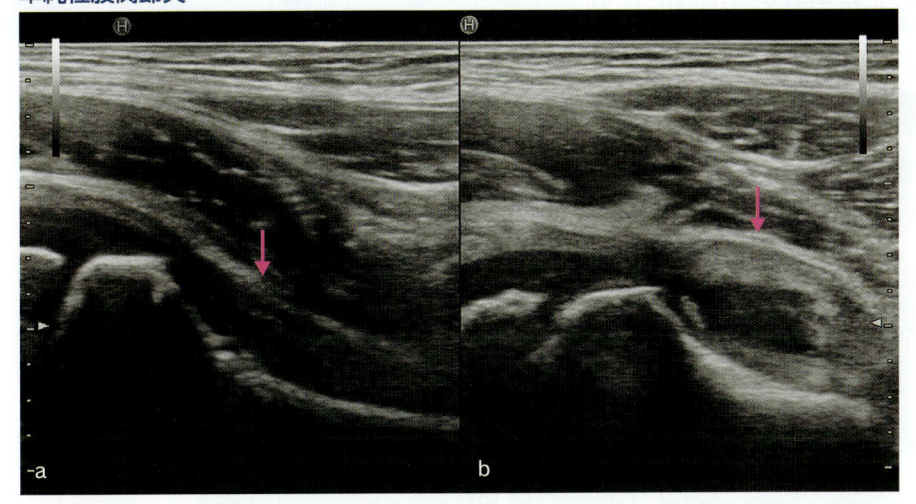

5歳，女児．
a：健常側．
b：単純性股関節炎．関節包の厚み大．関節水腫がある．関節液がaほど低エコーではない．

先天性股関節脱臼

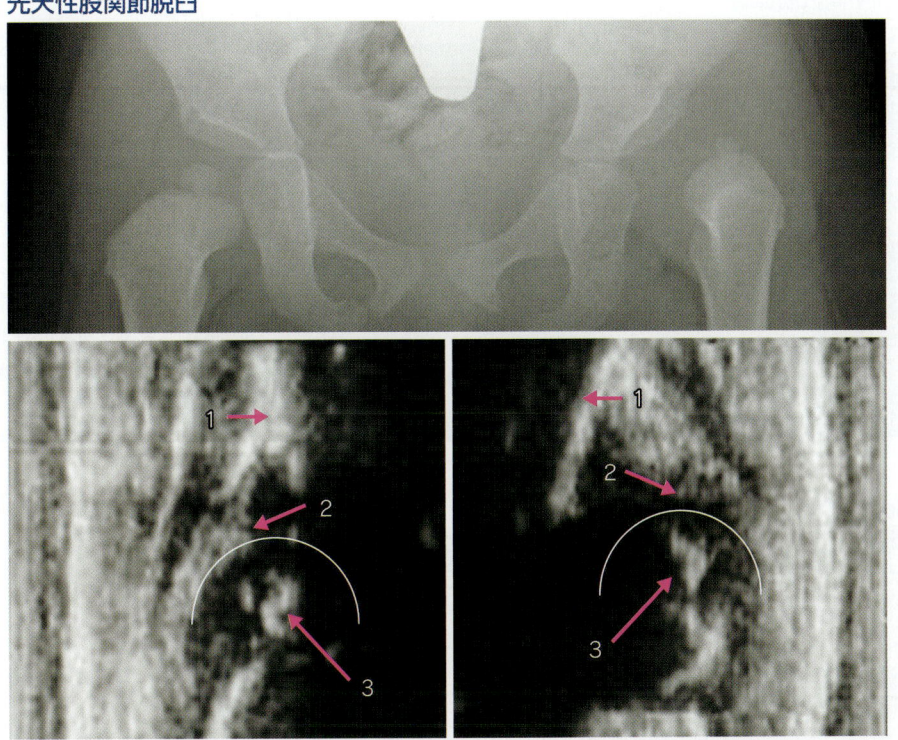

1歳5か月，女児．
1：腸骨外壁，2：関節唇，3：大腿骨骨端核．
超音波による乳児股関節検査は，乳児を側臥位にして股関節側方からプローブを当てるGraf法に基づいて行う．腸骨下端，腸骨外壁，大腿骨骨端核，関節唇をポイントに描出する．関節唇は超音波検査でのみ確認することができる．関節唇の見分け方は，①必ず骨頭に接しており，関節包が上方にある．②骨頭表面から離れていく内側にあり，軟骨性臼蓋の外側端で軟骨膜の下方にある．

10章 診断・患者説明に役立つ画像集

6 大腿の主な疾患の画像所見

肉ばなれ

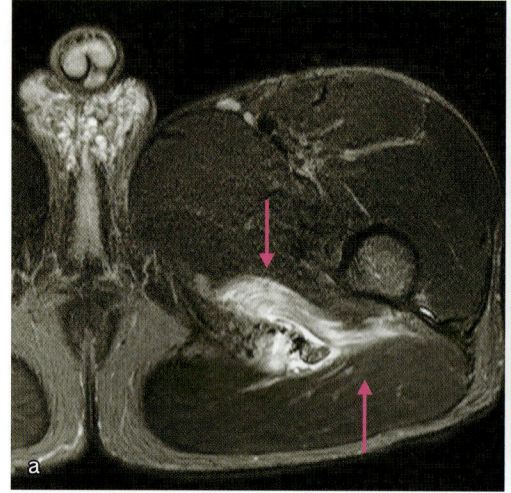

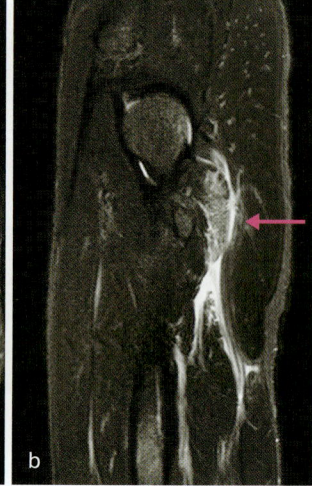

19歳，男性．脂肪抑制T2強調像．
a：横断像．
b：水平断像．
股関節の外旋筋だが筋の特定は難しい．左の高信号が損傷筋．

大腿四頭筋中間広筋血腫

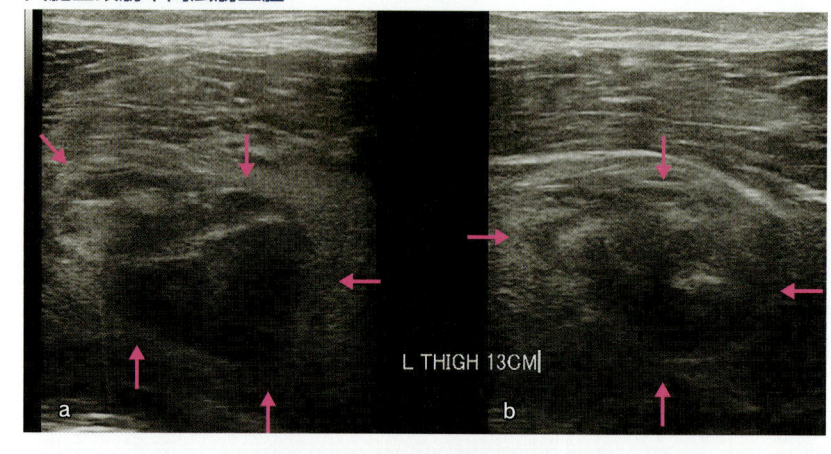

19歳，男性．
a：筋肉内血腫，短軸像．
b：長軸像．
低エコー部が血腫．

半膜様筋の肉ばなれ（膝上24 cm）

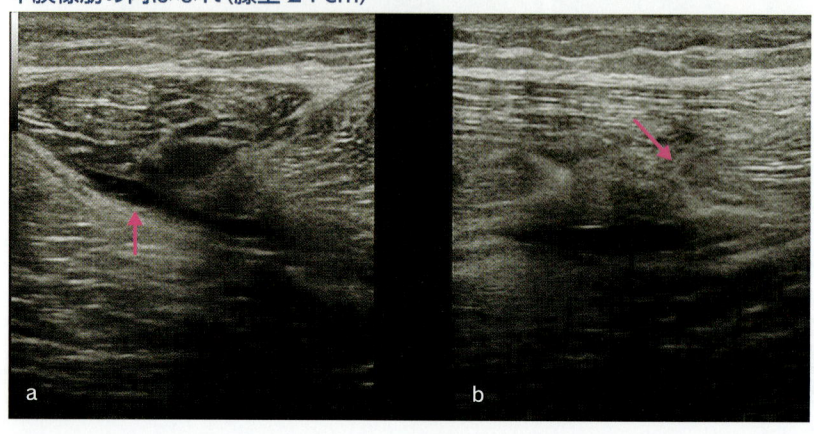

ハムストリングス肉ばなれ．
a：短軸像．低エコーの血腫がみられる．
b：長軸像．筋レリーフの断絶．

278

7 膝の主な疾患の画像所見

左膝前十字靱帯断裂

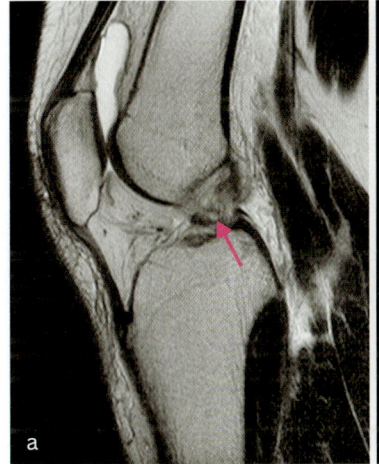

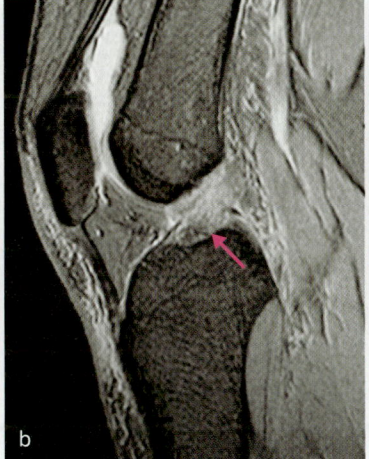

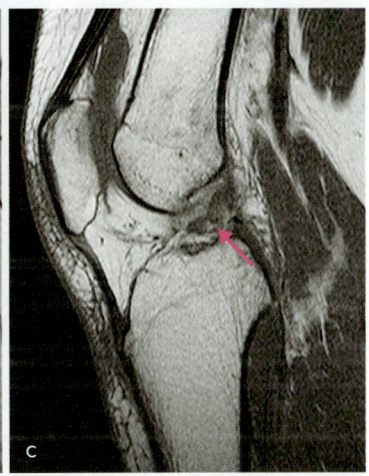

17歳，女性．
a：T2強調矢状断像．バドミントン中，左膝を捻じり受傷．前十字靱帯はT2強調矢状断像で不均一な信号上昇を示し辺縁が不明瞭になっている（矢印）．膝蓋上囊に関節水腫を認める．
b：T2-star矢状断像．T2-star矢状断像においても信号上昇を示している（矢印）．
c：T1強調矢状断像．T1強調矢状断像で前十字靱帯は等信号で緊張なく弛緩した状態となっている（矢印）．

右膝後十字靱帯損傷

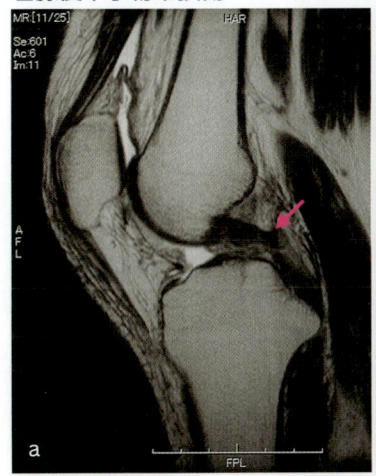

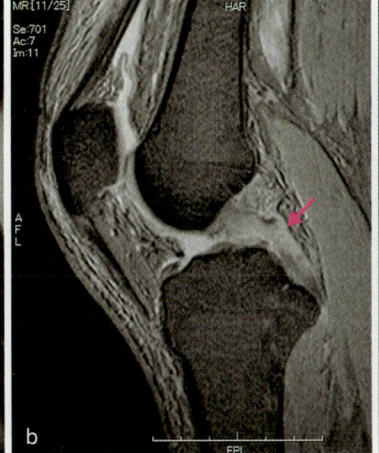

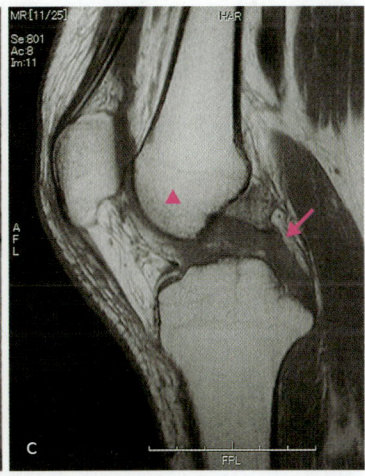

39歳，男性．
a：T2強調矢状断像．約2か月前に交通事故で受傷．T2強調矢状断像で後十字靱帯は信号の上昇を伴っている（矢印）．
b：T2-star矢状断像．T2-star強調矢状断像で後十字靱帯は高信号を呈し，腫大している（矢印）．
c：T1強調矢状断像．T1強調矢状断像で後十字靱帯は腫大し，低信号を呈している（矢印）．大腿骨内顆下面は低信号をわずかに認め，骨挫傷の所見である（矢頭）．

右脛骨近位端骨挫傷

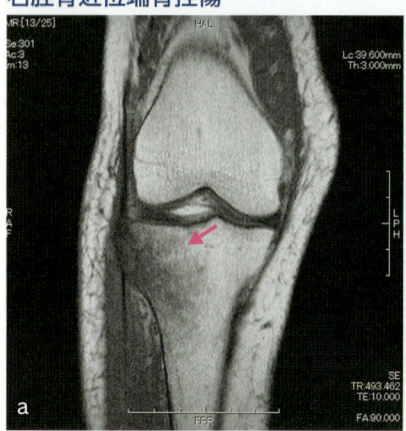

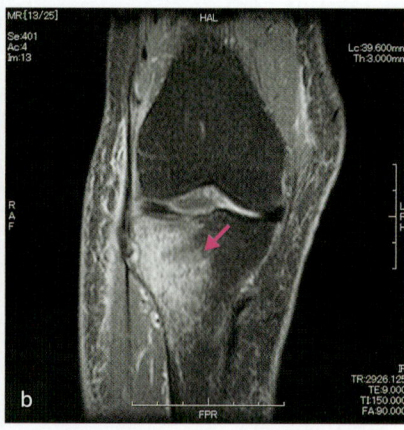

68歳，女性．
a：T1強調冠状断像．
交通事故で受傷．T1強調冠状断像で脛骨外顆を中心にびまん性に低信号域を認める（矢印）．
b：脂肪抑制T2強調冠状断像．脂肪抑制T2強調冠状断像では脛骨外顆に高信号を認め（矢印），骨挫傷の所見である．

左大腿骨外顆骨挫傷

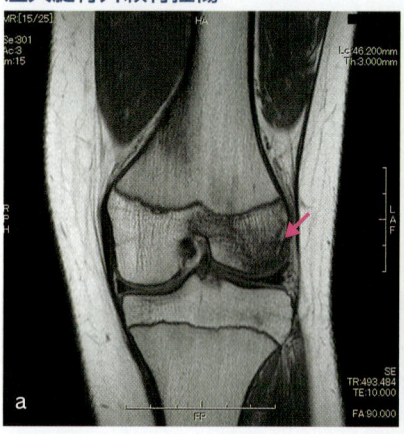

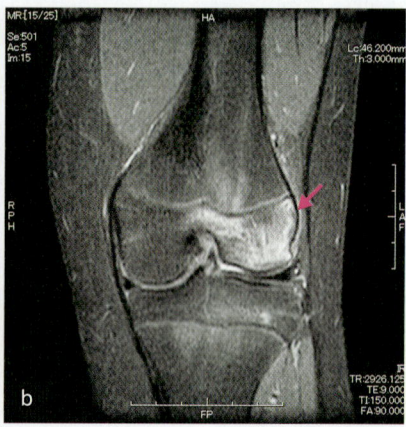

14歳，女性．
a：T1強調冠状断像．体育でマット運動をしているときに左膝関節痛を自覚．T1強調冠状断像で左大腿骨外顆はびまん性に低信号域を認める（矢印）．
b：T2-star冠状断像．T2-star冠状断像では大腿骨外顆に高信号を認め（矢印），骨挫傷の所見である．

左特発性大腿骨内顆骨壊死

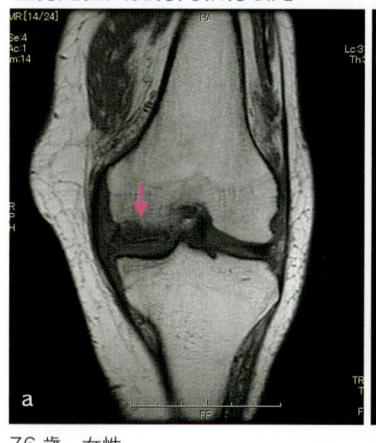

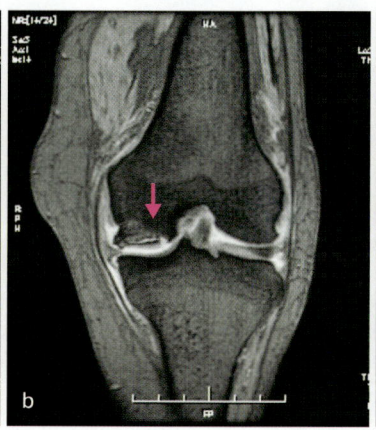

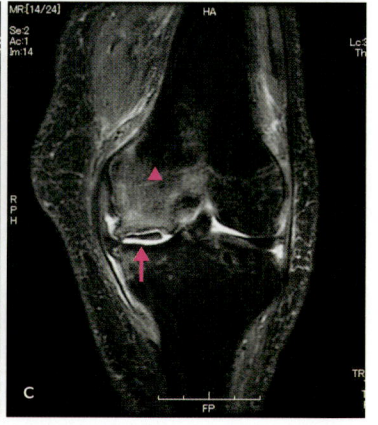

76歳，女性．
a：T1強調冠状断像．2か月前に立ちあがる際に突然左膝関節痛を自覚．T1強調画像で大腿骨内顆に低信号域を認める（矢印）．
b：T2強調冠状断像．T2強調画像では大腿骨内顆軟骨の亀裂および欠損像，大腿骨内顆に不均一な高輝度変化を認める（矢印）．
c：T2-star冠状断像．T2-star像では大腿骨内顆軟骨の亀裂および欠損像，軟骨下骨の亀裂部の高信号域を認める（矢印）．大腿骨内顆は広範囲に高信号域を認め（矢頭），骨挫傷の所見である．

7 膝の主な疾患の画像所見

膝内側側副靱帯損傷

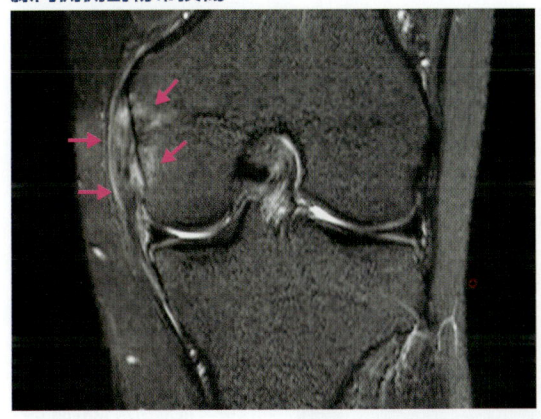

55歳, 女性. 脂肪抑制T2強調像. 膝内側側副靱帯中枢側, 大腿骨内顆部に高信号がみられる.

右膝内側半月板断裂

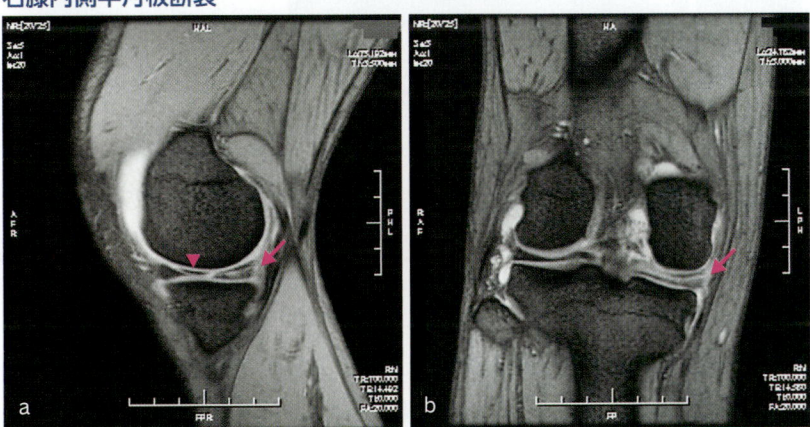

46歳, 男性.
a: T2-star 矢状断像. 2週間前に階段を下りるときに違和感を自覚. 既往歴として小学生時代に自転車で転倒して膝関節血腫受傷. 以後, 外傷歴はない. T2-star 矢状断像で後節部の半月実質部に関節面まで達する高輝度変化を認める（矢印）. さらに前節と後節の間に扁平な低輝度を呈するものが見える（矢頭）. 断裂した半月の破片と考えられる.
b: T2-star 冠状断像. T2-star 冠状断像で後角から後節にかけて半月実質部に水平に走る高輝度部分を認める（矢印）. Minkの分類 grade3（輝度変化が関節面に達する）であり, 断裂と考えられる.

軟骨損傷

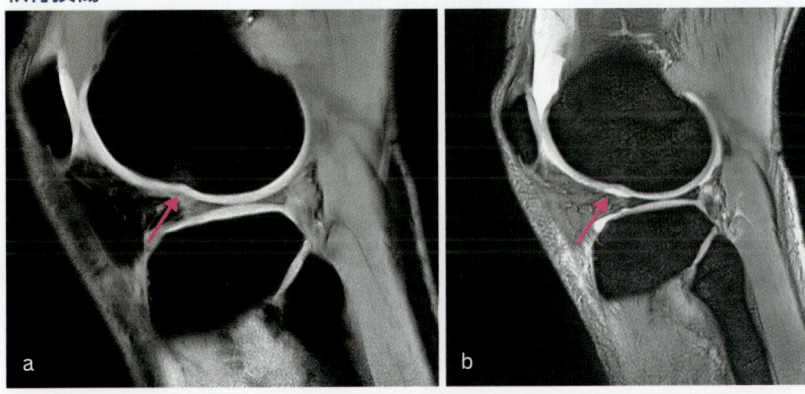

34歳, 男性.
a: 3D-WATSc像. 関節軟骨の陥凹が強い, 同部の骨髄には高信号がみられる.
b: T2強調像. 軟骨の陥凹部に関節液がみられる.

281

右膝軟骨損傷

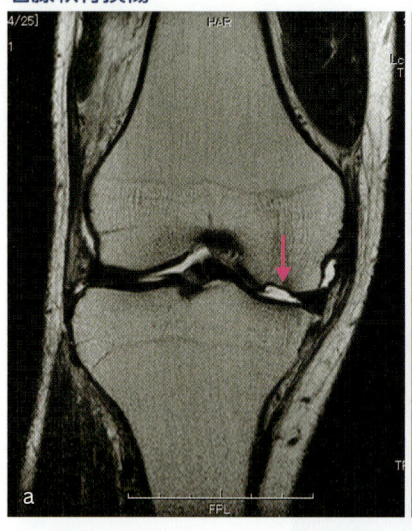

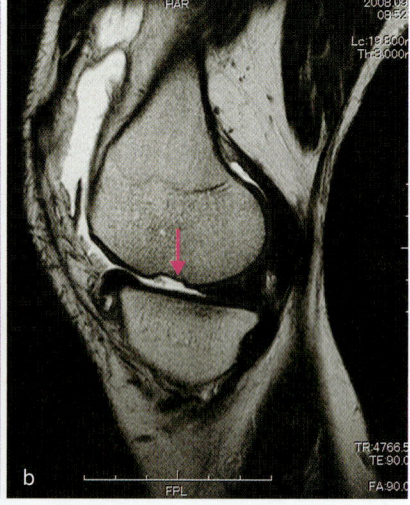

49歳，男性．
a：T2強調冠状断像．過去に半月板切除を受けている．誘因なく前日より右膝関節痛を自覚．2週間後にMRI撮影．T2強調冠状断像で大腿骨内顆関節面の軟骨は軟骨下骨を含め欠損している．
b：T2強調矢状断像．関節軟骨はT2強調画像で低信号を示し，関節液とコントラスがついて，損傷部位が鮮明となる．矢状断面像では大腿骨内顆関節面に軟骨下骨から軟骨部分の欠損像を認める．

右変形性膝関節症

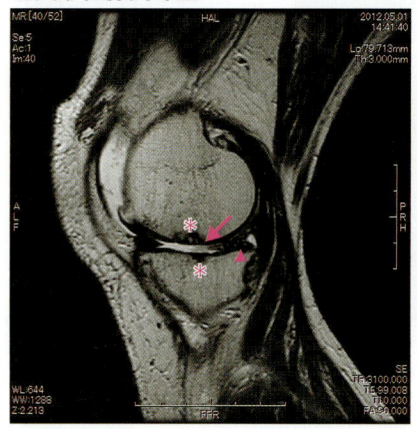

73歳，女性．T2強調矢状断像．約8か月前から右膝関節痛を自覚．内側関節裂隙の軟骨の菲薄化を認める（矢印）．内側半月板後角の損傷を認める（矢頭）．大腿骨内顆と脛骨内顆に骨挫傷を認める（＊）．

大腿骨外顆離断性骨軟骨炎

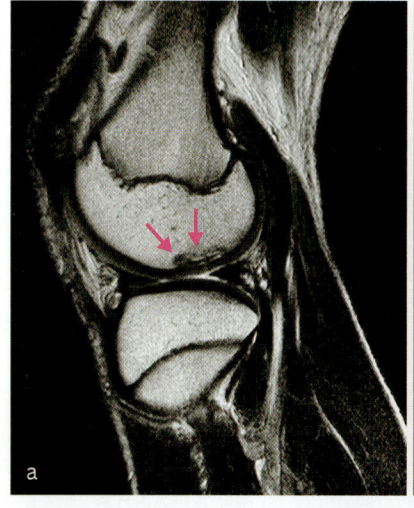

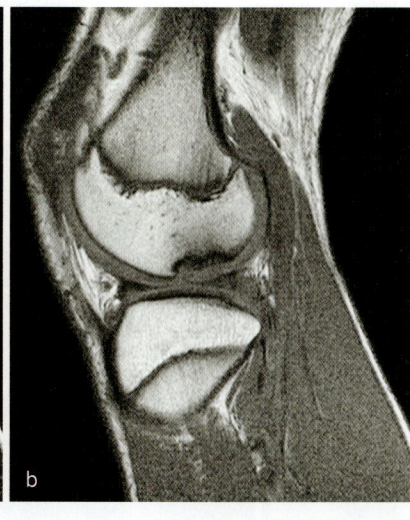

13歳，男性．
a：T2強調像．低信号の病変部内に線状の高信号がみられる．
b：T1強調像．病変部周辺の骨髄には低信号がみられる．病変部は低信号である．

膝内側側副靱帯損傷

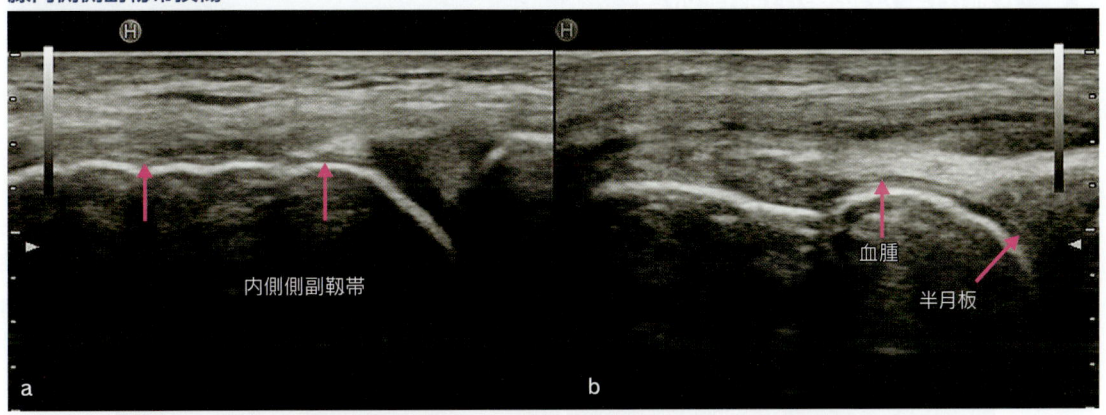

36歳,男性.
a:長軸像,健常側.少し低エコーで fibrillar pattern を示すのが靱帯組織.
b:長軸像,膝関節裂隙と大腿骨内顆.膝内側側副靱帯と半月板の間に高エコーがみられ,これが出血・血腫と思われる.

膝窩嚢腫(ベーカー嚢腫)

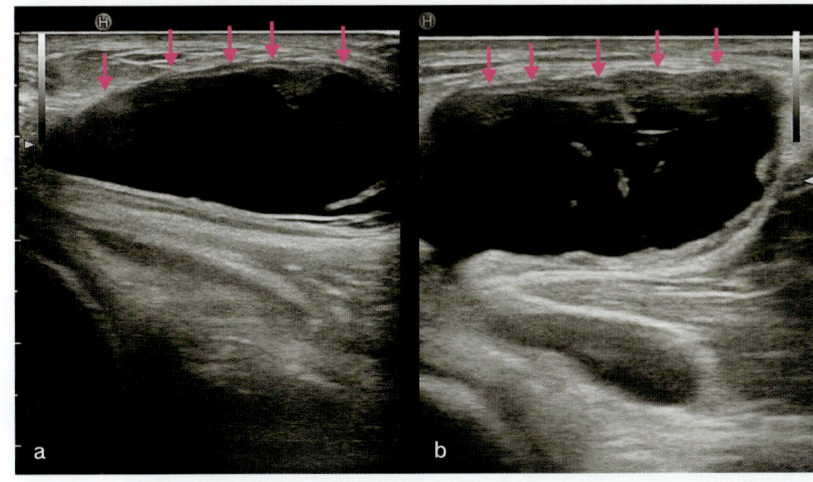

63歳,女性.
a:長軸像.嚢腫の腹側には,腓腹筋の内側頭の腱性部がみられる.
b:長軸像.嚢腫は深層,腓腹筋の腹側,半膜様筋腱の表層にもみられる.

8 下腿の主な疾患の画像所見

右脛骨疲労骨折

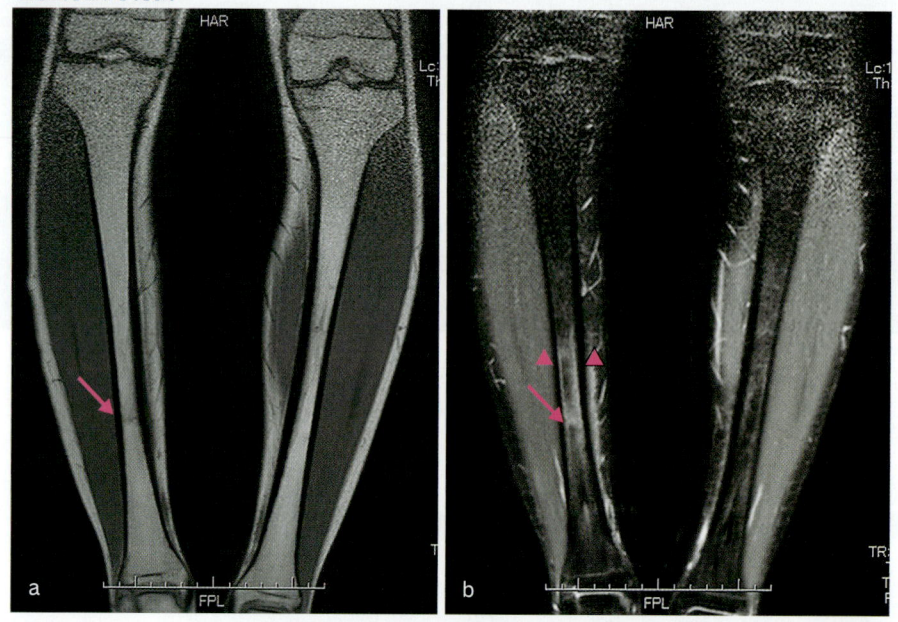

16歳, 男性.
a：T1強調冠状断像. サッカー選手. 約2か月前から右下腿遠位1/3の内側部の痛みがランニングなどで増強する. T1強調像で脛骨遠位1/3部に横走する淡い低信号を認める(矢印).
b：脂肪抑制T2強調冠状断像. 脂肪抑制T2強調像ではこの骨折線(矢印)周囲に高信号(矢頭)がみられ, 骨折に伴う骨髄浮腫の所見と考えられる. MRIは単純X線で確認できない疲労骨折の早期診断に有用である.

アキレス腱断裂

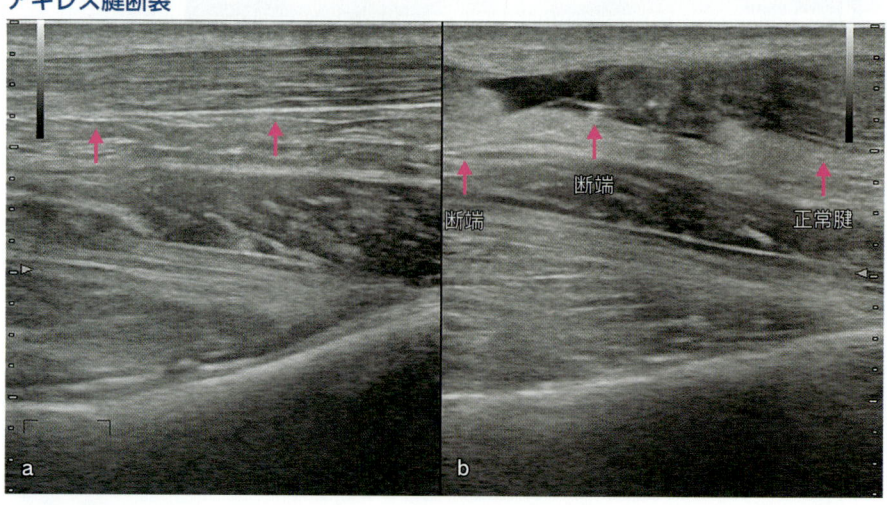

38歳, 男性.
a：長軸像. 正常像.
b：長軸像. アキレス腱断端が認められ, 腱の連続性がない.

8 下腿の主な疾患の画像所見

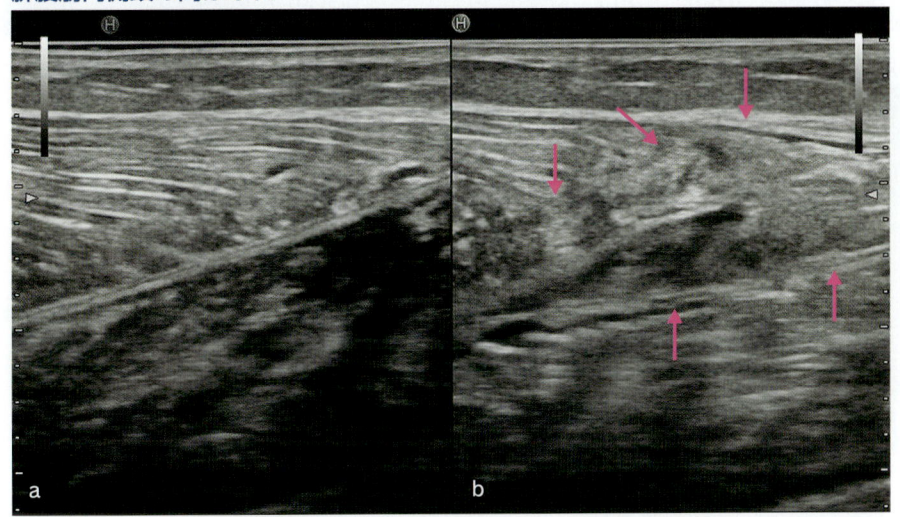

腓腹筋内側頭の肉ばなれ

39歳，女性．
a：長軸像．腓腹筋の正常部．
b：長軸像．腓腹筋内側頭の肉ばなれ．ヒラメ筋と断裂した腓腹筋の間に血腫形成あり．

脛骨疲労骨折

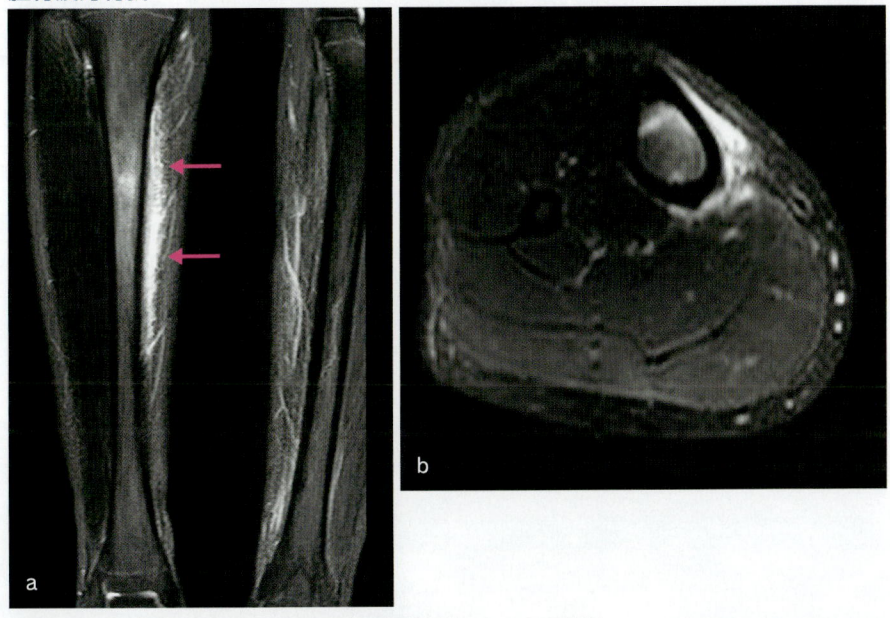

16歳，女性．脂肪抑制T2強調像．（a：冠状断像，b：水平断像）
脛骨内側の軟部組織にも高信号が認められる．

285

9 足の主な疾患の画像所見

左第3中足骨疲労骨折

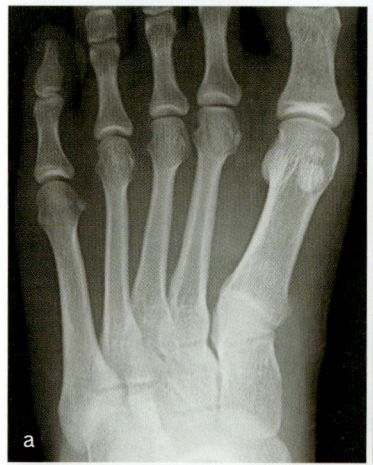

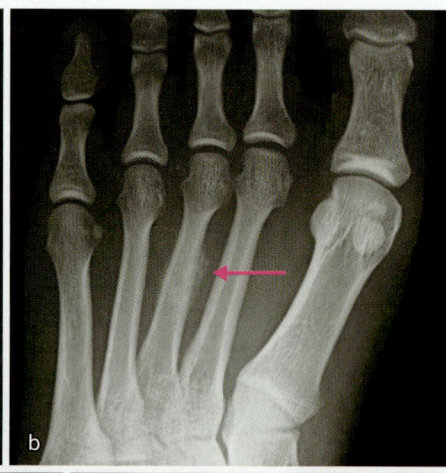

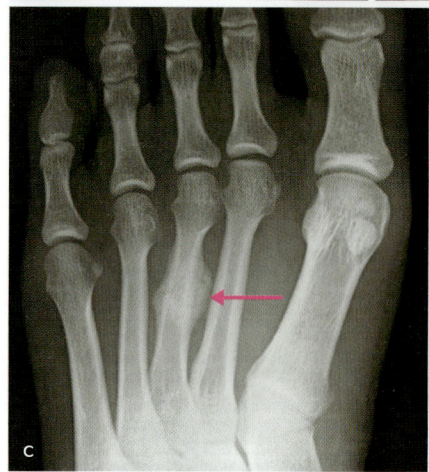

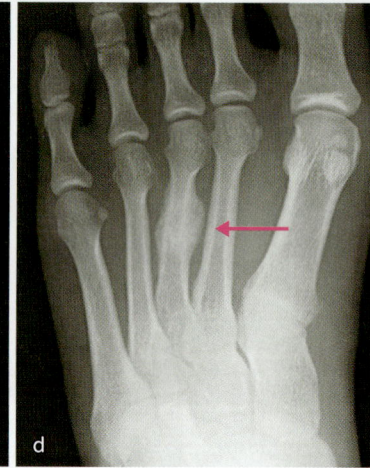

17歳, 男性.
a：単純X線像（第4病日）. 4日前から左足部痛を自覚. 左第3中足骨に圧痛を認めるが, X線では明らかな骨傷を認めない.
b：単純X線像（第19病日）. 第19病日では左第3中足骨中央部に, 骨皮質に沿って淡い骨膜の肥厚像が認められる(矢印).
c：単純X線像（第33病日）. 第33病日では左第3中足骨中央部に仮骨形成を認める(矢印).
d：単純X線像（受傷後約2か月目）. 受傷後約2か月目には骨癒合が得られている(矢印).

前下脛腓靱帯損傷

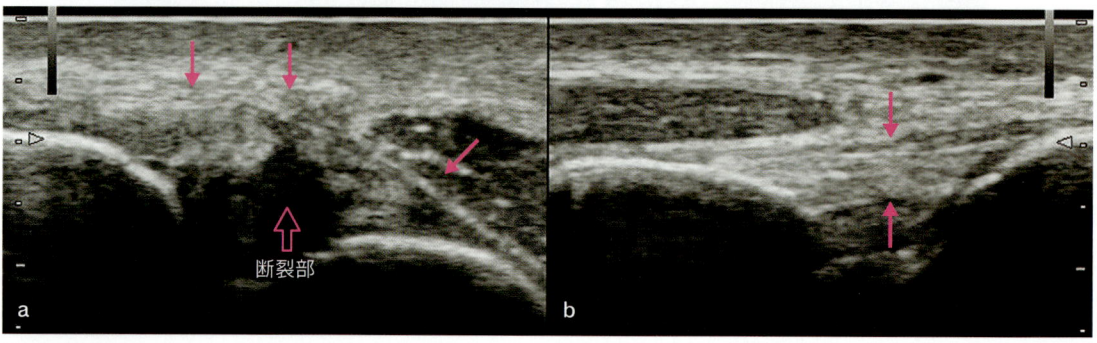

24歳, 男性.
a：前下脛腓靱帯断裂像. 断裂部は腫脹が強い.
b：前下脛腓靱帯正常像. 矢印の間が靱帯.

9 足の主な疾患の画像所見

小児前距腓靱帯付着部腓骨裂離骨折（エコー像）

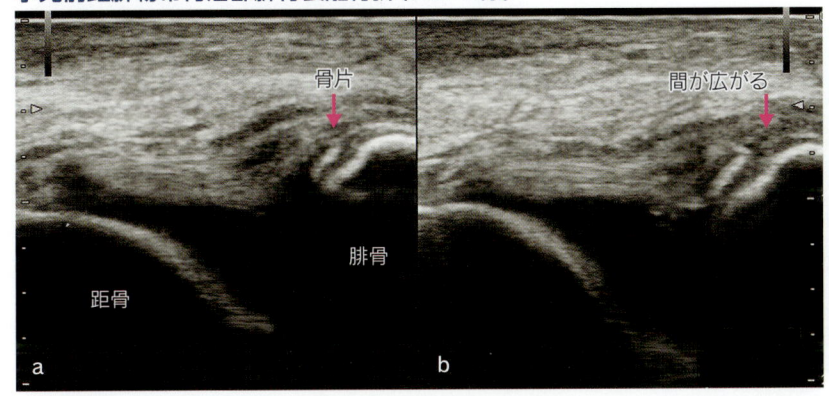

7歳，女児．
a：長軸像．
b：長軸像．ストレスをかけると骨片が腓骨から離れる．

小児前距腓靱帯付着部腓骨裂離骨折（X線像）

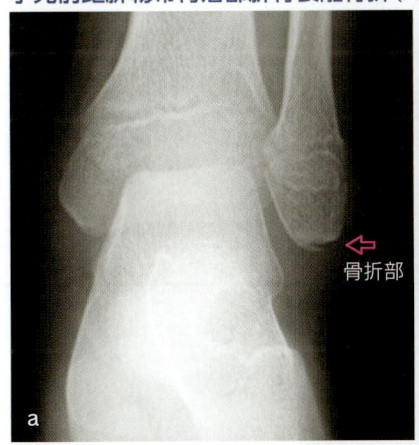

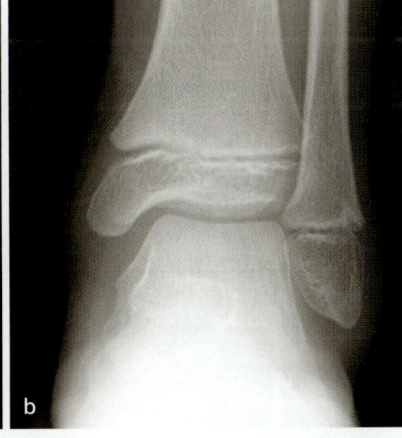

7歳，女児．
a：腓骨40°の軸写，足関節は中間位．
b：正面像．正面像では骨折線は写らない．

前距腓靱帯断裂

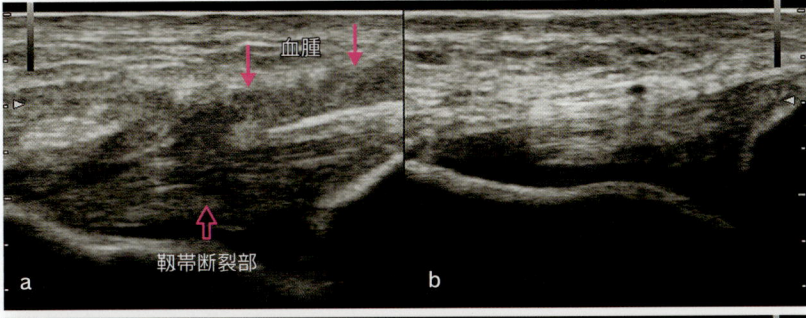

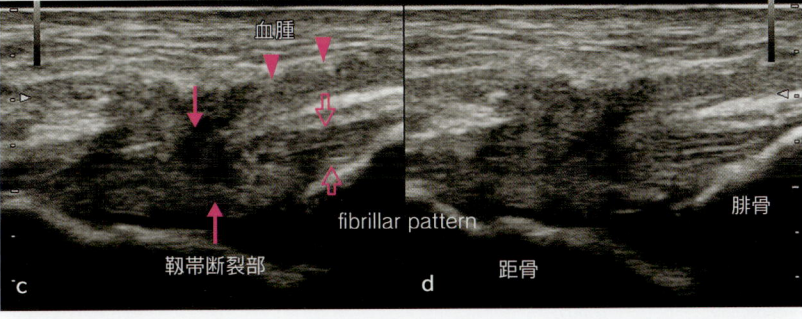

23歳，女性．
a：前距腓靱帯の中央実質部での断裂．断裂部は fibrillar pattern が途絶えて低エコーに写っている．靱帯の表層には低エコーの血腫がみられる．
b：健常側前距腓靱帯．
c：前距腓靱帯の中央実質部での断裂．断裂部は fibrillar pattern が途絶えて低エコーに写っている．靱帯の表層には低エコーの血腫がみられる．
d：前距腓靱帯にストレスをかけた写真．ストレスかけると靱帯断裂部がわずかだが広がる．

10章 診断・患者説明に役立つ画像集

足根骨靱帯付着部の裂離骨折

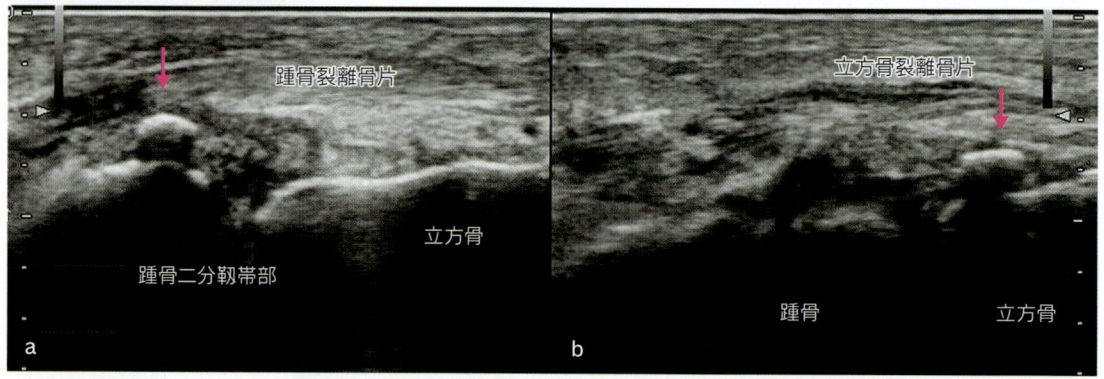

41歳，女性．
a：二分靱帯の踵骨付着部の裂離骨折．
b：踵立方靱帯の立方骨の裂離骨折．

二分靱帯部裂離骨折

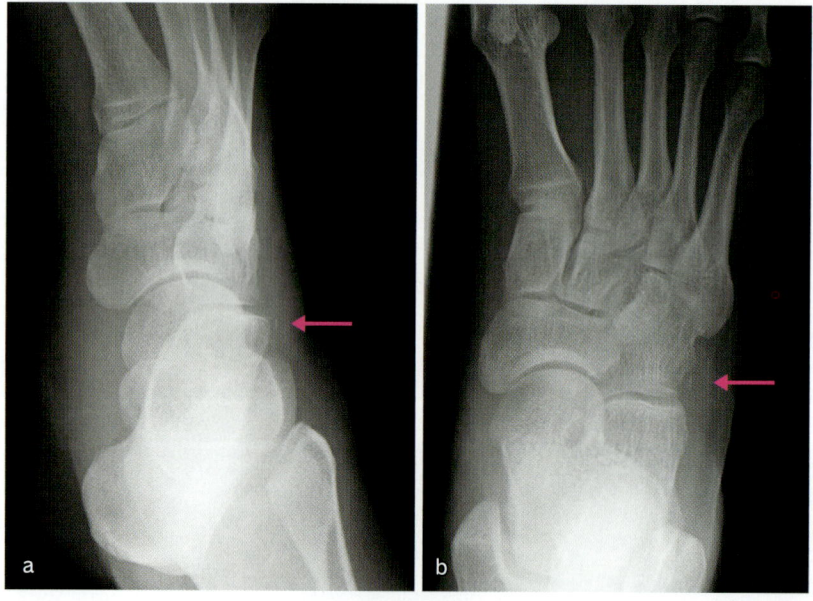

41歳，女性．
a：踵骨二分靱帯部の裂離骨折．通常は足をわずかに10°程度回外すると写ることが多い．この例は30°ほど回外させている．
b：立方骨の裂離骨折．

10 腫瘍，その他の画像所見

右第1足趾血管腫

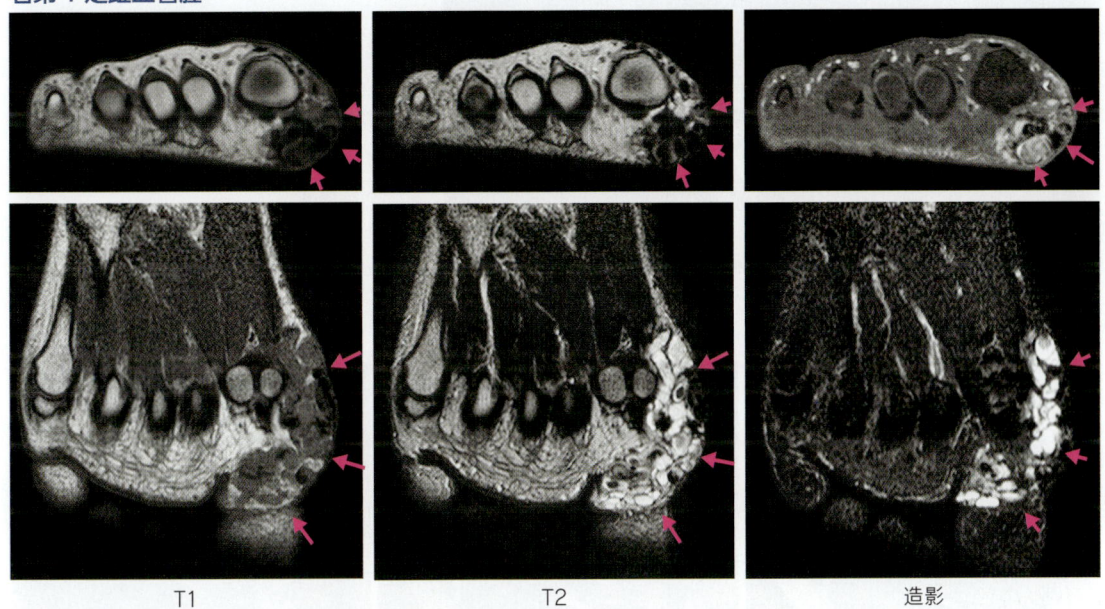

T1　　　　　　　　　　T2　　　　　　　　　造影

17歳，女性．MRIではT1でfat highを含むlow～isoでfatが腫瘍の末梢方向へ飛び出ている．T2ではhighで血管のlow-flowing bloodや脂肪，線維組織による隔壁構造を呈する．

大腿骨遠位部傍骨性骨肉腫

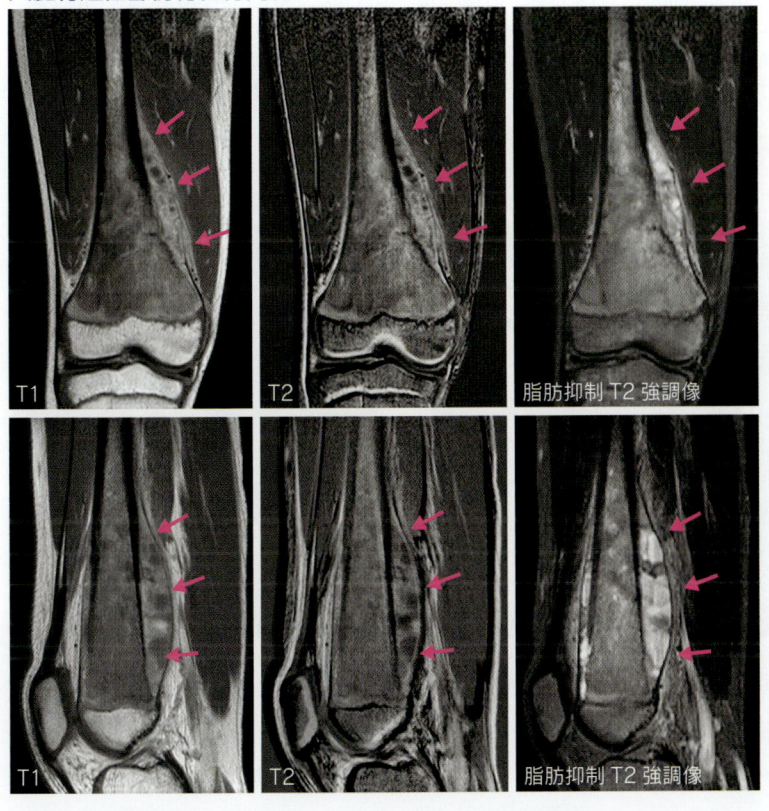

T1　　　　　　T2　　　　　脂肪抑制T2強調像

T1　　　　　　T2　　　　　脂肪抑制T2強調像

13歳，男性．骨肉腫のMRI所見は，基本的にはT1強調像で低信号，T2強調像では均一または不均一な高信号域として認められる．石灰化した類骨や骨形成部分はT1，T2強調像でともに巣状またはびまん性の低信号を示す．腫瘍の髄内進展はT1強調像が有用であり，周囲軟部組織への腫瘍の進展を描出するにはT2強調像が有用である．細胞成分の多い充実性の領域はGd-DTPAで強くenhanceされるが，骨髄と腫瘍の境界がかえって不明瞭となるので，そのときは脂肪抑制像が有用である．傍骨性骨肉腫は，分化型の骨肉腫で骨表面から突出した骨化あるいは石灰化した分葉状腫瘤を認め，MRIではT1強調像，T2強調像とも骨化や石灰化は低信号となる．

背部の脂肪腫

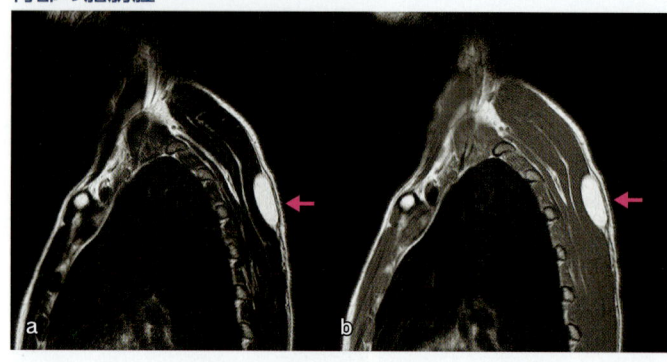

26歳，男性．
a：T2強調像．
b：T1強調像．
両者ともに高信号の腫瘤が認められる．

右大腿神経神経鞘腫

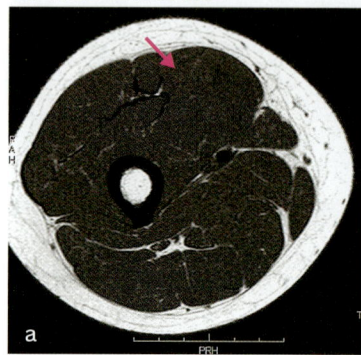

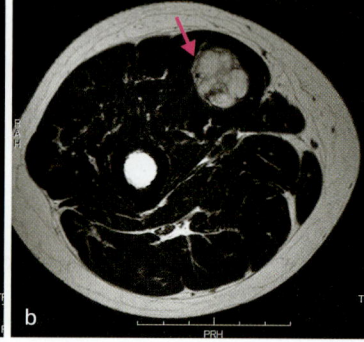

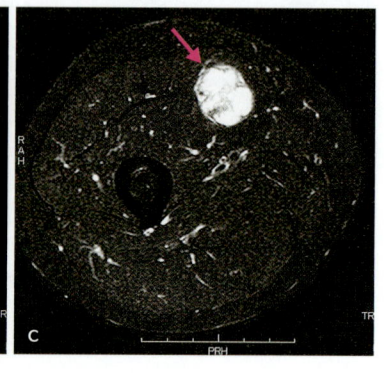

37歳，女性．
a：T1強調横断像．約4か月前に右大腿内側部にしこりを自覚．T1強調像で等信号を示している（矢印）．
b：T2強調横断像．T2強調像で一部を除き高信号を示している（矢印）．
c：脂肪抑制T2強調横断像．脂肪抑制T2強調像で高信号を示している．神経鞘腫では細胞成分（Antoni AとAntoni B）の違いから target appearance という的のような二重構造を呈することがある．その所見を認めれば「神経鞘腫」か「神経線維腫」が考えられる（矢印）．

リウマチ性手関節炎

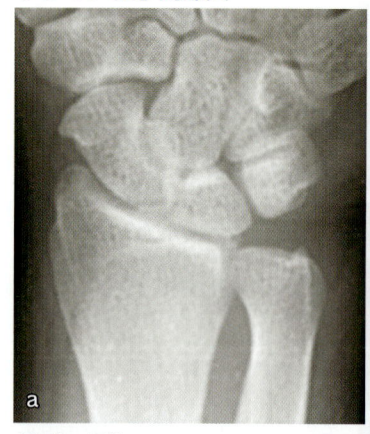

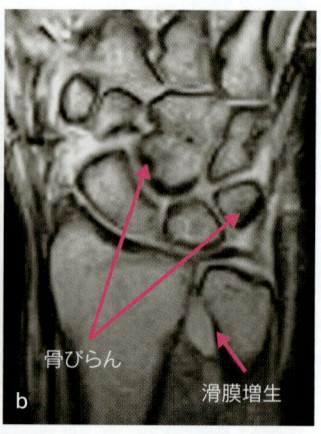

48歳，男性．
a：X線像，b：MRI像．手根関節内や遠位橈尺関節に滑膜の肥厚を認める．滑膜の観察には造影MRIが効果的である．また，MRIは，単純X線写真では確認できない骨びらんの観察にも優れており，関節リウマチの早期診断に有用である．

閉塞性動脈硬化症

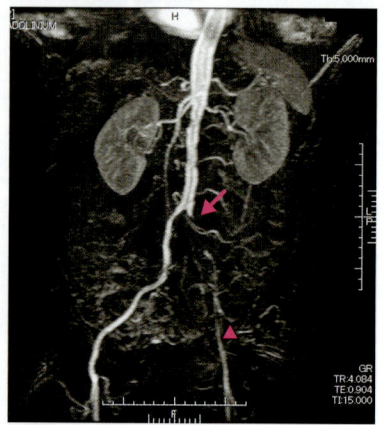

72歳，男性．2D TOF（time-of-flight）MRアンギオグラフィー像．間歇性跛行（100〜150m）を認める．左腸骨動脈の閉塞を認め（矢印），左外腸骨動脈は側副血行路から造影されている（矢頭）．

索 引　INDEX

和文索引

あ

アキレス腱断裂　188, 284
アキレス腱縫合　189
アキレス腱（エコー検査）　188
アクティブレスト　219
アクテムラ®　115
足（→「そく」もみよ）
アスレチックリハビリテーション　90
アセトアミノフェン　118
アダリムマブ　115
アドレナリンの投与　246
アナフィラキシーショック　245
アナペイン®　192
アバタセプト　115
アリクストラ®　230
アロディニア　119
アロンアルファ®　207

い

医学的管理の必要性　250
石黒法　196, 204
痛みの評価　119
一次救命処置　245
一次血栓　226
イバンドロン酸ナトリウム水和物　113
異物　76
インターナルインピンジメントの治療　133
院内暴力　241
インピンジメント症候群（超音波）　50
インフリキシマブ　115

う

ウェッジテープ　215
ウォーミングアップ　210
運動器機能不全　22
運動器検診　22
運動器不安定症　31
運動器リハビリテーション総合実施計画書　259
運動神経活動電位　178
運動療法
　　進め方　86
　　有害事象　89

え

栄養指導　239

エコー下腕神経叢ブロック　200
エコー
　　異物検出能力　76
　　活用例　76
　　限界　76
エタネルセプト　115
エドキサバントシル酸塩水和物　230
エノキサパリンナトリウム　230
エピペン®　246
エンブレル　115

お

応召義務　242
オーバーユース症候群　14
オピオイド　234
オピオイド鎮痛薬　118
オレンシア®　115
温熱療法　93

か

外果裂離骨折　74
開眼片脚起立時間の測定法　30
開眼片脚立ち　217
介護保険　248
介護保険意見書　256
外傷性肩関節前方脱臼整復　131
外傷性血行障害　63
外側円板状半月板断裂　184
外側半月板断裂　183
外転挙上整復法　131
回内反射　66
回内法整復　136
回復性麻痺　98
下肢筋力低下　166
下肢静脈血栓塞栓症　225
下肢進展挙上テスト　3
ガス壊疽　232
鵞足　14
肩関節　197
　　エコー下穿刺法　197
　　解剖　48
　　診察法　5
　　前方脱臼　131
　　注射部位　197
肩関節鏡検査　57
肩関節腱板損傷　171
肩関節唇損傷　268
肩関節穿刺　198

肩関節注射穿刺部位　197
肩関節部の超音波診断　48
学校保健　22
滑膜炎評価　78
可動域訓練　87
可動域の改善・筋力強化　91
化膿性脊椎炎　264
ガバペン®　235
ガバペンチン　235
過用性筋力低下　99
カルシウムチャネル$\alpha_2\delta$リガンド　118
ガングリオン穿刺　200
患者説明　243
干渉波刺激療法　94
関節液の検査　202
関節水症　16
関節穿刺法　197, 201
関節注入療法　202
関節リウマチ　43
　　診断　80
　　超音波画像診断　78
　　評価　80
　　薬物療法　153
関節リウマチ関連（生物学的製剤）　114
陥入爪　206, 208
漢方薬　109

き

機能的自立度の評価　96
機能的自立度評価法　33
ギプス固定
　　合併症の予防　102
　　コーレス骨折　143
ギプスシャーレ固定　147
基本調査項目（介護保険）　257
基本的日常生活活動　33
キメラ型抗TNF-α抗体　115
急性期のリハ処方　86
急性血行障害　62
急性腰痛（症）　124, 127, 219
急性腰痛体操　124
急変　245
競技復帰へ向けたトレーニング　92
鏡視下タナ切除　73
棘下筋萎縮　5, 51
棘上筋腱断裂　269
　　診断基準　51
　　超音波　50

291

局所麻酔　192
局所麻酔薬中毒　192
距踵骨癒合症　18
キーンベック病　273
筋力増強訓練　86
筋力低下　168

く

グラインダー法　207
グラム陽性桿菌　232
クリックサイン　12
クーリングダウン　210
グルコサミン　238
グルコサミン混合剤　238
クレキサン®　230
クレーマー患者　240
クロストリジウム性ガス壊疽　232

け

ケアプラン作成　248
経口ビスフォスフォネート　113
脛骨近位端骨挫傷　280
脛骨疲労骨折　284, 285
警察に提出する診断書　251
頚髄症　164
頚椎OPLL　264
頚椎牽引　100
頚椎症性神経根症　165, 265
頚椎症性脊髄症　65, 164
頚椎椎間板ヘルニア　265
頚椎椎弓形成術　165
頚椎捻挫　122
経皮的電気刺激　94
経皮的ピンニング　195
頚部痛　2
外科的デブリードマン　162
血行障害　62
結節間溝　198
肩（→「かた」もみよ）
牽引療法　100
肩甲下筋腱異常　270
肩甲下筋腱断裂　269
　　　超音波　49
健康関連QOL　34
肩甲骨の位置　5
肩甲上腕関節　199
肩鎖関節障害　5
腱鞘炎　161
肩前方不安定症　133
原発性骨粗鬆症の診断基準　81, 221
腱板機能強化　135
腱板訓練　172
腱板広範囲断裂　59

腱反射　65
腱板大断裂　270
腱板断裂　5
腱板部分断裂　268
肩峰下インピンジメント症候群　171
肩峰下滑液包　198
肩峰下滑液包炎（超音波）　51

こ

後遺障害診断書　251
交感神経切除術　64
高気圧酸素治療　233
後脛骨神経ブロック　194
厚硬爪甲　206
交差法　197
後十字靱帯損傷急性期　15
後縦靱帯骨化症による頚髄症　265
拘縮　258
合成ギプス固定の工夫　103
綱線締結法　151
光線療法　94
交通事故診療　251
交通事故診療の誓約書　251
抗てんかん薬　118
抗破傷風人免疫グロブリン　231
後方穿刺　199
高齢者の運動機能評価　30
股関節
　　　関節唇損傷　276
　　　拘縮の有無の確認方法　258
　　　診察法　11
五十肩　6
骨腫瘍
　　　鑑別　83
　　　好発部位　84
骨性槌指　204
骨折リスク　222
骨粗鬆症　221
　　　自己評価ツール　221
　　　診断　81
　　　脊椎椎体圧迫骨折　129
　　　第3腰椎圧迫骨折　266
　　　治療薬の継続率　223
　　　治療薬の重症度　223
骨粗鬆症関連新薬　113
骨粗鬆症性骨折　221
骨代謝マーカー　223
骨端線閉鎖不全　42
コッドマン　172
コットン充填固着法　207
骨破壊の状況　83
骨膜反応　83
子どものロコモ　22

個別バランス訓練プログラム　88
固有受容性神経促進法　212
ゴリムマブ　115
コーレス骨折　141
コンドロイチン　238

さ

災害性腰痛　219
再審査　253
作業形態起因性腰痛　219
作業動作起因性腰痛　219
作業療法　96
サプリメント　238

し

自助具　96
指神経ブロック　194
膝（→「ひざ」もみよ）
湿潤療法　155
自賠責様式の診断書　251
シムジア®　115
斜角筋間アプローチ　200
尺骨神経障害　40
尺骨神経ブロック　194
ジャンパー膝　14
手（→「て」もみよ）
舟状骨骨挫傷　273
舟状骨骨折　175, 274
住宅改修　97
縦覧点検　254
手根管症候群　177
手根関節部ガングリオン　274
手根管部の滑液包　177
主治医意見書　248
手指屈曲反射　66
受傷直後のケア　90
手段的日常生活活動　33
手部のX線検査　54
腫瘍内硬化像　84
瞬間接着剤　207
小学校運動器検診　23
踵骨骨折
　　　治療　148
　　　分類　148
上肢
　　　腱反射　65
　　　麻痺の有無の確認方法　258
症状固定　251
小児足関節のX線検査　74
小児尺骨肘頭の骨挫傷　271
小児前距腓靱帯付着部腓骨裂離骨折　287
小児肘内障整復　136

292

INDEX

小児肘外傷の超音波診断　52
少年野球　28
静脈血栓塞栓症　225
上腕骨小頭離断性骨軟骨炎
　　　　　　　41, 271, 272
上腕骨大結節部骨挫傷　268
上腕骨頭 Hill-Sachs lesion の骨挫傷
　　　　　　　268
上腕三頭筋反射　67
上腕二頭筋長頭腱炎　270
　　超音波　50
上腕二頭筋長頭腱腱鞘　198
上腕二頭筋長頭腱の亜脱臼　270
上腕二頭筋反射　66
職業性腰痛　219
食事記録　239
褥瘡悪化時の対応　161
褥瘡治療　159
ジョハンセンストレッチ　134
心因性疼痛　119
侵害受容性疼痛　119
神経根障害　164
神経根症状　164
神経根ブロックの治療成績　167
神経腫　15
神経障害性疼痛　119, 235
神経障害性疼痛薬　118
神経ブロック　107
人工関節置換　179
進行性麻痺　99
浸潤神経ブロックの特徴　193
浸潤正中神経ブロック　194
浸潤麻酔　192
身体表現性神経障害　120
身長の低下　221
伸張反射　212
深部静脈血栓症　225
シンポニー®　115
新薬の使い方と注意点　111
診療報酬　253

す

スクワット　217
スタティック・ストレッチ　212
スティムソン法　132
ステロイド　234
ストレッチ　210, 212
ストレッチング　87
スパイラルテープ　215
スポーツ肘　40
スポーツ復帰　90
スリーパーストレッチ　134
スローイングプログラム　138

せ

生活の質　33
脆弱性骨折　221
星状神経節ブロック　107
正中神経ブロック　194
成長期のメディカルチェック　28
静的ストレッチ　212
静的バランスプログラムの作成　89
脊柱管狭窄症　166
脊柱変形　4
脊椎の診察法　2
石灰沈着性腱板炎　200
積極的休養　219
セラバンド　172
セルトリブマブ　115
ゼルヤンツ®　115
前下脛腓靱帯損傷　286
前距腓靱帯損傷の MRI 像　146
前距腓靱帯断裂　287
前十字靱帯損傷　182
前十字靱帯断裂（関節鏡）　61
線状高輝度領域　199
選択的セロトニン・ノルアドレナリン
　再取り込み阻害薬　118
先天性股関節脱臼　11, 277
先天性動静脈瘻　64
前内側型変形性関節症　180
前方穿刺　199

そ

爪（→「つめ」もみよ）
装具固定に伴う合併症の予防　102
装具療法　105
爪甲鉤弯症　206
総指伸筋腱周囲の滑膜炎　275
創傷治療　157
創傷被覆材
　選択　157
　使い方　161
創部洗浄　161
足関節
　外側捻挫の損傷部位ごとの圧痛部
　　位　146
　内反捻挫に対するテーピング　214
　捻挫の治療　146
　X 線検査　74
足関節果部骨折　185
足根骨靱帯付着部の裂離骨折　288
足底ギプス　151
足部ギプスシャーレ固定　151
側副靱帯性裂離骨折　195
足部
　診察法　18
　内反捻挫　19

た

第5中足骨基部骨折の治療　151
第1足趾血管腫　289
第3中足骨疲労骨折　286
体操　210
大腿骨遠位部傍骨性骨肉腫　289
大腿骨外顆骨挫傷　280
大腿骨外顆離断性骨軟骨炎　282
大腿骨頭すべり症　21
大腿骨疲労骨折　276
大腿四頭筋中間広筋血腫　278
大腿神経神経鞘腫　290
ダイナミック・ストレッチ　212
タイムド・アップアンドゴー・テスト　30
立ち上がりテスト　37, 216
多椎間狭窄　165
タナ障害　71
タナ障害誘発テスト　73
ダブルコルセット療法　127
単顆型人工膝関節　180
単純性股関節炎　277
弾発指　144

ち

着脱式プラスチックギプス固定法　129
肘（→「ひじ」もみよ）
中指屈筋腱腱鞘炎　275
肘頭骨端離開　42
肘頭疲労骨折　42
肘内障　136, 272
　病態　53
　超音波　53
肘部管症候群　177
超音波検査
　関節リウマチの滑膜炎評価法　78
　診断　48, 52
　メディカルチェック　28
治療継続率の向上（骨粗鬆症）　222
治療・検査計画表（骨粗鬆症）　223
陳旧性アキレス腱断裂例の再建　189
沈降破傷風トキソイド　231
鎮痛　234
鎮痛薬の使い方　117

つ

椎間板ヘルニア　168
痛風の診断基準　81
爪
　管理　206
　治療　206

293

爪切り　207
爪研磨　207

て

手
　　循環障害　62
　　診察法　8
低出力半導体レーザー　95
手関節掌屈テスト　177
テタガム®　231
テタノスパスミン　231
テタノブリン®　231
テタノリジン　231
デノスマブ　114
テーピング　214
デブリードマン　159
デュロテップ®　113
テリパラチド　114
テリボン®　114
転移性脊椎腫瘍　266
電気刺激療法　94
電磁波療法　93
伝達麻酔　192
転倒予防　87
　　外来指導箋　88

と

投球禁止期間中のプログラム　138
投球障害　7
橈骨遠位端骨折　173
橈骨骨折　273
橈骨不顕性骨折　275
疼痛関連薬剤　111
疼痛対策　111
動的ストレッチ　212
動脈血栓症　63
動脈栓塞症　63
特発性大腿骨内顆骨壊死　280
ドケルバン病　144
徒手抵抗ストレッチ　212
トシリズマブ　115
突合点検　254
トファシチニブクエン酸塩　115
トラマドール塩酸塩　112, 113, 118
トラマール®　113
トラムセット®　112
トンプソンテスト　189

な

内果の先端骨折　75
内側型変形性関節症　179
内側型変形性膝関節症　15
内側上顆下端障害　40

内側靱帯起始部損傷　138
内側半月板後角断裂　183
内側半月板フラップ型断裂　183
内側半月板変性断裂　182
内反型変形性膝関節症　180
軟骨損傷　281
軟骨の機能再建　180

に

肉ばなれ　278
二次血栓　226
日常活動動作　33
日常生活の自立度　248
二分靱帯部裂離骨折　288
乳児股関節検診　11
ニューモシスチス肺炎　156
認定調査（介護保険）　256

の

ノイロトロピン®　118
ノルスパン®　113

は

背臥位上体起こし運動　124
背部痛　2
背部の脂肪腫　290
剥離骨折に対する圧迫　147
跛行　20
破傷風　231
バーセルインデックス　33
馬尾症候群　166, 168
パピーポジション　124
バランス訓練　87
バランス障害の捉え方　87
バリスティック・ストレッチ　212
バンカート病変　59
半跨膝押さえ上体回旋屈曲運動　124
半月板損傷　15, 182
半月板断裂　182
　　関節鏡　60
半月板変性断裂　182
反復性膝蓋骨脱臼　17
半膜様筋の肉離れ　278

ひ

皮下埋入異物に対する超音波画像診断　76
非器質性疼痛　235
非クロストリジウム性ガス壊疽　232
肥厚爪　206
腓骨遠位端骨折のX線像　146
非災害性腰痛　219
膝関節穿刺　201

膝後十字靱帯損傷　279
膝前十字靱帯断裂　279
膝内側側副靱帯損傷　281, 283
膝内側半月板断裂　281
膝軟骨損傷　282
膝の診察法　14
肘関節内側側副靱帯陳旧性損傷　272
肘関節の超音波診断　52
肘内側側副靱帯損傷　138, 271
肘の診察法　8
非ステロイド抗炎症薬　111
ヒト化抗IL-6受容体抗体　115
ヒト型抗RANKLモノクローナル抗体製剤　114
ヒト型抗TNF-α抗体　115
ヒト型抗TNF受容体-Fc融合タンパク　115
皮膚壊死　160
腓腹筋内側頭の肉ばなれ　285
ヒュミラ®　115
ヒラメ筋静脈　226
ピンニング手術　195

ふ

ファンクショナルリーチ　31
フェノール法　208
フェンタニル　118
フェンタニルクエン酸塩　113
フォルテオ®　114
フォンダパリヌクスナトリウム　230
複合性局所疼痛症候群　173, 234
福祉機器による環境調整　97
物理療法　93
ブピバカイン塩酸塩水和物　192
ブプレノルフィン　113, 118
プラリア®　114
プレガバリン　112, 118, 235
プレドニゾロン　234
プロカイン塩酸塩　192

へ

平行法　197
閉塞性動脈硬化症　290
ペインクリニック　107
ベーカー嚢腫　283
ペグ化抗TNF-α抗体　115
ベネット病変　51
変形性関節症　179
変形性膝関節症　16, 179, 282
　　関節鏡　61
変性型内側半月板断裂　182
扁平足　19
返戻　253

INDEX

ほ
母趾陥入爪　206
補装具　97
ホットパック　93
ボナロン点滴静注バッグ　114
ホリナートカルシウム　154
ホワイトゾーン（半月板）　182
ボンビバ　113

ま
マーカイン®　192
マクマレー手技　17
マチワイヤー　207
マチワイヤー法　206
麻痺　256
慢性期のリハ処方　86
慢性血行障害　62, 64
慢性疼痛の治療指針　119
慢性腰痛　124
慢性腰痛治療体操　124

み
右手関節三角線維軟骨複合体損傷　273
ミルキングテスト　10

む
無症候性断裂　171
むち打ち　122

め
迷惑行為　241
メサポート　215
メディカルチェック　28
メトトレキサート　115, 153

や
野球肘　29, 40, 138

野球肘内側側副靱帯損傷　138

ゆ
有痛性ベネット病変（超音波）　51
指屈筋腱鞘炎　144
指PIP関節側副靱帯性裂離骨折　195

よ
要介護度判定基準　34
要介護認定　248
葉酸　153
腰椎関節突起間部骨折　267
腰椎牽引療法　100
腰椎椎間板ヘルニア　168, 267
腰椎捻挫　124
腰痛　3, 219
　予防的介入　220
腰痛体操　124
腰の曲がり　221
腰部脊柱管狭窄症　166, 267

ら
ラウゲ-ハンセン分類　185
ラックマンテスト　16

り
リウマチ性手関節炎　274, 115
リクシアナ®　230
リドカイン®　192
リドカイン塩酸塩　192
リハビリテーション　86, 90
両側大腿骨頭壊死　276
リリカ®　112, 118, 235

れ
レイノー現象　64
レーザー療法　94
レシチナーゼC　232

レセプト　253
レセプト審査　253
レッドゾーン（半月板）　182
裂離骨片の癒合　138
レミケード®　115

ろ
ロイコボリン®　154
老研式活動能力指標　33
ロコチェックの実際　36
ロコトレにプラスする運動　218
ロコモ25　37
ロコモ指数　35
ロコモーショントレーニング（ロコトレ）　216, 217
ロコモティブシンドローム　22, 216
ロコモ度テスト　36, 216
ロッキング　182
ロピバカイン塩酸塩水和物　192

わ
若木骨折　275
ワクシニアウイルス接種家兎炎症皮膚抽出液　118
ワルテンベルグ　66
腕神経叢ブロック
　腋窩法　194
　斜角筋間法　194
腕橈骨反射　66

数字
2ステップテスト　37, 216
10 m最大歩行速度　31

欧文索引

A
activity of daily living（ADL）　33
ADL訓練　96
AED　245
AIMS2　35
allodynia　119
anterior knee pain syndrome　68, 71

B
Barlow's click sign　12
Barthel index（BI）　33, 96
basic ADL　33
BS-POP　119

C
Chaput骨折　185
clinical disease activity index（CDAI）　43

closed reduction　204
Clostridium tetani　231
CMAP　178
combined abduction test（CAT）　133
complex regional pain syndrome（CRPS）　70, 173, 234
COX-2阻害薬　117
CPR　245
CTLA-4-Fc融合蛋白　115

295

INDEX

D

D-dimer　228
deep vein thrombosis（DVT）　225
disease activity score（DAS）　43
Drehman徴候　20

E

electromagnetic therapy　93
Essex-Loprestiの分類　146
extension block pin　204

F

FOSTA　222
FRAX®　222
functional independence measure（FIM）　33, 96

G

girl's knee　68
grip and release test　164

H

health-related QOL（HRQOL）　34
horizontal flexion test（HFT）　133

I

idiopathic anterior knee pain　68
IL-6標的　115
instrumental ADL　33
internal impingement　133

J

Jacksonテスト　2
JAK-3関連　115
JAK-3阻害剤　115
JKOM　35

L

locomotive organ dysfunction　22

M

manual muscle testing（MMT）　98
mechanotherapy　93
medial synovial shelf　71
mediopatellar plica　71
milkingテスト　40
moving valgus stress test　10
MTX　153
　使用禁忌　153
　肺炎　155
　葉酸併用方法　154

N

NSAIDs　111, 117, 234

O

OHスケール　159
Ortolani's click sign　12
Osborne靭帯　178
overwork weakness　99

P

paralabral ganglion　200
patellofemoral pain syndrome　68
Patrickテスト　20
peribursal fat　199
peroneal spastic flatfoot（PSFF）　18
Phalenテスト　177
PIP関節脱臼骨折　195
PIP関節背側脱臼骨折　196
posterior sagging　16
proprioceptive neuromuscular facilitating（PNF）　212
pulley lesion　171
pulley system　171
pulmonary thromboembolism（PTE）　225

Q

quality of life（QOL）　33

R

relocation test　133
rib-pelvis distance　221

S

SF-36®　34
simplified disease activity index（SDAI）　43
SNAC（scaphoid nonunion advanced collapse）wrist　176
snake eye　164
SNRI　118
Spurlingテスト　2
Stener lesion　54
stooping exercise　172
straight leg raising（SLR）test　3
swimmer's shoulder（超音波）　50

T

T細胞標的　115
tension band wiring　151
TFCC損傷　273
thermotherapy　93
thumb spica plaster cast固定　175
timed up & go test（TUG）　30
TNF標的薬剤　115
transcutaneous electrical nerve stimulation（TENS）　94

V

venous thromboembolism（VTE）　225
　予防ガイドライン　227
　予防プロトコール　227

W

wall-occiput distance　221
whiplash injury　122
WOMAC®　35

X

X線検査　54, 74
Xa阻害薬　230

中山書店の出版物に関する情報は，小社サポートページを御覧ください．
https://www.nakayamashoten.jp/support.html

運動器スペシャリストのための
整形外科 外来診療の実際

2014 年 6 月 10 日　初版第 1 刷発行 ©
2017 年 11 月 20 日　初版第 2 刷発行
〔検印省略〕

編　集　日本臨床整形外科学会
発行者　平田　直
発行所　株式会社 中山書店
　　　　〒112-0006 東京都文京区小日向 4-2-6
　　　　TEL 03-3813-1100（代表）
　　　　振替 00130-5-196565
　　　　https://www.nakayamashoten.jp/

　　装丁　花本浩一（麒麟三隻館）
印刷・製本　株式会社 真興社

Published by Nakayama Shoten Co., Ltd.
ISBN 978-4-521-73961-8　　　　　　　　　　　　　　Printed in Japan
落丁・乱丁の場合はお取り替え致します．

・本書の複製権・上映権・譲渡権・公衆送信権（送信可能化権を含む）は株式会社中山書店が保有します．
・JCOPY〈（社）出版者著作権管理機構 委託出版物〉
本書の無断複写は著作権法上での例外を除き禁じられています．複写される場合は，そのつど事前に，（社）出版者著作権管理機構（電話 03-3513-6969，FAX 03-3513-6979，e-mail:info@jcopy.or.jp）の許諾を得てください．

本書をスキャン・デジタルデータ化するなどの複製を無許諾で行う行為は，著作権法上での限られた例外（「私的使用のための複製」など）を除き著作権法違反となります．なお，大学・病院・企業などにおいて，内部的に業務上使用する目的で上記の行為を行うことは，私的使用には該当せず違法です．また私的使用のためであっても，代行業者等の第三者に依頼して使用する本人以外の者が上記の行為を行うことは違法です．

運動器専門医の外来診療と保存療法のために
整形外科臨床パサージュ
シリーズ全10冊

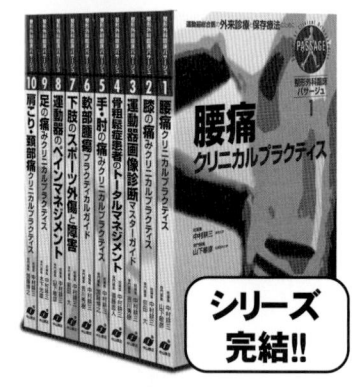

Series of Clinical Orthopaedics PASSAGE

●本シリーズの特色

1. 運動器の総合医としての整形外科専門医が担う診療のすべてをわかりやすく解説.
2. 外来診療に必須の診断手順, 治療方針の決定, 保存療法を重視.
3. 患者の年代や特性に応じた診断手順や治療のゴール設定など, きめ細かいテーマ設定.
4. 診断および治療のアルゴリズムをフローチャートを用いて視覚的に提示.
5. 記述は簡潔な個条書きの文章とし, マニュアル風にポイントをわかりやすく解説.
6. 図, 表, 写真, イラストを多用. 図版とその説明を追っていくだけでも大要がわかる.
7. 保存療法の実際を重視し, 処方例・実施例をなるべく具体的に提示.
8. 手術療法については, 適応と概要に焦点を絞り, 外来診療に必要なポイントを明示.
9. 実践に役立つ情報(アドバイスやトピックス)を適宜「コラム」形式で解説.
10. 随所に参照頁やKey Word解説などの補足情報を追加.

シリーズ完結!!

総編集● 中村耕三（前東京大学）

編集委員● 遠藤直人（新潟大学）
　　　　　加藤博之（信州大学）
　　　　　宗田　大（東京医科歯科大学）
　　　　　山下敏彦（札幌医科大学）
　　　　　吉川秀樹（大阪大学）（五十音順）

B5判／並製／オールカラー／各巻250〜350頁

●全10冊の構成と専門編集

1	腰痛クリニカルプラクティス	山下敏彦	定価(本体10,000円+税)
2	膝の痛みクリニカルプラクティス	宗田　大	定価(本体10,000円+税)
3	運動器画像診断マスターガイド	吉川秀樹	定価(本体12,500円+税)
4	骨粗鬆症のトータルマネジメント	遠藤直人	定価(本体11,000円+税)
5	手・肘の痛みクリニカルプラクティス	加藤博之	定価(本体12,000円+税)
6	軟部腫瘍プラクティカルガイド	吉川秀樹	定価(本体11,500円+税)
7	下肢のスポーツ外傷と障害	宗田　大	定価(本体12,000円+税)
8	運動器のペインマネジメント	山下敏彦	定価(本体12,500円+税)
9	足の痛みクリニカルプラクティス	木下光雄	定価(本体13,000円+税)
10	肩こり・頚部痛クリニカルプラクティス	加藤博之, 川口善治	定価(本体12,500円+税)

ただいまパンフレット進呈中!

お得なセット価格!!

全10冊合計 117,000+税 円
↓
セット価格 **95,000円+税**

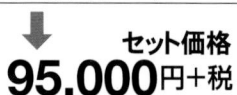

22,000円オトク!!

※送料サービス
※お申し込みはお出入りの書店または直接中山書店までお願いします.

中山書店 〒112-0006 東京都文京区小日向4-2-6　TEL 03-3813-1100　FAX 03-3816-1015
https://www.nakayamashoten.jp/